高职高专康复治疗技术专业教材

运动治疗技术导论

主编 薛晓菲

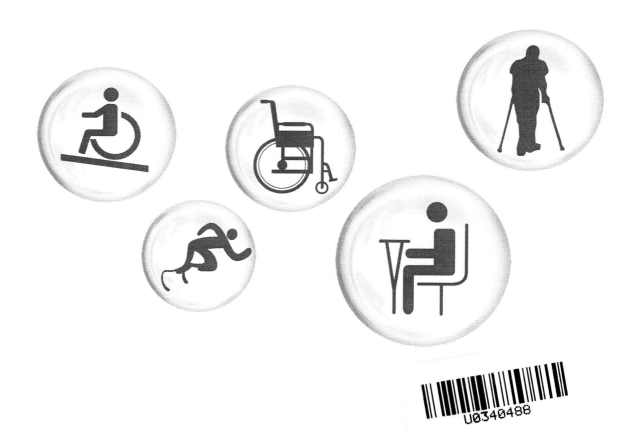

郑州大学出版社

图书在版编目(CIP)数据

运动治疗技术导论／薛晓菲主编. — 郑州：郑州大学出版社，2022. 4(2024. 1 重印)
高职高专康复治疗技术专业教材
ISBN 978-7-5645-8229-6

Ⅰ. ①运…　Ⅱ. ①薛…　Ⅲ. ①运动疗法 - 高等职业教育 - 教材
Ⅳ. ①R454

中国版本图书馆 CIP 数据核字(2021)第 204714 号

运动治疗技术导论
YUNDONG ZHILIAO JISHU DAOLUN

策划编辑	陈文静		封面设计	苏永生
责任编辑	薛　晗		版式设计	苏永生
责任校对	刘　莉		责任监制	李瑞卿

出版发行	郑州大学出版社		地　　址	郑州市大学路 40 号(450052)
出 版 人	孙保营		网　　址	http://www.zzup.cn
经　　销	全国新华书店		发行电话	0371-66966070
印　　刷	郑州市今日文教印制有限公司			
开　　本	850 mm×1 168 mm　1 / 16			
印　　张	21.5		字　　数	624 千字
版　　次	2022 年 4 月第 1 版		印　　次	2024 年 1 月第 3 次印刷
书　　号	ISBN 978-7-5645-8229-6		定　　价	69.00 元

高职高专康复治疗技术专业教材
编审委员会

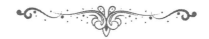

作者名单

主　编 薛晓菲

副主编 彭晓松

编　者 （以姓氏笔画为序）

　　　　刘欢丽　郑州工业应用技术学院

　　　　杨晶晶　济源职业技术学院

　　　　陈林玲　洛阳市第三人民医院（洛阳职业技术学院第一附属医院）

　　　　彭晓松　南阳医学高等专科学校

　　　　董鹏远　河南省儿童医院（郑州大学附属儿童医院）

　　　　蒋焕焕　郑州澍青医学高等专科学校

　　　　薛晓菲　郑州澍青医学高等专科学校

序言

为贯彻全国教育大会、全国卫生与健康大会及全国中医药大会精神,落实《中国教育现代化2035》《国务院办公厅关于加快医学教育创新发展的指导意见》(国办发〔2020〕34号)要求,加快培养尚德精术的卓越医学人才,深化医学教育综合改革,创新医学实践教学体系,全面提升医学人才培养质量,持续推进新时代医学教育创新发展,我们在多年教学经验的基础上组织一线专家编写了本套高职高专康复治疗技术专业教材。

本套教材将"学科本位"改变为"能力本位",体现了工作过程导向、任务引领的教学模式,体现了课程结构的均衡性、综合性和选择性,具有以下几点优势:①突出了实用型人才培养目标和工作岗位能力;②适应"岗、证、赛"对接,通过课程融通实现了课程内容由"繁、难、旧"向"新、特、精"的转变;③基础课程学科间知识技能有机整合,凝练精要知识,突出"必需、够用";④专业基础课程与专业课程有机衔接,新医科视野统领医学的新知识、新技术、新方法与工作岗位需求有效结合,好学易懂,激发学习兴趣。本套教材共9种,具体特色如下。

《康复治疗解剖生理基础》是根据康复治疗技术专业人才培养要求,将人体解剖学、人体组织胚胎学、生理学及部分人体运动学知识的相关知识点,进行整合、凝练和精简,将运动系统、神经系统、心肺系统的内容编入到三本伤病康复治疗教材中。

《康复治疗医学基础》包含生物化学、分子生物学、微生物与免疫学、人体寄生虫学、病理解剖学和病理生理学内容,打破传统学科界限,淡化课程之间纵向联系,强调课程之间横向结合,以知识介绍为目标,为学生提供必需的、实用的导致人类疾病的原因,患病后的身体结构、生理、代谢等变化的相关知识。

《康复治疗临床基础》紧密结合康复治疗技术专业特点,整合症状学、体格检查、辅助检查、常用临床治疗技术、药理学的基本知识和技能,为学生提供疾病诊疗知识和为其后续专业课程学习奠定基础。

《康复治疗技术导论》是康复治疗技术专业入门课程,它改变传统教材固有思维模式,强化康复治疗技术专业必需的医学相关基础内容,弱化与康复医师有关的内容,强调了康复治疗及康复治疗师在现代康复医学中的地位和作用,从而加深学生对本专业的认识和了解,激发学习动力。

《运动治疗技术导论》和《作业治疗技术导论》是康复治疗的核心技术,重点介绍了各种治疗技术的基本理论、基本知识和方法,其相关技能操作在后续的三本具体常见伤病康复教材中介绍,使治疗技术与临床康复有机衔接,避免不必要的重复。同时引入常用有效的新知识、新技术和新方法,拓宽视野,获取前沿信息。

《神经伤病康复治疗》《骨关节伤病康复治疗》和《心肺与代谢疾病康复治疗》三本常见疾病康复治疗教材,是前沿课程知识与技能综合应用的课程。三本教材改变原有教材的知识本位、学科框架模式,对相关基础知识和治疗技术与伤病临床康复治疗进行有机整合和融合,构建了对接工作过程、贴近工作岗位的能力本位与知识体系,同时引入新知识、新技术,使学生既能熟练掌握疾病康复的系统知识与技能,又能在临床实习时快速进入准治疗师角色,实现与职业岗位无缝对接。

　　康复治疗专业是医学的一个重要分支,它来自医学,又有别于医学而自成体系,本套教材为职业教育改革创新教材,希望为培养新时代德医双修、仁心仁术的康复治疗师做出贡献。

　　本套教材编写人员,多为来自各高等院校的教师和医院临床一线康复医师和康复治疗师,在编写结构和内容上难免有不足之处,望各位专家和读者给予批评指正。

王左生

2021 年 10 月

前言

根据国务院办公厅《关于深化医教协同进一步推进医学教育改革与发展的意见》《国家职业教育改革实施方案》和《"健康中国 2030"规划纲要》的文件精神,我们必须始终坚持把医学教育和人才培养放在卫生与健康事业优先发展的战略地位,加强康复人才培养的协调发展。随着经济和社会的快速发展,医学领域也在不断更新,新职业、新技术不断涌现,部分专业的内涵出现了较大变化,《教育部关于职业院校专业人才培养方案制订与实施工作的指导意见》明确指出,新的人才培养方案将陆续出台,相应的教材必须进行及时的修订和完善,并鼓励开发或更新专业课程教材。

本教材开发的指导思想是希望可以真正适应高职高专院校康复治疗类专业学生的人才培养,在编写过程中,注重理论和实践的结合,吸收临床中的实用病例,为本教材的编写提供资源,突出高职高专院校自身优势。在保留经典的基础上注重知识的更新,删除陈旧内容,力求做到以学生够用、实用为主的原则,适当增补新理论、新知识和新技术。同时我们也结合了未来康复医学的发展趋势,参照《世界物理治疗联盟物理治疗师专业准入教育指南(2011 版)》,满足教与学的需求为基本点完成编写。

本教材严格按照"三基"(基础理论、基本知识和基本技能)和"五性"(思想性、科学性、先进性、启发性和适用性)的原则,我们依据对高职高专院校学情的精准剖析,力求教材定位准确、文字精炼、语言简洁、配图专业,并适当增加新技术的介绍,拓宽视野,使教师和学生能更好地学习和理解相关知识,熟悉岗位职责,为学生就业打下基础。

本教材以导论的形式出现是希望学生和教师在对技术纵向学习和研究的同时,也能对技术进行横向的认知和拓展,充分起到康复治疗类专业的启蒙教育,真正成为高职高专层次培养康复治疗师的合适教材。但由于理论水平有限,编写时间仓促,教材中难免有不当之处,留有遗憾,希望各位同行提出宝贵意见和建议,使本教材在教学实践中得到完善。

感谢业内专家对本教材的编写给予的指导和帮助,并提出了许多建设性的意见,感谢编委会全体成员为本教材顺利出版所付出的辛勤劳动!

薛晓菲

2021 年 8 月

目 录

第一章

绪 论

★**教学目标**

1. 掌握运动治疗技术的相关定义、技术分类;运动治疗的目的、原则及应用范围。

2. 熟悉运动治疗技术发展简史、国内现状;运动治疗技术的主要内容和机制,以及运动治疗技术与循证医学的关系。

3. 了解运动治疗技术的常用设备和器材、发展动态和趋势。

4. 明确物理治疗师的职业素养和职业操守,在大健康的社会环境下能从医学的角度全面理解人体运动的需求和潜力的激发在运动治疗中的重要性。

随着康复治疗技术的日趋成熟和治疗技术水平的不断提高,我国人民对康复的了解也随着认知的提高而日益增强,使康复医学在现代医疗中的地位也在逐年攀升,其重要性已毋庸置疑。运动治疗技术则是康复治疗技术中最基础、最实用的治疗方法,也是促进人体运动功能提高和恢复的主要技术。随着神经生理学理论研究的逐步深入和大脑可塑性理论、生物反馈技术、情景互动技术的引入,使得运动治疗技术的理论和实践得到了很大程度的发展,形成了独特的科学治疗体系,在临床康复治疗中也越来越突显出它的治疗价值。

第一节 概 述

世界各国因社会背景不同,对物理治疗的概念和业务范围有不同的理解。在国外将运动治疗和物理因子治疗统称为物理治疗,而在我国习惯将运动治疗简称体疗,将物理因子治疗简称理疗。本教材主要阐述运动治疗相关的理论和方法。

一、基本概念

1. 物理治疗 物理治疗(physical therapy)是指应用力学和电、光、声、磁、冷、热、水等物理学因素作用于人体以治疗疾病、改善机体功能障碍的技术与学科,是康复医学的基本技术之一。其治疗目的包括减轻疼痛、促进循环、预防和改善残疾,最大限度地恢复残疾人的躯体功能、生活活动能力及参与家庭和社会的能力。

2. 物理治疗师 从事物理治疗具体工作的医学专业治疗人员称为物理治疗师(physical therapist,PT),主要关注于疼痛处理、肌力训练、增加关节活动度、心肺功能训练、小儿物理治疗等。物理治疗师根据评估结果,为患者制定一套个体化的干预措施,同时有效地辅助和参与骨科、神经科、心脏科、妇产科、肿瘤科等专科治疗,对患者进行预防性教育,使其在疾病发生前就建立一种更为健康的生活模式。

物理治疗师与作业治疗师(occupational therapist,OT)、言语治疗师(speech therapist,ST)等同属于医学相关类人才。物理治疗师除了在康复治疗中起重要作用外,在预防医学和临床研究中也起到了积极的作用。

3. 运动治疗 运动治疗(sports therapy)是指以人体运动学、生物力学和神经生理学、神经发育学为理论基础,徒手或应用器械进行运动训练来治疗伤、病、残患者的各种功能障碍,矫正异常运动姿势、恢复或改善机体功能的系统性、针对性的治疗方法,又称运动疗法。在实施运动治疗的过程中所应用的技术,称为运动治疗技术。

在康复治疗中运动疗法多为主动性训练,即在治疗师的指导和监督下,患者主动配合治疗师完成各种运动训练,如转移训练、行走训练、平衡协调训练、轮椅使用训练等。

二、运动治疗技术的发展简史

康复医学是一门新兴的医学学科,作为一个系统的专业,主要形成于西方,也被称为"第四医学"。

(一)古代的运动治疗技术

1. 在国外　公元前 2 000 多年,古埃及的书中就有体育训练可以配合医术治疗疾病的记载。公元前 400 年,古希腊 Hippocrates 在其著作中谈到利用矿泉、日光、海水及体育活动可以防病健体、延缓衰老、保持健康。17 世纪英国国王 Henry 四世的御医 Duchesen 指出"运动可以治疗许多因运动缺乏而发生的虚弱和疾病,而运动能增强体质,强化对刺激的反应性,增强神经、关节功能"。Nicolas Andry 更在 *Orthopedic* 一书中指出,运动治疗有助于预防小儿畸形的发生,并能起到矫正畸形的作用,这个观点已与现代康复观点相同。

2. 在我国　传统医学对世界医学的发展有着很大的贡献。世界公认我国古代武术中的功夫是物理治疗中运动疗法的先驱。在我国古代医学著作《黄帝内经·素问》中就有引导(呼吸和运动练习)、按蹻(按摩和运动)、浸发汗(水疗)、针灸及药熨(热疗)等记录。湖南长沙马王堆出土的帛画《导引》证实了我国在秦汉之际即已应用导引方法治病健体。东汉三国时期我国著名医学家、养生家华佗在继承古代导引的基础上,模仿鹤、熊、虎、鹿、猿 5 种禽兽的动作形态编制了"五禽戏",成为我国最早的运动体操,对促进患者身体的康复和保健发挥了重要的作用。隋唐时期,巢元方的《诸病源候论》、孙思邈的《备急千金要方》等均对气功、按摩、导引等有相关的叙述。到了宋元明时期,对按摩、导引、体育疗法、体育等记载更多,发展并充实了这些技术。到了清代康熙年间,《古今图书集成医部全录》中对许多疾病都列出的康复治疗方法,如对瘫痪患者可使用针灸与导引,经过治疗之后"远年近日瘫痪之证,无不应验";虚劳患者经过灸法、按摩与练习气功之后,可以"起死回生"。

(二)近现代运动治疗技术的形成与发展

1. 在国外　1813 年,瑞典在斯德哥尔摩设立了"中央体操研究所"研究运动疗法。Ling 教授将体操训练规范化,提出了"等长运动、离心性运动、向心性运动"等名词术语。同一时期,美国的 Zander 开设了 Medico 机构(Mechanical 研究所),设置了许多运动装置,推动了运动疗法中利用器械训练的工作。19 世纪后还有许多专家也将运动疗法应用到了偏瘫、截瘫、骨关节疾病等许多方面。

运动疗法在 20 世纪后获得了较快的发展。1904 年,Klapp 开始应用运动疗法矫治小儿脊柱侧弯。1907 年,运动疗法引入脊髓灰质炎后遗症的训练中,波士顿 Lovett 和他的助手 Wright 提出了徒手肌力评定(manual muscle test,MMT,又称 Daniels MMT)法,后经许多专家多年实践研讨,至 1946 年基本确定了徒手肌力评定法。1924 年,美国的 Lowman 研制了在水中训练肢体麻痹患儿的水池。1928 年,芝加哥的 Henry Pope 让 Carl Hubbard 制作了能使患者整个躯体进入池中,进行水中治疗的水槽,即现在的"Hubbard 浴槽"。在此同时,Hanson 对脊髓灰质炎患儿开始了水中运动训练,并指出水中运动可借助浮力减轻重力影响,有助于瘫痪肢体功能的训练,提高能力水平。Olive Guthrie Smith 和 Sir Athur Porritt 推荐利用悬吊装置拉起肢体消除重力影响,这使肌力低下者可获得较好的训练效果。

由于第一次世界大战爆发，交战国的军医院中开始重视针对伤病员进行恢复伤残肢体功能的运动训练。1917 年，美国在陆军中设立了为伤者服务的早期的物理治疗师。随后，Goldthwait 写了 *Essentials of Body Mechanics* 一书，该书成为物理治疗师的教科书并被广泛应用。1920 年，Me Millan 于大学医学部开设了物理治疗课程，并且担任主任，成为美国最早的物理治疗教师。

　　在第二次世界大战时期，芝加哥陆军医院 Thomas Delorme 提出了增强股四头肌肌力的渐增抵抗运动肌力增强训练法，治疗膝关节术后股四头肌无力可获得满意效果。后人在 Delorme 理论基础上提出了许多新方法，Muller 和 Mardale 提出了与 Delorme 等张运动训练不同的等长运动增强肌力的训练方法。

　　1904 年左右，人们开始发现对于偏瘫、脑瘫等中枢性神经功能障碍的患者，应用现实的运动疗法理论及技术是不适用的，从而促进了神经生理学的研究与运动疗法的结合。1946 年，Hermen Kabat 提出了通过手法训练引起运动单位最大限度的兴奋，改善运动功能的本体感神经肌肉促进技术。也是在这一时期，英国 Bobath 夫妇将抑制患者的原始反射、促进正常反应的方法应用于偏瘫和脑瘫的治疗。1951 年，Brunnstrom 通过对大量偏瘫患者的观察，提出了偏瘫患者病程变化的六阶段看法，并提出了相应的运动疗法治疗手段。与此同时，世界物理治疗联盟也成立于 1951 年。1940—1954 年间 Rood 提出了感觉输入对运动反应的重要作用，强调对神经固有感受器和外感受器进行刺激可引发运动功能改善。1954 年以后，德国 Vojta 提出对小儿中枢神经性运动功能障碍施行反射性运动模式训练，通过不断地反复刺激，促进反射运动变成主动运动，从而促进患儿的运动功能发育。1980 年澳大利亚 Carr 和 Shepherd 提出运动再学习技术（motor relearning programme，MRP）强调对偏瘫患者的肢体加强训练，使之重新恢复功能，这一疗法取得了良好的效果，甚至延续至今，以神经生理学及神经发育学为特色的运动疗法，获得了极大的发展。

　　2. 在我国　20 世纪 80 年代现代康复医学引入我国后，国家派出了许多专家及学者赴国外考察、留学，把先进的康复医学理论及技术带回国内，促进了中国康复医学事业的发展，其中运动治疗技术就是康复医学中最具活力的专业之一。1983 年卫生部批准筹建了中国康复医学研究会，随后建立了运动疗法专业委员会。1984 年 12 月全国首届康复医学学术讨论会召开。1984 年 8 月我国第一部康复医学专著《康复医学》出版。1986 年 2 月《中国康复医学杂志》公开发行。

　　随着运动解剖学、运动学、尤其运动生理学及神经生物学的发展，运动治疗亦随之不断发展，运动治疗技术得到了进一步的提高。

三、我国运动治疗技术的现状及展望

（一）运动治疗技术的现状

　　1. 需求日益增长　近些年，伴随着经济的迅猛发展，人们的生活水平日益提高，人口老龄化日趋严峻，老年病和慢性病也随之增多，迫切需要康复。工伤、交通事故增多使致残的绝对人数也相应地增多，伤残患者对康复治疗有着大量的需求。医疗水平的提高对各类疾病的早期监控和介入，使得死亡率明显降低，但患者仍会留有不同程度的功能障碍，需要接受康复治疗。

　　2. 我国物理治疗师的培养　目前我国培养物理治疗师的专业根据层次不同，名称略有差异，本科层次为康复治疗学，高职高专层次为康复治疗技术，中专层次为康复技术。现有的部分资深康复治疗师多是由其他专业转行而来。教育部于 2000 年首先批准了首都医科大学和南京医科大学开设康复治疗学专业四年制本科教育，开创了我国康复治疗教育史上的里程碑，其后又有许多院校开办了康复治疗技术专业的专科教育。苏州卫生职业技术学院于 2000 年创办康复治疗技术专业，是我国开展高职高专层次治疗师学历教育较早的学校。

　　3. 与物理治疗相关的专业团体　中国康复医学会成立于 1983 年，1997 年成立其下属的治疗师

专业委员会。2011年11月,在江西南昌成立了我国首个物理治疗康复团体——物理治疗学组,隶属于中国康复医学会康复治疗专业委员会。2018年10月,在广西南宁成立了中国康复医学会物理治疗专业委员会,开启了我国物理治疗的新时代。

(二)运动治疗技术的展望

随着科技、医学、康复事业的发展,在国家的大力扶植下,我国的康复医学事业获得了飞快的发展。运动治疗技术已成为现代社会大众化的锻炼方式和系统化的医疗技术手段。我国有些类似康复中心的机构(如医养结合的疗养院),对伤残患者、慢性病患者、老年患者采用了某些康复医疗的手段,然而就现代康复医院的概念而言,还不完善,需要在现有的基础上逐年充实、提高,使之逐步成为一个"专业系统"。

21世纪运动治疗将在理论体系上深入发展,揭示运动训练适应性改变的分子生物学基础、生理和生化基础。基因治疗将为运动训练方法的选择、运动组织的再生和再造提供重要手段。运动生化和生理学的发展将使运动训练过程更加科学化和合理化。神经网络的概念和应用将阐明中枢神经与运动控制之间的内在联系,为运动控制和运动技能发展提供新的途径和手段。材料学、生物力学、电子学、计算机科学、遥感技术、仿生学等高科技领域的发展,都将极大地促进康复生物工程的发展,促进运动治疗的进步,开拓运动应用的新领域。

21世纪的物理治疗将飞速发展,也将是人类迈入健康自由王国的重要历史时期。我们期盼着国内专家、学者加强该方面的研究与实践,为人类的健康与康复做出更大的贡献。

第二节　运动治疗技术的内容及分类

一、运动治疗技术的内容

根据临床和社区应用情况,目前常用的运动治疗技术包含以下内容。

(一)常规运动治疗技术

常规运动治疗技术是以力学和运动学原理为基础的基本治疗技术,具体如下。

1. 关节活动范围的维持与改善技术　以关节活动技术与关节松动技术为主,目的是维持关节正常活动范围或促进运动受限关节功能恢复的运动训练,根据运动的方式可分为被动运动、辅助-主动运动、主动运动、抗阻运动和牵伸运动。

2. 肌力和肌肉耐力增强技术　是以增强肌力和肌肉耐力为目的的力量训练。若以增强肌力为目的时,则应增加运动的负荷量、加快运动的速度、缩短训练的时间;若以增强耐力为目的时,则应减少运动的负荷量、增加重复次数、延长训练的时间。

3. 软组织和关节的牵张技术　分为牵伸和牵引两种技术。牵伸训练是主要用于牵伸短缩的软组织以降低肌张力,增加关节活动范围的方法。它通常又分为被动牵伸和主动牵伸两类。牵引技术是利用力学原理,通过手法、器械或电动装置产生的外力,作用于脊柱或四肢关节,使关节间隙加大,使关节周围的软组织得到适当的牵伸,从而达到治疗的目的的一种训练方法。

4. 平衡与协调功能训练技术　平衡功能训练是为提高患者维持身体平衡能力所采取的各种训练方法。通过平衡功能训练以激发姿势反射,加强前庭器官的稳定性,改善平衡能力。协调功能训练是为了改善主动运动的控制能力,恢复动作的协调性和精确性,提高动作质量而进行的训练方法。该方法主要利用残存部分的感觉系统以及利用听觉、视觉和触觉来管理随意运动,其本质在于集中注意力,进行反复正确的练习;适用于共济失调或缺乏运动控制能力的患者。

5.转移技术　转移训练是指为提高患者体位转移能力而进行的训练,包括床上转移、卧坐转移、坐站转移、轮椅与床(椅)之间的转移、行走等。

6.心肺功能增强技术

(1)心脏功能训练的基本方法:有氧耐力训练、抗阻力量训练、医疗体操等。

(2)增强和改善肺功能训练:改善呼吸功能,促进排痰和痰液引流,保证呼吸道通畅,加强气体交换效率的方法。主要包括腹式呼吸训练、呼吸肌训练、体位引流等。

(二)神经生理学疗法

神经生理学疗法(neurophysiological therapy,NPT)主要是针对中枢神经损伤引起的运动功能障碍的治疗方法,包括 Bobath 技术、Brunnstrom 技术、本体促进技术(proprioceptive neuromuscular facilitation,PNF)、Rood 技术等。

1. Bobath 技术　是英国 Bobath 夫妇共同创立的主要用于治疗脑瘫和偏瘫的一种训练方法。强调按照正常的运动发育顺序(抬头→翻身→爬→坐→跪→站→行走)进行训练;对弛缓采用促进的原则,对痉挛采用抑制的原则;针对痉挛的患者,可通过关键点的控制、反射抑制模式及良好肢体的摆放来抑制痉挛,待痉挛缓解后,利用反射、体位平衡诱发平衡反应后,让患者进行主动的、小范围的、不引起痉挛和异常运动模式的关节活动,然后进行各种运动控制训练,逐步过渡到日常生活动作。

2. Brunnstrom 技术　是由瑞典物理治疗师 Signe Brunnstrom 于20世纪50年代提出,1961年开始应用并推广。Brunnstrom 认为偏瘫患者在恢复的早期可以利用原始反射和异常运动模式帮助偏瘫患者恢复正常的随意运动,让患者看到自己瘫痪的肢体仍可运动,刺激患者康复和主动参与的欲望,之后达到共同运动向分离运动发展的目的,最终出现随意的分离运动。

3.本体促进技术　全称是本体感神经肌肉促进技术,是由美国 Herman Kabat 和 Margaret Knott 于1946—1951年,历经5年研究开发的手法技术。PNF 是利用牵张、关节压缩和牵引、施加阻力等本体刺激,应用螺旋、对角线运动模式来促进运动功能恢复的一种治疗方法。

4. Rood 技术　又称多种感觉刺激治疗法或皮肤感觉输入促通技术,是由美国人 Margaret Rood 提出,Rood 技术是按照个体的发育顺序,通过不同的反复的感觉刺激促进或抑制运动性反应,诱发较高级的运动模式的出现。

(三)运动再学习技术

运动再学习技术(motor relearning programme,MRP)是由澳大利亚物理治疗师 Carr 和 Shepherd 提出的一种运动疗法,主要适用于脑卒中患者,也适用于其他运动障碍的患者。运动再学习技术把中枢神经系统损伤后运动功能的恢复训练看作是一种再学习或再训练的过程。主要以神经生理学、生物力学、运动科学、行为科学等为理论依据,以作业或功能活动为导向,强调在患者主观参与和认知重要性的前提下,按照科学的运动学习方法对患者进行再教育、再训练。

(四)引导式教育

引导式教育是由 Andras Peto 教授于20世纪40年代在匈牙利创建的,是一种综合性的、交流性的教育方法,旨在促进多种运动障碍儿童的性格发展,通过一些仔细策划的活动及有关引导员、节律性意向、习作程序及每日活动课程的辅助,刺激运动障碍儿童系统地建立运动功能、言语、智能、社交及情绪等各方面的功能,并使之紧密联系,让他们能主动去学习日常生活所需的功能,以克服身体运动功能障碍。

(五)其他

1.水中运动　是利用水的浮力进行关节活动度训练、平衡协调及步行训练或利用水的阻力进行力量和耐力训练的方法。

2. 医疗体操　是根据患者的病情,专门编排的体操运动及功能练习,以达到预防、治疗及康复的目的。适用于运动器官损伤、术后康复,瘫痪及冠状动脉粥样硬化性心脏病(简称冠心病)、高血压等内脏器官疾病患者的功能恢复。

3. 麦肯基技术　又称 McKenzie 技术,是由新西兰物理治疗师 Robin McKenzie 先生创立的一种专门治疗颈、肩、腰、腿痛的技术。McKenzie 认为坐姿不良和反复低头弯腰是造成颈、肩、腰、腿痛的重要因素,McKenzie 设计了一套完整的评估表,通过详细的体检和运动试验,确定适合患者的姿势、运动或手法并施以治疗,患者的疼痛、麻木、发胀等症状会在数天之内缓解甚至消失,而无须任何药物或手术。

4. 放松训练　通过肌肉放松和精神放松,缓解肌肉痉挛、疼痛,调节自主神经功能,从而治疗因精神和躯体过度应激所致的各种病症。

5. 软组织贴扎技术　是一种将肌内效贴布贴于体表以达到增进或保护肌肉骨骼系统、促进运动功能的非侵入性治疗技术。常用于各类运动损伤的处理,并广泛延伸到神经康复、美容等领域。

6. 悬吊技术　是近年来新兴的一种力量训练、肌肉功能性康复方法。起源于挪威,正在全球推广,它不仅应用在体育领域,而且也广泛应用于康复医学界。是一种运动感觉的综合训练系统,强调在不平稳状态下进行运动,可加强中央躯干肌肉、髋部深层肌肉力量,提高身体在运动中的平衡、控制能力和稳定状态。

7. 肌肉能量技术　是一种基于软组织实施的手法,是由于患者主动进行等长和(或)等张收缩配合精确的方向和运动控制,实现提升肌肉骨骼功能和减小疼痛的目的。

二、运动治疗技术常用的分类方法

运动疗法的内容丰富,分类方法多样,目前还没有一个统一的分类方法。本章节从临床应用的角度进行综合分类介绍。

(一)按肌肉收缩形式分类

1. 等长运动　肌肉的一种静态收缩形式。肌肉收缩时肌纤维的长度不变,做功为肌张力增高,但不引起关节活动。常用于关节因疼痛、骨折后固定等活动受限时的肌肉收缩训练。

2. 等张运动　肌肉的一种动态收缩形式。肌肉收缩时肌纤维的长度改变,做功为肌张力增高,可引起肉眼可见的关节活动。适用于快速增强肌力、大范围地扩大关节活动度、全身性地活动、心脏功能障碍者的训练。根据肌肉起止部位的活动方向,又分为向心收缩和离心收缩。

(1)向心收缩:肌肉收缩时肌纤维向肌腹中央靠近,肌肉的起点与止点之间距离缩短,又称短缩性肌收缩,这种收缩的运动学功能是加速。例如,肘关节屈曲时肱二头肌的收缩、膝关节伸展时股四头肌的收缩。

(2)离心收缩:肌肉收缩时肌纤维向两端肌腱靠近,肌肉的起点与止点之间距离拉长,又称延长性肌收缩,其运动学功能是减速。例如,上肢负重屈肘位缓慢伸肘时肱二头肌的收缩、下蹲时股四头肌的收缩。

3. 等速运动　在特定仪器(如 Cybex)的辅助下根据运动过程中肌力大小变化调节外加阻力,使整个关节依据预先设定的速度运动,而在运动过程中只有肌张力和力矩输出的增加。仪器内部的自动装置保证肌肉收缩力越大时阻力越大,肌肉收缩力越小时阻力也越小,阻力变化和肌力成正比,所以又被称为调节性抗阻运动。

与等长运动和等张运动相比而言,等速运动的最大特点是肌肉收缩的速度恒定且定量准确、重复性好,可全面地锻炼肌肉(表1-1)。

表1-1 等长、等张和等速运动比较

运动	速度	阻力	运动范围	受制条件
等长运动	固定不变	可变,顺应性阻力	无	不受环境限制,不需要特殊仪器
等张运动	变化,不易控制	受杠杆作用影响	全范围或部分	不需要贵重训练仪器
等速运动	任意选定,速度恒定	可变,顺应性阻力	全范围或部分	需昂贵仪器、大量时间

(二)按动力来源分类

1.主动运动 根据运动时有无外力参与,又分为随意运动、主动-辅助运动和抗阻运动。

(1)随意运动:运动时无任何辅助力量参与,患者主动收缩肌肉完成抗重力的关节运动。例如,患者独自活动四肢关节、完成日常生活活动训练等。

(2)主动-辅助运动:需要在他人(如物理治疗师、自身健侧肢体)或器械(如滑轮、悬吊等)的辅助下,患者主动收缩肌肉方可完成的运动。主要用来改善运动功能和增强肌力,协助建立正常的运动模式。

(3)抗阻运动:运动时由患者主动地对抗他人或器械施加的阻力而完成的运动。抗阻运动一般用于肌力达4~5级的患者,是增强肌力较好的办法,但对于伴有肌肉或关节的炎症、疼痛、关节不稳、2级以上高血压、心绞痛、心肌梗死等病症的患者不建议使用。

2.被动运动 当患者没有能力克服自身重力或张力完成关节全范围的运动时,需要完全借助于他人、器械或患者健侧来完成的运动。运动过程中患者完全不用力,肌肉不收缩,肢体处于放松状态。例如,下肢关节术后早期的持续被动运动(continuous passive motion,CPM)治疗等。

(三)按能量消耗分类

1.力量性运动 主要目的是加强肌肉力量,如各种持器械(沙袋、哑铃、实心球、拉力器等)的抗阻训练。适合于骨骼肌和周围神经损伤引起的肌肉力量减弱。

2.耐力性运动 主要目的是加强心肺功能,以有氧运动为主,如步行、骑自行车、游泳等。适合于心肺疾病患者和需要增强耐力的体弱者。

3.放松性运动 主要目的是放松肌肉和神经,如医疗步行、医疗体操、按摩、足浴等。适合于心血管和呼吸系统疾病的患者、老年人及体弱者。

(四)按作用部位分类

1.局部运动 是指以改善局部功能为主的运动,如四肢骨折患者的关节活动训练、周围神经损伤患者的肌力训练、局部按摩、手法治疗等。

2.整体运动 是以恢复患者体力,提高身体素质为主的运动治疗,如有氧运动、健身训练、医疗体操、打太极拳、练八段锦等。

(五)按治疗时是否使用器械分类

1.徒手运动 包括各种手法治疗、关节松动、有氧运动、徒手牵伸、传统医学的推拿等。

2.器械运动 包括各种器械体操、肢体的器械牵引(如颈、腰椎牵引)、借助器械的肌力训练(如利用等速治疗仪)、悬吊训练等。

(六)按治疗时的组织形式分类

1.个人治疗 是指康复医师或治疗师为患者制定好运动处方后,由患者自己完成或治疗师与患者之间"一对一"完成的治疗。例如,用于偏瘫患者肢体功能恢复的神经发育疗法、用于骨关节损伤患者的关节松动手法治疗等。

2. 小组治疗　是指治疗人员将病情相同或类似的患者组织起来分成小组,进行同一目的的治疗。例如,儿童脑瘫的引导式教育、腰腿痛患者的医疗体操等。

第三节　运动治疗技术的机制

一、运动治疗技术的治疗原则

(一)因人而异

因人而异即个体化原则,根据患者疾病的性质、程度,功能障碍的特点及所处的不同阶段,制定不同的运动处方;根据患者的功能情况、体质及年龄的不同,选择不同的运动方案、运动量和运动强度。

(二)循序渐进

康复训练是技能学习的过程,训练效应的累积也要符合量变到质变的过程。因此运动强度应由小到大、训练动作由易到难、运动时间由短到长、休息次数由多到少、训练的重复次数由少到多、动作组合由简到繁,使身体逐渐适应,并在适应过程中逐渐提高功能。每次运动以稍感费力为宜。

(三)主动参与

强调患者积极主动参与康复训练,只有主动参与,才能获得最佳的治疗效果,被动治疗不可能使运动功能得到最大限度地恢复。

(四)持之以恒

运动训练需要持续一定时间才能获得显著效应,一般每日或隔日进行1次,坚持数月以至数年才能达到治疗目的。只有持之以恒才能产生相应的治疗效果。

(五)密切观察,安全治疗

运动训练过程中,治疗师要随时观察、判断患者的病情、心血管反应及功能等的变化,在保证安全治疗的同时,及时修改运动方案和运动量。运动以不出现疼痛为宜。

(六)局部训练与全身运动相结合

人体的功能障碍是多器官、多组织、多系统功能障碍的综合,因此,不能只针对有功能障碍的肢体进行运动治疗,而忽略全身性运动功能训练。与此同时,还要进行心理、职业、教育、娱乐等多渠道的功能恢复,才能较好地改善机体整体的功能状态。

二、运动治疗技术的治疗目的

康复医学是功能医学,而运动治疗技术则是康复医学重要的治疗技术之一,其总目标是通过运动的方法,治疗患者的功能障碍,提高个人的活动能力,增强社会参与性,改善生活质量。在总目标的指导下,运动疗法所要达到的治疗目的主要有以下8个方面。

(1)抑制在运动中不必要的肌肉活动,并使其适当松弛。

(2)牵张挛缩的肌肉、韧带、关节囊、筋膜等软组织,扩大关节的活动范围。

(3)增强肌力和肌肉耐力。

(4)改善平衡功能,促进肌群之间的协调性。

(5)改善神经肌肉功能,保持适当的肢体位置和体位,并进行再教育。

（6）通过从卧位到站立位再到步行的活动训练,获得基本的动作能力。

（7）通过运动治疗,改善心、肺、肝、肾等内脏器官的功能,预防或治疗各种临床并发症。

（8）增强体力,改善全身功能状态。

三、运动治疗技术对机体的影响

运动治疗技术因其独特的治疗方法和方式成为康复医学的基本技术之一,并在各类疾病的康复治疗中发挥着越来越重要的作用,其对机体的影响也是越来越大。规范和系统的运动是康复治疗过程中促进机体功能恢复的主要措施,而不适宜的运动方法和运动强度也会给患者带来不良的影响。

（一）运动治疗的作用

1. 维持和改善关节的运动功能　保持充分的关节活动范围对维持和改善关节的运动功能是至关重要的。对于损伤后的关节,为防止挛缩,要积极扩大其活动范围,但是在改善关节活动范围、增强关节运动功能的治疗中要方法得当,避免二次损伤,造成误用综合征。

2. 维持和改善肌力　肌力和关节活动范围密切相关,肌力的大小影响着关节的活动范围。弱的肌力难以使关节主动达到全活动范围,被动活动也会相应受限,甚至导致关节挛缩。因此,在机体恢复到正常状态之前,充分保持关节活动度的同时,增强肌力的训练也是非常重要的。

3. 维持和改善末梢循环及组织代谢　运动治疗可以促进全身的循环系统,特别是在四肢和躯干的组织损伤后,选择针对性的治疗措施(如给予局部刺激、激活局部代谢等),促进损伤部位的恢复。还可以促进炎症组织渗出液的吸收,防止组织粘连。

4. 调节全身状况,增强心肺功能　运动时肌肉需要做功,消耗的机体能源底物需要增加心肺的做功来补充,从而促进器官的新陈代谢,提高有氧运动能力,改善呼吸功能。运动时,大量的血液流向肌肉,心肺的功能活动也相应增加以适应机体的需要,其增加的程度和运动的强度成正比。例如,心率加快、心排血量增加、呼吸加深加快、胸廓和膈肌的活动幅度增大。

5. 促进代偿功能的形成和发展　经过系统的运动治疗仍难以完全恢复的患者,可以借助健侧肢体或对非损伤组织的训练发展代偿能力,以补偿丧失的功能。例如,偏瘫或截瘫患者经正规运动治疗后,患者功能仍未能恢复,可通过训练代偿能力,达到最大限度的生活自理。需要应用辅助器具时,在治疗师的正确指导下患者能充分发挥辅助器具应有的功能,最大可能地回归家庭,回归社会。

6. 提高神经系统的调节能力　运动是一系列生理性条件反射的综合表现,适度的运动可以保持中枢神经系统的兴奋性,提高神经系统反应性和灵活性,维持正常功能,发挥对各个脏器的调整和协调能力。

7. 增强内分泌系统的代谢能力　主动运动可以促进糖代谢,减少胰岛素分泌,增加骨组织对矿物质(如钙、磷)的吸收。因此,适当运动已成为糖尿病、骨质疏松症的基本治疗方法之一。

8. 调节精神和心理状态　适宜的运动可以对精神和心理产生积极的影响。据研究表明,60 min/次的低、中强度运动治疗,可以促进大脑皮质、尾状核、下丘脑、小脑等处的内啡肽分泌,产生镇痛效果。运动中机体代谢活动增强,肾上腺素分泌增多,缓解了精神和心理压力,减轻了抑郁或焦虑情绪,增强了患者的自信心。

9. 预防并发症　并发症的出现可能造成患者继发性损伤,严重者导致二次残疾,较常见的是废用综合征。运动治疗可以有效地预防相关并发症的出现,与康复有关的并发症包括体位性低血压、骨质疏松症、肌肉萎缩、异位骨化、关节炎、腰背痛、压疮、水肿、坠积性肺炎、尿路感染、尿路结石、精神心理功能障碍等。

（二）不当运动的危害

1. 运动损伤　不适当的运动会导致或加重组织损伤，使患者病情雪上加霜。损伤的常见原因有准备或结束活动不充分、运动强度过大或运动时间过长、运动方式不当、运动训练动作错误、对患者病情判断不准确等。临床常见的损伤有关节扭伤或脱位、肌肉或韧带拉伤、椎间盘突出或腰椎滑脱、疲劳性骨折等。

2. 形成错误运动模式　不合时宜的运动可能诱发或加强错误的运动模式，为运动治疗增加阻碍。例如，偏瘫患者早期不具备正常步行条件时，患者家属强行辅助行走，导致形成错误的步行模式。

3. 脏器功能超负荷或衰竭　机体因疾病或损伤后，脏器的功能储备或多或少都有不同程度的下降，如果一味追求训练效果而使运动强度或总量过大，超过了脏器的功能储备，则有可能诱发脏器功能衰竭。常见的脏器衰竭多见于心力衰竭、肾衰竭、呼吸衰竭等。

4. 诱发心脑血管事件　心脑血管事件是指各种突发性心脑血管意外，包括脑血管意外、心肌梗死、心搏骤停等。运动诱发的意外情况有血压过度增高导致的脑血管破裂，左心房或动脉血栓脱落导致的脑梗死，心律失常导致的心搏骤停、心脏破裂、主动脉瘤破裂等。

四、运动治疗技术的适应证

根据国内外的研究及临床资料显示，运动疗法对各个系统的疾病所致的功能障碍都具有良好的治疗作用，概括如下。

（一）神经系统疾病

神经系统疾病包括脑血管病、脑外伤、脊髓损伤、小儿脑性瘫痪、脑肿瘤、神经脱髓鞘疾病（如多发性硬化、急性播散性脑脊髓膜炎等）、帕金森病、脊髓灰质炎、周围神经损伤等。其中脑血管病以脑卒中最常见，包括脑梗死和脑出血。

神经变性疾病是指由于神经元变性、凋亡所导致的神经系统退行性疾病。包括大脑变性、大脑基底核变性、脊髓小脑变性、脊髓空洞症、运动神经元疾病、进行性脊髓肌肉萎缩症等。

（二）肌肉骨骼系统疾病

临床常见的肌肉骨骼系统疾病有肌营养不良、肌肉韧带损伤、骨折、风湿性关节炎、创伤性关节炎、骨性关节炎、腱鞘炎、椎间盘突出症、颈椎病、骨质疏松症、人工关节置换手术后、截肢与假肢等。

（三）循环系统疾病

循环系统疾病主要包括冠状动脉粥样硬化性心脏病、心肌梗死、心力衰竭、原发性高血压、末梢循环障碍等。

（四）呼吸系统疾病

呼吸系统疾病也是运动疗法的治疗对象，包括慢性阻塞性肺疾病（chronic obstructive pulmonary disease，COPD）、慢性支气管炎、支气管哮喘、肺部感染、肺心病、肺气肿、呼吸功能不全等。

（五）代谢性疾病

这类疾病主要包括先天性代谢病、后天性代谢病和内分泌疾病，如糖尿病、甲状腺功能亢进症、肥胖症、高脂血症等。

（六）运动损伤后功能障碍

运动疗法治疗运动损伤后功能障碍的目的在于促进损伤组织尽快恢复、减轻疼痛、促进运动功能恢复、防止关节活动度受限及关节挛缩、防止肌肉萎缩、合理使用矫形器等。总之，其治疗目的是加快运动功能良好恢复,防止不良并发症及后遗症的出现。

（七）老年性疾病

由于衰老因素的存在,老年人的抵抗力减退,容易发生感染、创伤,很多疾病往往很难区分是随年龄增长引起的还是老年性疾病引起的。因此,老年性疾病已经形成了独立系统。老年人最常发生问题的部位是心脏、血管和关节。

（八）其他

消化系统功能紊乱、泌尿系统功能紊乱障碍、免疫性疾病、自主神经功能紊乱、癔症、烧伤等。

五、运动治疗技术的禁忌证

患者如需要采用运动治疗时,应先进行必要的身体检查,如有以下禁忌情况,不宜进行运动治疗。

（1）生命体征不稳定,全身情况不佳,脏器功能失代偿期。如:①脉搏加快,安静时脉搏>100 次/min。②血压不正常,患者临床症状明显,高血压患者舒张压>120 mmHg（1 mmHg=0.133 kPa）,低血压患者收缩压<100 mmHg。③有心力衰竭表现:呼吸困难、全身水肿、胸腔积液、腹水等。④心脏疾病发作在 10 d 以内者。⑤严重心律失常。⑥安静时有心绞痛发作等。

（2）有明确的急性炎症存在,如体温超过 38 ℃,血中白细胞计数明显升高等。

（3）患者处于疾病的急性期,病情不稳定。

（4）有大量出血倾向或癌细胞有明显转移倾向者。

（5）有游离性大动脉瘤,运动可使其破裂者。

（6）运动器官损伤未做妥善处理者。

（7）剧烈疼痛,且运动后加重者。

（8）患有静脉血栓,运动可能诱发其脱落者。

（9）有休克、神志不清等明显精神症状且拒不配合治疗者。

（10）身体衰弱、脏器衰竭难以承受训练强度者。

六、运动治疗技术的注意事项

（1）掌握好适应证,针对不同的疾病,因人而异、因病而异,制定不同的运动处方。

（2）在实施运动治疗操作时,训练内容应由少到多,程度由易到难,训练强度由小到大,治疗过程循序渐进,患者能逐渐适应。

（3）确定运动治疗方法后,需持之以恒,坚持训练才能累积治疗效果。

（4）运动处方实施后,根据患者的实施情况,定时评定,检验运动处方是否合适,根据评定结果,及时调整治疗方案。

第四节　运动治疗技术常用设备和器材

一、上肢运动治疗器械

1.肩关节旋转训练器　用于肩关节运动的训练。通过肩关节旋转运动,扩大关节活动范围,增强肩部肌力（图 1-1）。

2.肩关节抬举训练器　用于训练上肢抬举功能。通过将体操棒置放于不同高度,增强上肢肌力及活动范围,可在体操棒两端悬挂沙袋,以增加阻力(图1-2)。

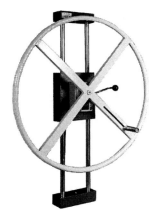

图1-1　肩关节旋转训练器

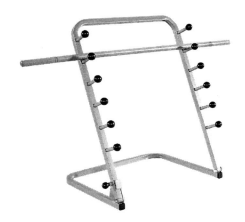

图1-2　肩关节抬举训练器

3.肩梯　用于各类原因引起的肩关节活动障碍。通过手指沿指阶梯交替上移,逐渐提高肩关节的活动范围,减轻疼痛(图1-3)。

4.肘关节牵引椅　可进行持续性肘关节牵引,适用于肘关节屈伸活动障碍患者。牵引时根据患者功能障碍程度调节牵引重量、方向、座椅高度及固定部位(图1-4)。

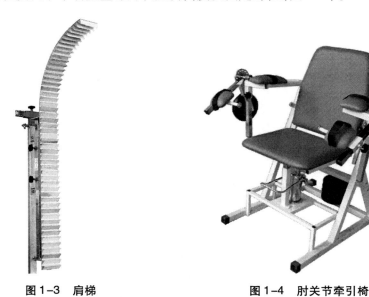

图1-3　肩梯　　　　　　　　　　　图1-4　肘关节牵引椅

5.前臂旋转训练器　用于训练前臂的运动功能。通过前臂内外旋转训练,以预防和改善前臂旋转功能,增强肌力和肌肉耐力,改善关节活动度(图1-5)。

6.腕关节屈伸训练器　改善腕关节活动范围及肌力训练(图1-6)。

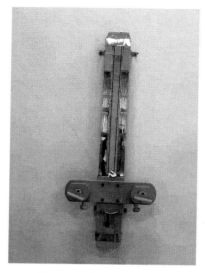

图 1-5 前臂旋转训练器

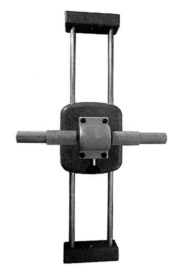

图 1-6 腕关节屈伸训练器

7.前臂与腕关节旋转训练器 改善前臂旋转功能,可扩大腕部关节活动范围和增强腕部肌力训练(图 1-7)。

8.腕关节旋转训练器 改善腕关节各个方向的活动范围(图 1-8)。

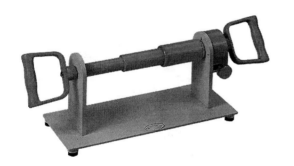

图 1-7 前臂与腕关节旋转训练器

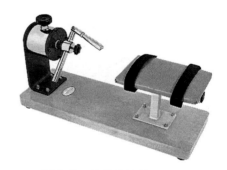

图 1-8 腕关节旋转训练器

9.上肢协调功能训练器 用于训练上肢稳定性、协调性功能,提高上肢的日常活动能力(图 1-9)。

10.滑轮吊环训练器 用于肩关节活动范围训练、关节牵引、肌力训练(图 1-10)。

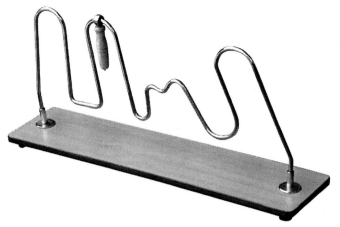

图 1-9　上肢协调功能训练器

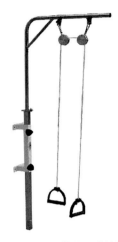

图 1-10　滑轮吊环训练器

11. 手指功能训练器　用于提高手指的作业活动能力(图 1-11)。

12. 橡皮筋手指练习器　用于提高手指的主动屈伸活动能力(图 1-12)。

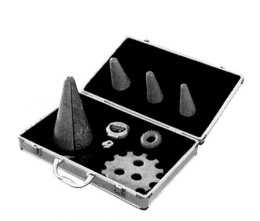

图 1-11　手指功能训练器

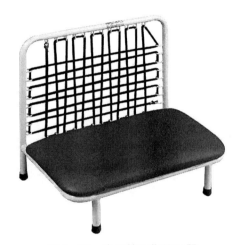

图 1-12　橡皮筋手指练习器

13. 体操棒与抛接球　通过带棒做操和抛接球活动,改善上肢活动范围,提高肢体协调控制能力及平衡能力(图 1-13)。

14. 重锤式手指肌力训练桌　用于手指活动、手指肌力和关节活动度的训练。如指屈肌、指伸肌,以及小指与拇指内收和外展肌的肌力增强训练(图 1-14)。

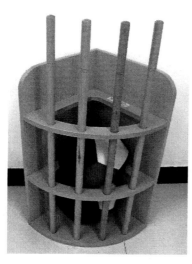

图 1-13　体操棒与抛接球

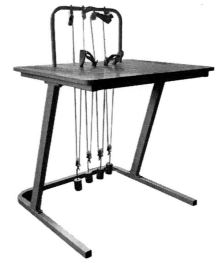

图 1-14　重锤式手指肌力训练桌

15. 巴氏训练球　是指用充气或实心的大直径圆球体进行训练,使用方法多样,适用于脑瘫儿童的躯干平衡,反射诱发调节,缓解痉挛,矫正异常姿势等(图 1-15)。

16. 哑铃　用于增强肌力和肌肉耐力的训练(图 1-16)。

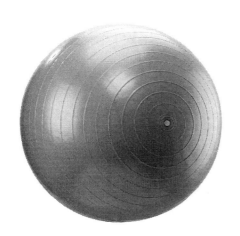

图 1-15　巴氏训练球

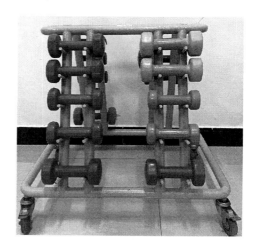

图 1-16　哑铃

17. 手支撑器　用于截瘫患者床上或垫上转移训练,双手支撑后有利于臀部抬起的床上或垫上移动活动(图 1-17)。

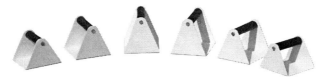

图 1-17　手支撑器

二、下肢运动治疗器械

1. 股四头肌训练椅和股四头肌训练板　多用于大腿股四头肌的训练,也可用于腘绳肌的训练。①坐位,进行常规的股四头肌训练;②俯卧位,进行腘绳肌训练;③调整力臂及角度,进行上肢肌力训练(图1-18)。

2. 重锤式髋关节训练器　用于髋关节外展、内收肌群的肌力训练(图1-19)。

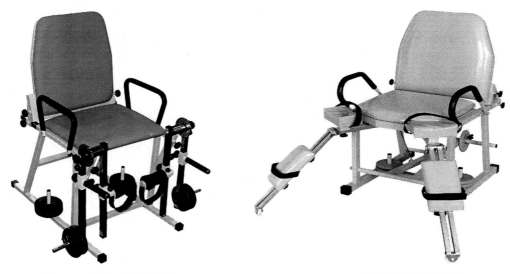

图1-18　股四头肌训练椅　　　　　图1-19　重锤式髋关节训练器

3. 髋关节旋转训练器　通过足的画圈运动,改善髋关节的旋转功能,用于髋关节活动受限的患者(图1-20)。

4. 踝关节屈伸训练器　用于踝关节屈伸功能障碍,患者可做主动和被动训练(图1-21)。

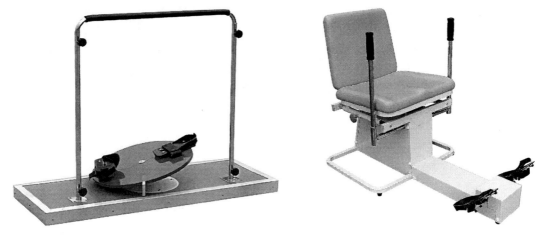

图1-20　髋关节旋转训练器　　　　图1-21　踝关节屈伸训练器

5. 踝关节矫正板　是用于矫正下肢姿势,防止出现畸形的康复训练设备。通过强制踝关节保持某一角度的功能位,矫正和防止足下垂、足内翻、足外翻等畸形。站立训练时,还可防止骨质疏松,增强下肢肌力和支撑能力(图1-22)。

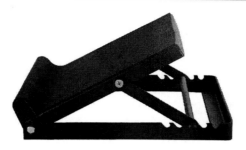

图1-22　踝关节矫正板

6.立式踏步器　改善下肢关节活动范围和协调功能活动(图1-23)。

7.液压式踏步器　主要用于进行下肢关节活动度及肌力训练(图1-24)。

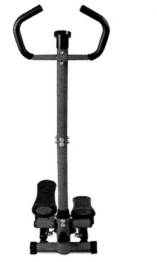 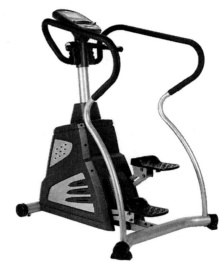

图1-23　立式踏步器　　　　　图1-24　液压式踏步器

8.瘫痪动态站立架　用于截瘫、偏瘫、脑瘫等站立功能障碍者,进行站立训练的同时还能进行平衡功能训练,也用于防止骨质疏松、压疮、心肺功能降低的康复治疗(图1-25)。

9.下肢功率车(下肢康复训练器)　用于下肢关节活动、肌力及协调功能训练(图1-26)。

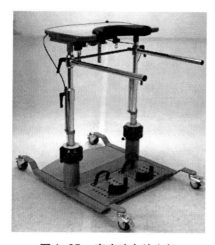 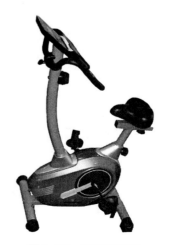

图1-25　瘫痪动态站立架　　　　图1-26　下肢功率车

三、全身运动治疗器械

1. 划船运动器　用于腰背肌、上肢屈肌群、下肢伸肌群的肌力及肌耐力训练（图1-27）。
2. 弧形腹肌训练器　借助弧形面进行腹肌肌力训练（图1-28）。

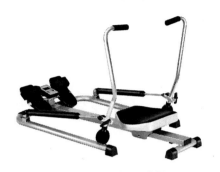

图1-27　划船运动器

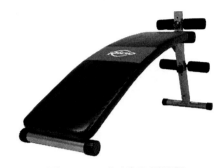

图1-28　弧形腹肌训练器

3. 肋木　用于进行上下肢体关节活动范围和肌力训练、坐站立训练、平衡训练及躯干的牵伸训练。可以单独使用，也可以与肩梯等组合使用（图1-29）。
4. 肌力训练弹力带　用于全身各主要肌肉力量训练（图1-30）。
5. 墙壁拉力器　是一种固定在墙壁上，具有重力负荷的装置，通过拉动重锤，可以进行四肢抗阻力运动，训练肌肉力量，也可进行关节活动度训练（图1-31）。

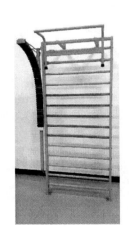

图1-29　肋木

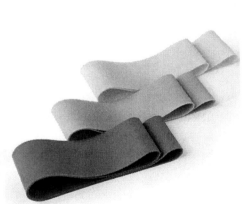

图1-30　肌力训练弹力带

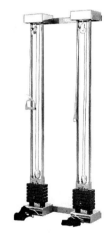

图1-31　墙壁拉力器

6. 胸背部矫正运动器　用于防止和矫正脊柱侧弯、驼背（图1-32）。
7. 胸背部矫正运动器（配拉力器）　用于防止和矫正脊柱弯曲、驼背，配合复式墙拉力器可以训练上肢、胸部肌肉力量和耐力（图1-33）。

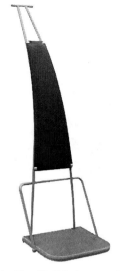

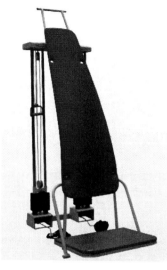

图1-32　胸背部矫正运动器　　　　图1-33　胸背部矫正运动器(配拉力器)

8.系列沙袋(绑式)　系列沙袋一般有0.5 kg、1 kg、1.5 kg、2 kg、2.5 kg、3 kg、4 kg。用来进行肌力训练、关节活动度训练、关节屈伸训练(图1-34)。

9.系列沙袋(挂式)　用于进行肌力训练、关节牵引(图1-35)。

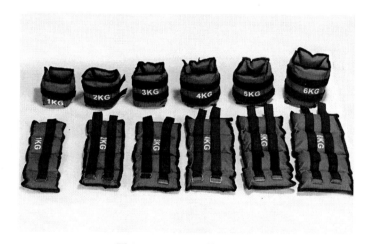

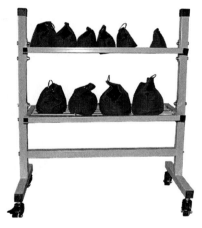

图1-34　系列沙袋(绑式)　　　　　图1-35　系列沙袋(挂式)

10.姿势镜　是供患者观察步态、姿势异常程度,进行异常姿势矫正训练的镜子。用于各种训练过程患者自身矫正异常姿势(图1-36)。

11.运动垫　用于患者仰卧位移动、俯卧位移动、翻身起坐等综合基本动作训练(图1-37)。主要包括:①基本动作综合训练,卧、跪、单腿跪、手膝跪位、长坐位的训练;②脑瘫儿童的基本姿势动作训练,如翻身、坐起、爬行及各种异常姿势矫正训练;③配合肋木,进行蹲起和站立训练等。

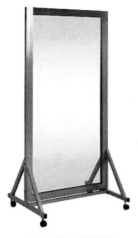

图1-36　姿势镜

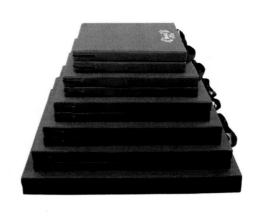

图1-37　运动垫

12. 楔形垫　用于基本功能综合训练,成人、儿童都可以使用,特别适用于头不能自控、坐不稳、自动调节体位能力低下的患儿(图1-38)。主要包括:①脑瘫儿童训练颈部的伸展控制;②截瘫患者从仰卧位到坐位腹部肌肉的训练;③基本功能综合训练;④两个楔形垫对接,脑瘫儿童侧卧在上面,以减轻痉挛,促进动作的舒展,防止畸形。

13. 篮球训练架　用于机体功能恢复,提高身体运动素质,增强体质的训练,创造良好的心理状态(图1-39)。

14. 功能牵引网架　用于肌力训练、关节活动度训练、牵引治疗、放松调整训练(图1-40)。

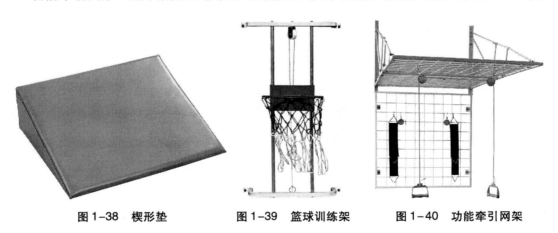

图1-38　楔形垫　　　　图1-39　篮球训练架　　　　图1-40　功能牵引网架

15. 滚桶　用于患者上肢功能基本动作、躯干旋转能力、平衡功能的训练,分为大、中、小3种规格(图1-41)。脑瘫儿童可骑在上面练习平衡及反射功能;成人可训练上肢和躯干的伸、屈功能。具有抑制痉挛,扩大关节活动度,增加主动运动的功效。

16. 平衡板　适用于成人或儿童进行平衡功能训练(图1-42)。平衡板可以由患者一人独立使用,也可以由患者和康复治疗师共同使用,以便接受治疗师的指导。常与平行杠配合使用,使平行杠起到辅助支撑和防护作用,训练平衡功能。

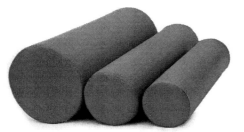

图1-41　滚桶

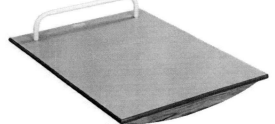

图1-42　平衡板

四、牵引器械

1. 颈椎牵引装置　用于缓解颈椎间盘或骨赘对神经根的压迫,减轻疼痛、麻木等症状(图1-43)。
2. 腰椎牵引装置　用于缓解腰椎间盘或骨赘对神经根的压迫,减轻疼痛、麻木等症状(图1-44)。

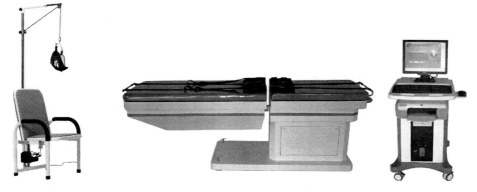

图1-43　颈椎牵引装置　　　　图1-44　腰椎牵引装置

3. 关节功能牵引器　用于四肢关节的牵引治疗。
4. 手指关节功能牵引器　用于掌指、指间等关节的牵引治疗。
5. 外星舱颈椎定位周期减压牵引系统
是一种非手术脊柱减压系统,具有仿失重、准定位、高减压、深滋养、精修复、智分析等六大功能特点。它无痛、无创、不手术,定位准确,利用非线性对数曲线原理、每秒13次的反馈系统、持续性高负压对椎间盘每次进行18个周期的滋养性治疗。适用于各型颈椎病的治疗,如颈椎间盘突出症、颈椎失稳、颈型颈椎病、交感型颈椎病、椎动脉型颈椎病等(图1-45)。

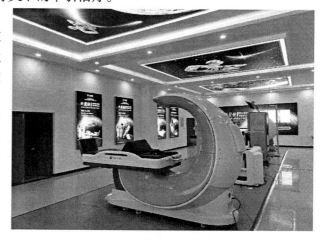

图1-45　外星舱颈椎定位周期减压牵引系统

五、辅助步行器械

1. 减重步态训练器　通过吊带控制,根据需要减轻患者训练中身体的重量,保证行走安全。用于骨关节、神经系统疾病引起下肢无力、疼痛、痉挛的患者,帮助他们及早进行步态功能训练(图1-46)。

2. 辅助步行训练器　简称助行器,具有增加下肢支撑面积,提高辅助步行的效果,常被用于神经系统疾病、骨关节损伤患者的室内和外代步用具(图1-47)。

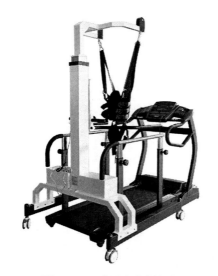　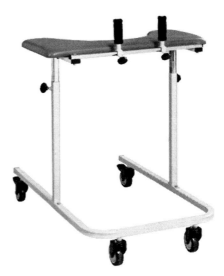

图1-46　减重步态训练器　　　　图1-47　辅助步行训练器

3. 拐杖　包括腋杖、肘杖和手杖。是辅助代步用具,可恢复患者日常行走功能。

4. 训练用阶梯和抽屉式阶梯　用于患者步行功能的训练(图1-48)。利用阶梯扶手或拐杖进行上、下阶梯的步行训练;上、下阶梯可以锻炼和增强躯干稳定性与协调能力和下肢支撑能力,活动下肢关节。阶梯扶手的高度可根据患者需要进行调节。

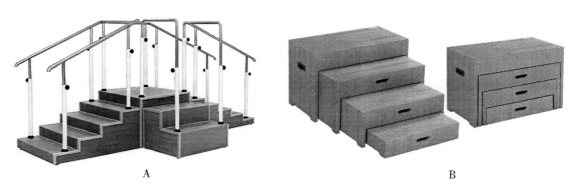

A　　　　　　　　　　　　　　　　　　　B

图1-48　训练用阶梯(A)和抽屉式阶梯(B)

5. 步行训练用斜板　是实用的简易步行训练装置。用于患者上下楼功能恢复练习(图1-49)。

6. 活动平板　借助下肢力量带动平板进行步行训练,适用于各类患者的耐力训练、步态训练、下肢关节活动训练等,也用于正常人室内健身运动(图1-50)。

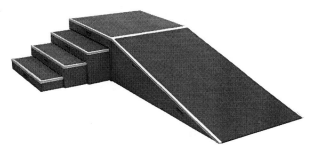

图1-49 步行训练用斜板

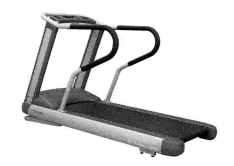

图1-50 活动平板

7.**医用慢速跑台和电动跑台** 患者可自行在医用慢速跑台上用手握住把手自行步行练习。也可在电动控制下进行步态和步行练习。通过调节步行速度、坡度，提高步行活动强度。适用于各类患者的耐力训练、步态训练、下肢关节活动训练等。可配合减重步态训练器进行练习。

8.**轮椅** 是双下肢无法行动或上、下肢功能均减退患者的转移用具。

9.**平行杠** 平行杠是以上肢支撑体重，进行站立、协调、肌力、平衡、关节活动训练的康复训练设备（图1-51）。

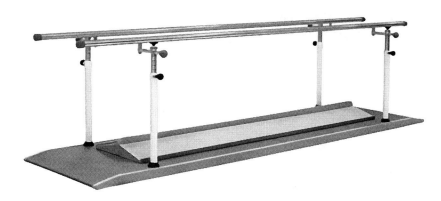

图1-51 平行杠

六、训练床

1.**PT训练床** 患者坐、卧其上，进行综合基本动作训练，坐位、手膝位平衡训练。

2.**PT凳** 治疗师对患者进行手法治疗时的可移动式坐具。

3.**电动直立床** 用于偏瘫、截瘫及其他重症患者恢复训练时站立训练（图1-52）。

4.**多体位功能训练床** 用于固定上、下肢体及躯干，进行关节的被动训练及增强肌力训练（图1-53）。治疗师可以帮助患者做综合的功能训练和治疗，主要包括：①改善关节活动范围的被动运动；②增强肌力；③提高核心稳定能力等。

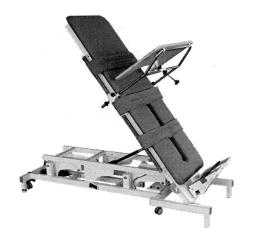

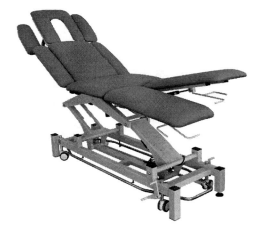

图1-52　电动直立床　　　　　　　图1-53　多体位功能训练床

本章小结

　　运动治疗技术是康复医疗过程中重要的治疗手段。康复医疗需要解决临床常见的功能障碍问题,治疗师根据康复治疗计划对患者进行一对一的训练和治疗,其中运动疗法是主要的治疗方法,同时辅以其他治疗途径,所以康复治疗模式也可以说是以运动疗法为主的治疗模式。掌握好运动治疗技术的基础理论、熟练运用各项运动治疗技术为患者服务,是治疗师必备的专业能力。

思考题

一、单选题

1. 运动治疗技术属于下列哪类康复治疗的范畴
　　A. 物理治疗　　　　　　　B. 作业治疗　　　　　　　C. 言语治疗
　　D. 心理治疗　　　　　　　E. 康复工程

2. 功能恢复应根据患者的承受能力逐渐增加运动强度属于
　　A. 因人而异的原则　　　　B. 循序渐进的原则　　　　C. 持之以恒的原则
　　D. 主动参与的原则　　　　E. 安全治疗的原则

3. 下列不属于不当运动的危害的是
　　A. 运动损伤　　　　　　　B. 诱发心脑血管事件　　　C. 消耗体力
　　D. 脏器功能超负荷　　　　E. 脏器功能衰竭

4. 神经生理学疗法不包括
　　A. Bobath 技术　　　　　　B. Brunnstrom 技术　　　　C. Rood 技术
　　D. 运动再学习技术　　　　E. 本体促进技术(PNF)

5. 用于步行训练及步行功能评定,也可进行心肺功能的测定及训练的专门仪器是
　　A. 助行器　　　　　　　　B. 阶梯　　　　　　　　　C. 功率自行车
　　D. 活动平板　　　　　　　E. 平行杠

6. 下列选项关于运动治疗技术课程的描述不正确的是
　　A. 是一门专业核心课程　　　　　　B. 有完整的专业理论基础及治疗技术
　　C. 是一门专业基础课程　　　　　　D. 治疗师必须掌握的专业技能

E. 临床最基础有效的治疗方法

7. 运动治疗的作用不包括

　　A. 维持和改善运动器官的功能　　B. 以疾病为中心进行诊断及治疗

　　C. 促进代偿功能的形成和发展　　D. 增强心肺功能、调节精神和心理状态

　　E. 提高神经及内分泌系统的调节能力

二、简答题

1. 运动疗法的内容有哪些？

2. 运动疗法的注意事项有哪些？

（薛晓菲）

第二章

关节活动技术

★教学目标

1. 掌握关节活动技术的临床常用操作方法。

2. 熟悉关节运动学基础知识,关节活动技术的适应证和禁忌证。

3. 了解引起关节活动范围受限的因素及关节活动训练时的注意事项。

4. 针对不同的患者、不同疾病,能进行个性化治疗,选择合适的训练方法,保证训练过程中的科学性和安全性。

5. 富有爱心、耐心和责任心,具有爱岗敬业、乐于奉献的精神,能与患者及家属进行有效的沟通。

正常关节活动范围需要关节及周围软组织,如关节囊、韧带和肌肉等组织保持良好的弹性,使结缔组织处于一种疏松的网状状态,这需要通过每天多次全关节活动范围的正常活动来维持。一旦出现关节活动障碍,尤其是因关节内外纤维组织挛缩或瘢痕粘连引起的关节活动障碍,通常需要反复的关节活动训练来延长关节周围短缩的软组织,恢复软组织的弹性。

第一节 概 述

一、基本概念

人体各关节都有其正常活动范围,各种病理因素如组织粘连、肌痉挛等可引起关节功能障碍,导致运动受限。关节活动技术就是利用各种关节运动方法改善和恢复关节功能障碍的运动治疗技术。包括手法技术,利用设备、利用患者自身体重、肢体位置和强制运动的训练技术等。

二、关节运动学基础知识

(一)关节的构成

一个典型的关节结构包括基本结构和辅助结构两部分,具体如下。

1. 基本结构　包括关节面、关节囊和关节腔。关节面由光滑的关节软骨构成,每个关节至少有两个相互对应的关节面,一端呈球形的关节面,称关节头,而对应的一端呈凹面形关节面,称关节窝。关节囊由致密的纤维结缔组织构成,有丰富的血管和神经,附着于关节面周缘及附近骨上,密封关节腔。关节腔是由关节囊和关节面所围成的腔隙,腔内有滑液,腔内压力为负压,对稳定关节起着重要作用。

2. 辅助结构　包括关节盘、关节盂缘、滑膜皱襞和关节韧带等。关节盘也称关节内软骨垫,由纤维软骨构成,常似圆盘状或半月状,中间薄、周边厚,位于两关节之间,周缘与关节囊愈合,具有减轻冲撞和震动的作用。关节盂缘是附着在关节窝周围的纤维软骨环,有增大关节面、加深关节窝、使关节更加稳固的作用。滑膜皱襞起着补充关节空隙和分泌润滑液的作用。关节韧带分布在关节周围或关节内,具有连结两关节骨、限制关节运动的作用。

（二）关节的类型

1.根据关节的运动分类

（1）不动关节：相邻骨之间由结缔组织或透明软骨相连,相连方式为缝隙和软骨联合两种,无关节运动功能。

（2）少动关节：也称微动关节。关节活动范围较小,连接方式可分为两种,一种是两骨的关节面覆盖一层透明软骨,其间靠纤维连接,如椎间关节、耻骨联合。另一种是两骨之间仅仅有一定间隙,其间借韧带和骨间膜相连,如骶髂关节、下胫腓关节。人体中最主要的少动关节是椎间关节。

（3）活动关节：全身大部分关节为这类关节,具有典型的关节构造,关节可自由活动。

2.根据关节运动轴心或自由度多寡分类

（1）单轴关节：只能绕一个运动轴做一组运动。主要包括两种形式。①屈戌关节：又名滑车关节,关节中连结两骨的接触面分别为滑车状的关节头和相对应的关节窝。通常只能围绕冠状轴在矢状面上做屈、伸运动,如肱尺关节、指间关节等。②车轴关节：又名圆柱关节,由圆柱状的关节头和凹面状的关节窝构成。关节窝通常由软骨和韧带连成环,可围绕垂直轴做旋转运动,如寰枢正中关节和桡尺近侧关节等。

（2）双轴关节：能绕两个互相垂直的运动轴做两组运动,也可进行环转运动。主要包括两种形式。①椭圆关节：关节头呈椭圆形凸面,关节窝呈相应的椭圆形凹面,可沿冠状轴做屈、伸运动,沿矢状轴做内收、外展运动,并可做环转运动,如桡腕关节和寰枕关节。②鞍状关节两骨的关节面均呈马鞍状,互为关节头和关节窝,可沿冠状轴、矢状轴做屈、伸、内收、外展和环转运动,如拇指腕掌关节。

（3）多轴关节：具有两个以上的运动轴,可做多方向的运动。通常也有两种形式。①球窝关节：关节头较大,呈球形,关节窝浅小,如肩关节;也有的关节窝较深,包绕关节头的大部分,又名杵臼关节,如髋关节。②平面关节：两骨的关节面均较平坦而光滑,但仍有一定的弯曲和弧度,关节囊紧张而坚固,运动度极小,只能做微小的回旋及轻微滑动,又称微动关节,如肩锁关节。

（三）关节的运动

1.运动平面 按照人体解剖学方位,人体有3个互相垂直的切面,即通常所指的基本面(图2-1)。

（1）矢状面：关节在矢状面的运动为屈、伸运动,围绕冠状轴进行。

（2）冠状面（额状面）：关节在冠状面的运动为内收、外展运动,围绕矢状轴进行。

（3）水平面（横断面）：关节在水平面的运动为旋转运动,围绕垂直轴进行。

2.运动轴 人体有3个互相垂直的基本轴。

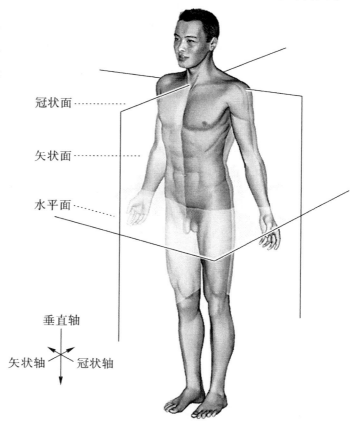

图2-1 运动平面和运动轴

(1)垂直轴:与人体长轴平行,与水平面垂直的轴。

(2)矢状轴:前后方向与水平面平行,与垂直轴呈直角交叉的轴。

(3)冠状轴:左右方向与水平面平行,与前两轴相互垂直的轴,又称额状轴。

3.运动方向 关节的运动方向包括屈、伸、内收、外展、内旋、外旋、内翻、外翻、背屈、跖屈、环转等。

(1)屈和伸:是指围绕冠状轴在矢状面上的运动。运动时在腹侧角度变小的称为屈;反之,角度增大的运动称为伸。膝关节则相反,小腿向后贴近大腿的运动称为膝关节的屈;反之称为伸。在踝部,足背向小腿前面靠近称为踝关节背屈,足底向小腿后面靠近为踝关节跖屈。在足部,足尖上抬为伸,足尖下垂为屈。

(2)内收和外展:是指围绕矢状轴在冠状面上的运动。运动时靠近正中矢状面的称内收;反之,远离正中矢状面的称外展。对于手指和足趾的收和展,则人为地规定以中指和第二趾为中轴的靠拢或散开的运动。

(3)旋转:是指围绕其本身的垂直轴在水平面上的旋转运动。由中立位向内的旋转称为旋前或内旋,由中立位向外的旋转称为旋后或外旋。

(4)环转:是指围绕冠状轴、矢状轴、垂直轴和它们之间的中间轴做连续运动,环转运动实际上是屈曲、外展、伸展、内收依次结合的连续性复合动作。运动时骨的近端在原位活动,骨的远端做环形圆周运动,描绘出圆锥形的运动轨迹。

(5)水平内收和水平外展:运动主要发生在上肢的肩关节,肢体外展90°为起始位,绕垂直轴在水平面上向前的运动称为水平内收,向后的运动为水平外展。

4.关节的活动度和稳定性 关节的功能取决于其活动度和稳定性。一般情况下,稳定性高的关节活动度小。上肢关节有较大的活动度,而下肢关节有较高的稳定性。从以下几个方面具体说明影响关节活动度和稳定性的因素。

(1)构成关节面的弧度之差:弧度差越大活动范围越大,灵活性越高;弧度差越小活动范围越小,稳定性越高。

(2)关节囊的厚薄与松紧度:关节囊薄而松弛,则关节的活动范围大,反之则小。

(3)关节韧带的强弱与多少:关节韧带弱而少,则关节的活动范围大,反之则小。

(4)关节周围肌群的强弱与延展性:一般情况下骨骼和韧带对关节的静态稳定起主要作用,肌肉拉力则对动态稳定起主要作用。

5.关节运动的杠杆作用 人的躯体运动遵循杠杆原理,各种复杂动作都可分解为一系列的杠杆运动。杠杆包括支点、力点和阻力点。支点到力点的垂直距离为力臂,支点到阻力点的垂直距离为阻力臂。根据杠杆上3个点的不同位置关系,可以把人体运动分成3类。

(1)第一类杠杆(平行杠杆):运动支点位于力点与阻力点之间,用于传递力和维持平衡。如低头与抬头,使用剪刀的动作。

(2)第二类杠杆(省力杠杆):运动阻力点在力点和支点之间,因力臂大于阻力臂,用较小的力量来克服较大的重力,如站立时的提踵动作。

(3)第三类杠杆(速度杠杆):运动力点在支点和阻力点之间,阻力臂大于力臂,用以增大物体移动的速度及幅度,但不省力,如屈肘、伸膝动作。

三、影响关节活动范围受限的因素

正常各关节的屈伸或旋转均有一定的角度范围,即关节活动度,各关节都有其正常活动范围,也就是关节活动度的正常值。关节活动度的正常值会根据个体、性别、年龄、职业、人种、运动史等而有所不同。

（一）生理因素

1．拮抗肌的肌张力　如髋关节外展或内收的动作会受到内收肌或外展肌张力的限制,使之不能过度外展或内收。

2．软组织相接触　如髋、膝关节屈曲时大腿前侧与胸腹部接触而影响髋、膝关节的过度屈曲。

3．关节的韧带张力　宽厚坚韧的韧带会强有力地限制关节的活动幅度,如膝关节伸展时会受到前交叉韧带、侧副韧带的限制等。

4．关节周围组织的弹性情况　关节囊薄而松弛的关节,其活动度就大,如肩关节;反之,其活动度就小,如胸锁关节。

5．骨组织的限制　当骨与骨相接触时,会限制关节的过度活动,如伸展肘关节时,尺骨鹰嘴与肱骨滑车的接触限制了肘关节过度伸展。

（二）病理因素

1．关节周围软组织疼痛　由于疼痛导致了主动活动和被动活动均减少,如骨折、关节炎症、手术后等。

2．关节周围软组织挛缩、粘连或痉挛　关节周围的肌肉、韧带、关节囊等软组织挛缩、粘连时,主动活动和被动活动均减少,如烧伤、肌腱移植术后、长期制动等;中枢神经系统病变引起的肌肉痉挛,常为主动活动减少,被动活动大于主动活动,如脑损伤引起的肌肉痉挛;关节或韧带损伤引起的肌肉痉挛,主动活动和被动活动均减少。

3．肌力降低　肌肉无力时,如中枢神经系统病变,周围神经损伤,肌肉、肌腱断裂,通常都是主动活动减少,被动活动大于主动活动。

4．关节本身病变　关节内渗出或有游离体时,主动活动和被动活动均减少;关节僵硬时主动活动和被动活动均丧失,如关节骨性强直、关节融合术后。

四、常用训练方法分类

（一）主动运动

患者不依靠外力而通过自身肌肉主动收缩完成的关节运动,以维持关节活动范围的训练,具有适应面广、不受场地限制的优点。主要作用为促进血液循环、治疗和防止关节周围软组织挛缩与粘连、保持关节活动度,但在重度粘连和挛缩时治疗作用不太明显。最常用的是各种徒手体操。根据关节活动受限的方向和程度,设计一些有针对性的动作,可以个人练习,也可以把有相同关节活动障碍的患者分组集体练习。

康复医师或康复治疗师需要根据患者的情况来选择进行单关节或多关节、单方向或多方向的运动;还需根据病情选择体位,如卧位、坐位、跪位、站位和悬吊位等;操作过程中充分固定肢体,防止代偿动作的产生;若出现患者自行完成所需的关节活动的情况,必要时治疗师的手可置于患者需要辅助或指导的部位。此外有心脑血管病史及呼吸系统病史的患者在进行主动运动时应注意监测血压、呼吸和心率,主动运动时动作宜平稳缓慢,尽可能达到最大幅度,用力至引起轻度疼痛为最大限;康复医师或治疗师根据恢复情况设计运动的强度、时间和频率,避免出现运动过量。

（二）主动助力运动

患者通过自身的肌肉收缩进行运动时不能独立完成动作,需借助外力施加适当的辅助力量,帮助其完成运动。辅助力量可由治疗师、患者健肢、器械、引力或水的浮力提供。这种运动常是由被动运动向主动运动过渡阶段的形式,其目的是逐步增强肌力,建立协调动作模式。常用的有器械练习和滑轮练习。

1. 器械训练　是利用器械为助力,借助杠杆原理,带动活动受限的关节活动。应用时应根据病情及治疗目的,选择相应的器械,如肩轮、肩梯、体操棒、肋木,以及针对四肢不同关节活动障碍而专门设计的练习器械,如肩关节练习器、肘关节练习器、踝关节练习器等。如肩梯训练,患者靠近肩梯站立,利用手指向上方做攀岩动作,逐步扩大肩关节的活动范围。

2. 滑轮训练　主要用于伸展患侧的挛缩组织,改善关节的活动范围,利用滑轮和绳索,以健侧肢体带动患侧肢体活动。如肩关节的上举训练,患者取坐位,通过滑轮用健侧肢体带动患侧受限的关节进行屈曲、伸展等活动。

3. 悬吊训练　利用挂钩、绳索和吊带将需要活动的肢体悬吊起来,使其在去除肢体重力的前提下进行主动运动,类似于钟摆样运动。悬吊训练的固定方法可以分为两种,一种为垂直固定,固定点位于肢体重心的上方,主要用于支持肢体;另一种是轴向固定,固定点位于关节的上方,主要是使肢体易于活动。

4. 操作方法与步骤

(1)由治疗师或患者健侧肢体通过徒手或体操棒、绳索和滑轮等装置帮助患肢主动运动,兼有主动运动和被动运动的特点。

(2)训练时,助力可提供平滑的运动;一般情况下,助力往往加于运动的开始或终末,并随病情好转逐渐减少。

(3)训练中应以患者主动用力为主,并做最大努力;任何时间均只给予完成动作的最小助力,以免患者对助力产生依赖。

(4)关节的各方向依次进行运动,在运动过程中,防止患者利用惯性进行各方向的运动。

(三)被动运动

被动运动是指完全依靠外力作用帮助人体完成的运动方式,可保持肌肉的生理长度和张力,维护关节正常形态和功能,维持关节的正常活动范围,尤其对于治疗轻度关节粘连或肌痉挛,是不可缺少的方法之一。对于肌肉瘫痪的患者,在神经功能恢复前进行关节的被动运动,可以达到维持关节正常活动范围的目的。

被动运动根据力量来源不同可分为两种:一种是患者在治疗师或健侧肢体的帮助下完成的关节运动,如关节可动范围内的徒手被动运动训练;一种是患者借助外力或器械完成的被动运动,如关节功能牵引、持续被动运动等。常用的被动运动方法有徒手训练和器械训练。

1. 徒手训练　患者在治疗师或健侧肢体的帮助下完成关节运动,以维持和增大关节活动范围的训练方法。具体操作方法与步骤如下。

(1)患者取舒适、放松体位,肢体充分放松。

(2)根据患者功能障碍的情况确定运动顺序,由近端到远端(如肩到肘、髋到膝)的顺序有利于瘫痪肌的恢复;由远端到近端(如手到肘、足到膝)的顺序有利于促进肢体血液和淋巴回流。

(3)固定肢体近端,托住肢体远端,避免代偿运动。

(4)动作应缓慢、柔和、平稳、有节律,不得使用粗暴、强力、快速的手法。

(5)操作在无痛范围内进行,活动范围逐渐增加,以免损伤关节及周围韧带。

(6)用于增大关节活动范围的被动运动可出现肌肉酸痛或轻微的疼痛,但可耐受;不应引起肌肉明显的反射性痉挛或训练后的持续疼痛。

(7)从单关节开始,逐渐过渡到多关节。

(8)避免体位频繁转换,尽量集中在同一体位下进行运动。

2. 器械训练　利用专用器械使关节进行持续较长时间缓慢被动运动的训练方法。具体操作方法与步骤如下。

（1）训练前,要做好患者的解释工作,避免患者出现恐惧心理。

（2）开始训练的时间可选择在术后生命体征稳定时即刻进行,即便手术部位敷料较厚时,也应在术后3 d内开始。

（3）将训练的肢体放置在训练器械的托架上,固定稳妥。

（4）开机,选择活动范围、运动速度和训练时间。

（5）关节活动范围:通常在生命体征稳定后,即可在20°~30°的短弧范围内训练;关节活动范围可根据患者的耐受程度每日渐增,直至最大关节活动范围。

（6）确定运动速度:开始时运动速度为每1~2 min一个运动循环。

（7）训练时间:根据不同的处方,设置的训练时间不同,防止疲劳运动。

（8）训练中密切观察患者的反应及连续被动运动训练器械的运转情况。

（9）训练结束后,关机,去除固定,将肢体从训练器械的托架上放回治疗床或轮椅上。

（四）持续被动运动

持续被动运动(continuous passive motion,CPM)最早于20世纪70年代初提出,80年代初用于膝关节人工关节术后,在这之后应用逐渐广泛,是在关节无疼痛范围内,缓慢、连续性活动关节的一种机械或电动活动装置(图2-2)。CPM与一般被动运动相比,其特点是作用时间长、运动缓慢、保护性好、运动参数可控,因而安全、舒适。与主动运动相比,CPM不引起肌肉疲劳,可长时间持续进行,同时关节受力小,可在关节损伤或炎症时早期应用且不易引起二次损伤。主要用于防止制动引起的关节挛缩,促进关节软骨和韧带、肌腱的修复,改善局部血液、淋巴循环,消除肿胀、疼痛等症状。

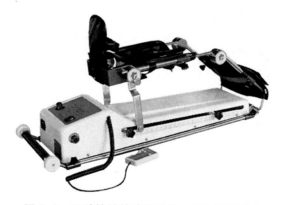

图2-2　下肢持续被动运动仪(下肢CPM仪)

1.具体实施方法

（1）仪器设备:由活动关节的托架和控制运动的结构组成,包括针对上、下肢,甚至手指等四肢关节的专门设备。

（2）操作程序

1）使用时间:在生命体征稳定后即可训练;手术部位敷料较厚时,也应在术后3 d内开始使用。

2）确定关节运动弧的大小和位置:首次治疗常用20°~30°的短弧范围;关节活动度可根据患者的耐受程度每日渐增或恰当的时间间隔渐增,直至最大关节活动范围。

3）确定运动速度:可耐受的速度为每1~2 min一个运动循环。

4）疗程:根据不同的处方,时间设置略有不同,可连续24 h;或每次连续1 h,3次/d,持续治疗至少 10 ~ 14 d,或直至达到满意的关节活动范围。

2.CPM 治疗的注意事项 ①术后伤口内如有引流管时,要注意运动时不要夹闭引流管。②肩袖广泛修补术后,不宜开展肘关节连续被动运动。③注意避免合并使用抗凝治疗,否则易造成血肿。④应根据患者反应、外科手术方式及疾病的整体情况及时调整处方。

五、适应证和禁忌证

(一)适应证

1.被动关节活动度练习 患者不能主动活动身体的该部分,如昏迷、麻痹、存在炎症反应、关节挛缩粘连松解术后四肢骨折切开复位内固定术后、肌痉挛、主动关节活动导致疼痛等。

2.主动和主动助力活动度练习 患者可主动收缩肌肉,有或无辅助条件下可活动身体的该部分;肌肉力量较弱(低于 3 级)时,采用主动助力活动练习;有氧练习时,多次重复的主动或主动助力关节活动度练习,可改善心血管和呼吸功能。

(二)禁忌证

各种原因所致的关节不稳定,关节内有未完全愈合的韧带,关节急性炎症或外伤所致的肿胀,骨关节结核和肿瘤,因运动而破坏被活动部分的愈合或造成该部位新的损伤,运动导致疼痛、炎症等症状加重等。

六、注意事项

1.熟悉关节结构 在进行关节被动运动时必须熟练掌握关节解剖学结构、关节的运动方向、运动平面及其各个关节活动范围的正常值等。

2.开展早期活动 在不加重病情、不引起疼痛的情况下,尽早进行关节的被动活动,活动范围应尽可能接近最大限度的活动。

3.尽量放松 在进行被动关节活动之前应使患者尽量放松,并对关节附近的肌肉进行按摩放松。

4.全范围活动 关节活动范围的维持训练应包括身体的各个关节,并且每个关节必须进行全范围的关节活动,且每次活动只针对一个关节;在活动关节时,手法应轻柔、缓慢,同时给予该关节一定的牵拉力(切忌快速暴力拉扯患者肢体),这样可减轻关节面之间的摩擦力,使训练操作容易进行,并能保护关节,防止关节面挤压;如果在活动过程中出现疼痛或阻力则应减小活动范围。

5.与肌肉牵伸结合 对于多关节肌群,应在完成逐个关节的活动后,对该肌群进行牵伸。对于那些活动受限的关节或肌肉长期处于短缩位的关节,要多做被动牵张运动,如牵伸跟腱维持踝关节的背屈活动等。

第二节 临床应用

肩关节活动技术

一、徒手操作

(一)肩部的被动活动技术

1.肩关节前屈(图2-3)

（1）体位：患者取仰卧位，患侧肩关节置于床缘，治疗师位于患者患侧。

（2）具体操作：治疗师一手托住其肘关节，使肘关节伸直，一手固定肩部，然后治疗师双手同时向上慢慢将患者上肢沿矢状面向上抬离床面，直到肩关节前屈至最大范围。

（3）作用：增加肩关节前屈活动范围。

2.肩关节后伸（图2-4）

（1）体位：患者取侧卧位，患侧在上，治疗师位于患者身后。

（2）具体操作：治疗师一只手托住前臂，另一只手放在肩部，然后慢慢将患者上肢沿矢状面做向后运动，直到肩关节后伸至最大范围。

（3）作用：增加肩关节后伸活动范围。

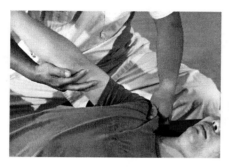
图2-3　肩关节前屈

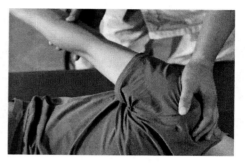
图2-4　肩关节后伸

3.肩关节外展、内收（图2-5）

（1）体位：患者取仰卧位，治疗师位于患者患侧。

（2）具体操作：治疗师一只手握住患侧腕关节，另一只手托住肘关节，双手同时向外或内，使肩关节沿冠状面做外展或内收，注意当患者肩关节外展至90°时，将上肢外旋后再完成全范围的外展。

（3）作用：增加肩关节外展、内收活动范围。

4.肩关节水平外展和内收（图2-6）

（1）体位：患者取仰卧位，患侧肩关节置于床缘，上肢外展90°，治疗师位于患者患侧。

（2）具体操作：治疗师一手握住患侧肘部，一手固定肩部，先向地面方向活动上肢（水平外展），再将上肢抬高向身体内侧运动（水平内收）。

（3）作用：增加肩关节水平外展和内收活动范围。

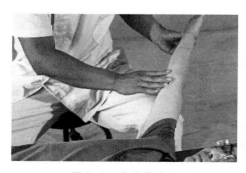
图2-5　肩关节外展

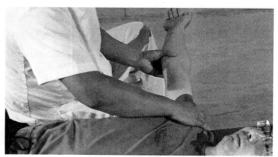
图2-6　肩关节水平内收

5.肩关节内、外旋（图2-7）

（1）体位：患者取仰卧位，患侧肩关节外展约90°，肘关节屈曲约90°，治疗师位于患者患侧。

（2）具体操作：治疗师一只手固定患侧肘关节，另一只手握住其腕关节，以肱骨干为轴，将患侧前臂向头（外旋）、向足（内旋）方向运动，做类似于招财猫的动作。

（3）作用：增加肩关节内、外旋活动范围。

6.肩胛骨被动活动（图2-8）

（1）体位：患者取健侧卧位，患侧在上，屈肘，前臂自然放于体侧。

（2）具体操作：治疗师一只手放在肩峰部以控制动作方向，另一只手从上臂下面穿过，拇指与四指分开，固定肩胛骨的内缘和下角。双手同时向各个方面活动肩胛骨，使肩胛骨做上抬、下降、前伸（向外）、回缩（向内）运动，也可以把上述运动结合起来做旋转运动。

（3）作用：增加肩胛骨活动范围。

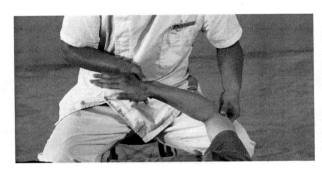
图2-7　肩关节内旋

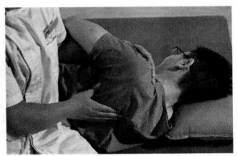
图2-8　肩胛骨被动活动

（二）肘部的被动活动技术

1.肘关节屈曲和伸展（图2-9）

（1）体位：患者取仰卧位，治疗师位于患者患侧。

（2）具体操作：治疗师一只手握住患肢腕关节上方，另一只手固定肱骨远端，在完成肘关节屈曲的同时前臂旋后，完成肘伸展的同时前臂旋前。

（3）作用：增加肘关节屈曲和伸展的活动范围。

2.前臂旋转（图2-10）

（1）体位：患者取仰卧位，患侧肩关节稍外展，肘关节屈曲约90°，治疗师位于患者患侧。

（2）具体操作：治疗师一只手托住其肘后部，另一只手握住前臂远端，沿前臂骨干轴线完成旋前（向内转动前臂）、旋后（向外转动前臂）动作。

（3）作用：增加前臂旋转的活动范围。

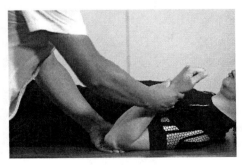
图2-9　肘关节屈曲

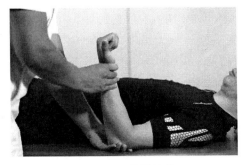
图2-10　前臂旋转

（三）腕及手部的被动活动技术

1.腕关节被动活动

（1）体位:患者取仰卧位或坐位,肘关节处于屈曲位,治疗师位于患者患侧。

（2）具体操作:治疗师一只手握住患侧前臂远端,另一只手抓握患侧掌骨,分别做腕关节的掌屈、背伸（图2-11）、桡偏、尺偏以及环转动作。

（3）作用:增加腕关节各个方向的活动范围。

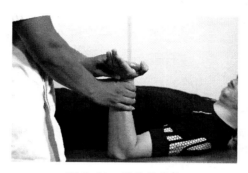

图2-11　腕关节背伸

2.腕掌及腕骨间关节被动活动

（1）体位:患者取仰卧位或坐位,前臂旋前,治疗师位于患者患侧。

（2）具体操作:治疗师双手握住其手部,拇指放在手背,其余四指放在掌部。双手同时将腕骨及掌骨向手掌方向运动,然后还原。

（3）作用:增加腕掌及腕骨间关节各个方向的活动范围。

3.掌指关节的活动

（1）体位:患者取仰卧位或坐位,前臂旋前,治疗师位于患者患侧。

（2）具体操作:治疗师一只手握住患侧掌部,另一只手握住其需要活动的手指,分别做掌指关节的屈曲、伸展、外展、内收动作。

（3）作用:增加掌指关节各个方向的活动范围。

4.指骨间关节的活动

（1）体位:患者取仰卧位或坐位,前臂旋前,治疗师位于患者患侧。

（2）具体操作:治疗师一只手握住患侧掌部,另一只手活动手指,分别做近侧和远侧指骨间关节的屈曲、伸展动作。

（3）作用:增加指骨间关节的活动范围。

（四）髋部被动活动技术

1.屈髋、屈膝（图2-12）

（1）体位:患者取仰卧位,治疗师立于患侧下肢旁。

（2）具体操作:治疗师一只手托住患侧腘窝处,另一只手托住患侧足跟处,双手同时将患侧大腿沿矢状面向上弯曲,使大腿前部尽量接近患者腹部,做屈髋、屈膝动作。

（3）作用:增加屈髋、屈膝的活动范围。

2.髋关节后伸（图2-13）

（1）体位:患者取侧卧位,下方下肢稍屈膝、屈髋,上方下肢伸展,治疗师立于患者身后。

（2）具体操作:治疗师一只手放在患侧下肢的膝内侧托住下肢做髋的后伸,另一只手放在骨盆处固定骨盆。

肘、腕、指骨关节活动技术

（3）作用：增加髋关节后伸的活动范围。

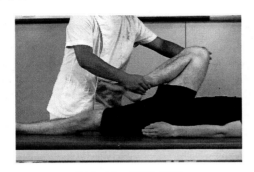

图2-12　屈髋、屈膝

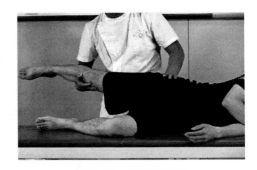

图2-13　髋关节后伸

3. 髋关节内收、外展（图2-14）

（1）体位：患者取仰卧位，下肢伸展，治疗师立于患侧。

（2）具体操作：治疗师一只手放在腘窝处托住大腿，另一只手放在踝关节后方托住小腿，双手沿冠状面向内或向外，做下肢的内收或外展动作。

（3）作用：增加髋关节内收、外展的活动范围。

4. 髋关节内旋、外旋（图2-15）

（1）体位：患者取仰卧位，治疗师立于患侧。

（2）具体操作：治疗师一只手握住小腿，将下肢被动托起至屈髋、屈膝90°，另一只手放在膝关节外侧，避免大腿外展代偿。握住小腿的手将小腿向外或向内摆动，即完成髋关节的内旋或外旋。

（3）作用：增加髋关节内旋、外旋的活动范围。

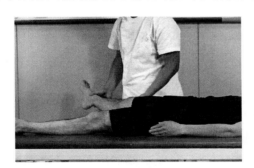

图2-14　髋关节外展

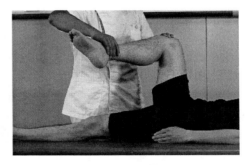

图2-15　髋关节外旋

（五）膝部的被动活动技术

（1）体位：患者取仰卧位，治疗师立于患侧下肢旁。

（2）具体操作：治疗师一只手托住患侧腘窝处，另一只手握住患侧足跟进行膝关节屈曲，随即在髋关节屈曲状态下完成膝关节伸展。（注：膝关节常和髋关节的被动运动一同完成）

（3）作用：增加膝关节的活动范围。

（六）踝关节的被动活动技术

1. 踝关节背屈（图2-16）

（1）体位：患者仰卧位，下肢伸展，踝中立位，治疗师位于患足侧。

（2）具体操作：治疗师一只手固定踝关节上方，另一只手握足跟，前臂抵住足底外侧缘，利用治疗师前臂的力量使踝关节背屈，同时牵拉跟腱。

下肢关节
活动技术

（3）作用:增加踝关节背屈的活动范围。

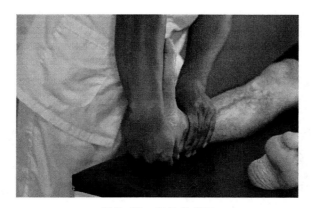

图 2-16　踝关节背屈

2. 踝关节跖屈

（1）体位:同踝关节背屈体位。

（2）具体操作:治疗师一只手固定患者踝关节上方,另一只手握其足趾并下压足背,使踝关节尽可能跖屈。

（3）作用:增加踝关节跖屈的活动范围。

3. 踝关节内、外翻（图 2-17、图 2-18）

（1）体位:同踝关节背屈体位。

（2）具体操作:治疗师上方手握住小腿远端,下方手握住足外侧。内翻时将足向内侧转动,外翻时将足向外侧转动。

（3）作用:增加踝关节内翻和外翻的活动范围。

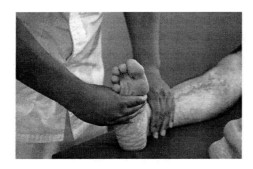

图 2-17　踝关节内翻

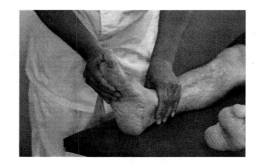

图 2-18　踝关节外翻

（七）躯干的被动活动技术

1. 颈部被动活动（图 2-19）

（1）体位:患者仰卧位,治疗师坐于患者的头侧。

（2）具体操作:治疗师双手固定患者头部两侧,依次做颈部的前屈、后伸,左右侧屈,左右旋转活动。

（3）作用:增加颈部关节的活动范围。

2. 腰部被动活动（图 2-20）

（1）体位:患者侧卧位,上方的下肢屈髋、屈膝,下方的下肢伸展,治疗师立于患者后侧。

躯干活动技术

（2）具体操作：治疗师一只手置于患者的肩部，另一只手置于同侧髋部，治疗师双上肢反向缓慢用力，使患者肩胛带和骨盆向相反的方向旋转并停留数秒，以达到充分牵拉躯干的目的；治疗师也可沿腋中线向上下两端缓慢施力，以纵向拉开肩胛带和骨盆的距离。

（3）作用：增加腰部关节的活动范围。

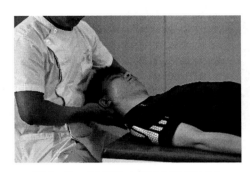

图2-19　颈部被动活动（侧屈活动）

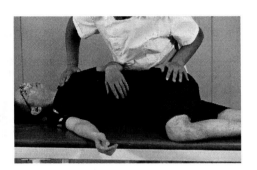

图2-20　腰部被动活动（旋转活动）

二、器械训练

1. 肩轮训练　肩轮是固定在墙上的简单器械，患者身体靠近滑轮站立，手握住肩轮的手柄，进行肩关节的环转运动。

2. 肩梯训练　患者靠近肩梯正面或侧面站立，用手指向上方交替做攀岩动作，逐步扩大肩关节的活动范围。患者可从两个方向进行训练，即肩关节的外展和屈曲运动。

3. 滑轮训练　利用滑轮和绳索，以健侧肢体带动患侧肢体活动。例如进行肩关节屈曲训练时，将绳通过滑轮，绳索两端固定把手，滑轮位于正前上方，患者双手握住两端的把手，利用健侧手向下的拉力，完成患侧上肢的屈曲运动。

4. 体操棒训练　双手握住体操棒，若患侧手抓握能力较差可使用绑带将患侧手固定于体操棒上，利用健侧带动患侧进行肩关节的向上推举动作，可扩大肩关节前屈的活动范围。

5. 肋木训练　患者借助肋木，利用身体重力可进行全身关节的活动训练。如髋关节的屈曲受限和踝关节的背屈受限，患者可手扶肋木站立，身体下蹲，再利用身体自身的重量来扩大关节的活动范围。

6. 平行杠训练　患者利用平行杠进行下蹲动作练习，再加上身体自身重力，逐步扩大膝关节的屈曲活动范围。下蹲时，注意保持足跟不离地。

7. 踝关节屈伸训练器训练　患者坐位，双足放在训练器上，用绑带固定足前部，双手握住助力杆前后摆动，可增加踝关节屈伸范围。

8. 悬吊训练　患者取仰卧位，利用挂钩、绳索和吊带将患侧下肢悬吊起来，两个吊带分别固定于膝关节上方和踝关节处，患者在此体位下进行髋关节内收、外展训练等。

本章小结

脑血管疾病、脑外伤、脊髓损伤、骨折、关节置换及运动损伤术后等疾病都会导致患者关节活动度受限，治疗师的重要工作内容之一就是帮助患者进行关节活动范围的恢复训练。关节活动技术是通过徒手运动或器械运动改善或维持关节活动范围、提高机体运动能力的治疗方法。学生必须在掌握全身各关节基本结构和运动学原理的基础上，灵活运用不同的训练方法。

思考题

一、单选题

1. 对人工关节置换术后早期能够改善和维持关节活动范围最有效的关节活动技术是
   - A. 被动运动
   - B. 主动-辅助运动
   - C. 主动运动
   - D. CPM
   - E. 关节松动技术

2. 下列有关被动运动的叙述中,哪一项是错误的
   - A. 被动运动全靠外力来完成运动或动作
   - B. 被动运动同时牵伸相应的肌肉、肌腱、韧带关节囊等软组织
   - C. 被动运动使肢体反复屈伸时,可改善肢体血液循环
   - D. 被动运动的外力来自于人力或机械
   - E. 患者无法自我完成被动运动

3. 关节活动技术中常用的运动方式是
   - A. 被动运动、主动-辅助运动、主动运动、抗阻运动、牵引运动
   - C. 被动运动、主动运动、神经促通技术、抗阻运动、主动-辅助运动
   - B. 被动运动、主动运动、辅助运动、抗阻运动、牵引运动
   - D. 被动运动、主动-辅助运动、主动运动、抗阻运动
   - E. 被动运动、主动运动、神经促通技术、牵引运动、抗阻运动、主动-辅助运动

4. 肌力 2 级时,进行改善关节活动范围训练时下列最适合的是
   - A. 电刺激加主观努力
   - B. 主动-辅助运动
   - C. 被动运动
   - D. 抗阻运动
   - E. 持续性关节被动运动

5. 屈指浅肌腱完全断裂,缝合术后 4 周应开始做
   - A. 主动运动
   - B. 被动运动
   - C. 牵伸运动
   - D. 主动-辅助运动
   - E. 抗阻运动

6. 关节活动技术是用来治疗关节功能障碍的一种实用有效的康复治疗技术,下面哪种说法是不正确的
   - A. 包括手法技术,利用设备的机械技术,利用患者自身体重、肢体位置和强制运动的训练等
   - B. 改善关节活动的技术与方法包括主动运动、主动助力运动、被动运动、持续被动运动、肌肉牵伸技术、关节松动技术、牵引技术
   - C. CPM 可以防治制动引起的关节挛缩,促进关节软骨和韧带、肌腱的修复,改善局部血液、淋巴循环,促进消除肿胀、疼痛等症状
   - D. 关节活动技术的手法操作均应达到关节活动受限处
   - E. 关节急性炎症期过后应尽早进行关节活动技术的训练

7. 肌力低于 3 级,能主动运动的患者;各种原因所致的关节粘连或肌张力过高而使关节活动受限,能进行主动运动的患者,应选择
   - A. 主动运动
   - B. 被动运动
   - C. 牵伸运动
   - D. 抗阻运动
   - E. 主动-辅助运动

8. 下列不是关节活动技术禁忌证的是
   - A. 骨折未愈合,运动可能造成移位
   - B. 关节脱位未复发
   - C. 关节急性炎症
   - D. 骨关节结核和肿瘤
   - E. 骨折内固定不稳定,运动可能使内固定断裂

9.下面选项中不能合理解释被动关节活动受限的是

    A.骨骼阻碍   B.软组织阻碍   C.主动肌缺乏收缩

    D.软组织挛缩   E.肌肉痉挛

10.下列不属于关节结构的是

    A.关节面   B.关节囊   C.关节腔

    D.关节盘   E.关节附近的肌腱

二、简答题

1.简述关节活动技术的注意事项。

2.影响关节的活动度和稳定性的因素有哪些?

（杨晶晶）

关节松动技术

关节的活动障碍可以表现为患者的主动关节活动障碍和被动关节活动障碍,或者两者同时出现。在解决关节活动障碍时,我们可以根据关节活动障碍类型选择不同的改善关节活动范围的训练方法。关节松动技术(joint mobilization)主要针对关节的主动、被动活动障碍,且缓解两种类型的活动障碍效果均比较好。目前康复治疗中常见关节松动技术有 Maitland 关节松动术、Kaltenborn 关节松动术和 Mulligan 关节松动术,其中由 Geoffrey Maitland 提出的 Maitland 关节松动术主要为分级振动技术的关节松动技术,在国际康复领域享有盛誉。

第一节 概 述

一、基本概念

关节松动技术是现代康复治疗技术中最基本的技能之一,是一类用于改善关节功能障碍(如僵硬、可逆的关节活动受限、关节疼痛)的手法治疗技术,具有针对性强、见效快,患者痛苦小、容易接受等特点。

二、手法操作的基本运动类型

关节松动技术主要由物理治疗师实施,可以是快速振动动作,也可以是持续牵张,其运动类型可分为生理运动(physiological movement)和附属运动(accessory movement)。

1. 生理运动　是指关节在生理范围内完成的活动,如关节的屈、伸、内收、外展、旋转等。生理运动可以由患者主动完成,也可以由治疗师被动完成。

2. 附属运动　是指关节在解剖允许范围内完成的活动。附属运动是维持关节正常活动不可缺少的一种运动,一般不能通过关节的主动活动来完成,而需要由其他人或健侧肢体的帮助才能完成。如滑动、滚动、分离和牵拉等,均属于附属运动中常用的手法。例如一个人不能主动地使掌指关节发生轴向分离,但借助于健侧手的帮助,可以很容易地完成掌指关节的轴向分离。这些活动都属于关节的附属运动。

3. 生理运动与附属运动的关系　两者相辅相成,缺一不可。当关节因疼痛、僵硬而限制了活动时,其关节的生理运动和附属运动都有可能受到影响。如果生理运动恢复后,关节仍有疼痛或僵硬,则可能是关节的附属运动尚未完全恢复正常。治疗时通常在改善关节的生理运动之前,先改善关节的附属运动;而关节附属运动的改善,又可以促进关节生理运动的恢复。

三、基本手法

1. 摆动　指关节的生理运动,其形式有屈、伸、内收、外展、旋转,是骨的杠杆样运动,操作时要先固定关节近端,来回运动关节的远端。其前提条件是关节活动度必须达到正常的60%,如果没有达到这一范围,应先进行附属运动来改善。

2. 滚动　指构成关节的两骨接触面发生接触点不断变化的成角运动。滚动时滚动的方向与成角骨的运动方向一致,与关节面的形状无关。滚动并不单独发生,一般伴随着关节的滑动和旋转。

3. 滑动　指构成关节的两骨面发生的一侧骨表面的同个点接触对侧骨表面的不同点的成角运动。如果为单纯滑动,两骨表面的形状必须一致,或是平面,或是曲面。滑动方向与成角骨运动方向的关系取决于运动骨关节面的形状。运动骨关节面凸出,滑动方向与成角骨运动方向相反;运动骨关节面凹陷,滑动方向与成角骨运动方向一致(即为凹凸定律)(图3-1)。

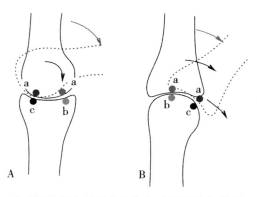

A. 凹面骨不动,凸面骨运动;B. 凸面骨不动,凹面骨运动。

图3-1　凹凸定律

4. 旋转　指运动骨在静止骨表面绕旋转轴转动。关节不同,旋转轴的位置不同。此方法有以下特点:运动过程中,运动的骨骼面上的同一点将在另一骨上画圆弧;极少单独出现,多与滑动和转动同时发生;股骨头的旋转伴随髋关节的屈伸,肱骨头的旋转伴随肩关节的屈伸。

5. 分离和牵拉　统称为牵引。当外力作用使构成关节两骨表面呈直角相互分开时,称分离或关节内牵引;当外力作用于骨长轴使关节远端移位时,称牵拉或长轴牵引。分离和牵拉的最大区别在于分离时外力要与关节面垂直。同时,两骨关节面必须分开;牵拉时,外力必须与骨的长轴平行,关节面可以不分开。

四、手法分级

与传统医学中的手法治疗相比,关节松动技术的最大特点是对操作者施加的手法进行分级。这种分级具有一定的客观性,不仅可以用于记录治疗结果,也可以用于临床研究。

(一)分级标准

手法分级是以关节活动的可动范围为标准,根据手法操作时活动(松动)关节所产生的范围的大小,将关节松动技术分为4级,即Maitland手法分级(图3-2)。

Ⅰ级:治疗师在关节活动允许范围内的起始端,小范围、节律性地来回推动关节。

Ⅱ级:治疗师在关节活动允许范围内,大范围、节律性地来回推动关节,但不接触关节活动的起始端和终末端。

Ⅲ级:治疗师在关节活动允许范围内,大范围、节律性地来回推动关节,每次均接触到关节活动的终末端,并能感觉到关节周围软组织的紧张。

Ⅳ级:治疗师在关节活动的终末端,小范围、节律性地来回推动关节,每次均接触到关节活动的终末端,并能感觉到关节周围软组织的紧张。

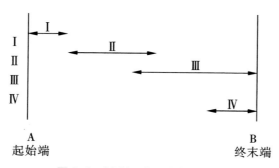

图3-2 Maitland手法分级标准

(二)手法等级选择

根据关节在运动时是以疼痛为主还是以僵硬为主,选择治疗手法的等级。一般情况下,Ⅰ、Ⅱ级手法适用于治疗因疼痛而引起的关节活动受限;Ⅲ级手法适用于治疗关节疼痛并伴有关节僵硬而引起的关节活动受限;Ⅳ级手法适用于治疗关节因周围组织粘连、挛缩而引起的关节活动受限。手法分级范围随着关节可动范围的大小而变化,当关节活动范围减小时,分级范围相应减小,当治疗后关节活动范围改善时,分级范围也相应增大。

五、操作程序

(一)患者体位

患者一般为坐位或卧位,感觉舒适、放松、无痛,并且充分暴露和放松治疗关节。

(二)治疗师位置

治疗师位于治疗关节侧,一般情况下一手固定关节的近端,一手松动关节远端。

(三)治疗前评估

手法操作前,对需要治疗的关节进行评估,详细体会关节运动的终点感觉,找出存在的问题(疼痛、僵硬)及障碍程度。终点感觉是治疗师在被动运动关节时,从第一个有意义关节终末点到被动运动极限阶段手上的感觉(图3-3),需要在被动活动时缓慢及小心地进行评估。最后再根据问题的主次,选择针对性手法。每一种手法反复操作1 min,同一种手法每次可应用2~3次,然后再次评估。

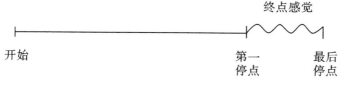

图3-3 终点感觉

(四)手法应用技巧

1. 手法操作的运动方向　可以垂直或平行于治疗平面。治疗平面是指垂直于关节面中点旋转轴线的平面。操作时,关节分离垂直于治疗平面;滑动平行于治疗平面。

2. 手法操作的程度　手法操作要求达到关节活动受限处。但关节的受限性质不同,手法操作幅度不同。疼痛为主时手法应达痛点,不超过痛点。僵硬为主时,手法应超过僵硬点。操作时,手法要平稳,有节奏,持续 30~60 s。不同的松动速度产生的效应不同,小范围、快速松动可抑制疼痛;大范围、慢速松动可缓解紧缩。

(五)治疗反应

关节松动技术手法治疗时可引起疼痛,轻微的疼痛为正常的治疗反应;若治疗 24 h 后疼痛仍不减轻,甚至增加,说明治疗强度过大或持续时间过长,应适当调整强度和时间。

六、作用及目的

1. 缓解疼痛　当关节因肿胀或疼痛不能进行全范围活动时,关节松动可以通过活动关节促进关节液的流动,增加关节软骨和关节盘等无血管区的营养,从而缓解疼痛。同时可以防止因关节活动减少而引起的关节退变,这些是关节松动的力学作用,关节松动的神经学作用,主要表现在关节松动可以抑制脊髓和脑干致痛物质的释放,提高痛阈。

2. 改善关节活动范围　关节长期制动可以引起组织纤维增生,关节内粘连,肌腱、韧带和关节囊挛缩。特别是关节松动技术的Ⅲ、Ⅳ级手法,由于直接牵伸了关节周围的软组织,因此,可以保持或增加关节周围软组织的延展性,改善关节的活动范围。

3. 增加本体反馈　本体感受器位于关节周围的韧带、肌腱和关节囊,关节松动由于直接活动了关节、牵伸了关节周围的韧带、肌腱和关节囊。因此,可以提高关节本体感受器的敏感度,主要是由关节的静止位置、运动速度及其变化、关节运动方向、肌张力及其变化的本体感觉信息提供。

4. 其他　恢复关节的正常结构和全范围的无痛运动,牵拉伸展僵硬的关节及周围的软组织,恢复其运动范围,治疗运动损伤和外伤。

七、适应证和禁忌证

1. 适应证　任何由于力学因素(非神经性)引起的关节功能障碍,包括关节疼痛、肌肉紧张、可逆性关节活动降低、进行性关节活动受限、功能性关节制动。对进行性关节活动受限和功能性关节制动,关节松动技术的主要作用是维持现有的活动范围,延缓病情发展,预防因不活动引起的其他不良影响。

2. 禁忌证　关节活动已经过度、外伤或疾病引起的关节肿胀(渗出增加)、关节的急性炎症、恶性疾病以及未愈合的骨折。

八、注意事项

关节松动技术不能改变疾病的病理过程,例如类风湿关节炎和损伤后的炎症反应。在这些情况下,关节松动的主要作用是缓解疼痛,维持现有关节的活动范围以及减少因力学因素引起的活动受限。此外,关节松动技术是整个关节功能障碍治疗方案中的一部分。如果存在肌肉或结缔组织的因素,则在治疗过程中应将关节松动技术、抑制技术和被动牵张技术交替使用。

第二节 临床应用

一、肩部关节临床常用操作

1. 肩关节分离牵引(图3-4)

(1)患者起始体位:患者仰卧位,上肢处于休息位,肩外展约50°,前臂中立位。

(2)治疗师体位:治疗师站在患者躯干及外展上肢之间,外侧手托住上臂远端及肘部,内侧手四指放在腋窝下肱骨头内侧,拇指放在腋前。

(3)松动手法:外侧手固定、内侧手向外侧持续推肱骨约10 s,然后放松,操作中要保持分离牵引力与关节盂的治疗平面相垂直。

(4)作用:一般松动,缓解疼痛。

2. 肩关节长轴牵引(图3-5)

(1)患者起始体位:患者仰卧位,上肢稍外展。

(2)治疗师体位:治疗师站在患者躯干及外展上肢之间,外侧手握住肱骨远端,内侧手放在腋窝,四指在上,拇指在腋前。

(3)松动手法:内侧手固定,外侧手向足的方向持续牵拉肱骨约10 s,使肱骨在关节盂内滑动,然后放松,操作中要保持牵引力与肱骨长轴平行。

(4)作用:一般松动,缓解疼痛。

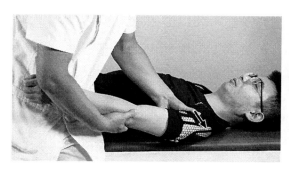

图3-4 肩关节分离牵引

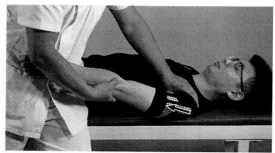

图3-5 肩关节长轴牵引

3. 肩关节上下滑动(图3-6)

(1)患者起始体位:患者仰卧位,上肢稍外展。

(2)治疗师体位:治疗师站在患者躯干一侧,双手分别握住肱骨近端的内、外侧。

(3)松动手法:此手法是肩关节分离索引和肩关节长轴牵引手法的结合,治疗师内侧手稍向外做分离牵引,同时,外侧手将肱骨上下推动。

(4)作用:一般松动,缓解疼痛。

4. 肩关节前屈向足侧滑动(图3-7)

(1)患者起始体位:患者仰卧,上肢前屈90°,屈肘,前臂自然下垂。

(2)治疗师体位:治疗师站在躯干一侧,双手分别从内侧和外侧握住肱骨近端,五指交叉。

(3)松动手法:双手同时向足的方向推动肱骨。

(4)作用:增加肩前屈活动范围。

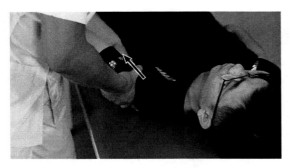

图 3-6 肩关节上下滑动

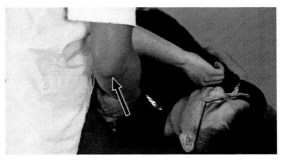

图 3-7 肩关节前屈向足侧滑动

5. 肩关节外展向足侧滑动（图 3-8）

（1）患者起始体位：患者仰卧位，上肢外展 90°，屈肘约 70°，前臂旋前放在治疗师前臂内侧。

（2）治疗师体位：治疗师坐在患者外展肩的外侧，外侧手握住肘关节内侧，内侧手虎口卡在肱骨近端外侧，四指向下。

（3）松动手法：外侧手稍向外牵引后，内侧手向足的方向推动肱骨。

（4）作用：增加肩外展活动范围。

注：当患者关节疼痛剧烈或明显僵硬，上肢不能外展，可让患者仰卧位，上肢放于体侧或外展至最大范围，肘关节伸、屈均可；治疗师站在患侧，一只手放在肩峰下肱骨头上，另一只手固定肘关节。近侧手向足的方向推动肱骨。

6. 肩关节前向后滑动（图 3-9）

（1）患者起始体位：患者仰卧位，上肢稍外展。

（2）治疗师体位：治疗师站在患者躯干及外展上肢之间，上方手的手掌放在肱骨头处（关节前缘远端），下方手握在肱骨远端。

（3）松动手法：下方手稍稍将肱骨托起，上方手将肱骨近端由前向后推动肱骨头。

（4）作用：增加肩前屈和内旋活动范围。

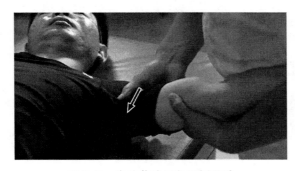

图 3-8 肩关节外展向足侧滑动

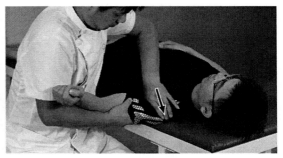

图 3-9 肩关节前向后滑动

7. 肩关节后向前滑动（图 3-10）

（1）第一种操作方法：患者仰卧位，上肢放在体侧，屈肘，前臂旋前放在胸前。治疗师站在患侧肩关节的外侧，双手拇指在肱骨头后方，其余四指放在肩部及肱骨前方。双手拇指同时将肱骨头向前推动，此手法也可以在患者侧卧位时操作。

（2）第二种操作方法：患者俯卧位，患侧肩关节放在治疗床边缘，肩关节前方垫毛巾卷，上肢外展，上臂放在治疗师内侧大腿上。治疗师站在外展的上肢与躯干之间，内侧手放在肱骨近端后面,外侧手放在肱骨远端前面。外侧手固定,内侧手将肱骨头向前推动。注意保持滑动时患者手肘低于肱骨,稳定进行并保持患者整个手臂向前移动,否则易致使肱骨头向前半脱位或脱臼。

注:两种操作方法均可以增加肩后伸和外旋活动范围。第一种方法主要用于治疗关节明显疼痛的患者,第二种方法主要用于治疗关节明显僵硬的患者。

8.肩关节侧方滑动(图3-11)

(1)患者起始体位:患者仰卧位,上肢前屈90°,屈肘,前臂自然下垂。

(2)治疗师体位:治疗师站在患侧,内侧手握住肱骨近端内侧,外侧手握住肱骨远端及肘部。

(3)松动手法:外侧手固定,内侧手向外侧推动肱骨。如果关节僵硬明显,治疗师也可以用双手握住肱骨近端,颈肩部抵住肱骨远外侧。松动时,双手向外,肩部向内同时推动肱骨。

(4)作用:增加肩水平内收活动范围。

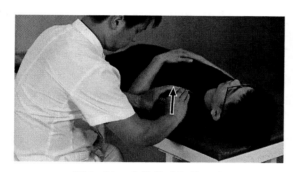

图3-10 肩关节后向前滑动

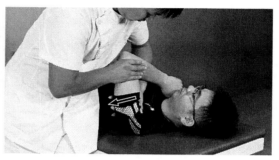

图3-11 肩关节侧方滑动

9.肩关节外展摆动

(1)患者起始体位:患者仰卧位,肩外展至活动受限处,屈肘90°,前臂旋前。

(2)治疗师体位:治疗师站在外展上肢与躯干之间,内侧手从肩背部后方穿过,手指放在肩上,以防耸肩的代偿作用。外侧手托住肘部,并使肩关节稍外旋和后伸。

(3)松动手法:内侧手固定肩胛骨,外侧手将肱骨在外展终点范围内摆动。

(4)作用:当外展超过90°时,进一步增加外展的活动范围。

10.肩关节水平内收摆动

(1)患者起始体位:患者坐位,肩前屈90°,屈肘,前臂旋前,手搭在对侧肩上。

(2)治疗师体位:治疗师站在患肩后方,一只手托住患侧肘部,另一只手握住搭在对侧肩部的手。

(3)松动手法:双手同时将患侧上肢做水平内收摆动。

(4)作用:增加肩关节水平内收活动范围。

11.肩关节内旋摆动(图3-12)

(1)患者起始体位:患者仰卧位,肩外展90°,屈肘90°,前臂旋前。

(2)治疗师体位:治疗师站或坐在患侧肩关节的外侧,内侧手轻握肘窝部,外侧手握住前臂远端及腕部。

(3)松动手法:内侧手固定,外侧手将前臂向下方床面运动,使肩内旋。

(4)作用:增加肩内旋活动范围。

12.肩关节外旋摆动(图3-13)

(1)患者起始体位:患者仰卧位,肩外展,屈肘90°。

(2)治疗师体位:治疗师站或坐在患侧肩关节的外侧,内侧手轻握肘窝部,外侧手握住前臂远端及腕部。

（3）松动手法：内侧手固定，外侧手将前臂向上方床面运动，使肩外旋。

（4）作用：增加肩外旋活动范围。

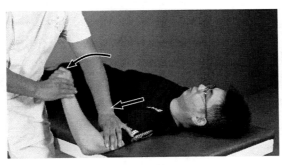

图3-12　肩关节内旋摆动

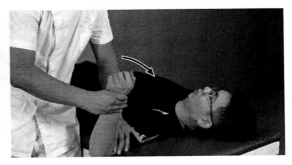

图3-13　肩关节外旋摆动

13.肩胛胸壁关节松动（图3-14）

（1）患者起始体位：患者健侧卧位，患侧在上，屈肘，前臂放在上腹部。

（2）治疗师体位：治疗师面向患者站立，一只手放在肩部，另一只手从上臂下面穿过，拇指与四指分开，固定肩胛骨下角。

（3）松动手法：双手同时向各个方面活动肩胛骨，使肩胛骨分别做上抬、下降、前伸（向外）、回缩（向内）运动，也可以把上述运动结合起来做旋转运动。

（4）作用：增加肩胛骨活动范围。

注：肩胛胸壁关节并不是真正意义上的关节，是骨-肌肉-骨功能性连接，其运动是借由相互协同而又相互拮抗的肌肉共同完成，在功能上保障了肩关节活动的充分性。其松动的目的是改善其自身各个方向活动，继而令肩关节也获得充分活动。

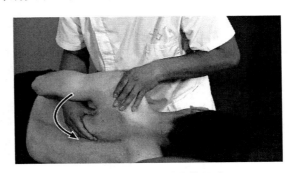

图3-14　肩胛胸壁关节松动

二、肘部关节临床常用操作

肘部关节

（一）肱尺关节

1.肱尺关节分离牵引（图3-15）

（1）患者起始体位：患者仰卧位，屈肘90°，前臂旋后。

（2）治疗师体位：治疗师站或坐在患者患侧，一只手放在肘窝，手掌接触前臂近端，掌根靠近尺侧，另一只手握住前臂远端和腕部背面。

（3）松动手法：远端手固定，近端手向背侧推动尺骨。

（4）作用：增加屈肘活动范围。

2.肱尺关节长轴牵引（图3-16）

（1）患者起始体位：患者仰卧位，肩关节稍外展，屈肘45°，前臂旋前。

（2）治疗师体位：治疗师站或坐在患侧，一只手握住前臂远端尺侧，另一只手握住肱骨远端内侧。

（3）松动手法：近端手固定，远端手沿着长轴牵引尺骨。

（4）作用：增加屈肘活动范围。

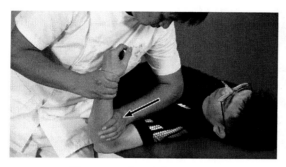
图3-15　肱尺关节分离牵引

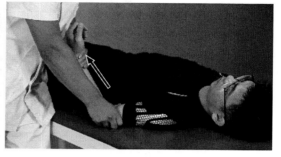
图3-16　肱尺关节长轴牵引

3.肱尺关节侧方滑动（图3-17）

（1）患者起始体位：患者仰卧位或坐位，肩外展，伸肘，前臂旋后。

（2）治疗师体位：治疗师站或坐在患侧，一只手掌心向内握住肱骨远端外侧，另一只手掌心向外握住前臂近端尺侧。

（3）松动手法：近端手固定，远端手将尺骨向桡侧推。

（4）作用：增加肱尺关节的侧方活动。

4.肱尺关节屈肘摆动（图3-18）

（1）患者起始体位：患者仰卧位或坐位，肩关节适当外展，前臂旋前或旋后。

（2）治疗师体位：治疗师站或坐在患侧的外侧，一只手放在肘窝固定，另一只手握住前臂远端。

（3）松动手法：近端手固定，远端手将前臂稍做长轴牵引后再屈曲肘关节。

（4）作用：增加屈肘活动范围。

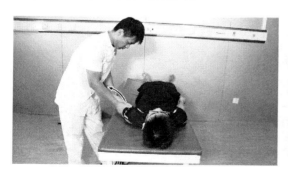
图3-17　肱尺关节侧方滑动

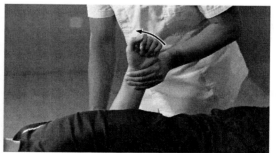
图3-18　肱尺关节屈肘摆动

5.肱尺关节伸肘摆动（图3-19）

（1）患者起始体位：患者仰卧位或坐位，肩关节外展，前臂旋后。

（2）治疗师体位：治疗师站或坐在患侧外侧，一只手放在肘窝，另一只手握住前臂远端。

（3）松动手法：近端手固定，远端手在伸肘活动受限的终点摆动前臂。

（4）作用：增加伸肘活动范围。

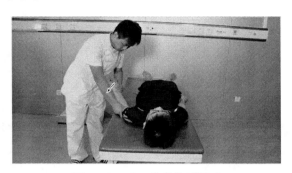

图3-19　肱尺关节伸肘摆动

（二）肱桡关节

1. 肱桡关节分离牵引（图3-20）

（1）患者起始体位：患者仰卧位或坐位，肩关节适当外展，屈肘，前臂中立位。

（2）治疗师体位：治疗师站或坐在患侧，一只手掌根放在桡骨近端掌面，另一只手握住前臂远端。

（3）松动手法：远端手固定，近端手向背侧方向推动桡骨。

（4）作用：增加肱桡关节的活动范围，增加屈肘和伸肘的活动范围。

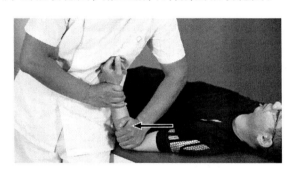

图3-20　肱桡关节分离牵引

2. 肱桡关节长轴牵引（图3-21）

（1）患者起始体位：患者仰卧位，肩关节适当外展，肘关节在伸肘活动受限处，前臂旋后。

（2）治疗师体位：治疗师位于外展上肢及躯干之间，一只手握住肱骨远端，另一只手握住前臂远端桡侧。

（3）松动手法：近端手固定，远端手沿桡骨长轴向远端牵拉。

（4）作用：增加肱桡关节的活动范围，增加屈肘和伸肘的活动范围。

3. 肱桡关节侧方滑动（图3-22）

（1）患者起始体位：患者仰卧位或坐位，肩外展，屈肘，前臂旋后。

（2）治疗师体位：治疗师站或坐在患侧，上方手掌心向外握住肱骨远端内侧，下方手掌心向内握住前臂近端桡侧。

（3）松动手法：上方手固定，下方手将桡骨向尺侧推动。

（4）作用：增加伸肘的活动范围。

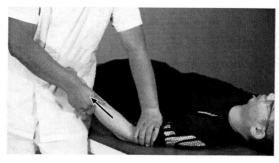
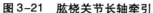

图 3-21 肱桡关节长轴牵引

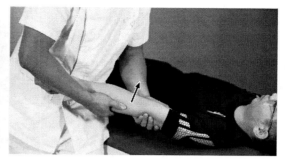

图 3-22 肱桡关节侧方滑动

（三）桡尺近端关节

1. 桡尺近端关节长轴牵引（图 3-23）

（1）患者起始体位：患者仰卧位或坐位，伸肘，前臂旋后。

（2）治疗师体位：治疗师站或坐在患侧，双手分别握住桡骨或尺骨远端。

（3）松动手法：一只手固定，另一只手将桡骨或尺骨沿长轴牵引。

（4）作用：松动关节。

2. 桡尺近端关节前向后滑动（图 3-24）

（1）患者起始体位：患者仰卧位或坐位，伸肘，前臂旋后。

（2）治疗师体位：治疗师面向患者站或坐，双手分别握住桡骨和尺骨的近端，拇指在上，四指在下。

（3）松动手法：一只手固定尺骨，另一只手向背侧推动桡骨。

（4）作用：增加前臂旋前的活动范围。

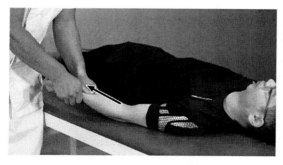

图 3-23 桡尺近端关节长轴牵引

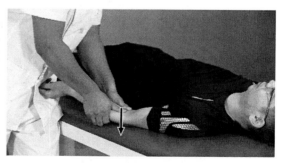

图 3-24 桡尺近端关节前向后滑动

3. 桡尺近端关节后向前滑动（图 3-25）

（1）患者起始体位：患者仰卧或坐位，肩关节稍外展，屈肘，前臂中立位。

（2）治疗师体位：治疗师面向患者站或坐，一只手的拇指放在桡骨小头处，四指放在肘窝，另一只手握住前臂远端及腕部。

（3）松动手法：远端手固定，近端手向掌侧推桡骨小头。

（4）作用：增加前臂旋后活动范围。

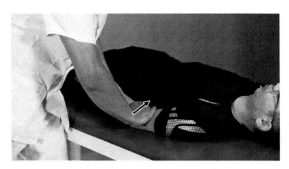

图3-25 桡尺近端关节后向前滑动

三、腕部关节临床常用操作

腕部关节

（一）桡尺远端关节

1. 桡尺远端关节前向后滑动（图3-26）

（1）患者起始体位：患者仰卧位或坐位，前臂旋后。

（2）治疗师体位：治疗师站或坐在患侧，双手分别握住桡骨和尺骨的远端，拇指在掌侧，其余四指在背侧。

（3）松动手法：尺侧手固定，桡侧手的拇指将桡骨远端向背侧推动。如果关节僵硬比较明显，可以改拇指为鱼际推动桡骨。

（4）作用：增加前臂旋后活动范围。

2. 桡尺远端关节后向前滑动（图3-27）

（1）患者起始体位：患者仰卧位或坐位，前臂旋前。

（2）治疗师体位：治疗师站或坐在患侧，双手分别握住桡骨和尺骨远端，拇指在背侧，其余四指在掌侧。

（3）松动手法：尺侧手固定，桡侧手拇指将桡骨远端向掌侧推动。如果关节僵硬比较明显，可以把拇指改为用鱼际推动桡骨。

（4）作用：增加前臂旋前活动范围。

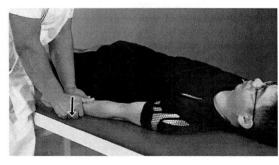

图3-26 桡尺远端关节前向后滑动

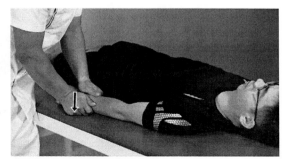

图3-27 桡尺远端关节后向前滑动

（二）桡腕关节

1. 桡腕关节分离牵引（图3-28）

（1）患者起始体位：患者仰卧位或坐位，前臂旋前放在治疗床上，腕关节中立位伸出床沿或桌沿。前臂下可垫毛巾卷。

（2）治疗师体位：治疗师站或坐在患侧，上方手握住前臂远端，下方手握住腕关节的近排腕骨处。

（3）松动手法：上方手固定，下方手用力将腕骨向远端牵拉。

（4）作用：一般松动，缓解疼痛。

2.桡腕关节前向后滑动（图3-29）

（1）患者起始体位：患者仰卧位或坐位，前臂和腕关节中立位。

（2）治疗师体位：治疗师站或坐在患侧，外侧手握住手背近排腕骨处固定，内侧手握住前臂远端桡侧。

（3）松动手法：外侧手固定，内侧手将桡骨向背侧推。

（4）作用：增加屈腕活动范围。

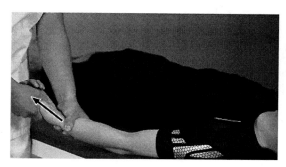

图3-28　桡腕关节分离牵引

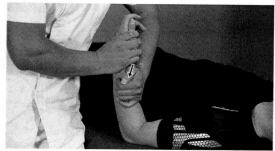

图3-29　桡腕关节前向后滑动

3.桡腕关节后向前滑动（图3-30）

（1）患者起始体位：患者坐位或仰卧位，屈肘90°，前臂和腕关节中立位。

（2）治疗师体位：治疗师站或坐在患侧，治疗师内侧手握住近排腕骨掌侧固定，外侧手握住前臂远端桡侧背面，并向掌侧推动桡骨。

（3）松动手法：内侧手固定，外侧手将桡骨向掌侧推动。

（4）作用：增加伸腕活动范围。

4.桡腕关节尺侧滑动（图3-31）

（1）患者起始体位：患者坐位或仰卧位，屈肘90°，前臂和腕关节中立位。

（2）治疗师体位：治疗师站或坐在患侧，一只手握住前臂远端，另一只手握住近排腕骨。

（3）松动手法：近端手固定，远端手将近排腕骨向尺侧拉动。

（4）作用：增加腕关节桡偏的活动范围。

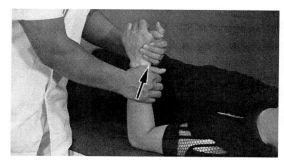

图3-30　桡腕关节后向前滑动

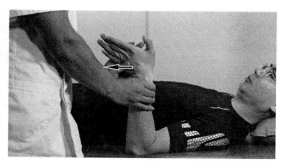

图3-31　桡腕关节尺侧滑动

5.桡腕关节桡侧滑动(图3-32)

(1)患者起始体位:患者坐位或仰卧位,屈肘90°,前臂和腕关节中立位。

(2)治疗师体位:治疗师站或坐在患侧,一只手握住前臂远端,另一只手握住近排腕骨。

(3)松动手法:近端手固定,远端手将近排腕骨向桡侧推动。

(4)作用:增加腕关节尺偏的活动范围。

6.桡腕关节旋转摆动(图3-33)

(1)患者起始体位:患者坐位或仰卧位,屈肘90°,前臂和腕关节中立位。

(2)治疗师体位:治疗师站或坐在患侧,一只手握住前臂远端,另一只手握住近排腕骨。

(3)松动手法:近端手固定,远端手将腕骨顺时针或逆时针转动。

(4)作用:增加腕关节旋转活动范围。

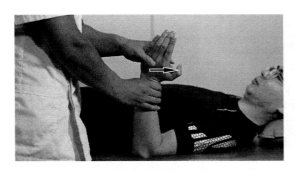
图3-32　桡腕关节桡侧滑动

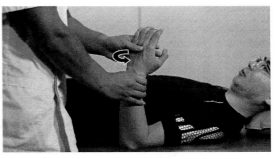
图3-33　桡腕关节旋转摆动

(三)腕骨间关节

1.腕骨间关节前向后滑动(图3-34)

(1)患者起始体位:患者仰卧位或坐位,前臂旋后。

(2)治疗师体位:治疗师面向患者,站在患者前臂外侧,双手拇指分别放在相邻腕骨的掌面,其余手指托住患者手部的背面。

(3)松动手法:拇指在各腕骨和腕骨间关节中移动,联合手臂向背侧施压。

(4)作用:增加腕骨间关节的活动范围,增加屈腕活动范围。

2.腕骨间关节后向前滑动(图3-35)

(1)患者起始体位:患者仰卧位或坐位,前臂旋前。

(2)治疗师体位:治疗师面向患者,站在患者前臂外侧,双手拇指分别放在相邻腕骨的背面,其余手指托住患者手部的掌面。

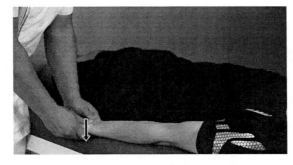
图3-34　腕骨间关节前向后滑动

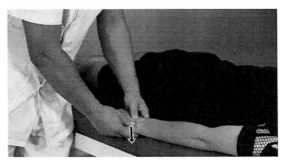
图3-35　腕骨间关节后向前滑动

（3）松动手法:拇指在各腕骨和腕骨间关节中移动,联合手臂向掌侧施压。

（4）作用:增加腕骨间关节活动范围,增加伸腕活动范围。

四、手部关节临床常用操作

（一）腕掌关节

腕掌关节长轴牵引:

（1）患者起始体位:患者坐位,前臂旋前放在治疗床上,腕部伸出床沿,中立位。

（2）治疗师体位:治疗师面向患者坐位,一只手握住腕骨的远端,另一只手握住相对应的掌骨。

（3）松动手法:近端手固定,远端手向远端牵拉掌骨。

（4）作用:一般松动,缓解疼痛。

（二）掌骨间关节

掌骨间关节前向后或后向前滑动:

（1）患者起始体位:患者坐位,前向后滑动时前臂旋后,后向前滑动时前臂旋前。

（2）治疗师体位:治疗师面向患者坐位,双手拇指放在相邻掌骨的远端,前向后滑动时,拇指在掌侧,四指在背侧;后向前滑动则相反,拇指在背侧,四指在掌侧。

（3）松动手法:一只手固定,另一只手将相邻的掌骨由掌侧向背侧（前向后滑动）,或由背侧向掌侧（后向前滑动）推动。

（4）作用:增加相邻掌骨间的活动范围。

（三）掌指关节

1.掌指关节分离牵引（图3-36）

（1）患者起始体位:患者仰卧位或坐位,前臂及腕关节中立位放在治疗床或治疗台上,掌指关节屈曲90°。

（2）治疗师体位:治疗师面向患者坐位,一只手握住掌骨远端,另一只手握住指骨近端。

（3）松动手法:近端手固定,远端手将指骨向掌骨远端牵拉。

（4）作用:增加掌指关节屈曲活动范围。

2.掌指关节长轴牵引（图3-37）

（1）患者起始体位:患者仰卧位或坐位,前臂旋前放在治疗床或治疗台上,腕关节中立位,手指放松。

（2）治疗师体位:治疗师面向患者坐位,一只手握住掌骨远端固定,另一只手握住指骨近端。

（3）松动手法:近端手固定,远端手将指骨沿长轴向远端牵拉。

（4）作用:增加掌指关节的屈伸活动范围。

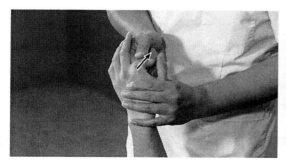

图3-36　掌指关节分离牵引

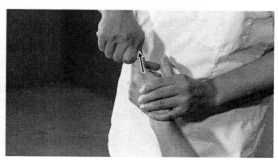

图3-37　掌指关节长轴牵引

3. 掌指关节前向后或后向前滑动（图3-38）

（1）患者起始体位：患者仰卧位或坐位，前臂旋前或中立位放在治疗床上，手指放松。

（2）治疗师体位：治疗师面向患者坐位，一只手握住掌骨远端，另一只手握住指骨近端。

（3）松动手法：近端手固定，远端手将近端指骨向背侧推动（前向后滑动）或将近端指骨向掌侧推动（后向前滑动）。

（4）作用：前向后滑动增加掌指关节屈曲活动范围，后向前滑动增加掌指关节伸展活动范围。

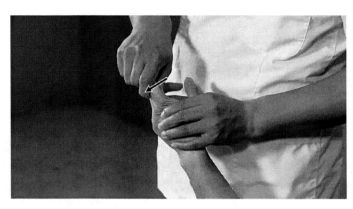

图3-38　掌指关节前向后滑动

4. 掌指关节侧方滑动

（1）患者起始体位：患者仰卧位或坐位，前臂旋前或中立位放在治疗床上，腕关节中立位，手指放松。

（2）治疗师体位：治疗师面向患者坐位，一手握住掌骨远端，另一手握住指骨近端的内外侧。

（3）松动手法：近端手固定，远端手将指骨向桡侧或尺侧来回推动。

（4）作用：增加掌指关节内收、外展活动范围。

5. 掌指关节旋转摆动

（1）患者起始体位：患者仰卧位或坐位，前臂旋前放在治疗床或治疗台上，手指放松。

（2）治疗师体位：治疗师面向患者坐位，一手握住掌骨远端固定，另一手握住指骨近端。

（3）松动手法：近端手固定，远端手将指骨稍做长轴牵引后再向掌侧转动或向背侧转动。

（4）作用：增加掌指关节活动范围。

（四）指间关节

指间关节的常用手法操作包括分离牵引、长轴牵引、前向后或后向前滑动、侧方滑动、旋转摆动，操作方法与掌指关节相同，请参阅关节"掌指关节"这一部分内容，此处不再赘述。

五、髋部关节临床常用操作

髋部关节

1. 髋关节分离牵引（图3-39）

（1）患者起始体位：患者仰卧位，患侧屈髋90°，屈膝并将小腿放在治疗师的肩上，对侧下肢伸直。双手抓住床头，以固定身体。

（2）治疗师体位：治疗师面向患者站立于患侧，上身稍向前弯曲，肩部放在患腿的小腿下，双手五指交叉抱住大腿近端。

（3）松动手法：上身后倾，双手同时用力将股骨向足部方向牵拉。注意在治疗中保持患者患侧髋关节屈曲90°。

（4）作用：一般松动，缓解疼痛。

2. 髋关节长轴牵引（图3-40）

（1）患者起始体位：患者仰卧位，下肢中立位，双手抓住床头，以固定身体。

（2）治疗师体位：治疗师面向患者站立于患侧，双手握住大腿远端，将小腿夹在内侧上肢与躯干之间。

（3）松动手法：双手同时用力，身体向后倾，将股骨沿长轴向足部方向牵拉。

（4）作用：一般松动，缓解疼痛。

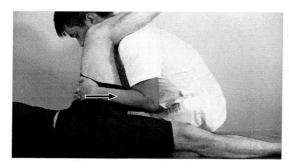

图3-39 髋关节分离牵引

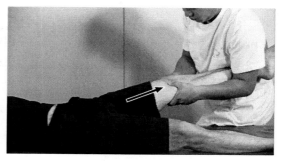

图3-40 髋关节长轴牵引

3. 髋关节前向后滑动（图3-41）

（1）患者起始体位：患者仰卧位，患侧下肢稍外展。

（2）治疗师体位：治疗师面向患者站在患侧，治疗师上方手掌放在患者患侧大腿近端前外侧，下方手放在腘窝内侧。

（3）松动手法：下方手将大腿稍托起，上方手不动，上方手借助身体及上肢力量将股骨向背侧推动。

（4）作用：增加髋关节屈曲和外旋活动范围。

4. 髋关节后向前滑动（图3-42）

（1）患者起始体位：患者俯卧位，健侧下肢伸直，患侧下肢屈膝。

（2）治疗师体位：治疗师面向患者患侧站立，上方手放在患者患侧大腿近端后面，下方手托住膝部和大腿远端。

（3）松动手法：下方手稍向上抬起，上方手固定，上身稍前倾，借助上肢力量将股骨向腹侧推动。

（4）作用：增加髋关节后伸和内旋活动范围。

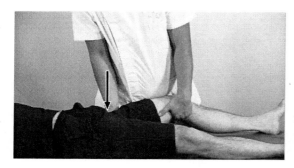

图3-41 髋关节前向后滑动

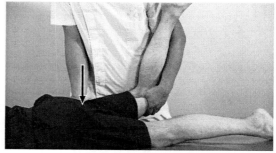

图3-42 髋关节后向前滑动

5. 髋关节屈曲摆动（图3-43）

（1）患者起始体位：患者仰卧位，患侧下肢屈髋、屈膝，健侧下肢伸直。

（2）治疗师体位：治疗师面向患者站立，上方手放在患者患侧膝关节上，下方手握住小腿。

（3）松动手法：双手同时将大腿向腹侧摆动，使患侧下肢髋关节发生被动屈曲。

（4）作用：增加髋关节屈曲活动范围。

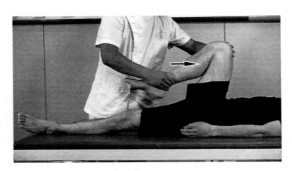

图3-43 髋关节屈曲摆动

6.髋关节旋转摆动

（1）患者起始体位：患者仰卧位，患侧下肢屈髋、屈膝，健侧下肢伸直。

（2）治疗师体位：治疗师面向患者站立于患侧，上方手放在髌骨上，下方手握住足跟。

（3）松动手法：将小腿抬起做内旋旋转时，上方手向内摆动大腿，下方手向外摆动小腿；做外旋旋转时，上方手向外摆动大腿，下方手向内摆动小腿。

（4）增加髋关节内旋或外旋活动范围。

7.髋关节内收、内旋摆动

（1）患者起始体位：患者仰卧位，患侧下肢屈髋、屈膝，足放在治疗床上，健侧下肢伸直。

（2）治疗师体位：治疗师面向患者站立于患侧，上方手放在患侧髋部，下方手放在患膝外侧。

（3）松动手法：上方手固定，下方手将大腿向对侧髋部方向摆动。

（4）作用：增加髋关节内收、内旋活动范围。

8.髋关节外展、外旋摆动

（1）患者起始体位：患者仰卧位，患侧下肢屈髋、屈膝，足放在对侧膝关节上，呈"4"字状，健侧下肢伸直。

（2）治疗师体位：治疗师面向患者站立于患侧，上方手放在对侧骨盆上，下方手放在患侧膝关节。

（3）松动手法：治疗师上方手固定，下方手将膝关节向下摆动。

（4）作用：增加髋关节外展、外旋活动范围。

注：此手法也是临床上骨科检查中常用的骶髂关节病变检查手法之一。

六、膝部关节临床常用操作

膝部关节

（一）股胫关节

1.股胫关节长轴牵引（图3-44）

（1）患者起始体位：患者坐在治疗床上，患侧屈膝垂于床沿支撑。

（2）治疗师体位：治疗师侧向患者下蹲或坐在低治疗凳上，双手握住小腿远端。

（3）松动手法：双手固定，借助上肢和上身的力量将小腿向足端牵拉。

（4）作用：一般松动，缓解疼痛。

2.股胫关节前向后滑动(图3-45)

(1)患者起始体位:患者坐位,患侧下肢屈膝,腘窝下垫毛巾卷。

(2)治疗师体位:治疗师面向患者站立,上方手放在小腿近端大约胫骨结节处,下方手握住小腿远端。

(3)松动手法:下方手固定,上方手不动,借助躯干及上肢力量将胫骨近端向背侧推动。

(4)作用:增加膝关节屈曲的活动范围。

注:毛巾卷起保护作用,避免松动时产生的剪切力作用到股骨。

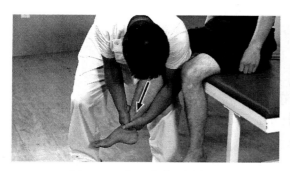

图3-44 股胫关节长轴牵引

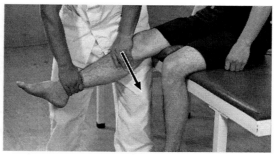

图3-45 股胫关节前向后滑动

3.股胫关节后向前滑动(图3-46)

(1)患者起始体位:患者仰卧位,患侧下肢屈髋、屈膝,足平放床上,健侧下肢伸直。

(2)治疗师体位:治疗师坐在治疗床一侧,大腿压住患者足部,双手握住小腿近端,拇指放在髌骨下缘,四指放在腘窝后方。

(3)松动手法:双手固定,身体后倾,借助上肢力量将胫骨向前拉动。

(4)作用:增加膝关节伸直活动范围。

4.股胫关节侧方滑动(图3-47)

(1)患者起始体位:患者仰卧位,下肢伸直。

(2)治疗师体位:治疗师立于患侧,双手将下肢托起,内侧手放在小腿近端内侧,外侧手放在大腿远端外侧,将小腿夹在内侧前臂与躯干之间。

(3)松动手法:外侧手固定,内侧手将胫骨向外侧推动。

(4)作用:增加膝关节活动范围。

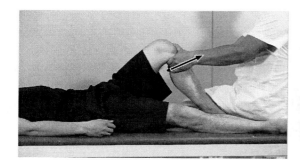

图3-46 股胫关节后向前滑动

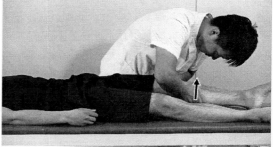

图3-47 股胫关节侧方滑动

5.股胫关节伸膝摆动

(1)患者起始体位:患者仰卧位,患侧下肢稍外展,屈膝。

（2）治疗师体位：治疗师面向患者站立于患侧，双手抬起患侧下肢，将其置于内侧上肢与躯干之间。

（3）松动手法：双手握住小腿远端，将小腿向下牵拉，并同时将小腿向上摆动。

（4）作用：增加膝关节伸的活动范围。

6.股胫关节旋转摆动

（1）患者起始体位：患者坐位，小腿垂于治疗床沿。

（2）治疗师体位：治疗师面向患者坐在一低凳上，双手握住小腿近端。

（3）松动手法：双手稍向下牵引，内旋时，向内转动小腿；外旋时，向外转动小腿。

（4）作用：内旋摆动增加小腿内旋活动范围，外旋摆动增加小腿外旋活动范围。

（二）髌骨关节

1.髌骨关节分离牵引（图3-48）

（1）患者起始体位：患者仰卧位，稍屈膝，可以在腘窝下垫毛巾卷。

（2）治疗师体位：治疗师站立于患者患侧，双手拇指与示指分别放在患者髌骨两侧。

（3）松动手法：双手握住髌骨，同时向上抬动。

（4）作用：增加髌骨活动范围。

2.髌骨关节侧方滑动（图3-49）

（1）患者起始体位：患者仰卧位，稍屈膝，可以在腘窝下垫毛巾卷。

（2）治疗师体位：治疗师站立于患者患侧，双手拇指放在患者髌骨外侧示指放在对侧。

（3）松动手法：双手固定，同时将髌骨向外侧或内侧推动。

（4）作用：增加髌骨活动范围。

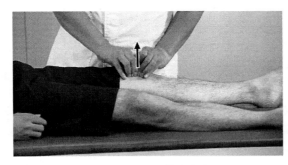
图3-48　髌骨关节分离牵引

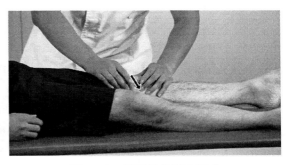
图3-49　髌骨关节侧方滑动

3.髌骨关节上下滑动（图3-50）

（1）患者起始体位：患者仰卧位，稍屈膝，可以在腘窝下垫毛巾卷。

（2）治疗师体位：治疗师站立于患者患侧，向上滑动时，治疗师双手拇指放在髌骨下端，其余四指放在髌骨两侧；向下滑动时，治疗师双手拇指放在患者髌骨上端，其余四指放在髌骨两侧。

（3）松动手法：双手同时用力将髌骨向上或向下推动。

（4）作用：向上（头部方向）滑动时，增加伸膝活动范围；向下（足部方向）滑动时，增加屈膝活动范围。

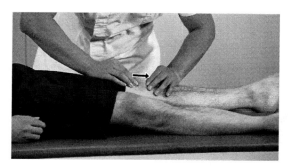

图 3-50　髌骨关节上下滑动

（三）上胫腓关节

1. 上胫腓关节前向后滑动（图 3-51）

（1）患者起始体位：患者仰卧位，患侧下肢屈髋、屈膝，足平放在治疗床上，对侧下肢伸直。

（2）治疗师体位：治疗师面向患者坐位，大腿压住患者的足前部。双手拇指放在腓骨小头上，其余四指放在两侧。

（3）松动手法：双上肢同时用力将腓骨小头向后推动。

（4）作用：松动关节，缓解疼痛。

2. 上胫腓关节后向前滑动（图 3-52）

（1）患者起始体位：患者仰卧位，小腿下方垫枕头或将小腿放在治疗师的大腿上。

（2）治疗师体位：治疗师站在患侧，双手拇指放在腓骨小头后面，其余四指放在小腿两侧。

（3）松动手法：上身前倾，双上肢同时用力将腓骨小头向前推动。

（4）作用：松动关节，缓解疼痛。

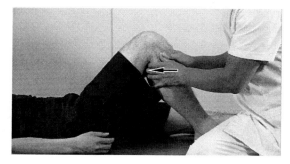

图 3-51　上胫腓关节前向后滑动

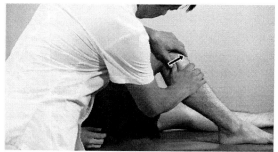

图 3-52　上胫腓关节后向前滑动

七、踝部及足部关节临床常用操作

（一）下胫腓关节

下胫腓关节前向后或后向前滑动：

（1）患者起始体位：患者俯卧位，患侧下肢屈膝 90°，踝关节放松。

（2）治疗师体位：治疗师站在患侧，前向后滑动时，一只手放于患者内踝部，另一只手放于患者外踝部。

（3）松动手法：置于内踝的手固定，前向后滑动时，置于外踝的手将外踝向后推动；后向前滑动

踝部关节

时,置于外踝的手将外踝向前推动。

（4）作用:增加踝关节活动范围。

（二）胫距关节

1.胫距关节分离牵引(图3-53)

（1）患者起始体位:患者俯卧位,患侧下肢屈膝90°,踝关节放松。

（2）治疗师体位:治疗师站于患侧,双手握住内外踝远端,相当于距骨处,也可用于一侧下肢屈膝压住患者大腿后面(或使用关节松动带)固定。

（3）松动手法:双手同时向上用力牵引。

（4）作用:一般松动,缓解疼痛。

2.胫距关节前向后滑动(图3-54)

（1）患者起始体位:患者俯卧位,患侧下肢屈膝90°,踝关节跖屈25°。

（2）治疗师体位:治疗师站于患侧,一只手放在距骨前面,另一只手放在内、外踝后方。

（3）松动手法:治疗师后方手固定,前方手将距骨向后推动。

（4）作用:增加踝关节背屈活动范围。

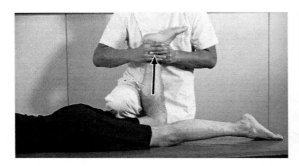
图3-53 胫距关节分离牵引

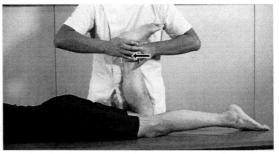
图3-54 胫距关节前向后滑动

3.胫距关节后向前滑动(图3-55)

（1）患者起始体位:患者俯卧位,患侧下肢屈膝90°,踝关节放松。

（2）治疗师体位:治疗师位于患侧,一只手虎口放在距骨后面,另一只手虎口放在内、外踝前面。

（3）松动手法:前方手固定,后方手将距骨向前推动。

（4）作用:增加踝关节跖屈活动范围。

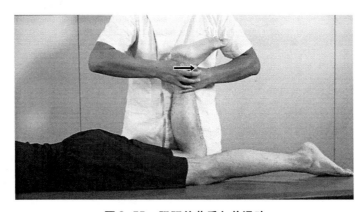
图3-55 胫距关节后向前滑动

4.胫距关节向内侧滑动

(1)患者起始体位:患者俯卧位,下肢伸直,踝关节伸出治疗床外,小腿远端前方垫毛巾卷。

(2)治疗师体位:治疗师面向患者站在患足外侧,一只手握住小腿远端,另一只手掌根置于距骨外侧。

(3)松动手法:近端手固定,远端手借助上肢力量将距骨及跟骨向内侧推动。

(4)作用:增加踝关节外翻活动范围。

5.胫距关节向外侧滑动

(1)患者起始体位:患者俯卧位,下肢伸直,踝关节伸出治疗床外,小腿远端前方垫毛巾卷。

(2)治疗师体位:治疗师面向患者站在患足内侧,一只手握住小腿远端,另一只手掌根置于距骨内侧。

(3)松动手法:近端手固定,远端手借助上肢力量将距骨及跟骨向外侧推动。

(4)作用:增加踝关节的内翻活动范围。

6.胫距关节屈伸摆动

(1)患者起始体位:患者俯卧位,患侧下肢屈膝90°,健侧下肢伸直。

(2)治疗师体位:治疗师面向患者站立,一只手握住内、外踝后面,另一只手握住足底。

(3)松动手法:近端手固定,远端手做踝关节的背屈、跖屈摆动。

(4)作用:增加踝关节背屈、跖屈活动范围。

7.胫距关节翻转摆动

(1)患者起始体位:患者俯卧位,患侧下肢屈膝90°,健侧下肢伸直。

(2)治疗师体位:治疗师面向患者站立,双手环握内、外踝,拇指在外,四指在内。

(3)松动手法:内翻摆动时,双手将跟骨向内侧翻转;外翻摆动时,双手将跟骨向外翻转。

(4)作用:增加踝关节内、外翻活动范围。

(三)距下关节

距下关节的常用手法操作包括分离牵引、前向后滑动、后向前滑动、向内侧滑动、向外侧滑动、屈伸摆动、翻转摆动,操作方法与胫距关节相同,此部分不再赘述。

(四)跖骨间关节和跖趾关节

足部关节

1.跖骨间关节上下滑动(图3-56)

(1)患者起始体位:患者俯卧,踝关节放松。

(2)治疗师体位:治疗师面对患者站立,双手分别住相邻跖骨,拇指在足底,四指在足背。

(3)松动手法:一只手固定,另一只手向上或向下推动相邻跖骨。

(4)作用:增加相邻跖骨间关节活动范围。

2.跖趾关节上下滑动(图3-57)

(1)患者起始体位:患者俯卧,患侧下肢屈膝90°。

(2)治疗师体位:治疗师面对患者站立,上方手放置在跖骨上,拇指在足底,四指在足背;下方手放置在相应趾骨近端,拇指在足底,四指在足背。

(3)松动手法:治疗师上方手固定,下方手向上或向下推动趾骨。

(4)作用:增加跖趾关节活动范围。

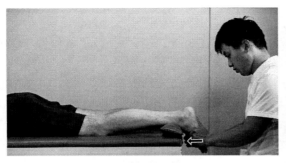

图 3-56　跖骨间关节上下滑动

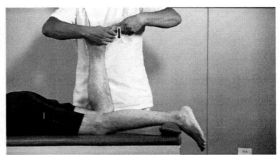

图 3-57　跖趾关节上下滑动

八、脊柱临床常用操作

（一）颈椎

1. 颈椎分离牵引

（1）患者起始体位：患者去枕仰卧位，头部伸出治疗床外，颈部中立位。

（2）治疗师体位：治疗师位于患者头侧，一只手托住患者头后部，另一只手放在下颌处。

（3）松动手法：双手固定，借助躯干后倾作用力将头部沿长轴纵向牵拉，持续约 15 s，然后放松还原，重复 3 次。颈椎上段病变在颈部中立位牵引，中下段病变在头前屈 10°～15°位牵引。注意治疗师每次施加的牵拉力量逐渐增加，依次为全力的 1/3、全力的 2/3、全力。

（4）作用：颈椎的一般松动，缓解疼痛。

2. 垂直按压棘突

（1）患者起始体位：患者去枕俯卧位，颈部中立位，双手五指交叉，掌心向上托住前额，下颌稍内收。

（2）治疗师体位：治疗师位于患者头侧，双手拇指指尖相对放在同一椎体的棘突上，其余四指分别放在颈椎两侧。

（3）松动手法：双手固定，双上肢伸直，双手拇指指尖借助上肢力量将棘突向腹侧垂直推动。C_2 和 C_7 的棘突在体表比较容易摸到，操作时可以 C_2 或 C_7 的棘突为标准，依次向下（从 C_2 开始）或向上（从 C_7 开始）移动。

（4）作用：增加颈椎屈、伸的活动范围。

3. 垂直按压横突

（1）患者起始体位：患者去枕俯卧位，颈部中立位，双手五指交叉，掌心向上托住前额。

（2）治疗师体位：治疗师位于患者头侧，双手拇指放在同一椎体的一侧横突上，拇指指背相接触。

（3）松动手法：双手拇指将横突垂直向腹侧推动。

（4）作用：增加颈椎旋转的活动范围。

注：可双手拇指同时推动，或内侧手拇指固定，外侧手推动。如果局部疼痛明显，外侧手的拇指可以靠近横突尖；如果关节僵硬明显，外侧手的拇指可以靠近横突根部。

4. 垂直松动椎间关节

（1）患者起始体位：患者去枕俯卧位，双手五指交叉，掌心向上放在前额处，下颌稍内收，头部向患侧转动约 30°。

（2）治疗师体位：治疗师位于患者头侧，双手拇指放在横突与棘突之间，其余四指放在颈部。

(3)松动手法:双手拇指固定,双上肢同时向腹侧推动。

(4)作用:增加颈椎侧屈和旋转的活动范围。

5.颈椎屈伸摆动

(1)患者起始体位:患者去枕仰卧位,头部伸出治疗床外,枕在治疗师的大腿上,颈部中立位。

(2)治疗师体位:治疗师位于患者头侧,大腿支撑患者头后部,双手托起枕部两侧,拇指放在两侧。

(3)松动手法:双手固定,通过治疗师的双肩上下耸动使患者颈椎被动屈伸。

(4)作用:增加颈椎屈、伸的活动范围。

6.颈椎侧屈摆动(以右侧为例)

(1)患者起始体位:患者去枕仰卧位,头部伸出治疗床外,颈部中立位。

(2)治疗师体位:治疗师位于患者头侧,治疗师的右手放在患者的枕后部,左手托住患者下颌(向左侧屈时相反放置)。

(3)松动手法:操作时治疗师上身向右转动,使患者颈椎向右侧屈(向左侧屈时相反操作)。

(4)作用:增加颈椎侧屈的活动范围。

7.颈椎旋转摆动(以右侧为例)

(1)患者起始体位:患者去枕仰卧位,头部伸出治疗床外,颈部中立位。

(2)治疗师体位:治疗师位于患者头侧,治疗师左手放在患者枕部托住其头部,右手放在其下颌(向左旋转时相反放置)。

(3)松动手法:双手同时使头部向右缓慢转动(向左旋转时相反操作)。

(4)作用:增加颈椎旋转的活动范围。

(二)胸椎

1.垂直按压棘突

(1)患者起始体位:患者去枕俯卧位,上段胸椎($T_1 \sim T_4$)病变时,双手交叉,手置于前额;中下段胸椎($T_5 \sim T_8$,$T_9 \sim T_{12}$)病变时,头转向一侧,上肢放在体侧,胸部放松。

(2)治疗师体位:上段胸椎病变时,治疗师面向患者头部站立;中下段胸椎病变时,治疗师站在体侧。双手拇指指尖相对或指背相接触放在胸椎棘突上,其余四指分开放在胸椎两侧。

(3)松动手法:双手拇指固定,借助身前倾作用力,将棘突向腹侧按压。

(4)作用:增加胸椎的屈、伸活动范围。

2.侧方按压棘突

(1)患者起始体位:同"垂直按压棘突"。

(2)治疗师体位:治疗师面对患者站在患侧,双手拇指分别放在相邻的棘突侧方,或双手拇指重叠放在拟松动棘突的侧方,其余四指分开放在胸背部。

(3)松动手法:双手拇指固定,上身稍前倾,双上肢同时用力向对侧推棘突。

(4)作用:增加胸椎旋转活动范围。

3.垂直按压横突

(1)患者起始体位:同"垂直按压棘突"。

(2)治疗师体位:面对患者站在患侧,双手拇指指尖相对或相重叠放在拟松动胸椎一侧的横突上。

(3)松动手法:双手固定,上身稍前倾,借助上肢和身体前倾力量垂直向腹侧按压横突。

(4)作用:增加胸椎旋转、侧屈的活动范围。

4. 胸椎旋转摆动

(1)患者起始体位:坐位,双上肢胸前交叉,双手分别放在对侧肩部。

(2)治疗师体位:治疗师站在患者左侧,向右转时,左手放在其右肩部侧面,右手放在左侧肩背部;向左旋转时治疗师站位则相反。

(3)松动手法:双手固定,向右旋转时,双上肢同时用力,使胸椎身体上部向右转动;向左旋转时则相反。

(4)作用:增加胸椎旋转活动范围。

(三)腰椎

1. 垂直按压棘突

(1)患者起始体位:去枕俯卧位,腹部可以垫小软枕,使腰椎生理性前屈变平,上肢放在体侧或垂于治疗床沿两侧,头转向一侧。

(2)治疗师体位:治疗师站在患侧,下方手掌根部(相当于豌豆骨处)放在拟松动的棘突上,五指稍屈曲,上方手放在下方手腕背部。

(3)松动手法:双手固定,上身前倾,借助上肢力量将棘突垂直向腹侧按压。

(4)作用:增加腰椎屈、伸活动范围。

2. 侧方推棘突

(1)患者起始体位:去枕俯卧位,腹部可以垫小软枕,使腰椎生理性前屈变平,上肢放在体侧或垂于治疗床沿两侧,头转向一侧。

(2)治疗师体位:治疗师站在患侧,双手拇指分别放在相邻棘突一侧,指腹接触棘突,拇指指尖相对或拇指相互重叠,其余四指自然分开放在腰部。

(3)松动手法:双手固定,上身前倾,借助上肢力量将棘突向对侧推动。

(4)作用:增加腰椎旋转活动范围。

3. 垂直按压横突

(1)患者起始体位:去枕俯卧位,腹部可以垫小软枕,使腰椎生理性前屈变平,上肢放在体侧或垂于治疗床沿两侧,头转向一侧。

(2)治疗师体位:治疗师站在患侧,双手拇指放在拟松动腰椎的一侧横突上,指背相接触或拇指重叠。

(3)松动手法:双手固定,上身前倾,借助上肢力量将横突向腹侧推动。如果疼痛明显,拇指移向横突尖部;如果僵硬明显,拇指移向横突根部。

(4)作用:增加腰椎侧屈及旋转活动范围。

4. 腰椎旋转摆动

(1)患者起始体位:患者健侧卧位,患侧在上,下肢屈髋、屈膝。髋关节屈曲角度根据松动的腰椎节段而定,松动上段腰椎,屈髋角度偏小,松动下段腰椎,屈髋角度偏大。

(2)治疗师体位:治疗师面向患者站立,一侧肘部放在患者的肩前,另一侧肘部放在髂嵴上。

(3)松动手法:双手示指分别放在拟松动相邻椎体的棘突上,同时反方向(肩向后,髂嵴向前)来回摆动。

(4)作用:增加腰椎旋转活动范围。

本章小结

关节松动技术是康复治疗技术专业学生必须掌握的基本操作技术,是现代康复医学治疗关节功能障碍的重要技术之一。在学习本章的过程中,需要回顾关节活动范围的评定、功能解剖及人体运动学的基本知识,手法操作中遵循关节松动技术的基本理论和注意事项,将技术-评定-思路三者结合,树立循证医学及实践的理念,真正掌握好该项实用技术。

思考题

一、单选题

1. 下列不属于附属运动手法的是
   A. 分离   B. 滑动   C. 按揉
   D. 滚动   E. 牵引

2. 生理性运动不包括下列选项中的
   A. 屈曲   B. 伸展   C. 内收
   D. 牵拉   E. 旋转

3. 关节松动技术中的Ⅰ级手法是指
   A. 治疗师在关节活动范围内,小范围、节律性地来回推动关节
   B. 治疗师在关节活动范围内,大范围、节律性地来回推动关节
   C. 治疗师在关节活动允许范围内的起始端,小范围、节律性地来回推动关节
   D. 治疗师在关节活动允许范围内的终末端,小范围、节律性地来回推动关节
   E. 治疗师在关节活动的终末端,大范围、节律性地来回推动关节

4. 下列关于关节松动技术中手法操作技巧的描述,错误的是
   A. 治疗疼痛时,手法应超过痛点
   B. 治疗僵硬时,手法应超过僵硬点
   C. 操作中手法要平稳,有节奏
   D. 快速度的手法(如Ⅰ级)可抑制疼痛
   E. 慢速度的手法(如Ⅲ级)可缓解紧张

5. 关节松动技术的治疗作用不包括
   A. 缓解疼痛   B. 提高痛阈   C. 增加关节的本体反馈
   D. 改变关节的病理过程   E. 改善治疗关节活动范围

6. 下列不属于颈椎生理运动的是
   A. 前屈   B. 后伸   C. 侧屈
   D. 内收   E. 旋转

7. 肩关节的外展向足侧滑动手法对改善肩关节活动方向作用最大的是
   A. 前屈   B. 后伸   C. 内收
   D. 外展   E. 旋转

8. 下列具有改善腰椎屈伸活动的松动手法有
   A. 一般松动   B. 垂直按压棘突   C. 侧方推棘突
   D. 垂直按压横突   E. 旋转摆动

9. 通过所指的狭义的肩关节是指
   A. 肩肱关节   B. 盂肱关节   C. 胸锁关节
   D. 喙锁关节   E. 肩胛胸壁关节

10. 关节松动技术的适应证不包括
    A. 急性扭伤   B. 关节疼痛   C. 进行性关节活动受限
    D. 功能性关节制动   E. 肩周炎

二、简答题

1. 简述关节松动技术中的手法分级标准。
2. 简述关节松动技术的治疗作用。

（杨晶晶）

肌力和肌肉耐力增强技术

第一节 概 述

肌力是机体依靠肌肉收缩克服和对抗阻力来完成运动的能力,是肌肉发挥其生理功能的形式,肌肉主要通过肌力对外界做功。肌力下降是临床上最常见的症状之一,常会引起人体各项日常活动的障碍,如坐、站、步行障碍等。肌力训练是增强肌力的主要方法,肌力下降者常通过肌力训练恢复至正常肌力,肌力正常者可以通过肌力训练达到增强运动能力的目的。

一、基本概念

1.肌力 指肌肉一次收缩所能产生的最大力量,又称绝对肌力。

2.肌肉耐力 指肌肉持续地维持收缩或多次反复收缩的能力。其大小一般用从开始收缩到出现疲劳时已经收缩的总次数或者所经历的时间来衡量。

3.助力训练 指在外力的辅助下通过患者主动收缩肌肉来完成的运动或动作,辅助力量由治疗师或患者的健肢提供,亦可利用器械、地心引力或水的浮力来帮助完成。

4.主动训练 指通过患者主动的肌肉收缩来完成运动的一种训练方法。运动时既不需要助力,亦不用克服外来阻力。

5.抗阻训练 指患者在肌肉收缩过程中,需克服外来阻力才能完成运动的一种训练方法。抗阻训练对增强肌力最有效。

6.悬吊训练 助力训练的一种。利用绳索、挂钩、滑轮等简单装置,将运动的肢体悬吊起来,以减轻肢体的自身重量,适用于肌力较弱的患者。此训练方法可帮助治疗师省力。

二、影响肌力的主要因素

1.肌肉的生理横断面 肌肉的生理横断面越大,其产生的肌力也越大。生理横断面的大小与肌纤维的粗细有关。肌纤维增粗的主要原因为肌凝蛋白含量的增加,除蛋白质、供能物质、毛细血管的数量增多外,同时伴随肌肉中结缔组织的增多。肌肉组织中的胶原纤维起着肌纤维附着框架的作用。研究表明,肌肉中的结缔组织与肌肉的延展性、弹性有关,可间接影响肌肉的收缩速度。

2.肌肉的初长度 即肌肉收缩前的长度。肌肉是弹性物质,在其生理限度内,当肌肉在收缩前被牵拉至适宜的长度时,收缩时的肌力较大;有研究表明,当肌肉被牵拉至静息长度的 1.2 倍时,产生的肌力为最大。由于关节在不同的角度时,肌纤维的初长度不同,故肌肉所产生的肌力也不同。

3.肌纤维的类型　骨骼肌纤维可依据其收缩的特性不同分为快肌纤维和慢肌纤维两大类。快肌纤维较慢肌纤维能产生更大的收缩力,因此,肌肉中快肌纤维百分比高及其横断面积或直径大的人,肌肉收缩力量也大。一般情况下,人体四肢肌肉的快、慢肌纤维类型百分比构成大致相等,但受肌力训练的影响,快肌纤维和慢肌纤维的纤维横断面积和收缩力量可以发生相应的改变。

4.肌肉的募集　肌肉收缩时同时投入收缩的运动单位数量越多,肌力越大,称为肌肉的募集(recruit)。肌肉的募集受中枢神经系统功能状态的影响,当运动神经发出的冲动强度越大,动员的运动单位就越多;当运动神经冲动的频率越高,激活的运动单位也越多。缺乏训练的人只能动员肌肉中 60% 的肌纤维同时参加收缩,而训练水平良好的人其肌纤维的动员可达 90% 以上。

5.肌纤维走向与肌腱长轴的关系　一般肌纤维走向与肌腱长轴相一致,但也有不一致的,如在一些较大的肌肉中,部分肌纤维与肌腱形成一定的角度而呈羽状连接。这种羽状连接纤维越多,成角也较大,肌肉较粗,能产生较大的力,如腓肠肌具有较强的收缩力。

6.肌肉收缩方式及收缩速度　肌肉的收缩方式不同,产生的力也不同,如向心收缩和离心收缩所产生的肌力不同。通常离心收缩所产生的肌力要大于向心收缩肌力;收缩速度越慢,肌肉的募集量越多,产生的肌力越大。

7.年龄和性别　男性肌力比女性大,女性肌力一般为男性的 2/3;尤其以握力和垂直跳的力量差别最为明显,女性的握力仅为男性的 60%,垂直跳的肌爆发力约为男性的 65%。肌力与年龄也有关系,女性达到最大肌力在 20 岁左右,男性为 20~30 岁。40 岁之后,则随着年龄的增大而逐渐下降。

8.心理因素　肌力易受心理因素的影响。在暗示、大声命令及有积极的训练目的时,训练者所发挥的肌力比自主最大收缩力大 20%~30%。

三、肌力下降的主要原因

1.肌肉失用性萎缩　肌肉萎缩是由肌原纤维的减少而导致肌纤维萎缩。制动及无功能状态所产生的以生理功能衰弱为主要特征的综合征,主要表现为肌肉失用性萎缩。如由于心脑血管疾病后保持安静而导致运动减少所产生的一系列障碍。在完全卧床休息的情况下,肌力每周减少 10%~15%,亦即每天减少 1%~3%;如卧床休息 3~5 周,肌力即可减少一半,肌肉亦出现失用性萎缩,在股四头肌、踝背伸肌处尤为明显。肌肉耐力亦逐渐减退。肌肉容积缩小,肌肉松弛,肌力、耐力下降,但通过适当的运动训练,肌肉的容积可复原。另外,由于长期卧床制动,关节韧带得不到牵拉而自动短缩,以及关节周围肌肉失去弹性,形成关节挛缩畸形。常见的有手指屈肌痉挛性短缩、足下垂合并足内翻等。

2.神经系统疾病　中枢神经和周围神经损伤都会影响受损神经所支配的肌肉的募集和收缩。如脑血管病、脑瘫、小脑障碍等中枢神经障碍可引起肢体瘫痪或肌力明显下降;臂丛神经损伤表现为上肢肌肉瘫痪,肌力下降。

3.肌原性疾病　肌原性肌力下降主要是因肌营养不良、多发性肌炎等疾病所致。进行性肌营养性不良主要表现为四肢近端与躯干的肌力下降与肌肉萎缩;多发性肌炎出现肌力下降的部位主要为四肢近端肌群、颈屈曲肌群、咽喉肌群等。

4.年龄的增加　儿童少年时期肌力随年龄的增长而增强,20~25 岁达最高水平,25 岁后平均每年最大力量下降 1%。下肢较上肢下降更快。有关年龄增大导致肌力下降的现象已有许多报道,如股四头肌肌力早期即有下降,这与身体的重量有关,体重较重的人下肢肌力下降较缓,因需要经常大力收缩肌肉来支撑体重。

第二节　增强肌力和肌肉耐力训练的基本原理

一、增强肌力和肌肉耐力训练的目的

1. 增强肌力　使肌力下降的肌肉通过肌力训练,肌力得到增强。
2. 增强肌肉耐力　增强肌肉的耐力,使肌肉能够维持长时间的收缩。
3. 为其他相关训练做准备　通过肌力训练使肌力增强,为以后的平衡、协调、步态等功能训练做准备。

二、肌肉收缩的形式

1. 等长收缩　肌肉收缩时,肌肉的起止点之间的距离无变化,其肌纤维长度基本不变,亦不发生关节运动,但肌张力明显增高。在日常工作和生活中,等长收缩常用于维持特定体位和姿势。在运动中,等长收缩是增强肌力的有效方法。具体的方法是:指示患者用全力或接近全力肌肉收缩,维持 3~10 s(一般持续 6 s),训练中要尽量采取容易用力的体位。等长运动不受环境限制,简单易行,是有效增强肌力的训练方法,特别适用于骨折、关节炎或因疼痛关节不能活动的情况下进行的肌力增强训练,以延缓和减轻肌肉的失用性萎缩。

2. 等张收缩　是指肌肉在收缩过程中肌张力基本保持不变,但肌长度发生变化,产生关节运动,根据肌肉起止部位的活动方向,可分为向心收缩(concentric contraction)和离心收缩(eccentric contraction)。当肌肉收缩时,肌肉的起点与止点之间距离缩短,称为向心收缩,这种收缩的运动学功能是加速。例如,屈曲肘关节时肱二头肌的收缩、伸展膝关节时股四头肌的收缩。当肌肉收缩时,肌肉起止点之间的距离逐渐加大延长,称为离心收缩,主要作用是使动作的快慢或肢体落下的速度得到控制,其运动学的功能是减速(图 4-1)。

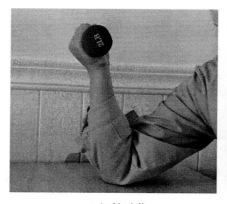
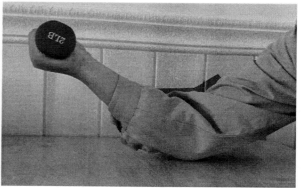

A.初始动作　　　　　　　　　　B.终末动作

图 4-1　肱二头肌的等张收缩

3. 等速收缩　在一般生理活动状态下很难产生,指肌肉收缩时,肌张力产生变化,而带动关节运动的速度是由特定的仪器设定速度保持恒定。它也分向心和离心两种方式。

三、训练时负荷量的增加形式

根据训练的目的不同,负荷量的大小也不同。当训练目的为增强肌力时,应加大负荷量,加快运动速度及缩短训练的时间;而以增强耐力为目的时,则负荷量应相对较少,重复次数应增加,训练的时间应延长。

第三节　常用训练方法

一、训练方法分类

（一）根据肌肉现存的肌力水平

分别采用以下几种运动方法:传递神经冲动训练、助力训练、主动训练和抗阻训练。

1. 传递神经冲动训练

（1）适应证:适用于肌力 0 ~ 1 级的患者。

（2）训练方法:引导患者做主观努力,通过意念的方式,竭力去引发瘫痪肌肉的主动收缩。临床较多利用肌电生物反馈疗法。

2. 助力训练

（1）适应证:适用于肌力较弱尚不能独自主动完成运动的部位,也就是当肌力恢复到 1 ~ 2 级时,应开始进行此类运动,以逐步增强肌力。在训练时要随着肌力的恢复不断地改变辅助的方法和辅助量。

（2）方法

1）徒手辅助主动运动:利用治疗师的手法,不需要任何器械的帮助。当肌力为 1 级或 2 级时,治疗师帮助患者减重进行主动运动。优点是治疗师可提供精准的助力;缺点是治疗师与患者需一对一的训练,比较费时、费力。

2）悬吊训练:此训练方法是治疗师的好帮手,训练时可利用变化的体位和不同位置的滑轮、挂钩设计出丰富多彩的训练方法。如训练股四头肌的肌力时,患者侧卧,患侧在上可在膝关节的垂直方向的上方置一挂钩,另一端用吊带在踝关节处固定,用绳索悬吊,使小腿悬空,让患者完成膝关节的全范围屈伸运动,此动作宜缓慢、充分,要避免下肢借助惯性做钟摆样动作。训练时治疗师要注意固定膝关节,以防止摇摆,降低训练效果。随着肌力的改善还可以调节挂钩的位置、改变运动面的倾斜度、用手指稍加阻力或用重锤做阻力,以增加训练难度。

3）滑面上辅助主动运动:在光滑的板面上利用撒滑石粉或固定小滑车等方法减少肢体与滑板之间的摩擦力;反之,也可通过垫毛巾或加大滑板的倾斜度等方法加大摩擦力,使患侧肢体在板上做滑动运动。此训练是在克服一定阻力下进行的,比徒手训练和悬吊的辅助方法难度有所提高。

4）滑车重锤的主动运动:以上 3 种运动均是在水平面上进行的,而利用滑车和重锤训练是在垂直面上进行的,利用滑车、重锤减轻肢体的自身重量,此方法适用于拮抗肌可拉起重锤的患者,且只适用于肩、肘、髋、膝等大关节,不适宜用于手部和足部等小关节。

5）浮力辅助主动运动:在水中运动训练时,利用水对肢体的浮力或加上浮子(漂浮物)减轻肢体重力的影响,进行辅助主动运动。

3. 主动训练

（1）适应证:适用于肌力达 3 级以上的患者。另外,运动的速度、次数、间歇等要根据患者的实际情况给予适当的指导。

（2）方法:训练中应取正确的体位和姿势,将肢体置于抗重力位,防止代偿运动。

4.抗阻训练

（1）适应证:适用于肌力已达到4～5级,能克服重力和外来阻力完成关节活动范围的患者。

（2）方法:具体做法与辅助主动运动的形式相同,利用徒手、滑车、重锤、弹簧、重物、摩擦力、流体阻力等,但作用的方向相反。

1）徒手抗阻力主动运动:固定位置与辅助主动运动形式相同,固定关节近端。阻力的方向与运动的肢体呈90°直角,并且与运动方向相反。根据训练要求,阻力的部位与姿势应适当变换。加阻力时不可过急,宜缓慢,使运动中的肌肉收缩时间延长,一次动作2～3 s完成,开始时在轻微阻力下主动运动10次,然后加大阻力,使肌肉全力收缩活动10次,可做向心等张收缩,也可做离心收缩运动。训练时,对骨折患者要注意加阻力的部位和保护骨折固定的部位,阻力也不要过大,以免影响骨折恢复。

2）加重物抗阻力主动运动:直接用手拿重物或把重的东西系在身体某部位进行练习。如膝伸展动作时;利用荷重鞋将哑铃固定在脚上进行练习。

3）重锤与滑车抗阻力主动运动:此方法用重锤做阻力,用滑车改变牵引的方向,牵引方向与肢体应呈90°直角,肌肉可发挥最大力量,运动时速度不宜过快,肌肉收缩到极限后应停2～3 s,无论是向心或离心收缩,每个动作都要缓慢进行。

4）弹簧抗阻力主动运动:用弹簧的弹性做阻力。

5）摩擦力抗阻力主动运动:摩擦阻力难以控制,不稳定,不便于数字表示,易磨损,不是抗阻运动的重要工具,故不常用。

6）水中抗阻力主动运动:利用浮力可协助运动,对抗浮力的运动就是抗阻运动,可在四肢末端拴上浮子,再向下方运动克服浮力的阻力。

（二）根据肌肉收缩方式分类

肌力训练方法,常用的方法包括等长训练、等张训练、短暂最大负荷训练、等速训练。

1.等长训练

（1）使用范围:根据肌力的恢复程度,2～5级肌力的患者均可进行等长收缩运动训练。常用于制动患者,如骨折内固定术后早期、关节置换术后早期、骨折石膏外固定后。

（2）训练方法:研究证明,20次/组、每次肌肉持续6 s的等长训练效果较好。

1）"tens"方法:即每次肌肉收缩10 s后休息10 s,重复10次为1组,每次训练10组,这种训练方法对肌力恢复更为有效。

2）多角度等长训练(multi-angle isometric exercise,MIE):是在整个关节活动范围内,每隔20°做一组等长训练。此法的优点是可以克服等长训练的角度特异性,扩大等长练习的作用范围,能在可任意设定关节角度的等速训练器上进行;可在训练时避开"疼痛弧",选择在"疼痛弧"的两侧进行多角度等长训练;可通过等长训练的生理溢流作用,促进对"疼痛弧"处的肌力恢复。多角度等长训练可采用"tens"原则,即每间隔10°～30°选择一个角度,每个角度用力收缩10 s,休息10 s;重复用力收缩10次,训练5～10个角度(依据不同的关节)。用力收缩时,开始2 s迅速达到所需力矩值,然后保持该力矩值6 s,最后2 s逐渐放松。

（3）训练的形式:①徒手等长运动。受训肢体不承担负荷,而保持肌肉的等长收缩活动。②肌肉固定训练。适用于固定在石膏中的肢体,要求肌肉收缩时不能引起关节的任何运动,如石膏固定在股四头肌伸展位的情况下,进行等长收缩练习。③利用器具。可利用墙壁、地板、肋木和床等各种固定不动的器械和物品,保持肢体肌肉长度不变进行等长训练。

2．等张训练

(1)适用范围:无须限制活动的患者均可进行等张收缩运动训练。

(2)训练方法

1)等张训练法:该法是直接或通过滑轮举起重物的训练,如举哑铃或沙袋、拉力器等训练。其特点是所用重物的绝对重量不变;但是,由于运动中肢体杠杆位置的改变,阻力作用于关节旋转中心的力臂会有改变,而二者的改变不一致,所以当肌肉收缩处于相对不利的条件下,可使其抗阻能力减弱,且只能选用较小阻力,因而影响训练效果。

2)渐进性抗阻训练法:用等张训练增强肌力的关键在于较大的阻力,做最大收缩或接近最大收缩的训练,此法遵循大负荷少重复的原则。Delorme 渐进抗阻训练法:先测出训练肌肉连续 10 次等张收缩所能承受的最大负荷,称为 10RM(10-rcpetition maximum)。每次训练 3 组,重复 10 次,各组间休息 1 min。第 1、2、3 组训练所用阻力负荷依次为 1/2、3/4 及 1 个 10RM。每周复测 10RM 值,并相应调整负荷量,使其随肌力的增加而增加。Oxford 渐进抗阻训练法:与 Delorme 法类似,但把负荷顺序颠倒,使第 1、2、3 组训练负荷分别为 1、3/4、1/2 的 10RM。

3．短暂最大负荷训练

(1)适用范围:同等张训练。

(2)训练方法:这是由 Rose 提出的一种等张收缩和等长收缩相结合的肌肉练习方法。即在最大负荷下,以等张收缩完成关节运动,并在终末端持续抗阻做等长收缩 5~10 s,然后放松,重复 5 次,每次增加负荷 0.5 kg。等长收缩不能维持 5~10 s 者,则不加大负荷。

4．等速训练

(1)适用范围:可根据肌力恢复的程度,选择不同的训练模式;对于 3 级以下肌力,可先在持续被动活动(CPM)模式下进行助力运动,以进行肌肉的早期训练,对于 3 级以上肌力可选用向心肌力训练和离心肌力训练。

(2)训练方法:包括等速向心肌力训练和等速离心肌力训练,常用的训练系统包括 Cybex、Biodex、Kin-Com 和 Lido。

1)等速向心肌力训练:是最常用的一种肌力训练方式。由于等速仪器能提供不同的运动速度,因此可根据不同病情需要,选择一系列不同的运动速度进行肌力训练,这种训练方法又称为运动速度谱训练。运动速度谱包括:慢速(1°~60°/s)、中速(60°~180°/s)、快速(180°~300°/s)及功能性运动速度(300°~1 000°/s)。运动速度谱训练方法包括肌力训练和功能适应性训练两种形式。

肌力训练形式常用于运动系统伤病康复治疗的早期及中期,以训练肌力为主。常选用慢速和中速中的几种角速度组成运动速度谱。1 次运动速度谱训练为 1 个训练单位。根据肌肉功能情况,逐渐增加训练次数到 2 个或 3 个训练单位。

功能适应性训练形式主要用于运动系统伤病康复治疗的后期,以恢复日常活动能力为主。这个时期应进行快速、单次大收缩强度及多次重复收缩的训练,训练速度接近日常活动或竞技运动时的收缩速度(300°/s 左右),这对促进患者日常活动能力的恢复、运动员早日重返运动场起着重要的作用。

2)等速离心肌力训练:等速仪器可提供向心收缩/离心收缩、离心收缩/离心收缩两种训练方式。在前一种训练方式中,主要训练一组肌群,如顺时针方向是肌群的向心收缩,逆时针方向则为同一肌群的离心收缩,从而形成一组肌群向心收缩-离心收缩连续的收缩方式;后一种训练方式,可同时训练主动肌和拮抗肌两组肌群的离心收缩肌力,提高两组肌群的肌力;在临床中可根据患者具体情况加以选择。在等速离心收缩中,运动速度的生理溢流作用要大于等速向心收缩,约为 60°/s;因此,训练中运动速度之间相隔可略大一些。另外,等速离心肌力训练的间歇时间一般也要长于等速向心肌力训练。

3）短弧等速肌力训练：是指在限定活动范围内进行等速肌力训练的一种方法,主要适用于关节及周围软组织损伤后关节活动受限的疼痛患者。运动系统伤病常导致关节及周围软组织的损伤,当关节活动至一定角度时可引起损伤部位的疼痛,在力矩曲线上表现为"疼痛弧";如在疼痛弧内进行运动有时会加重损伤,甚至引起新的损伤,对关节功能康复不利。训练时,可在等速仪器上选用短弧等速肌力训练的方法,即限定运动活动范围,选择疼痛弧的两侧进行等速肌力训练从而避开疼痛部位;选择合适的训练速度,先选择慢速及中速(如 60°～150°/s)进行训练,如果训练速度过快,关节活动不易在小幅度内迅速增速并跟上训练速度,感受不到阻力而影响训练效果;随着患者局部症状的改善,关节活动范围可逐渐扩大,训练速度也可逐渐增加。

二、训练原则

为达到增强肌力的目的,训练时应遵循以下训练原则。

1. 超量恢复原则　是指肌肉或肌群经过适当的训练后,产生适度的疲劳。肌肉先经过疲劳恢复阶段,然后达到超量恢复阶段。在疲劳恢复阶段,训练过程中消耗的能源物质、收缩蛋白、酶蛋白恢复到运动前水平;在超量恢复阶段,这些物质继续上升并超过运动前水平,然后又逐渐降到运动前水平。所以,当下一次训练在前一次超量恢复阶段进行,就能以前一次超量恢复阶段的生理生化水平为起点,起到巩固和叠加超量恢复的作用,逐步实现肌肉形态的发展及功能的增强。

2. 抗阻训练原则　阻力的施加是增强肌力的重要因素,阻力主要来自于肌肉本身的重量、肌肉在移动过程中所受到的障碍的大小、外加的阻力等,若在无阻力的情况下训练,则达不到增强肌力的目的。

3. 适度疲劳原则　无明显的肌肉疲劳就无超量恢复出现,肌肉训练就难以取得明显的效果。但训练中一定要注意不要出现过度的疲劳,因过度疲劳对较弱的肌肉是有害的,因此训练中应严密观察,一旦出现过度疲劳就应停止训练。过度疲劳的表现为运动速度减慢,运动幅度下降,肢体出现明显的不协调动作或主诉疲乏劳累,一旦出现以上情况应立即停止训练。另外,在肌力增强训练后,反而却出现了肌力下降的现象,也往往意味着前段的训练强度过大,肌肉出现了过度的疲劳。

4. 适宜频度原则　尽量使后一次训练在前一次训练后的超量恢复阶段内进行。训练间隔时间太短,肌肉疲劳尚未完全恢复,继续训练将加重疲劳,会引起肌肉劳损;间隔时间太长,超量恢复已消退,无法巩固和叠加超量恢复,使肌力得不到增强。因此,合理的训练频度应为每天 1 次或隔天 1 次。

第四节　临床应用及注意事项

一、临床应用

抗阻训练、等长训练、等张训练及等速训练在第三节已讲述,本节主要讲述利用运动进行肌力增强的训练方法。

肌力增强
的训练
方法

（一）垫上肌力增强训练方法

1. 垫上长坐位保持训练　主要分为两种。①静态平衡的保持:患者长坐位,在前方放置姿势镜,治疗师位于患者身后给予一定的保护,指示患者将双上肢从前方、侧方抬起至水平位,保持长坐位,或指示患者将双手从前方举起过头顶,保持长坐位。②动态平衡的保持:待患者可独立保持静态长坐位平衡后,可进行长坐位的动态平衡训练,如治疗师与患者可进行抛球的训练,以增加维持长坐位平衡的能力。同时,也可强化患者双上肢、腹背肌的肌力以及耐力。

2. 垫上支撑训练　患者坐于垫上,保持长坐位,双手放在支撑器上,头及躯干尽量向前方倾斜,双手向下用力将臀部抬起,并保持在此体位6 s。此训练可加强双上肢及背肌的力量(图4-2)。

3. 垫上翻身训练　患者双手互握,双上肢上举,尽力向身体两侧摆动,利用摆动的惯性将身体翻向一侧,此训练可加强胸大肌的肌力,使患者能顺利完成床上的翻身动作(图4-3)。

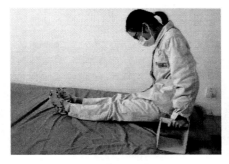

图4-2　垫上支撑训练

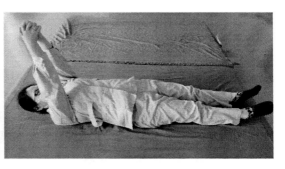

图4-3　垫上翻身训练

4. 腹、背肌加强训练　患者垫上仰卧位,在治疗师的帮助下进行仰卧起坐的训练,可加强腹肌的肌力(图4-4)。患者也可通过自身上肢的姿势变化来加强训练的难度。患者垫上俯卧位,双上肢后伸,治疗师拉住患者双手帮助其抬起上身呈反弓状,如此反复训练可加强患者背肌的力量。

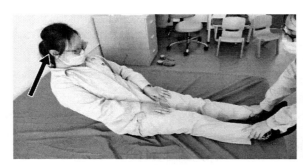

A.利用治疗师辅助力量

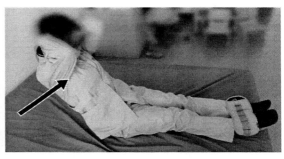

B.利用患者本身肢体变化

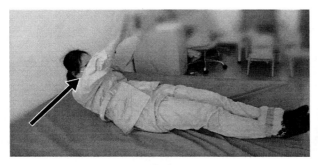

C.徒手

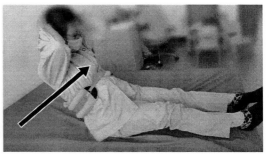

D.利用重物

图4-4　腹肌加强训练

5. 利用重物强化肌力的训练　患者仰卧位,在患者腕关节的上方绑上沙袋或双手抓握哑铃来提高双上肢的肌力,此方法常用于强化患者的胸大肌、三角肌、肱二头肌和肱三头肌等肌肉的力量。

（二）轮椅上肌力增强的训练方法

1.轮椅短距离竞速训练　训练的距离一般为 50 m 或 100 m,此训练可有效提高脊髓损伤患者的上肢及躯干的肌力,尤其对肱三头肌、胸大肌、三角肌、前臂肌和斜方肌等的爆发力较为明显。

2.轮椅长距离竞速训练　训练的距离一般为 400 m、800 m、1 500 m、3 000 m 或 12 min 跑等项目。此训练可有效加强脊髓损伤患者双上肢及躯干的肌力和身体的耐力,同时也可加强他们的呼吸、循环功能等。

3.轮椅上撑起动作的训练　双手撑在轮椅的扶手上进行伸肘支撑的训练,可以加强背阔肌的肌力。因背阔肌是撑起动作中下压和固定肩胛的重要肌肉,必须重点进行强化训练。

4.利用轮椅进行行走的训练　利用轮椅可强化患者的步行能力,对于能够行走的患者,可利用轮椅作为步行器具进行行走训练,患者立于轮椅后方,双手扶住轮椅的把手,将其向前方推动。

5.轮椅上下坡道的训练　脊髓损伤患者还可以利用轮椅进行上、下坡道的训练。此训练可强化患者双上肢和躯干的肌力以及躯干在轮椅上维持坐位平衡的能力。

6.轮椅篮球的训练　可加强患者在轮椅上坐位平衡的维持能力,也可强化双上肢、躯干的肌力、身体的耐力以及运动的速度。而且还可提高患者的训练兴趣,调动他们的训练积极性以及团队的合作精神。

7.轮椅负重的训练　在轮椅后方附加重量,如汽车轮胎等。此训练可强化脊髓损伤患者的双上肢、躯干的肌力。训练可在训练场上进行,患者双手用力驱动轮椅使重物向前拖动,由于重物与地面的摩擦力会形成很大的阻力,因此需要患者用身体的最大力量去驱动轮椅。

8.利用器械加强肌力的训练　患者坐在轮椅上也可利用一些器械进行肌力的强化训练,如利用墙上固定的重锤滑车器械等。患者可随时进行肌力强化训练,无须治疗师在旁边给予辅助。

（三）平行杠内肌力增强的训练方法

为保证患者的安全,可先在平行杠内进行的肌力增强的过渡训练。如治疗师指示患者双手用力向下支撑将身体向上提起并支撑维持 6 s。此训练可加强背阔肌的力量。因背阔肌是撑起动作中下压和固定肩胛的重要肌肉,因此必须随时随地重点进行强化或利用重锤作为阻力加强躯干伸展肌肉的力量（图 4-5）。

（四）徒手加强肌力的训练方法

1.上肢伸肘动作训练　伸肘动作的主动肌的肱三头肌,当肌力达到 3～4 级时,可采取仰卧位进行训练。肩关节前屈 90°,肘关节屈曲位,治疗师在腕部给予一定的阻力,指示患者做伸肘动作。

2.肩关节外展的训练　肩关节外展的主动肌是三角肌。当肌力为 1～2 级时,肌力的训练方法为:患者仰卧位,肘部屈

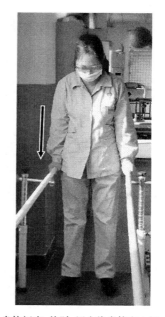

身体挺直、伸肘、用力将身体向上提。

图 4-5　平行杠内肌力增强训练

曲,治疗师握住患者肘部和腕部,并给予一定的辅助力量,帮助患者完成肩关节的外展动作。肩关节外展肌肌力达到 3～4 级时,患者取坐位,指示患者将双上肢从身体一侧上抬,治疗师可从患者腕关节处给予一定的阻力。

3.耸肩动作的训练　耸肩动作的主动肌为斜方肌的上部纤维及肩胛提肌。当肌力为 1～2 级时,患者仰卧位,治疗师用双手扶住患者双肩部位,辅助患者完成耸肩动作,若患者耸肩动作完成较

充分,治疗师可从肩部给予相反方向的阻力,以增加动作的难度。当肌力达到 3～4 级时,患者可取坐位进行耸肩动作,治疗师用双手扶住肩部,给予与耸肩动作相反的向下的阻力。

（五）利用水的浮力加强肌力的训练方法

由于水的浮力作用,一些在地面上不能进行的训练动作可在水中完成。在患者的训练初期,可以用浮力板或浮力背心帮助患者进行漂浮或进行肢体的特定动作,待患者的训练动作有所提高后,可去掉浮力板,以加强患者训练的难度,从而强化患者的心肺功能和残存的肌肉力量。

二、适应证和禁忌证

（一）适应证

1. 失用性肌肉萎缩　由肢体长期制动引起,如对骨折后石膏外固定的肌肉进行等长训练。

2. 关节源性肌肉萎缩　由疼痛反射性抑制脊髓前角运动细胞引起,如对膝关节源性肌肉萎缩进行等速训练。

3. 神经性肌肉萎缩　由中枢和周围神经损伤后引起所支配肌肉的瘫痪或肌力减退所致,如对臂丛神经损伤后 0 级肌力的肌肉可进行神经传递冲动训练。

4. 肌源性疾病　肌肉收缩功能异常,可进行强度适宜的肌力训练。

5. 骨关节畸形　由局部肌肉力量不平衡引起,如对脊柱侧弯、平足等进行选择性增强肌肉力量、调整肌力平衡训练。

6. 脊柱稳定性差　由躯干肌肉力量不协调引起,如进行腰腹肌肌力训练,预防下腰痛发生。

7. 关节周围主动肌和拮抗肌不平衡　如对膝关节炎患者进行腓肠肌肌力训练,防止膝关节退行性改变。

8. 内脏下垂、尿失禁　由腹肌和盆底肌肌力减退引起,如对老年妇女盆底肌肌力下降的患者进行盆底肌肌力训练。

（二）禁忌证

（1）全身有严重感染和高热患者。

（2）严重的心脏病患者,如快速性心律失常、心力衰竭等。

（3）皮肌炎、肌炎发作期、严重肌病患者,不宜进行高强度或抗阻训练。

（4）局部有活动性出血,不宜进行局部肌肉训练,以免加重出血形成血肿。

（5）骨折后只行石膏外固定、骨折断端尚未形成牢固骨痂时,不宜进行等张或等速肌力训练。

三、注意事项

1. 选择正确的运动量和训练节奏　遵循超量恢复的原则,每次练习应引起适度的肌肉疲劳,然后以充分的休息间歇等待超量恢复的出现,在超量恢复阶段进行下一次练习。达到超量恢复阶段时,可以测得肌力的增加,训练者主观感觉疲劳完全消除,对再次练习表现出较高的积极性与信心,以此判断肌肉疲劳是否恢复。

2. 注意调节阻力　恰当阻力的施加及调整是增强肌力训练的重要因素。阻力通常加在需要增强肌力的肌肉附着部位远端,这样较少的力量即可产生较大的力矩。也需根据患者的状况来确定加阻力的部位,当股四头肌肌力达到 4 级时,可在小腿的位置施加阻力;当肌力比 4 级稍强时,可在踝关节处施加阻力;当肌力未达到 4 级时,可在小腿的上 1/3 处施加阻力。每次施加阻力的强度应平稳、非跳动性,并能使患者顺利完成全关节的活动范围;当患者不能完成全范围的关节活动时,可降低阻力或改变施加阻力的部位。

3. 无痛训练　训练过程中发生疼痛,是出现损伤或加重损伤的信号,应予以重视并尽量避免。疼痛可反射性地引起脊髓前角运动细胞抑制,阻碍肌肉收缩,使肌力训练效果降低。

4. 对患者进行讲解和鼓励　肌力训练的过程是患者主观努力的过程。训练前应使患者充分了解肌肉练习的意义和作用,消除其可能存在的疑虑;经常给予语言的鼓励,并显示训练的效果,以提高患者自信心和长期坚持训练的积极性;应使患者了解肌力增长的大致规律,掌握科学的练习方法。

5. 注意心血管反应　等长抗阻力训练时,特别是对抗较大的阻力时,会引起血压的明显升高,加之等长训练时常伴有憋气,也会对心血管造成额外的负荷。因此,有高血压、冠心病或其他心血管疾病患者,应禁止在等长或抗阻训练时过分用力或憋气。

6. 避免代偿运动的出现　在增强肌力训练时应避免代偿动作的出现。如当髂腰肌、股四头肌肌力较弱时,做髋关节的屈曲动作,可出现缝匠肌、阔筋膜张肌的代偿运动,表现为髋部屈曲时出现下肢外展、外旋。因此,在训练屈髋肌时,应防止缝匠肌、阔筋膜张肌的代偿运动,控制大腿外展、外旋,从正前方做屈髋训练;臀中肌肌力较弱时,做髋外展动作,出现腰大肌、髂肌代偿,表现为在髋外展时引起大腿的外旋;所以,训练臀中肌时,要将大腿置于内旋、外旋的中间位置,然后再进行外展动作。治疗师也可徒手或利用固定等方法,来抑制患者出现代偿动作的出现。

7. 做好详细的训练记录　认真记录患者的训练情况,包括患者训练时对运动负荷的适应能力、训练的运动量是否适合、训练中患者的状况,在训练前后随时测试肌力的进展情况,并根据患者的状况随时调整训练的强度和运动时间等,以达到最佳肌力训练效果。

本章小结

肌力和肌肉耐力增强技术是运动治疗技术中比较传统的治疗技术之一。本章着重介绍了影响肌力的因素、常用训练方法和训练原则、适应证和禁忌证。深入理解和掌握这些知识,对于指导康复临床开展肌力和肌肉耐力增强技术有着重要意义。肌力和肌肉耐力增强技术有很多训练方法,并且在不断完善和发展。临床上要根据患者的功能状况和康复机构设施的条件,因地制宜、有目的、有针对性地选择适合患者的肌力和肌肉耐力增强方法,以获得比较理想的治疗效果,同时要保证治疗的安全性。

思考题

一、单选题

1. 肌力下降的原因不包括
　　A. 年龄　　　　　　　　　B. 肌肉失用性萎缩　　　　　　C. 神经系统疾病
　　D. 肌源性疾病　　　　　　E. 性别

2. 下列哪项不是按照肌力大小分类的运动方式
　　A. 助力训练　　　　　　　B. 主动训练　　　　　　　　　C. 超负荷训练
　　D. 渐进抗阻力训练　　　　E. 抗阻力训练

3. 下列哪项不是按照不同肌肉收缩的方式分类的
　　A. 等长训练　　　　　　　B. 等张训练　　　　　　　　　C. 等速训练
　　D. 主动训练　　　　　　　E. 离心收缩

4. 临床实践中肌力训练的目的不包括
　　A. 使其肌肉更加美观　　　　　　　　B. 使其能够完成更高水平的肌力活动
　　C. 使肌肉能够维持更长时间的收缩　　D. 为患者今后的日常生活活动准备

E. 步态训练的必备条件

5. 肌力训练基本原则不包括

　　A. 抗阻训练原则　　　　　　B. 超量恢复原则　　　　　　C. 适量训练原则

　　D. 肌肉收缩的疲劳度原则　　E. 分级训练原则

6. 尽量使后一次训练出现在前一次训练后的哪个阶段进行

　　A. 任一阶段　　　　　　　　B. 超量恢复阶段内　　　　　　C. 超量恢复阶段后

　　D. 超量恢复阶段前　　　　　E. 休息阶段

7. 不属于肌力训练临床适应证的是

　　A. 骨关节畸形　　　　　　　B. 脊柱稳定性差　　　　　　　C. 神经性肌肉萎缩

　　D. 肌炎发作期　　　　　　　E. 失用性肌力下降

8. 根据徒手肌力评定分级，下列哪项可进行等张收缩运动训练

　　A. 0 ~ 1　　　　　　　　　　B. 2 ~ 3　　　　　　　　　　　C. 3 ~ 4

　　D. 4 ~ 5　　　　　　　　　　E. 3 ~ 5

二、简答题

1. 影响肌力的主要因素有哪些？

2. 如何根据肌力大小选择合适的训练方法？

（陈林玲）

第五章 | 牵引技术

★**教学目标**

　　1. 掌握牵引疗法分类、颈椎牵引、腰椎牵引、四肢关节牵引的操作方法。

　　2. 熟悉牵引疗法概念、颈椎和腰椎以及四肢关节功能牵引疗法的作用、适应证与禁忌证、注意事项。

　　3. 了解颈椎、腰椎和四肢关节牵引的生理效应和影响因素。

第一节　概　述

　　牵引（traction）一词由拉丁语"tractico"派生而来，意为拉或拖的过程。最早应用专门的装置进行牵引治疗的是古希腊人。现在，牵引技术虽然存有争议，但依然是临床康复治疗的主要手段。牵引技术，主要是通过牵拉肢体和脊柱，借助软组织的牵伸来治疗脊柱、四肢骨关节功能障碍和挛缩畸形，包括脊柱牵引技术和四肢功能牵引技术。

一、基本概念

　　牵引是应用作用力和反作用力的原理，并将这一对方向相反的力量作用于脊柱或四肢关节，达到分离关节面、牵伸周围软组织和改变骨结构之间角度或力线等目的的一种康复治疗方法。

　　作用于脊柱（颈椎或腰椎）的力为人体轴向牵引力，而四肢关节一般为切线牵引力。牵引治疗的效果与牵引角度、重量、时间即力学基本三要素密切相关。牵引与牵伸（stretching）的区别在于牵引的主要目的是牵拉关节，而牵伸的目的是牵拉肌肉、韧带等软组织。

二、发展简史

（一）古代脊柱牵引

　　有关脊柱牵引的历史甚至可以追溯到公元前数千年。现所能查到的最早有关脊柱牵引的文字描述可见于公元前 3500—公元前 1000 年，记载古代印度神话叙事诗的宗教文献 *Srimad Bhagwat Mahapuranam*。其中有一故事描述的是 Krishna 君主应用轴向牵引方法矫正其信徒 Kubja 的驼背。

　　最早应用专门的装置进行牵引以治疗脊柱侧弯的人是古希腊的 Hippocrates（公元前 460—公元前 377 年）。此后，Galen（131—201 年）进一步应用了此项技术，并在轴向牵引同时给予局部一直接的机械性压力。在东方，中东的 Ibn Sena（980—1037 年）可能受 Galen 技术的影响，不仅应用了相似的方法而且还发明了一种矫正脊柱畸形的装置。

（二）现代脊柱牵引

　　现代脊柱牵引的历史大约为 90 余年。其发展完全基于对现代医学中解剖、生理等学科的理解，特别是 19 世纪末脊柱生物力学概念的确立。随着以生物力学为原则的治疗方法的建立与发展，1929 年 Taylor 率先应用了控制性颈椎牵引装置以减轻和制动颈椎损伤。他所使用的头套装置固定于枕骨隆突,并以下颌作为牵拉的支点。这种控制性轴向牵引的方法成为现代脊柱牵引技术的基石。

随后,脊柱牵引技术进一步在骨科继续应用发展。1933年,Crutchfield 采用了一种改良的牵引方法治疗 $C_2 \sim C_3$ 脱位和合并下颌骨骨折的患者,并在以后的几年,不断对这一牵引系统做了修改,从而使之成为颈椎牵引的标准模式。

而另一方面,脊柱牵引技术也越来越为康复医学领域所重视,并成为颈、腰椎疾病的重要康复手段之一。在20世纪初,牵引成了治疗腰椎间盘突出症的普遍方法。20世纪中叶,美国大部分康复医学科安装了现代化牵引装置(床),牵引技术的应用渐趋广泛。

但是,在现代脊柱牵引技术的发展过程中,也不乏争议和矛盾。Armstrong(1958年)在学习了腰椎间盘突出症各阶段的牵引效果文献后,认为腰椎牵引几近无效,甚至有害,因为它加速了髓核向后的趋向,从而加重了症状。Bianco(1968年)则认为单纯的卧床休息 1~3 周可使大多数下腰痛患者症状缓解,牵引对具有急性症状或未被卧床休息所缓解的腰椎间盘突出症患者无效,此类患者宜采取手术治疗。

到了20世纪60~70年代,以 Colachis 等学者为主导,就脊柱牵引技术进行了相当理性的研究。在20世纪60年代后期,他连续发表了有关颈椎牵引力量、牵引角度、牵引时间、间歇牵引方法等作用效应的实验研究论文。在总结20世纪50年代某些研究的基础上,他得出了如下一系列结果:颈椎牵引时 13.62 kg 的牵引力量可在 7 s 即产生椎间隙增大的效果,通常椎间隙增大的峰值发生于牵引 25 min 内;牵引使椎间隙增大的数值与牵引时间的延长无关,而与牵引时屈曲角度的增大呈正相关关系;这种椎间隙增大的现象在牵引结束后 20 min 就仅部分剩留在椎间隙的前部。这些研究结果不仅给脊柱牵引的作用提供了有力依据,而且在临床方法学上予以了有价值的参考。同时,Colachis 尚对腰椎牵引产生椎间隙增大的效果进行了研究。上述工作同时也为以后对脊柱牵引机制方面的研究奠定了良好的基础。

20世纪70年代初,有关学术杂志又连续发表了关于脊柱牵引技术、效果、适应证和禁忌证等较为全面的综述。

近20年来,脊柱牵引技术虽然也仍存有争议,但它依然是颈、腰椎疾病康复治疗的主流手段。

三、牵引的分类

1. 根据治疗部位分类　分为脊柱牵引(包括颈椎牵引、胸椎牵引、腰椎牵引)和四肢关节牵引(包括皮牵引、骨牵引)。

2. 根据牵引力来源分类　分为滑车-重锤牵引、电动牵引、自重牵引、徒手牵引。

3. 根据牵引力作用的连续性分类　分为持续牵引、连续牵引和间歇牵引。

4. 根据治疗体位分类　分为坐位牵引(颈前屈、中立、后伸)、卧位牵引(仰卧位、俯卧位)。

第二节　颈椎牵引

一、生理效应及影响因素

(一)颈椎间隙的增大

1. 颈椎椎间隙的增大值　为 Judrich(1952年)的报道,其结果为牵引重量 9.08~11.35 kg 时颈椎的生理前凸开始变直,牵引重量 20.43 kg 时椎间隙增大值达到最大,在这一力量下 $C_2 \sim C_7$ 总的增大值为 3 ~ 14 mm,平均值为 5 mm。

2. 椎间隙增大的最大部位 在颈椎牵引中,椎间隙增大值最大的节段通常为 C_6 ~ C_7,其次为 C_4 ~ C_5。上颈段不如下颈段那样容易分离。椎间隙分离最大的部位在后部,且随着屈曲的角度增大而加大。

3. 椎间隙增大效应发生的时间 这种机械性效应通常仅发生在牵引的最初几分钟,并不随着牵引时间的延长而进一步增大。即欲使椎体发生分离时,应用较大的牵引重量和较短的时间就可获得。有研究证实 11.19 kg 的牵引力作用 7 s 即可使颈椎椎体后部出现分离,并且在牵引停止后不久这种生理效应就基本消失。

4. 间歇牵引与持续牵引的比较 间歇牵引所发生的分离效应是同样牵引重量持续牵引的 2 倍。

5. 年龄的差异 50 岁以上老年患者由于退行性改变的缘故,分离现象较少发生。

(二)调节颈椎椎间孔大小

这种生理效应往往是通过颈椎屈曲位获得。Crue 发现由于在颈椎从 10°伸展位至 20°屈曲位的运动过程中,C_5 ~ C_6 椎间孔的垂直径可增加 1.5 mm,故在颈椎屈曲位用较小的牵引重量(2.27 ~ 3.78 kg)就很容易获得缓解神经根性疼痛的效果。Bard 利用 X 射线斜位片的研究发现了类似的效果。

(三)其他方面的生理效应

其他方面的生理效应包括缓解由于损伤、退变或椎间盘突出造成的神经根刺激或压迫性疼痛;解除肌肉痉挛;通过休息和制动消除炎症、缓解症状等。

(四)颈椎牵引生理效应的影响因素

脊柱牵引技术中影响其效果的因素有牵引体位、牵引重量、牵引时间、牵引频度等。临床应用的主要问题是决定这些因素的最佳组合。在颈椎牵引过程中,颈椎的位置、牵引重量、牵引时间和患者体位等因素十分重要。

1. 颈椎的位置 通常认为颈椎屈曲位时的牵引可以使椎间隙和椎间孔增大,后部软组织伸展。屈曲 24°是保持牵引时颈椎生理曲度变直而不出现反弓的最大角度。一般不提倡后伸位颈椎牵引,因为这种情况不仅不会使椎间隙增大,而且还会使椎间关节面间隙增大而椎间隙减小,这极可能增加椎节不稳或椎基底动脉供血不足而使患者发生意外的危险性。但屈曲位颈椎牵引不适用寰枕关节和寰枢关节,欲在这一水平获得椎间隙分离的最佳角度,就得使正常颈椎前凸保留的中立位或 0°位。

2. 颈椎牵引的重量 一般认为,在无摩擦力环境下的颈椎牵引时,近似于患者体重 7% ~ 10% 的牵引重量可使颈椎椎体分离。但不可否认,颈椎牵引的重量受到来自多方面因素的影响。因此,目前较为一致的观点是在坐位牵引时,9.08 ~ 13.62 kg 的牵引重量就可基本达到颈椎间隙增大的作用,这也是牵拉头部的重量和抵抗肌肉张力产生阻力所需的最小牵引重量;但针对寰枕关节和寰枢关节分离的牵引重量则应更小一些,一般认为在 3.73 kg 左右。

3. 颈椎牵引的时间 具体应用上可从 7 s 到数小时不等。普遍认为颈椎牵引的机械效应发生在牵引的最初几分钟,故选择 25 min 左右的牵引时间较为适宜。而且,颈椎牵引时间与颈椎牵引重量之间存在着密切关系,即牵引重量较大时则牵引时间略短,反之,则牵引时间可稍长一些。若是针对颈椎间盘突出症的颈椎牵引,则牵引时间宜在 5 ~ 10 min。

4. 颈椎牵引时的患者体位 颈椎牵引过程中最常用的体位是坐位和仰卧位。其中仰卧位颈椎牵引优点较多,具体为:①增宽 C_4 ~ C_7 椎间隙后部,有益于增强疗效;②该体位下颈部肌肉无须支持头部重量,故牵引重量无须克服头部重量,患者也容易处于舒适放松状态,肌肉的保护性紧张程度也小;③稳定程度好,颈椎的曲度易于调节,容易使颈部处于适当的牵引列线,牵引的角度也易于调节。但是,在这一体位下颈椎牵引时摩擦力的问题则应加以考虑。坐位牵引虽然患者位置不易稳定,牵引角度变化也小,却有牵引无摩擦力的优点。

二、治疗作用

1. 解除脊柱小关节负荷,恢复脊柱的正常生理曲度　通过牵引可以纠正椎间小关节的紊乱或半脱位、滑膜嵌顿,恢复脊柱小关节的正常对合关系。

2. 增加椎间孔和椎间隙　使椎间盘压力降低,髓核不同程度地回纳。减轻神经根压迫和刺激,改善血液循环,促进炎症、水肿的消退和吸收,有利于病损组织的修复。

3. 牵伸挛缩组织,改善脊柱生理功能　牵伸挛缩的关节囊、韧带和肌肉,使紧张的肌肉得到舒张和放松,促使正常活动的恢复。

4. 恢复颈椎的正常排序　根据病情和牵引方式选择不同的牵引重量,限制颈椎活动,在颈椎外伤早期可以起到制动和复位作用,有利于理顺和恢复颈椎的正常排序。

三、常用方法

(一)概述

颈椎牵引可分为两大类即皮牵引和骨牵引。康复治疗中主要应用皮牵引。按牵引方法不同可分为机械牵引、手法牵引和自身牵引。制定牵引处方时应考虑到体位、牵引角度、牵引重量、牵引治疗时间、牵引疗程等因素。

1. **体位**　体位的选择应按照患者病情而定,一般而言,重度骨质疏松症、高龄老人、脊髓型颈椎病、寰枢关节半脱位以及不耐受坐位牵引者,应首选卧位牵引。除此之外,均可选坐位牵引。

2. **牵引角度**　指牵引作用力的方向,即牵引力(枕颌牵引套为牵引力作用起点)与沿身体纵轴之间的夹角。角度的选择应服从于颈椎病变的节段,以及患者颈椎的曲度。牵引角度的选择可根据患者治疗后的反应随时调整。目的是将牵引产生最大应力更好地集中在病变部位,同时调整生理曲度。如果患者生理曲度存在,则只考虑病变节段。临床可根据颈椎病的分型和颈椎 X 射线片表现来决定牵引角度。

3. **牵引重量**　牵引的重量应视疾病性质、患者体质及其对牵引的反应而定,例如,寰枢关节半脱位,不宜过重,通常以 5 kg 左右为宜,根据患者体重而有所加减±(0.5 ~ 1.0)kg。此外,脊髓型颈椎病、重度骨质疏松症、年老体弱等,亦不宜过重。除此之外,通常仅控制最大重量不超过 20 kg,这是由于颈项部周围韧带薄弱、肌肉短小密集,牵引重量过大,容易造成肌肉、韧带、关节囊的损伤。常用牵引重量相当于体重的 10% ~ 15%,首次牵引,重量宜小,以±5 kg 起始,2 ~ 3 d 递增 1 kg,症状改善后维持此重量直到疗程结束。应用电动牵引时注意处方的选择。

4. **牵引治疗时间**　通常牵引时间以(20±5)min 为宜。

5. **牵引疗程**　每天 1 ~ 2 次,以 10 ~ 12 次为 1 个疗程,一般治疗 2 ~ 3 个疗程即可获得症状体征的缓解甚至消失。个别患者恢复缓慢,但症状体征确有所缓解的,可以继续治疗;如果连续治疗 2 ~ 3 个疗程后,完全没有缓解,则需终止治疗。

(二)机械牵引

1. **坐位牵引操作程序**　坐位牵引(图 5-1)不需要很大的空

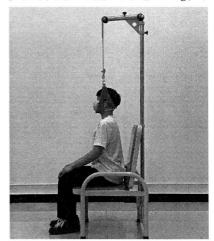

图 5-1　颈椎坐位牵引

间和复杂的设备,简便易行,易于调整牵引重量、角度。便于在牵引状态下施行手法或配合其他物理因子治疗。

(1)牵引体位:患者取坐位,躯干直立,椅子高度以患者坐位双脚平放地面为宜。用枕颌带固定下颌和枕部,枕颌带的松紧度调节以患者舒适为准。

(2)牵引参数:在治疗过程中要根据患者的具体情况(年龄、性别、体质、病变部位、病情严重程度、治疗反应等)进行调整。

1)牵引角度

前屈位颈椎牵引:前屈 $0°\sim5°$ 时最大应力作用于 $C_4\sim C_5$;$10°\sim15°$ 可以使 $C_5\sim C_6$ 椎间隙和椎间孔产生最大的分离;前屈 $20°\sim25°$ 时最大应力作用于 $C_6\sim C_7$;前屈 $25°\sim30°$ 时最大应力在 $C_7\sim T_1$ 椎间隙。颈椎前屈 $24°$ 时最大应力达到颈椎生理曲度变直而不出现反弓的平衡点。如前屈位超过 $30°$,其向上的作用力减少,水平方向的力增加,难以维持颈椎生理平衡。

中立位(垂直位)颈椎牵引:中立位(前屈 $0°$)牵引可使颈部肌肉获得较好地放松,使颈椎生理曲度逐渐消失、变直,使扭曲的椎动脉舒展、伸直,血液通畅,改善脑组织血液供应,常用于椎动脉型和脊髓型颈椎病。

后伸位颈椎牵引:后伸位($5°\sim10°$)牵引可以防止寰椎向前滑动,加强寰枢关节的稳定性。主要应用于寰枢关节半脱位、颈椎生理曲度变直或反弓的颈椎病。后伸位牵引可使椎间隙后部变窄和椎管前后径变小,导致椎管相对狭窄;还有增加颈椎平面关节不稳和椎基底动脉供血不足的危险性,在牵引过程中要特别注意。临床上一般不选择后伸位颈椎牵引,尤其是脊髓型颈椎病,以防止意外情况发生。

2)牵引重量:牵引重量以正常成年人体重的 10% 开始,逐渐增量。研究证实,当牵引力达到体重的 7% 时,即可使椎间隙产生分离,牵引力达到 20 kg 时,椎间隙增至最大值。

3)牵引时间:最佳的牵引时间是 $15\sim20$ min。牵引重量大则牵引时间可缩短,牵引重量轻则牵引时间可延长。牵引 $1\sim2$ 次/d,10 次为 1 个疗程。

(3)临床应用:适合于各型颈椎病。但是椎动脉型、交感型颈椎病的急性发作期以及神经根型颈椎病的急性神经根水肿期暂缓牵引,脊髓型颈椎病有硬膜囊受压时谨慎牵引,如有脊髓严重受压时则禁止牵引。牵引治疗 1 周症状无改善则需重新评估、调整牵引治疗参数。颈椎牵引有预防颈椎病复发的作用,但是过长疗程或常年在家自行牵引有可能导致颈椎关节不稳、颈部软组织劳损等。

2.卧位牵引操作程序　卧位牵引有床上重锤持续牵引(又称床头牵引)和床上斜面自重牵引两种。床头牵引是指利用枕颌带通过床头滑轮直接悬挂重量进行牵引的方法。卧位牵引与坐位牵引相比,肌肉易放松、较小的牵引重量就可克服肌肉张力,达到牵引目的。一般在医院、门诊或病房进行。床上斜面自重牵引是指利用自身体重作为对抗牵引重量达到治疗目的的方法。

(1)牵引体位:患者仰卧位,颈部垫一个枕头,固定好枕颌牵引套,利用枕头调整牵引角度(常用颈前屈 $20°\sim30°$),使颈部保持在正常生理曲度或自然、舒适的前屈位下做持续或连续牵引。

(2)牵引参数

1)持续牵引重量为体重的 $5\%\sim10\%$,每次 $20\sim30$ min,$1\sim2$ 次/d。首次牵引重量从 $2\sim3$ kg 开始,待患者适应后以每天 1 kg 的速度逐渐增加至症状改善。维持牵引一段时间后根据患者的治疗反应适当调整牵引重量。

2)连续牵引重量从 $2\sim3$ kg 开始,逐渐增加至为 $4\sim5$ kg。牵引时间为 6 h/d 以上,每 2 h 需休息 $10\sim15$ min,牵引治疗 $2\sim3$ d 或症状缓解后,可逐渐减少重量至 $2\sim3$ kg 并缩短牵引时间,维持牵引以巩固疗效。对重症或有颈椎脱位者,可持续牵引达 24 h 以上。此种牵引基本作用是制动。

3.电动颈椎牵引　由电动牵引装置提供颈椎牵引动力,近年来常用微电脑控制的电动牵引装置,参数调节精确、操作方便。可做持续牵引和间歇牵引,根据个体差异可进行不同重量和时间的多种组合。

（1）牵引参数：患者坐位或取仰卧位，可选择持续牵引或间歇牵引。牵引角度、重量和时间参数设置原则参照坐位和卧位重锤牵引。

1）持续牵引重量和时间：重量约相当于患者体重的10%。时间无论是持续牵引或间歇牵引均为 10 ~ 30 min，一般是 15 ~ 20 min。

2）间歇牵引重量和时间：间歇牵引重量可稍加大，可从 10 kg 左右开始，如患者无不适反应，以后可每天递增 1 kg，最大不能超过 20 kg，当症状减轻后维持或逐渐减少重量。牵引时间和间歇时间比例按 3∶1 或 4∶1 的原则设定，一般是牵引 30 s、间歇 10 s。牵引治疗 15 ~ 20 min。研究表明，7 s 的牵引可有效增大椎间隙，但过快易激惹患者的症状。因此，要根据患者的治疗反应调节和设置间歇牵引的时间组合，例如，牵引 3 min 间歇 1 min，以避免过快牵引引起患者的不适。牵引 1 ~ 2 次/d，10 d 为 1 个疗程，一般 1 ~ 2 个疗程。

（2）临床应用：持续牵引适用于脊髓型颈椎病之外的各型颈椎病，急性颈椎小关节紊乱，对松动术无效的上颈段疾病退行性颈部疾病伴有老年骨质疏松症者，应采用小重量牵引。间歇牵引适用于颈部有显著改变的退行性疾病和颈部运动明显受限者，有明确的神经根受损体征，但无神经根性水肿、炎症的患者。间歇牵引有按摩作用，使颈部肌肉紧张、松弛交替出现的运动符合肌肉收缩与松弛交替进行的生理功能，使扭曲的椎动脉伸展，有利于改善大脑和肌肉的血液循环。但刺激较大，急性期最好不用。

（3）注意事项：由于电动牵引的特殊性，所以必须注意以下几点。

1）熟悉牵引装置：了解牵引装置的性能、限制和有关参数的调节范围。

2）牵引前注意要点在启动牵引装置前，牵引力、牵引时间和间歇时间等所有控制参数在显示器上应为"0"，若不为"0"则必须回"0"。关机时应逐渐地降低牵引力量，使牵引绳完全放松，显示器上所有控制参数显示为"0"再关机，从牵引弓上卸下牵引套。

3）牵引参数：根据患者的临床诊断、分型、影像学检测结果及体重设定牵引参数。

4）治疗师对患者进行安全指导：除去耳机、眼镜等易影响牵引带放置的物品；并告知牵引过程中可能出现的不良反应。

5）牵引中注意要点：牵引治疗应密切观察患者的治疗反应，一旦出现异常反应或症状加重，需立即停止治疗，应指导患者使用应急开关停机。

6）牵引后注意要点：询问患者对牵引治疗的反应，记录牵引重量、时间、体位等相关数据。作为下一次牵引治疗调整牵引参数或终止治疗的依据。如果牵引 1 周后症状体征无改善，应重新评估、调整牵引有关参数或改用其他方法治疗。

（三）颈椎徒手牵引技术

徒手牵引是指治疗师用手法对患者颈部进行牵伸达到治疗目的的一种治疗方法。优点是牵引的角度和患者头部的位置可很好地控制。可分为徒手坐位牵引和徒手卧位牵引两种。适用于各型颈椎病，在治疗过程中配合推拿手法。颈椎的徒手牵引主要有两个方面的作用：一是治疗作用；二是作为实施牵引前的尝试性手段。

四、临床应用

（一）适应证

各型颈椎病，轻度脊髓型颈椎病但脊髓受压症状不明显。颈椎关节功能紊乱；颈部肌肉痉挛、颈椎退行性病变、肌筋膜炎等引起的颈肩部疼痛和麻木；寰枢关节半脱位。

在骨科临床中颈椎外伤脱位、骨折术前或保守治疗多采用卧位颈椎牵引复位制动,甚至用颅骨牵引。

（二）禁忌证

1.绝对禁忌证

（1）颈椎结构完整性受损害:颈椎及其邻近组织的肿瘤、结核等疾病,颈椎邻近有血管损害性疾病,颈内动脉严重狭窄有斑块形成,以及出血性疾病。

（2）牵引治疗后症状易加重的疾病:颈部肌肉等周围软组织急性拉伤、扭伤、急性炎症等,强直性脊柱炎,类风湿关节炎,先天性脊柱畸形等。

2.相对禁忌证　椎动脉硬化、畸形,心肌梗死恢复期,脑动脉硬化,重度高血压和及心脏病患者;以及脊髓型颈椎病脊髓严重受压的患者应慎用或不主张采取牵引治疗。

（三）注意事项

（1）治疗师必须熟悉牵引技术和牵引装置,根据患者病情和个体差异选择牵引方式并设置牵引参数。向患者阐明牵引治疗的目的、注意事项、可能出现的不良反应及预防方法。

（2）调整好枕颌牵引带的松紧度,两侧悬吊带要等长,作用力要相等。枕带的受力部位应集中在枕骨粗隆中下部,颌带应兜住下颌正下方。可用毛巾作垫以预防牵引对下颌软组织压迫引起的疼痛。枕颌带的摆放位置,要注意避开颈动脉窦和喉部,防止压迫颈动脉窦引起晕厥或发生意外。

（3）牵引时患者体位应舒适,坐位牵引时,患者应注意全身放松,双上肢自然下垂于身体两侧,脊柱略前屈。患者要解开衣领,自然放松颈部肌肉,除去耳机、眼镜等影响放置牵引带的物品。

（4）牵引过程中应注意了解患者反应,若出现头晕、心悸、胸闷、出冷汗、四肢麻木、无力加重等症状应立即停止牵引,及时进行处理。经检查如无重要器质性疾病,次日可在严密观察下调整牵引角度和重量后试行短时间牵引。

（5）坐位牵引结束时,应逐渐地减轻重量,再取下牵引套。休息 1～2 min,同时缓慢、轻柔地活动颈部数次,再离开治疗室。避免突然解除重量站立,可能会引起头痛或头晕等不适反应。

（6）牵引不能耐受者应考虑其他物理治疗方法。

（7）为缓解牵引中局部肌肉痉挛可同步配合颈部温热疗法,以增进疗效。但须注意,如果是急性小关节紊乱或小关节滑膜嵌顿,则不宜同步温热治疗。

第三节　腰椎牵引

一、生理效应及影响因素

（一）腰椎椎间隙增大

1.椎间隙增大效应发生的时间　Lehmann 和 Colachis 认为,在腰椎牵引过程中和牵引停止后 10 min 内可观察到这一效果,但停止牵引后 30 min 则这种机械效应消失。

2.产生腰椎间隙增大效应所需的牵引重量　Colachis 认为,只有>25% 体重的牵引重量方可有此作用。通常认为,相当于1/2 体重或稍多的牵引重量就可使腰椎间隙增加约1.5 mm,$L_3～L_4$ 椎间隙增大 2 mm,这样即可使狭窄的椎间隙回复到近似于正常椎间隙的宽度;但当解除了牵引力并处于站立位时,椎间隙又回到牵引前的水平。

3.进一步的效应　这种使椎间隙增大的作用进而可使腰椎生理曲度变直、椎间盘高度增加、腰椎肌肉及韧带拉长和椎间孔增大。

(二)腰部肌肉的放松

Hood 在应用肌电图对持续腰椎牵引和间歇腰椎牵引时,腰椎的骶棘肌肌电活动观察的结果表明,牵引可使腰部肌肉较好地放松,并且<25%体重的牵引重量也有这一作用。

(三)突出的椎间盘回纳

这是一个有争议的问题,Gupta 通过硬膜外造影术发现 10/14 例患者在双侧大腿持续牵引(牵引重量 27 ~ 36 kg)后 10 ~ 15 d 突出物缩小或回纳。他认为可能的机制是椎间隙的增大。因为在牵引后 10 ~ 15 d,用放射技术测量,仍有椎间隙较牵引前平均增大 0.5 mm 的结果;同时他也认为鉴于这种长时间持续牵引的机械效应,应在牵引后借助一些支持方式加强对腰部的保护,否则在环形纤维和后纵韧带没有完全恢复之前椎间盘突出复发的可能性很大。但也有研究表明,试图用牵引的方法使撕裂的纤维环恢复或是通过脊柱拉长,使突出或脱出的椎间盘回纳并稳定于纤维环内是不可能的。

(四)腰椎牵引生理效应的影响因素

1. 患者体位和腰椎屈曲、伸展的程度　患者的体位(仰卧位或俯卧位)和腰椎屈曲、伸展程度的调节有助于改善牵引治疗的条件和患者舒适的程度。一般认为,腰椎牵引时患者的位置和腰椎曲度的改变没有严格的规律可循,有时可通过改变腰椎屈曲、伸展和侧屈的角度来发现适合每一个患者最有益的牵引体位。具体原则如下:①患者的体位可提供关节面之间最佳的分离;②关节尽可能处于中间活动范围或自然位,因为关节囊越松弛,要达到分离程度的牵引重量就越小。

2. 腰椎牵引的力量　一般认为,腰椎牵引重量至少>25%体重才可克服牵引时的摩擦力。研究表明,29.84 ~ 74.60 kg 的牵引重量可使腰椎椎体发生分离,故常用的牵引重量的范围为 31.78 ~ 68.10 kg。

3. 腰椎牵引的时间和频度　腰椎牵引的时间在很大程度上受到牵引重量的影响。一般牵引重量大则牵引时间相对要短些,反之则牵引时间相对要长些。通常每次牵引持续的时间以 20 ~ 40 min,平均 30 min 较为适宜。在明确的腰椎间盘突出症患者牵引治疗时,治疗时间宜短。治疗频度一般为 5 ~ 6 次/周。

4. 其他影响因素　骨盆牵引带的形式、牵引带固定的位置、牵引的模式,以及牵引开始/结束的方式、牵引的常规程序、禁忌证的界定、不良反应的预防等其他因素也都有可能影响腰椎牵引的效果。

二、治疗作用

1. 降低椎间盘压力　椎间隙增大,后纵韧带紧张,有利于突出髓核不同程度的回纳或改变其与神经根的相对位置关系,使神经根的压迫得到减轻。

2. 解除脊柱小关节负荷　通过牵引可以纠正椎间小关节的紊乱或半脱位、滑膜嵌顿,恢复脊柱小关节的正常对合关系。

3. 促进炎症消退　牵引治疗使脊柱制动,减少运动刺激,促进炎症、水肿的消退和吸收,有利于病损组织的修复。

4. 松解粘连,解除肌肉痉挛　使紧张的肌肉得到舒张和放松,缓解疼痛,增加关节的活动范围。

三、常用方法

（一）骨盆重锤牵引

1. 牵引体位　患者仰卧硬板床（可利用普通病床），小腿处垫高，屈髋屈膝约90°。骨盆牵引带固定于腰部（髂嵴上方），牵引带两端连接牵引绳分别通过安装在足端床头的滑轮装置悬挂重量。两个滑轮的高度距床面15~20 cm，间距与人体宽度相近。该方法适用于需要长时间持续牵引的绝对卧床患者，也可以在病房、家庭或缺乏牵引设备的环境下使用。

2. 牵引重量　根据个体差异为7~15 kg。首次牵引从每侧7 kg开始，两侧共14 kg；以后根据患者的治疗反应每1~3 d增加1~2 kg，直至合适的重量。

3. 牵引时间　通常每牵引1 h，休息20 min，共2周。待患者适应后逐渐延长牵引持续时间。夜间停止牵引，以利睡眠。

4. 临床应用　适合于较轻的腰椎疾病。要根据病情不同和个体差异，选择不同的牵引重量和时间组合。通过调节滑轮与床面的高度可调节牵引作用力的角度。绝对卧床患者的长时间牵引，要防止压疮形成。牵引时双侧髂前上棘、股骨大粗隆部放置棉垫以保护皮肤。

（二）斜位自重牵引

利用患者自身腰部以下或以上的体重进行牵引，方法简便，易于掌握。有两种体位的牵引方法。

1. 头高脚低位牵引　患者仰卧于倾斜的床板上，胸部用胸肋牵引带固定于床头两侧，腰部及下肢不固定，利用腰部以下的自身重量进行牵引。初次牵引时从床面与水平面夹角30°开始，以后每天增加5°，一般8~10 d倾角可达70°~90°。牵引时间一般比较长，每日牵引4 h。该方法仅适合于不方便去医院治疗的患者家庭牵引。

2. 头低脚高位牵引　患者头低脚高俯卧于倾斜的床板上，双踝固定于斜板上端，利用腰部以上自身重量对腰椎进行牵引。牵引可从床面与水平面夹角30°开始，逐渐增加至70°~90°。每日1次，每次30~60 min。牵引过程中还可用双手支撑，做腰部旋转、后伸屈曲等动作，以增强牵引效果。该方法多在医院治疗室或有治疗师在场的情况下进行。老年、心脑血管病患者慎用。

（三）电动骨盆牵引

电动骨盆牵引装置（图5-2）由电动控制台、牵引床、牵引动力源及胸背板和可滑动的臀腿板组成。电动控制台可预先设定牵引参数，可精确地设定重量和时间组合，做持续或间歇的腰椎牵引。

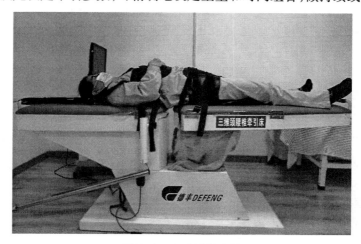

图5-2　电动骨盆牵引

1.牵引体位与角度 患者可取仰卧位或俯卧位,无论是仰卧位或俯卧位,均要使腰椎处于伸展状态,即保持生理前凸变平的位置。研究提示髋关节屈曲角度从0°~90°的过程中,椎间隙后部的分离程度逐渐增大,尤以 L_4 ~ L_5、L_5 ~ S_1 最为明显。一般选择髋关节与膝关节分别屈曲约70°使腰大肌松弛。胸肋带和骨盆带分别固定于季肋部和骨盆髂嵴上方。通过调整骨盆牵引带两侧牵引绳位置,可以调节腰椎牵引作用力的角度。

(1)仰卧位牵引:双下肢伸直平卧牵引使腰椎伸展,有利于牵引力更好地作用于腰椎上段病变部位。而屈髋、屈膝90°时使腰椎前凸变平处于中立位,牵引力主要作用于腰椎下段,在此体位下的牵引可更充分地放松腰部肌肉,使腰椎生理前凸变平,产生更好的治疗效果。

(2)俯卧位牵引:俯卧位牵引使腰椎伸展,腹部垫枕使腰椎前凸变中立位,通过所垫枕头的高低来调节腰椎屈曲度。腰椎伸展疼痛时,可选择使腰椎生理前凸变平的体位进行牵引;伸展疼痛缓解时,可选择伸展位牵引。在俯卧位牵引下可同时实施脊柱按压或踩跷等操作手法。

2.牵引参数 具体设置及其调节如下。

(1)牵引重量:为自身体重的30%(10~20 kg)左右开始,一般每3~5 d可以增加3~5 kg,最大不能超过体重。一般认为当牵引力超过体重的25%时即可有效地增宽椎间隙,而治疗量应至少大于体重的50%,待患者适应后可逐渐增加重量和时间,当症状改善时,以此重量维持牵引。

(2)牵引时间:通常持续20~30 min,轻重量牵引时间可适当延长,大重量牵引时间可适当缩短。间歇牵引的力、时间、通断比可预先设置,如牵引1~3 min,间歇30 s,节律性牵拉、放松,周期性进行,直至牵引治疗结束;1~2次/d,2周为1个疗程,一般1~2个疗程。

3.临床应用 电动骨盆牵引是临床最常用的腰椎牵引方式。主要用于急性腰椎间盘突出症、腰椎关节紊乱或各种类型的急、慢性腰痛。牵引后在2 h内腰部有不适感是正常的,为减轻患者牵引的治疗反应,应随时观察患者的反应并适时调整姿势、重量和时间,如出现严重不适,应该停止牵引并给予相应处理。牵引后不要马上站立,应该稍休息后佩戴腰围慢慢下床,平卧休息2 h以上(注意:腰围不能长期使用,不然会引起腰背肌萎缩,应加强腰背肌锻炼进行预防)。

(四)三维多功能牵引

三维多功能牵引又称屈曲旋转快速牵引,在沿脊柱轴向牵引力的基础上,增加了屈曲、旋转动作瞬间同时完成,是近年来发展起来的一种有别于传统牵引的方法。微电脑控制高亮数码管以显示牵引力、牵引时间、松弛力、牵引步数、牵引周期数、治疗时间。

1.牵引体位 患者俯卧在牵引床上,暴露腰部,使腰部病变部位与两板之间的间隙相对应,胸部和臀部分别固定于牵引床的胸背板和臀腿板。

2.牵引参数 依据患者性别、年龄、身体状况、症状、体征及影像学检查结果设定牵引参数。患者俯卧位,一般腰椎前屈10°~16°,旋转12°~15°。治疗师站立于患者患侧,用手指或手掌根按压于患部上一棘突,另一手叠压其上,使力的作用点更加集中于治疗部位。准备好后,脚踏控制开关,启动牵引治疗程序。牵引时多向患侧旋转,可先向患侧旋转再向健侧旋转。治疗师双手同时下推、旋转、按压,可重复1~2次。

牵引后患者平卧硬板床3 d,腰部用腰围制动。同时辅以非甾体抗炎药,以消除炎症、减轻反应性水肿。3 d后重新评估,根据需要可配合物理因子或按摩治疗,以巩固疗效。一般只需牵引1次,若需再次牵引可于1周后进行。

(五)自我牵引

1.徒手方法 患者仰卧位,双膝屈曲置于胸前,双手抱膝,以达到分离腰椎后部的目的。并可通过放松双手双膝,然后再度重复的方法间歇进行。但在应用该方法时,需注意这一形式下屈曲腰椎可增加腰椎间盘内的压力,故这一技术不应用于治疗急性腰椎间盘突出症患者,否则易加重症状。

2."攀单杠"牵引 这是一种患者可自行开展的悬吊牵引的方法。适用于患腰椎间盘突出症的青壮年男性患者或仅有轻度椎间盘退化、关节突关节骨质增生的患者。实施的方法如同"攀单杠"运动那样,双手拉住单杠,双足离地悬空或不离地,弯曲双膝关节,利用自身下坠的重量产生牵引作用。"攀单杠"牵引方法每日可进行 2~3 次,每次进行数分钟,具体可视臂力而定;也可每小时进行 1 次,每次牵拉 1 min,可预防下腰痛发生。

四、临床应用

(一)适应证

适用于腰椎间盘突出症、腰椎管狭窄症、腰椎小关节紊乱、腰椎小关节滑膜嵌顿、腰椎退行性疾病、腰椎滑脱、无并发症的腰椎压缩性骨折、早期强直性脊柱炎等;脊柱前凸、侧凸、后凸畸形;亦可用于腰扭伤、腰肌劳损、腰背肌筋膜炎。

(二)禁忌证

脊髓某一节段受压、马尾神经综合征、腰椎感染、恶性肿瘤、风湿性关节炎、急性拉伤扭伤、腹疝、裂孔疝、动脉瘤、严重痔疮、严重骨质疏松症、急性消化性溃疡或胃食管反流、心血管疾病(尤其是未控制的高血压)、严重的呼吸系统疾病、心肺功能障碍、孕妇。

(三)注意事项

1.牵引前 向患者做好解释工作,消除患者紧张情绪,牵引时患者不能屏气或用力对抗。胸肋固定带和骨盆固定带要扎紧,避免妨碍患者正常呼吸和卡压腋窝,造成臂丛神经损伤;两侧牵引绳应对称,松紧一致。对进行屈曲旋转快速牵引者,需详细了解患者病情,最好与骨科医生共同制订治疗方案,以免造成损伤。高龄或体质虚弱者以电动牵引床轻度牵引为宜。牵引前可进行腰部热疗,有助于放松腰部肌肉,避免拉伤。

2.牵引中 牵引时患者应取屈髋、屈膝卧位,以减少腰椎前突,使腰部肌肉放松,腰椎管横截面扩大,有利于症状的缓解。牵引过程中如果患者症状、体征加重,应减轻牵引重量或停止牵引。牵引中或牵引后可配合其他治疗,以增强疗效。牵引治疗期间需适当卧床或休息。

3.牵引后 不要突然松开牵引带,应缓慢放松,患者卧床休息数分钟,再缓慢起身。必要时可佩戴腰围以巩固疗效。牵引后,如果患者症状、体征加重,应减轻牵引重量或停止牵引。肥胖和呼吸系统疾病患者慎重使用牵引。孕妇、严重高血压、心脏病患者禁止牵引。

4.牵引反应的处理 腰椎牵引结束即刻有时发生疼痛加重的现象,称为牵引反应。其发生原因有:①腰部牵引力突然消失、骨盆固定带突然松解时,原本拉开的腰椎小关节突然回位,可能造成对合不良,即一过性小关节紊乱。预防方法:结束治疗时应缓慢降低牵引作用力直至消除,松牵引带时,先嘱患者屏气,随后慢慢放开辅带。处理方法:以相当于治疗牵引力的 50% 重量,重复缓慢再次牵引、短暂停顿后再次慢慢松解牵引带。②腰肌痉挛,通常发生于首次牵引后,且牵引力较大时。预防方法:首次牵引力宜小,告知患者注意事项,消除其紧张不安心理,或牵引同步配合腰部温热疗法。处理方法:牵引后实施腰部低中频电疗或者实施温热疗法,放松痉挛肌群。

第四节 四肢关节牵引

一、生理效应及影响因素

（一）生理效应

四肢关节活动范围受限多由制动引起,制动原因主要有两方面:第一,制动是骨科疾病的重要治疗措施,尤其是骨折和脱位患者,复位、固定和功能锻炼是治疗的3个主要环节;第二,不适当的制动,如长期昏迷或肌肉无力者,因护理措施不全面,护理人员未对其进行关节被动活动,或患者为了避免疼痛而自发限制关节运动。

1. 制动 可通过以下途径限制关节的活动范围。

（1）制动对韧带、关节囊和肌腱的影响:制动使韧带等纤维组织基质中水分减少,黏弹性减弱,纤维之间润滑作用降低,同时纤维与纤维之间的距离缩小,互相接触的机会增多,接触时间延长,致使化学横键形成,造成纤维之间的粘连。当同时存在组织炎症肿胀时,常有新生细纤维形成,与原有纤维多处任意粘连,限制其相对滑动。以上内部变化使制动时处于松弛状态的韧带渐固定于短缩位,造成关节挛缩。此时韧带失去光泽而变为木质感,强度及刚度减弱。

（2）制动对关节软骨及关节腔的影响:制动使关节软骨在正常运动状态下应有的交替受压,减压停止,滑液分泌、流动减少,导致关节软骨营养障碍,逐渐萎缩、坏死、纤维化,关节腔狭窄,滑液囊干涸、粘连、消失,从而造成关节粘连。

恢复关节活动度是患者功能全面康复的基础,通常采用的方法有关节活动范围增大的练习、手法松解和手术。其中关节活动范围增大的练习包括主动运动、被动运动、助力运动和关节功能牵引,因其不良反应少,较为安全、有效而被认为是首选治疗方法。

2. 四肢关节牵引的主要生理效应

（1）增大关节腔间隙,扩大活动度:牵引力通过牵引装置作用于关节,使关节产生分离运动从而为关节活动提供空间。

（2）预防并治疗关节周围软组织的挛缩和粘连,保持或恢复正常的关节活动度:牵引的机械性伸展作用使挛缩和粘连的纤维产生更多的塑性延长,改善静脉血液回流并消除肢体肿胀,有利于软组织康复。从而使病损关节恢复到正常或接近正常的活动范围。

（二）影响因素

将动物肌腱固定在材料力学测试仪中,进行牵拉后肌腱被延长,牵引力消除后即刻有明显回缩,以后在5 min内仍有缓慢的回缩,但停止回缩后测量其长度仍大于牵拉前的长度。这一实验反映出组织纤维在牵引力作用下可发生急弹性延长、缓弹性延长和塑性延长。最后不再回缩的部分即塑性延长的长度,是关节活动度恢复的基础,决定了关节活动度恢复的程度。塑性延长的程度取决于下列因素。

（1）在一定范围内的牵引力越大,塑性延长（变形）量越大。

（2）牵引时间适当延长可使塑性变形量增加。临床观察显示:牵引开始后6~8 min关节活动度增加较快,以后变得缓慢,16~18 min后趋于稳定。

（3）持续牵伸较反复短暂牵伸更利于塑性变形量的增加。

（4）组织温度升高时塑性延长率增加。

二、治疗作用

治疗作用如下:①增大关节腔间隙,扩大活动度。②预防并治疗关节周围软组织的挛缩和粘连,保持或恢复正常的关节活动度。③保持或恢复正常骨与关节的对位和对线。调整牵引角度可矫正成角和扭转移位。使骨折复位,矫正骨折收缩移位。使脱位的关节复位,并可防止再脱位。

三、常用方法

(一)持续皮肤牵引

持续皮肤牵引简称皮牵引,是利用粘贴在患肢皮肤上的宽胶布条或乳胶海绵条,通过滑轮装置,施加持续牵引力来对抗患肢肌肉的力量,以达到治疗的目的。

皮牵引可同时应用于相邻肢体不同方向的牵引。如股骨、胫骨同时骨折可在屈膝的体位下分别牵引,既保证股骨、胫骨的有效牵引力,又能保护膝关节。皮牵引还可在肩外展支架固定的同时做上臂的持续牵引。

牵引重量和时间一般不超过 5 kg,一般 2 ~ 3 周。

(二)骨牵引

骨牵引是通过贯穿骨端松质骨内的骨圆钉、不锈钢针或手巾钳,在肢体的远端施加持续牵引,以对抗患肢肌肉的牵拉力。牵引重量和时间:闭合性股骨干骨折在胫骨结节处做持续骨牵引时一般用体重 1/8 ~ 1/7 的重量作牵引力;老年人股骨颈骨折一般需牵引 6 ~ 8 周。

四、临床应用

(一)适应证

四肢骨折、脱位后关节功能障碍;肌肉韧带外伤手术后软组织挛缩;关节附近烧伤后瘢痕粘连;软组织损伤性骨化(骨化性肌炎)稳定期;前臂缺血性肌挛缩和小腿骨筋膜隔室综合征的恢复期。

(二)禁忌证

骨性关节强直;关节内及其周围的炎症或感染;关节运动或肌肉拉长时疼痛剧烈;牵引部位有血肿或其他组织损伤征兆时。

(三)注意事项

1.牵引前　详细阅读牵引设备操作手册,了解设备性能、特点及注意事项。根据患者个体情况设定牵引参数。牵引前先采取局部牵伸等技术,使挛缩关节周围的软组织放松,提高牵引效果。牵引局部需要暴露,衣着应舒适、宽松,以免限制肢体的牵引。

2.牵引中　患者局部应尽量放松,避免和牵引力对抗。牵引力不能强迫关节超过其正常的关节活动度,避免用较大的力量牵引长期制动的肌肉和结缔组织。发生运动的关节之间要加以固定保护,对存在骨质疏松的患者操作要小心。牵引时受力部位应有衬垫保护,以免出现压疮。避免牵引水肿组织和过度牵引无力的肌肉。

3.牵引治疗后　要询问、观察治疗后的反应,如出现疼痛、肿胀加重,特别是关节周围温度增高要及时减轻牵引重量,预防过度牵引而导致骨化性肌炎的发生。关节功能牵引亦可作为关节主动运动、被动运动等功能训练的准备。当挛缩或缩短的软组织替代正常结构对关节起稳定作用时,或当挛缩或缩短的软组织有增大功能作用时(尤其是瘫痪或严重肌无力患者),关节牵引必须慎重或取消。

本章小结

本章详细介绍了牵引技术。大家在学习时需深入理解颈椎、腰椎和四肢关节牵引技术的治疗作用、常用方法和临床应用;同时关注康复前沿知识,了解最新牵引设备,才能在指导临床训练中得心应手。

思考题

一、单选题

1.牵引的治疗作用不包括
    A.增大椎间盘压力   B.促进炎症消退   C.解除肌肉痉挛
    D.增加关节的活动范围   E.早期制动和复位

2.下列哪项不是颈椎牵引的适应证
    A.颈部肌肉痛性痉挛   B.颈椎退行性椎间盘疾病   C.颈椎退行性骨关节炎
    D.椎间关节囊炎   E.急性拉伤、扭伤

3.下列不是腰椎牵引作用的是
    A.增加后纵韧带张力,促进椎间盘还纳
    B.增加椎体间距,降低椎间盘内压
    C.预防、松解神经根粘连
    D.增加椎管容积
    E.纠正腰椎大关节的紊乱

4.牵引的最终目的是
    A.牵拉韧带   B.牵拉肌肉   C.牵拉关节
    D.牵拉神经   E.牵拉皮肤

二、简答题

1.脊柱牵引的生理效应以及影响因素有哪些?
2.牵引的治疗作用是什么?
3.颈椎牵引的适应证和禁忌证有哪些?
4.腰椎牵引的适应证和禁忌证有哪些?

(陈林玲)

第六章

牵伸技术

★教学目标
1. 掌握牵伸技术的作用；常用上、下肢肌肉牵伸和脊柱徒手牵伸技术。
2. 熟悉牵伸技术的基本概念，软组织挛缩病因及其类型；牵伸技术的适应证、禁忌证和注意事项。
3. 了解软组织牵伸的生理学基础、牵伸程序、常用牵伸器械。
4. 能运用牵伸技术为患者进行康复治疗及康复训练指导。
5. 能与患者及家属进行沟通，开展康复教育。

第一节 概 述

一、基本概念

1. **牵伸技术** 是指运用外力（人工或机械/电动设备）牵伸短缩或挛缩的软组织，做关节活动范围内的轻微超过软组织阻力的运动，以达到恢复关节周围软组织的伸展性、降低肌张力，改善或恢复关节活动范围的目的。根据牵伸力量来源分为手法牵伸、机械牵伸和自我牵伸。

2. **软组织** 是指肌肉及其辅助结构（包括肌腱、筋膜、滑膜囊、腱鞘）和关节辅助结构（包括关节囊、韧带）以及皮肤等连接组织。各种软组织都有各自的生理特性，影响着关节制动作用和肌肉延长能力。

3. **软组织的柔韧性** 特指肌腱单位在身体节段或关节活动中通过活动范围时拉长的能力，柔韧性是单个关节和一系列关节在正常活动范围内完成无限制、无疼痛的活动能力。主动柔韧性涉及主动关节活动度，它有赖于肌肉收缩产生关节活动的能力和主动活动过程中所遇到的软组织的阻力程度。被动柔韧性是指某关节在接受被动运动时关节完成活动的能力，它有赖于通过关节或关节周围肌肉和结缔组织的延展性。

4. **挛缩** 是指由于各种原因导致关节周围的软组织发生病理变化，软组织适应性短缩，造成关节活动障碍。临床上通过对肌肉紧张程度和关节活动度的评估，一般容易诊断。挛缩常根据发病部位和短缩肌肉的动作来命名，比如股四头肌短缩畸形不能充分屈膝，就命名为伸膝肌挛缩；腓肠肌短缩而不能充分背屈踝关节，就称为踝关节跖屈肌挛缩。

二、原理及原则

（一）软组织牵伸的生理学基础

每种软组织都有各自的生理特性，影响着关节制动作用和肌肉延长能力。当牵拉这些软组织时，速度、强度、持续时间和温度的不同，不同组织会有不同的反应结果。可收缩性和不可收缩性的组织都具有弹性和可塑性。

1. 骨骼肌

（1）骨骼肌的物理特性：骨骼肌由大量的肌纤维组成，它属永久性细胞，不能再生，肌腱和韧带从组织学上属于规则的结缔组织，具有很大的抗牵拉性。

骨骼肌是运动系统的动力部分，多数附着于骨骼，少数附着于皮肤（如皮肌）。在骨与关节的配合下，通过骨骼肌的收缩和舒张来完成躯干和四肢运动，而骨骼肌的收缩与舒张是其具有弹性、伸展性、可塑性及黏滞性等物理特性的表现。①弹性：肌肉被动牵伸后当外力去除时，肌肉恢复原来长度的能力。②伸展性：肌肉在松弛状态下，受到外力作用时长度延伸的能力。③可塑性：肌肉被牵伸后，其组织有保持当前长度的趋势。④黏滞性：当外力去除后，肌肉不能立即恢复其原来的长度的特性。其中，肌肉的伸展性与外力（如牵拉和负重）并不呈直线比例，而是随着外力逐渐增大，其长度增加的程度逐渐减小。

（2）骨骼肌的收缩方式：主要包括3种。①等张收缩：肌张力基本不变，但肌长度发生变化，产生关节运动。可分为向心收缩和离心收缩。②等长收缩：肌肉收缩时，其肌纤维长度基本不变，亦不发生关节运动。③等速收缩：一般生理状态下很难产生，指肌肉收缩时，肌张力产生变化，但关节运动速度由机器设定保持不变。

（3）影响骨骼肌收缩效能的因素：肌肉收缩效能是指肌肉收缩时产生的张力大小、缩短程度以及产生张力或缩短的速度。其影响因素主要包括前负荷、后负荷和肌肉内在特性等。

前负荷是指肌肉收缩前所承受的负荷，决定了肌肉收缩前的长度，即初长度。前负荷反映初长度对张力的影响：当初长度增加时，每次收缩所产生的主动张力也相应地增大，当超过某一限度时，再增加反而使主动张力越来越小。所以，肌肉收缩应该存在最适前负荷和最适初长度，并在最适初长度下产生最大的张力。

后负荷是指肌肉开始收缩时才能遇到的负荷或阻力，后负荷不增加肌肉的初长度，但能阻碍收缩时肌肉的缩短。在等张收缩的条件下，随着后负荷的增加，肌肉收缩张力增加而缩短速度却减小，即二者成反比。

肌肉本身的内在特性也影响着肌肉收缩效能，如创伤和感染等因素改变了肌肉内部功能结构和状态，降低了肌肉收缩的效果，导致肌肉萎缩和功能障碍。通过肌肉牵伸和运动锻炼等方法，则可以改善肌肉内部功能状态，使肌肉的体积、张力以及柔韧性和顺应性改变，从而提高肌肉的收缩效能。

2. 肌腱与周围组织的结构　肌腱主要由平行致密的胶原纤维构成，强韧、无收缩功能。当肌肉受暴力时，肌腱不易断裂而肌腹可能断裂，或肌腱与肌腹连接部、肌腱的附着点被拉裂。与肌腱相连的结构是肌内膜、肌束膜、肌外膜和包绕整个肌肉的外层纤维鞘。纤维鞘是与肌肉相连并包绕肌肉的框架，也是肌肉阻止被动拉长的最初抵抗力的来源。当挛缩发生时，肌外膜之间会或与胶原相粘连，从而限制了运动。当肌肉被牵伸时，纤维鞘也受到牵伸，降低了被动牵伸时的阻力。

关节囊和韧带关节囊由纤维结缔组织膜构成，附着于关节周围，并与骨膜融合连续，包围关节，分两层，外层为纤维膜，质厚而坚韧，由致密结缔组织构成，富含血管和神经；内层为滑膜层，质薄而柔润，由疏松结缔组织构成，富含血管网，分泌滑液，不仅起到润滑作用，还是关节软骨和半月板新陈代谢的重要媒介。而韧带是连接于骨与骨之间的致密结缔组织纤维束，它不仅能够加强关节稳定性，而且有限制关节过度运动的作用。

3. 肌梭和腱器官　肌梭是感受肌肉长度变化的感受器。肌梭囊内有梭内肌纤维、梭外肌纤维。当梭外肌纤维收缩时，感受装置所受的牵拉刺激将减少；而当梭内肌纤维收缩时，则感受装置对牵拉刺激的敏感度增高。中枢有运动传出纤维支配梭外肌和梭内肌纤维，前者称为 α 传出纤维，后者称为 γ 传出纤维。当 γ 传出纤维活动加强时，梭内肌纤维收缩，可提高肌梭内感受装置的敏感性。因此，γ 传出纤维的活动对调节牵张反射具有重要作用。

腱器官是一种张力感受器。分布于肌腱胶原纤维之间,与梭外肌纤维呈串联关系。

当肌肉受到牵拉时,首先兴奋肌梭的感受装置发动牵张反射,导致被牵拉的肌肉收缩以对抗牵拉;当牵拉力量进一步加大时,则可兴奋腱器官,抑制牵张反射,以避免被牵拉的肌肉受到损伤。

（二）软组织挛缩病因及其类型

1.挛缩常见病因

（1）关节周围软组织挛缩:由于疾病使身体某部位长期制动、创伤或烫伤导致的炎症和疼痛,造成肌肉皮肤短缩,形成瘢痕所致。因为关节周围的结缔组织是由网硬蛋白和胶原组成,这是一种疏松的网状组织,关节损伤后制动将使胶原纤维和网硬蛋白沉淀,形成致密的网状结构,导致关节运动受限。

（2）神经性肌肉挛缩:为了减少疼痛,长时间将肢体置于某一种强制体位造成的,称为反射性挛缩。中枢神经系统损伤导致肌张力亢进,造成姿势异常和肌肉失衡,称为痉挛性挛缩。因末梢神经疾患,肌肉失去神经支配所致的弛缓性瘫痪造成的,称为失神经支配性挛缩。

（3）粘连组织的形成:发生于关节内、关节周围软组织以及引起该关节活动的主要肌肉的粘连。例如关节疾患或关节组织受损伤后,大量的浆液纤维组织渗出,局部出现胶原纤维,导致粘连形成,又因为疼痛,关节活动少、不充分,使韧带肌腱等被胶液黏在一起,严重影响关节的运动范围。

2.挛缩分类　根据挛缩发生的组织及其性质,可以将挛缩分为以下几种。

（1）肌静态性挛缩:肌静态性挛缩是指肌肉、肌腱缩短,关节活动范围明显受限,但没有明确的组织病理学表现,通常在较短的时间内通过牵伸治疗即可见效果。而由于中枢神经损伤引起的肌张力增高,使肌肉处于一种不正常的持续收缩状态而引起关节活动受限,称为假性肌静力性挛缩。

（2）瘢痕粘连:正常组织损伤后如果出现瘢痕组织,由于粘连将导致周围软组织的活动范围降低,从而限制了关节的活动和功能。常见的有深度烧伤后、严重的软组织损伤等,瘢痕组织的形成引起局部组织挛缩。对于此类患者,早期合理的康复介入,可以有效预防瘢痕的发生;而已经形成的组织挛缩者,相当一部分可以通过牵伸、理疗等方法来减轻挛缩。

（3）纤维性粘连:是指由于软组织的慢性炎症和纤维性改变而造成的软组织挛缩,它可以明显限制关节活动,其存在时间愈长,正常组织被粘连组织、瘢痕组织所取代的就愈多,关节功能的改善就变得越发困难。因此,治疗上强调尽早开展康复训练,及时控制各种炎症,预防组织纤维化。

（4）不可逆性挛缩:正常软组织或结缔组织如果由于某些病理性原因被大量的非伸展性组织如骨、纤维组织所替代,使软组织永远失去了延长的能力,称为不可逆性挛缩。常见于关节长期慢性炎症、异位骨化、骨性关节炎。

（三）牵伸的治疗作用

1.预防肌肉挛缩　由于疾病使身体某部位长期制动,肌纤维适应性缩短,可导致肌肉紧张、挛缩,关节活动度明显缺失。通过牵伸治疗可预防肌肉的挛缩,同时恢复和保持关节的正常活动范围。

2.调节肌张力　姿势异常或制动使肌肉、肌腱的弹性回缩力和伸展性降低,通过牵伸刺激肌肉内的感受器——肌梭,调节肌张力,提高肌力。对于中枢神经系统损伤或疾病导致的肌张力增高、肌痉挛,也可以通过牵伸技术降低肌张力,保持肌肉的初始态长度,改善或重新获得关节周围软组织的伸展性。

3.防止结缔组织发生不可逆性挛缩　被动牵伸技术在拉长挛缩的肌纤维的同时,也能降低韧带、肌腱、关节囊这些非收缩成分收缩的可能性,使结缔组织在牵伸应力作用下逐渐延长。

4.提高肌肉的兴奋性　对肌张力低下的肌群,进行快速牵拉,由于传入纤维于脊髓处刺激 α 运动神经元,促使梭外肌纤维收缩,可以直接或间接反射性地提高肌肉的兴奋性,增强肌力。

5.预防软组织损伤 躯体在活动或从事某项运动之前,应预先对关节和软组织进行适当的牵伸活动,使肌肉、肌腱等软组织对应力有适应过程,以增加关节的灵活性,降低肌肉和肌腱等软组织的损伤或疼痛。

三、牵伸程序

(一)治疗前评估

牵伸前康复医师、治疗师必须对患者进行系统的检查和评估,了解其关节活动受限的部位、性质、原因以及功能情况。是否有炎症性疼痛;挛缩组织处于什么阶段;同时还要评估活动受限的肌力,其年龄、认知、身体状况如何;能否主动参与以及预后等;制订合理的康复治疗计划。

(二)选择牵伸方法

根据引起关节活动受限的原因,选择最有效的治疗方法。如果功能受限的主要原因是由于软组织挛缩引起的,可选用肌肉牵伸技术;如果是关节本身的原因导致功能受限,则选用关节松动技术或两者同时兼顾。

(三)治疗师体位及操作手法

治疗时,治疗师应面向患者站在牵伸侧,一手固定在被牵伸肌肉的一端,一手置于另一端。本节中需要特别说明的是对治疗师手放置位置的称呼,靠近患者身体中线的手称内侧手;远离患者身体中线的手称外侧手;靠近患者头部一侧的手为上方手;靠近患者足部一侧的手为下方手。其他位置术语与标准解剖位相同,即靠近腹部为前,靠近背部为后,靠近头部为上,靠近足部为下。

(四)牵伸技术参数

1.患者体位 积极与患者沟通,让其尽量保持在舒适、放松的体位;被牵伸部位应处在抑制反射、易于牵伸的肢体位置;充分暴露牵伸部位,如有可能应去除绷带、夹板或衣服。上肢被动牵伸时患者也可取坐位,将前臂放置在治疗床上或者治疗台上,这样很容易固定被牵伸的近端结构。

2.牵伸方向 牵伸力量的方向应与肌肉紧张或挛缩的方向相反。预先以主动、小强度牵伸软组织结构;在可控制的关节活动范围内活动;缓慢移动肢体至受限的终末端;固定近端、运动远端肢体,以增加肌肉长度和关节活动范围。

3.牵伸强度 牵伸力量必须足够拉紧软组织的结构,但不至于导致疼痛或损伤。在牵伸过程中患者感到轻微疼痛是正常的,要以患者能够耐受为原则。当患者感到明显疼痛或剧痛难忍,应视为负荷过度,容易造成被牵伸组织损伤,应及时调整强度,避免造成医源性损伤。实践证明低强度长时间的持续牵伸效果优于高强度短时间的牵伸。

4.牵伸时间 被动牵伸持续时间为每次 10 ~ 15 s,也可达 30 ~ 60 s,然后重复 10 ~ 20 次,反复使被牵伸肌肉在长度上延伸、局部有紧张牵拉感。每次之间要休息 30 s 左右,并配合轻手法按摩,以利于组织修复并缓解治疗反应。机械性牵伸每次 15 ~ 20 min。住院患者每天 1 ~ 2 次,门诊患者每天 1 次。10 次为 1 个疗程,一般 3 ~ 5 个疗程。如果规范治疗 1 周无明显疗效,应该进行重新评估,调整参数或改用其他治疗方法。

5.治疗反应 一般牵伸治疗后患者感到被牵伸部位关节周围软组织放松,关节活动范围改善,如果第二天被牵伸部位仍然有肿胀和明显的疼痛,说明牵伸强度太大,应降低牵伸强度或休息1 d。牵伸治疗的强度和时间以及疗程因损伤的部位、病情而异。因此,在康复过程中需对患者进行定期评估,根据具体情况和个体差异制订合理的参数。

(五)积极与患者沟通

分析疾病的发生原因,预测疾病可能带来的不利后果,强调治疗的目的和重要性,获得患者的充分了解和信任。

四、常用牵伸技术

(一)被动牵伸

当患者放松时,采用徒手或机械的外力拉长挛缩组织的方法。它不但可以起到暂缓痉挛及保持痉挛肌的长度,还可以维持关节的活动范围,防止关节挛缩变形。适用于有轻度关节粘连或肌痉挛的患者,也适用于神经损伤引起肌肉瘫痪的患者,以利于维持关节正常活动范围的目的。

1.手法牵伸　通过控制牵伸方向、速度、强度和持续时间,来增加挛缩组织的长度和关节活动范围。手法被动牵伸是最常用的牵伸技术,与关节被动活动不同点是:软组织的被动牵伸是使活动受限的关节活动范围增大;而关节的被动活动是在关节活动未受限、可利用的范围内进行活动,目的是维持关节现有的活动范围,但无明显增加关节活动范围作用(图6-1)。

2.机械牵伸　指借助机械装置,增加小强度的外部力量,较长时间作用于缩短组织的一种牵伸方法。在临床上,当手法牵伸没有效果时,可采用机械设备进行牵伸。其牵伸力量通过重力牵引、滑轮系统或系列夹板而发生作用,强度超过手法牵伸。牵伸时间至少持续20 min甚至数小时,才能产生治疗效果。还要注意安全和积极配合主动运动(图6-2)。

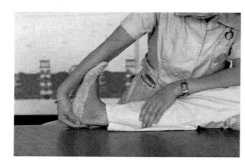

图6-1　手法牵伸

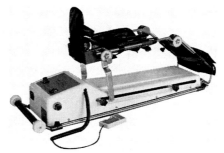

图6-2　机械牵伸装置

(二)主动牵伸

主动牵伸又称自我牵伸,是患者自己完成的一种肌肉伸展性训练,牵伸力量为自身重量,牵伸强度和持续时间与被动牵伸(徒手牵伸、器械牵伸)相同。指导患者应处于稳定而舒适的体位进行牵伸训练,教会患者自我调整牵伸参数,这是巩固疗效的主要措施。

(三)主动抑制

主动抑制是指患者在实施牵伸训练之前或过程中,有意识地放松该肌肉,此时进行牵伸的用力最小。主动抑制技术只能放松肌肉组织中具有收缩性的结构,而对结缔组织尤其是挛缩组织没有作用。这种牵伸主要用于肌肉神经支配完整,患者能自主控制的情况下,不能应用于存在肌力减退、痉挛或瘫痪的患者。

1.收缩—放松　方法:①首先将紧张的肌肉置于一个舒适的拉长位置;②紧张或挛缩的肌肉先进行等长抗阻收缩约10 s,使肌肉感觉疲劳;③然后让患者主动放松;④治疗师被动活动肢体,通过增加的活动范围以牵伸肌肉;⑤休息2 s后重复上述过程。休息时要求患者将肌肉处于舒适的拉长体位。

2.收缩—放松—收缩　方法:①～③步骤与"收缩—放松"技术相同;④紧张肌肉的拮抗肌自主做向心收缩,以对抗挛缩肌肉并帮助关节运动,使受限制的肌肉放松、被拉长,使肢体的关节活动范围增加。需注意:在无痛状态下完成紧张肌肉的等长抗阻收缩。牵伸前,挛缩或紧张的肌肉不需要进行最大强度的等长抗阻收缩,亚极量、较长时间的等长抗阻收缩可以有效地抑制紧张肌肉。

3.拮抗肌收缩　方法:①被动拉长紧张的肌肉到一个舒适的位置;②让患者拮抗肌等张收缩;③对收缩肌肉施加轻微阻力,但允许关节运动;④当关节运动时,由于交互抑制作用的结果,紧张的肌肉被放松。需注意:避免施加太大的阻力,因其可以引起紧张肌肉的张力扩散,限制关节运动或引起疼痛。当肌肉痉挛限制了关节运动时,也可以用此技术。如果患者不能在"收缩—放松"技术中完成紧张肌肉无疼痛范围内的强力收缩,用主动抑制技术很有帮助。

(四)其他辅助方法

1.热疗及冷疗　在牵伸肌肉之前,局部可先进行热疗,其方法有高频电疗(超短波、微波)、传导热疗(蜡疗、水疗)、红外线照射、超声波等方法,加热后的肌肉更容易放松和被牵伸,牵伸时患者的感觉较舒服,以增加组织的伸展性以及降低发生损伤的可能性。在牵伸后给予冷敷,以减少软组织牵伸后的肿痛,以促进关节活动范围的改善。

2.按摩　采用轻手法按摩、擦揉,特别是深部按摩,可以增加局部的血液循环,降低肌肉痉挛和肌肉紧张。如再配以热疗后按摩,更能使软组织放松以改善其伸展。

3.关节松动技术　牵伸前,应用关节松动技术的轻手法,如关节分离牵引,可以缓解关节疼痛和关节周围软组织的痉挛,具体操作参照第二章关节活动技术。

4.支具　牵伸治疗后,次日被牵伸的关节功能会出现反弹,可在牵伸之后应用支具或动力夹板,使肌肉保持在最大有效长度,进行长时间持续的牵伸,达到牵伸挛缩部位、增加关节活动度的目的。并配合作业疗法和日常生活活动训练,用以巩固治疗。

与牵伸技术相配合,可以帮助肌肉放松,提高牵伸效果。

第二节　临床应用及注意事项

一、适应证

1.适用于短缩或挛缩的软组织　如肩关节周围炎(冻结肩)、各种原因引起的关节炎(类风湿关节炎、骨关节炎、强直性脊柱炎)。

2.预防由于制动或失用造成的相应组织短缩等结构畸形的发生　如骨折、肌腱损伤经制动或固定后,外周神经炎或外周神经损伤所致的失用性肌无力造成的挛缩等。

3.缓解软组织挛缩、粘连或瘢痕形成　如烧伤、软组织、皮肤严重挫伤后所致的粘连和瘢痕,尤其位于关节周围的损伤影响到肢体的活动。

4.中枢神经病变或损伤的患者　如脑血管意外、小儿脑瘫、脊髓损伤、颅脑损伤等由于肌张力异常增高而导致的肌肉痉挛或挛缩。

5.预防运动损伤　体育锻炼前后牵伸,预防肌肉骨骼损伤,减轻运动后肌肉疼痛。

二、禁忌证

患者有严重的骨质疏松症;骨性限制关节活动;神经损伤或神经吻合术后1个月内;关节活动或肌肉被拉长时疼痛剧烈;不可逆的挛缩或短缩的软组织;新近发生的骨折、肌肉和韧带损伤,组织内有血肿或其他创伤因素存在时;关节内或关节周围组织有感染性炎症、结核或肿瘤,特别是各种炎症急性阶段;严重肌无力患者,为了维持关节的稳定性、为了保持一定的肌肉力量而发生代偿性挛缩时,应慎用牵伸治疗。

三、注意事项

1. 明确目标　通过评估明确需要牵伸的肌肉和肌群,明确需要限制可能出现代偿作用的肌肉和肌群。

2. 避免过度牵伸　过度牵伸是指牵拉后关节超过正常的关节活动度,导致关节运动范围过度。长时间制动或不活动的组织已失去了正常的张力,若使用大强度、短时间的牵伸更容易引起损伤,会造成关节不稳定,又增加了骨骼肌再次损伤的风险。

3. 避免牵伸水肿组织　水肿的组织比正常组织更易受到损伤,同时,牵伸后水肿加剧,还会增加疼痛和肿胀。

4. 避免过度牵伸肌力较弱的肌肉　对肌力较弱的肌肉,应与肌力训练结合起来,使患者在伸展性和力量之间保持平衡。

5. 避免挤压关节　对关节可先稍加分离牵引力,牵伸力量要适度、缓慢、持久,一般不采用跳跃性牵伸,避免因弹动关节而诱发牵张反射,导致反射性收缩。

6. 尽量放松牵伸部位　详细介绍病情,取得患者的理解和配合,使牵伸部位得到最大程度的放松。了解治疗反应,牵伸后肌肉酸痛不能持续超过 24 h。并要教会患者牵伸后保暖,以巩固牵伸效果。

四、徒手被动牵伸

(一)肩部肌肉

肩关节的运动方向包括前屈、后伸、内收、外展、水平内收、水平外展和内、外旋等动作,由于参与的肌群中有许多肌肉都附着在肩胛骨上,因此在牵伸肩部肌肉时必须固定肩胛骨(保持肩胛骨在没有外展和外旋的位置上)。

1. 肩关节前屈(图6-3)

(1)牵伸目的:牵伸肩关节后伸肌群,增加肩关节前屈活动范围。

(2)患者体位:仰卧位,肘关节取屈曲位,前臂和手自然放松。

(3)治疗师手的位置:站在患者被牵伸侧,上方手从患者内侧握住肘关节,下方手置于肩胛骨外侧缘固定肩胛骨。

(4)牵伸手法:上方手将肱骨被动屈曲到最大范围,牵拉肩部后伸肌群。

2. 肩关节后伸(图6-4)

(1)牵伸目的:牵伸肩关节前屈肌群,增加肩关节后伸活动范围。

(2)患者体位:俯卧位,上肢置于体侧,前臂和手自然放松。

(3)治疗师手的位置:站在患者被牵伸侧,上方手置于肩胛骨上以固定肩胛骨,下方手从掌侧握住肘关节。

(4)牵伸手法:下方手从掌侧托起肱骨远端,将肱骨被动后伸到最大范围,牵拉肩前屈肌群。

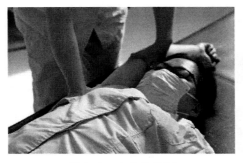

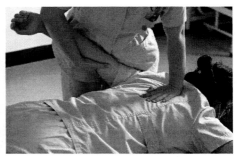

图6-3　肩关节前屈　　　　　　　　图6-4　肩关节后伸

3.肩关节外展（图6-5）

（1）牵伸目的：牵伸肩内收肌群，增加肩关节外展活动范围。

（2）患者体位：仰卧位，肩关节主动外展位，屈肘90°。

（3）治疗师手的位置：站在患者被牵伸侧，上方手托住肘关节，下方手置于腋下。

（4）牵伸手法：上方手将肱骨被动外展至最大范围，牵伸肩内收肌群。

4.肩关节内旋（图6-6）

（1）牵伸目的：牵伸肩外旋肌群，增加肩关节内旋活动范围。

（2）患者体位：仰卧位，肩外展90°，屈肘90°。

（3）治疗师手的位置：站在患者被牵伸侧，内侧手（靠近患者身体中线的手，下同）置于肱骨远端，外侧手（远离患者身体中线的手，下同）握住前臂远端。

（4）牵伸手法：外侧手缓慢地将患者前臂向足部方向，朝向治疗床面运动至最大范围，牵拉肩关节外旋肌群。

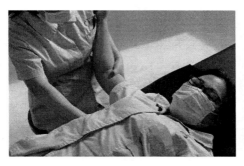

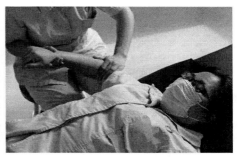

图6-5　肩关节外展　　　　　　　　图6-6　肩关节内旋

5.肩关节外旋（图6-7）

（1）牵伸目的：牵伸肩内旋肌群，增加肩关节外旋活动范围。

（2）患者体位：仰卧位，肩外展90，屈肘90°。

（3）治疗师手的位置：站在患者被牵伸侧，内侧手置于肱骨远端，外侧手握住前臂远端。

（4）牵伸手法：外侧手将患者前臂向头部方向，朝向治疗床面运动至最大范围，牵拉肩关节内旋肌群。

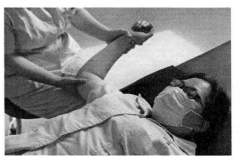

图6-7　肩关节外旋

6. 肩关节水平外展

（1）牵伸目的：牵伸胸部肌群，增加肩关节水平外展活动范围。

（2）患者体位：仰卧位，患侧肩部置于治疗床外，肩关节外展90°，肘关节可呈屈曲位。

（3）治疗师手的位置：站在患者被牵伸侧，内侧手固定肩部，外侧手握住肱骨远端（图6-8A）。

（4）牵伸手法：外侧手将患侧上肢朝地面方向牵伸至最大活动范围，牵伸肩关节水平内收肌群。

另外，胸肌的牵伸也可在坐位下进行，患者双手五指交叉置于枕部，两肩平行；治疗师立于患者身后，双手分别握住两侧肘关节，向后做水平外展运动，同时让患者做深吸气后呼气的运动（图6-8B）。

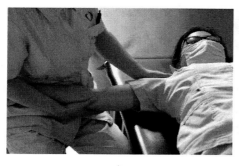
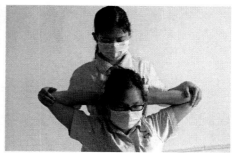

A　　　　　　　　　　　　　　　　B

图6-8　肩关节水平外展

7. 增加肩胛骨的活动（图6-9）

（1）牵伸目的：牵伸肩胛提肌，增加肩胛骨活动范围。

（2）患者体位：坐位，头主动转向非牵伸侧，稍前屈，直至颈部后外侧感酸胀。同时外展牵伸侧上肢，牵伸侧手置于枕后部。

（3）治疗师手的位置：站在患者身后牵伸侧，外侧手自前面托住肱骨远端，内侧手放在牵伸侧颈肩交界处。

（4）牵伸手法：内侧手向下按压，外侧手向上抬起；同时让患者深吸气后深呼气，达到牵伸肩胛提肌的作用。

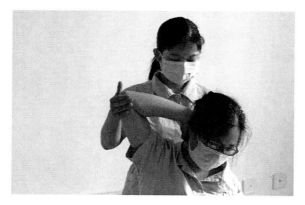

图6-9　增加肩胛骨的活动

（二）肘部肌肉

肘部肌肉牵伸时，如果力量过大，容易造成肌肉创伤，导致骨化性肌炎，因此，被动牵拉肘部要格外谨慎,在对儿童进行牵伸治疗时,尤其需要注意的是更轻柔、缓慢,牵伸强度要小,时间稍长,或者采用主动抑制技术,以避免发生新的损伤。

1. 肘关节伸展(图6-10)

(1)牵伸目的:牵伸屈肘肌群,增加肘关节伸直活动范围。

(2)患者体位:仰卧位,上肢稍外展。

(3)治疗师手的位置:站在患者牵伸侧,内侧手放在肱骨近端,外侧手握住前臂远端掌侧。

(4)牵伸手法:外侧手牵伸肘关节至最大范围,以牵伸屈肘肌群。

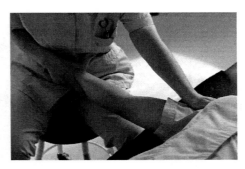

图6-10　肘关节伸展

2. 肘关节屈曲

(1)牵伸目的:牵伸伸肘肌群,增加肘关节屈曲活动范围。

(2)患者体位:仰卧位,上肢稍外展。

(3)治疗师手的位置:站在患者牵伸侧,外侧手握住前臂远端掌侧,内侧手托住肘部。

(4)牵伸手法:外侧手屈曲肘关节至最大范围,以牵伸伸肘肌群。患者也可取坐位,手置于颈后部,治疗师外侧手握住肘部向上牵伸,内侧手握住腕部向下牵伸。此法对牵伸肱三头肌长头的效果较好。

3. 前臂旋前和旋后(图6-11)

(1)牵伸目的:牵伸旋后肌群增加旋前活动范围;牵伸旋前肌群增加旋后活动范围。

(2)患者体位:仰卧位或坐位,屈肘90°。

(3)治疗师手的位置:站在患者牵伸侧,上方手握住前臂远端掌侧,下方手握住肘关节固定肱骨。

(4)牵伸手法:上方手握住前臂远端掌侧,做旋前或旋后动作至最大活动范围。牵伸时要注意桡骨围绕尺骨转,固定好肱骨防止发生肩关节内、外旋代偿。

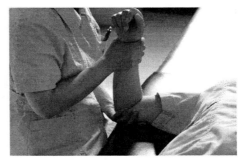

图6-11　前臂旋前和旋后

（三）腕及手部肌肉

由于手的外在肌经过腕关节,可以影响腕关节的屈伸和尺、桡偏活动范围,所以在牵伸腕部肌肉时,要强调牵伸力应接近腕掌关节的近端,而且手指处于放松状态。治疗过程中要注重拇指外展方向的运动,这对手功能的恢复至关重要。另外,当手指诸关节挛缩时,需要对其分别进行牵伸,切忌不能同时牵拉,以免造成不应有的医源性损伤。

1. 腕关节伸展(图 6-12)

（1）牵伸目的:牵伸屈腕肌群,增加腕背伸关节活动范围。

（2）患者体位:仰卧位或者坐在治疗床旁,前臂旋前使掌心向下,腕伸出床沿。

（3）治疗师手的位置:坐在牵伸侧,一手握住前臂远端固定,另一手握住患者手掌。

（4）牵伸手法:被动伸腕至最大范围,牵伸屈腕肌群,同时允许手指被动屈曲。

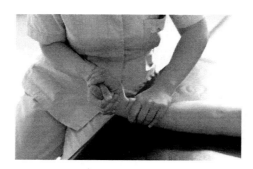

图 6-12 腕关节伸展

2. 腕关节屈曲

（1）牵伸目的:牵伸伸腕肌群,增加腕屈曲关节活动范围。

（2）患者体位:仰卧位或坐在治疗床旁。上肢放在治疗床上,屈肘 90°,前臂旋后或中立位,手指放松。

（3）治疗师手的位置:站在牵伸侧,一手握住前臂远端固定,另一手握住手掌背面。

（4）牵伸手法:被动屈腕至最大范围,牵伸腕伸肌群,同时保持手指自然伸直。

3. 腕关节桡侧偏(图 6-13)

（1）牵伸目的:牵伸尺侧偏肌群,增加桡侧偏活动范围。

（2）患者体位:取坐位,前臂平置于治疗台上。

（3）治疗师手的位置:一手握住前臂远端固定,另一手握住第 5 掌骨。

（4）牵伸手法:向桡侧偏,牵伸尺侧偏肌群。

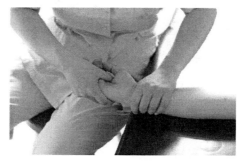

图 6-13 腕关节桡侧偏

4. 腕关节尺侧偏

（1）牵伸目的：牵伸桡侧偏肌群，增加尺侧偏活动范围。

（2）患者体位：取坐位，前臂平置于治疗台上。

（3）治疗师手的位置：一手握住前臂远端固定，另一手握住第2掌骨。

（4）牵伸手法：向尺侧偏，牵伸桡侧偏肌群。

5. 指关节伸展

（1）牵伸目的：牵伸屈指肌群，增加伸指关节活动范围。

（2）患者体位：取坐位或仰卧位，牵伸侧上肢稍外展，屈肘90°。

（3）治疗师手的位置：站在患者牵伸侧，上方手握住前臂远端，下方手握住手指。

（4）牵伸手法：下方手伸腕至最大范围，再将手指完全伸展。

（四）髋部肌肉

1. 屈膝时髋关节屈曲

（1）牵伸目的：牵伸臀大肌，增加屈膝时髋关节屈曲的活动范围。

（2）患者体位：仰卧位，下肢稍屈髋、屈膝。

（3）治疗师手的位置：站在患者被牵伸侧，远端手握住足跟，近端手托住患肢股骨远端。

（4）牵伸手法：双手托起患侧下肢，同时屈曲髋关节和膝关节至最大范围。在牵伸过程中固定非牵拉侧股骨，阻止骨盆向后方倾斜移动患者的臀部和膝部，使其充分屈曲以达到牵拉髋关节的伸肌群的目的。

2. 伸膝时髋关节屈曲（图6-14）

（1）牵伸目的：牵伸腘绳肌，增加伸膝时髋关节屈曲的活动范围。

（2）患者体位：仰卧位，健侧下肢伸直，患肢放在治疗师肩上。

（3）治疗师手的位置：侧立于患侧，先用肩部支撑患侧下肢，一手放在股骨远端以固定骨盆和股骨。

（4）牵伸手法：保持患肢膝关节充分伸展，另一手或另一个人帮助沿患者大腿的前面固定对侧的下肢在膝关节0°伸展位、髋关节中立位，同时尽量屈曲牵伸侧髋关节至最大活动范围。

注意：当髋关节处于外旋位时，屈髋的牵拉力量主要作用于半腱肌、半膜肌；当髋关节处于内旋位时，屈髋的牵拉力量主要作用于股二头肌。

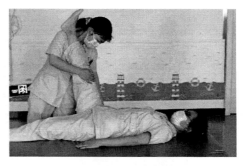

图6-14　伸膝时髋关节屈曲

3. 髋关节后伸（图6-15）

（1）牵伸目的：牵伸髂腰肌，增加髋后伸活动度。

（2）患者体位：俯卧位，牵伸侧下肢稍屈膝，非牵伸侧下肢伸直。

（3）治疗师手的位置：站在患者非牵伸侧，上方手放在臀部固定骨盆，防止骨盆运动；下方手放在股骨远端托住大腿。

（4）牵伸手法：下方手托起大腿离开治疗床面进行牵拉，后伸髋关节至最大范围。

仰卧位替代法：若患者俯卧位有困难，也可采取仰卧位，非牵拉侧下肢置于床面上；将被牵伸侧下肢髋关节悬于治疗床沿。上方手固定牵伸侧骨盆，以防止骨盆前倾；下方手放于牵伸侧下肢髌骨前上方，牵伸时下方手向下压大腿，使髋关节后伸至最大范围，牵伸髂腰肌。

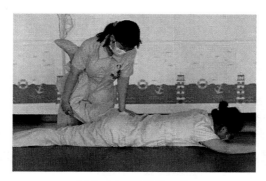

图6-15　髋关节后伸

4. 伸髋伴屈膝

（1）牵伸目的：牵伸股直肌，同时增加伸髋和屈膝活动范围。

（2）患者体位：俯卧位，牵伸侧下肢稍屈膝，非牵伸侧下肢伸膝。

（3）治疗师手的位置：上方手保持髋关节完全伸直，下方手握住胫骨远端向上做后伸髋关节的动作，并逐渐尽可能多地屈膝，注意不要使髋外展或旋转，使股直肌得到最大的牵伸。

（4）牵伸方法：牵伸髋内收肌群和髋关节外展的动作是一致的。

5. 髋关节外展（图6-16）

（1）牵伸目的：牵伸髋内收肌群，增加髋关节外展活动范围。

（2）患者体位：仰卧位，下肢伸直。

（3）治疗师手的位置：站在患者牵伸侧，上方手放在对侧大腿内侧，下方手从腘窝下托住牵伸侧大腿。

（4）牵伸手法：上方手按压支撑患者大腿的远端，保持对侧下肢轻度外展来固定骨盆；下方手尽可能外展髋关节至最大范围，以牵拉内收肌。还可以利用沙袋固定健侧膝部，使健侧下肢保持在轻度外展位，治疗师用双手托起患侧下肢，做外展运动。

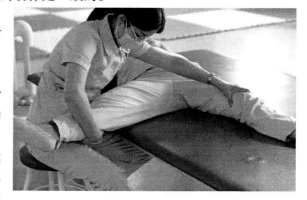

图6-16　髋关节外展

6. 髋关节内收（图6-17）

（1）牵伸目的：牵伸髋关节外展肌群，增加髋关节内收活动范围。

（2）患者体位：健侧卧位于床边，在上面的牵伸侧下肢取伸髋位，在下面的非牵伸侧下肢取屈髋、屈膝90°位。

（3）治疗师手的位置：站于患者背后，上方手置于髂嵴上固定骨盆，下方手按在牵伸侧股骨远端的外侧。

（4）牵伸手法：上方手按压髂嵴固定骨盆，下方手缓慢向下方做牵伸动作。

7. 髋关节外旋（图6-18）

（1）牵伸目的：牵伸髋内旋肌群，增加髋关节外旋活动范围。

（2）患者体位：患者俯卧，伸髋、屈膝90°。

（3）治疗师手的位置：站在患者牵伸侧，上方手按压臀部固定骨盆，下方手握住小腿远端外踝处。

（4）牵伸手法：上方手固定骨盆，下方手将小腿向内旋转至髋部外旋最大范围，以牵拉髋内旋肌群。

（5）坐位替代法：臀部坐于床边，屈髋、屈膝90°，治疗师上方手施加压力于髂嵴以固定骨盆，下方手于外踝或小腿外侧施加压力，以外旋髋关节。

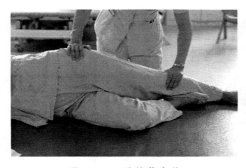
图6-17　髋关节内收

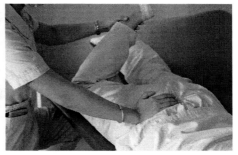
图6-18　髋关节外旋

8. 髋关节内旋

（1）牵伸目的：牵伸髋外旋肌群，增加髋内旋活动范围。

（2）患者体位：患者俯卧位，牵伸侧下肢伸髋、屈膝90°，非牵伸侧下肢伸直。

（3）治疗师手的位置：站在患者牵伸侧，上方手置于臀部固定骨盆，下方手握住小腿远端外踝处。

（4）牵伸手法：上方手固定骨盆，下方手将小腿向外转至最大范围，牵拉股外旋肌群。

（五）膝部肌肉

1. 膝关节屈曲（图6-19）

（1）牵伸目的：牵伸伸膝肌群，增加膝关节屈曲活动范围。

（2）患者体位：取俯卧位，牵伸侧大腿下垫一软枕，防止牵伸时髂前上棘和髌骨被挤压，非牵伸侧下肢伸直。

（3）治疗师手的位置：站在患者牵伸侧，上方手放在臀部固定骨盆，下方手握住小腿远端。

（4）牵伸手法：上方手在臀部固定骨盆，下方手屈膝至最大范围，牵拉膝部伸肌群。

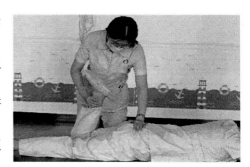
图6-19　膝关节屈曲

坐位替代法：患者坐在治疗床沿，屈髋90°，尽量屈膝于床的边缘；治疗师站在牵伸侧的下肢外侧，上方手放在大腿远端固定，下方手握住内外踝上方，尽量向后推小腿使膝关节尽量屈曲，牵拉伸膝肌群。

不同的体位，治疗效果各异。取坐位对增加屈膝0°～90°效果最好，俯卧位则对增加屈膝90°～135°效果最佳。需要注意的是，在俯卧位操作时切忌动作过快、用力过大，容易引起伸膝肌群过度牵拉，导致膝关节损伤。

2. 膝关节伸直

(1)牵伸目的:牵伸屈膝肌群,增加膝关节伸直活动范围。

(2)患者体位:俯卧位,下肢伸直,在大腿和髌骨前面放一毛巾卷,以减轻患者髌骨挤压等不适。

(3)治疗师手的位置:站在患者牵伸侧,上方手放在大腿后方,下方手握住小腿远端。

(4)牵伸手法:上方手固定股骨和骨盆,防止髋关节在牵伸过程中屈曲,下方手将小腿缓慢地向下压至最大伸膝范围,牵拉膝关节屈肌群。

如患者膝关节主动 ROM 达150°时,患者可取仰卧位牵伸,治疗师站在牵伸侧,上方手或前臂放在髌骨上方固定大腿和髋部,阻止在牵拉过程中髋关节屈曲。下方手握住小腿远端踝关节上方,向上抬起小腿,治疗师双手反方向用力,以最大限度地伸展膝关节。此方法对伸膝关节终末端活动受限,效果较好。

(六)踝与足部肌肉

1. 踝关节背屈

(1)牵伸目的:牵伸踝跖屈肌群,增加伸膝时踝关节背屈的活动度。

(2)患者体位:仰卧位,膝关节伸直。

(3)治疗师手的位置:站立于牵伸下肢的外侧,上方手握住内外踝处固定小腿,下方手握住患者足跟,前臂掌侧抵住足底,使距腓关节在中立位。

(4)牵伸手法:下方手一方面用力向远端牵拉足跟,背屈踝关节,另一方面用前臂向近端运动,并轻轻加压力于近侧的距骨,以牵拉腓肠肌,使踝背屈至最大的活动范围。

值得提醒的是,牵拉腓肠肌和比目鱼肌时,过度牵拉会引起足弓内侧缘韧带松弛,导致医源性平底足的发生。因此,牵伸时动作一定要缓慢,避免过度用力。

2. 踝关节跖屈(图6-20)

(1)牵伸目的:牵伸踝背屈肌群,增加踝关节跖屈活动范围。

(2)患者体位:坐位或者仰卧位。

(3)治疗师手的位置:站立于牵伸下肢的外侧,上方手托住踝关节的后部以固定小腿,下方手握住足背。

(4)牵伸手法:下方手用力向下活动足至最大跖屈活动范围。

3. 踝关节内翻

(1)牵伸目的:牵伸足外翻肌群,增加踝内翻活动范围。

(2)患者体位:仰卧位,下肢伸直。

(3)治疗师手的位置:站立在牵伸下肢的外侧,上方手握住内外踝下方距骨处,下方手握住足跟。

(4)牵伸手法:上方手固定胫骨远端,下方手将足跟向内转动,牵伸腓侧肌群、使足内翻达到最大的活动范围。

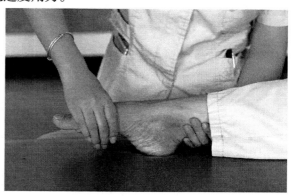

图6-20　踝关节跖屈

4. 踝关节外翻(图 6-21)

(1)牵伸目的:牵伸足内翻肌群,增加踝外翻活动范围。

(2)患者体位:仰卧位,下肢伸直。

(3)治疗师手的位置:站立于牵伸下肢的外侧,上方手握住内外踝下方距骨处,下方手握住足背。

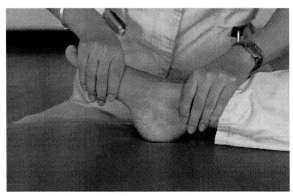

图 6-21　踝关节外翻

(4)牵伸手法:上方手固定胫骨远端,下方手握住足的背面,跖屈、足外翻牵伸胫骨前肌,使踝关节外翻达到最大的活动范围。如果牵伸胫骨后肌,上方手固定胫骨远端,下方手握住足底部,背屈、足外翻牵伸胫骨后肌,在肌腱拉力的反方向上调整运动和力量,使踝关节外翻达到最大的活动范围。

5. 足趾屈伸

(1)牵伸目的:牵伸足趾的屈曲和伸展肌群,增加足趾屈伸活动范围。

(2)患者体位:仰卧位或坐位。

(3)治疗师手的位置:坐或立于患者牵伸侧,上方手固定趾骨近端以限制关节代偿活动,下方手握住趾骨的远端。

(4)牵伸手法:下方手朝着需要的方向活动,使足趾的屈曲和伸展达到最大的活动范围。要分别牵拉每一块限制足趾活动的肌肉组织,牵拉力量的强度应轻柔,低强度牵拉与高强度相比患者更舒适,低强度、长时间的牵拉,对软组织挛缩效果更理想。

(七)颈部肌肉

1. 颈椎前屈(图 6-22)

(1)牵伸目的:牵伸颈部伸肌群,增加颈椎屈曲活动范围。

(2)患者体位:取坐位。

(3)治疗师手的位置:站立位,上方手放于患者顶枕部,下方手放于上段胸椎部位。

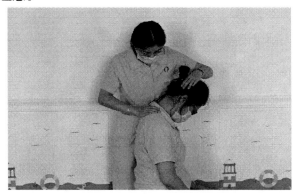

(4)牵伸手法:下方手固定脊柱,上方手放置于头部,轻柔地向前下压颈部伸肌群,使颈部屈曲达到最大的活动范围。

图 6-22　颈椎前屈

2. 颈椎后伸

(1)牵伸目的:牵伸屈颈肌群,增加颈椎后伸活动范围。

(2)患者体位:取坐位,两上肢自然置于体侧。

(3)治疗师手的位置:站立位,上方手放于患者前额部,下方手放于上段胸椎部位。

(4)牵伸手法:下方手固定脊柱;上方手在前额部向后推,牵拉屈颈肌群,使颈部后伸达到最大的活动范围。

3.颈椎侧屈(图6-23)

(1)牵伸目的:牵伸对侧颈侧屈肌群,增加颈侧屈活动度。

(2)患者体位:取坐位,两上肢自然置于体侧。

(3)治疗师手的位置:站立于患者身后,上方手放在牵拉侧的颞部,下方手放在同侧的肩部。

(4)牵伸手法:下方手固定牵拉侧肩部,防止肩关节代偿运动;上方手轻柔缓慢地推动患者头部向对侧,牵拉颈部侧屈肌群,使颈部侧屈运动达到最大的活动范围。

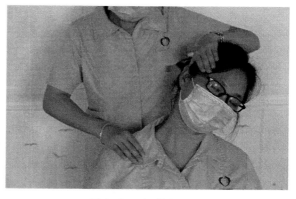

图6-23 颈椎侧屈

(八)腰部肌肉

1.腰椎后伸(图6-24)

(1)牵伸目的:牵伸腰部屈肌群,增加腰椎后伸活动范围。

(2)患者体位:站立位,治疗过程中头部慢慢地靠向治疗师的肩膀。

(3)治疗师手的位置:站立于患者身后,上方手放于胸骨前,下方手放于腰骶部。

(4)牵伸手法:下方手固定腰骶部;上方手在胸前轻轻向后推,牵拉腰部屈肌群,使腰椎后伸达到最大的活动范围。注意动作应缓慢,保持身体动态平衡,避免摔倒。

2.腰椎前屈(图6-25)

(1)牵伸目的:牵伸腰背部伸肌群,增加腰椎前屈活动范围。

(2)患者体位:站立位,两上肢自然放松垂于体侧。

(3)治疗师手的位置:站立于患者一侧,上方手放于胸椎背部,下方手放于腰骶部。

(4)牵伸手法:下方手固定腰骶部;上方手在胸背部,轻轻向下压,牵拉腰背部伸肌群,使腰椎前屈达到最大的活动范围。对于老年骨质疏松症患者治疗时,要低强度、动作缓慢地进行牵伸,避免动作幅度过快、过大导致椎体压缩性骨折的发生。

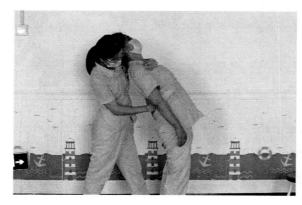

图6-24 腰椎后伸

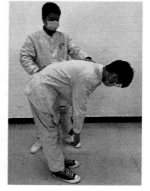

图6-25 腰椎前屈

3.腰椎侧屈

(1)牵伸目的:牵伸腰部侧屈肌群,增加腰椎侧屈活动范围。

(2)患者体位:站立位。

(3)治疗师手的位置:站立位,上方手置于牵拉侧肩膀,下方手放在非牵拉侧髂部。

(4)牵伸手法:下方手固定腰骶部;上方手在肩部轻轻向对侧推,牵拉对侧屈腰肌群,使腰椎侧屈达到最大的活动范围。

五、常用牵伸器械

机械被动牵伸是借助机械装置,增加小强度的外部力量,较长时间作用于缩短组织,常利用重力牵引、滑轮系统、动态夹板及石膏等装置来牵伸挛缩的组织。牵伸时间可持续 20～30 min 或数小时,较徒手被动牵伸更为有效、更为舒适。

1. 重力 利用沙袋、哑铃直接或间接地放在患者肢体上的方法进行牵伸,可根据患者的情况,逐渐加大或减少重物的重量或延长牵伸的时间。

2. 滑轮系统 这是利用间接的重力并组成滑轮系统,根据滑车与身体的位置,滑车牵伸的方向,可以调节患者的位置,患者通过滑轮拉伸不同的肢体,并使之超出受限的范围,达到牵伸挛缩组织的目的。利用重锤滑车法可以做较长时间的牵引,可使用中等强度的重量,长时间持久牵伸,来弥补手法牵引有困难或效果欠佳的不足。

3. 支具和夹板 可在牵伸之后应用支具或动力夹板,使肌肉保持在最大有效长度,进行长时间持续的牵伸,达到牵伸挛缩部位、增加关节活动度的目的。夹板主要用于上肢,支具主要用于躯干或下肢。

六、利用专用器械

1. 利用腰椎牵引床装置 根据个体情况设定牵引参数。患者取俯卧位,膝关节屈曲,牵引带固定在牵伸侧下肢的踝关节上方。

2. 利用股四头肌训练椅 患者坐位于训练椅上,屈髋90°,将训练椅的一臂置于胫骨前方,治疗师站在牵伸的另一侧,上方手在训练椅的另一臂上方加压,下方手握住内外踝上方,尽量将向后推小腿使膝关节尽量屈曲,牵拉伸膝肌群(图6-26)。

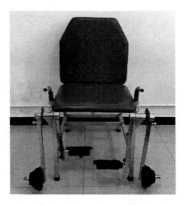

图6-26 股四头肌训练椅

3. 肩轮练习 肩轮为固定在墙上的简单器械,患者身体靠近肩轮站立,手握住肩轮的扶手,进行肩关节的前屈牵伸。

4. 肩梯训练 患者靠近肩梯站立,利用手指向上方的攀缘动作,逐步扩大肩关节的活动范围,患者可从两个方向进行训练,即肩关节的外展和屈曲运动。利用肩梯进行肩关节外展的牵伸(图6-27)。

5. 肋木训练 患者借助固定的肋木,利用身体重力变化,可进行全身关节的活动训练。如,患者髋关节的屈曲受限和踝关节的背屈受限。患者可手扶肋木站立,身体下蹲,再利用身体自身的重量来牵伸全身各个关节。

6. 平行杠训练　患者利用平行杠(图6-28)进行下蹲动作练习,再加上身体自身重量,来逐步牵伸膝关节的屈曲活动范围。下蹲时,注意保持患者足跟不离地。

7. 体操棒训练　利用体操棒,进行肩关节的侧方推举动作,可扩大肩关节的活动范围,牵伸肩关节。

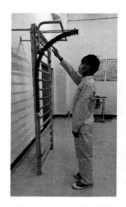
图6-27　肩梯训练

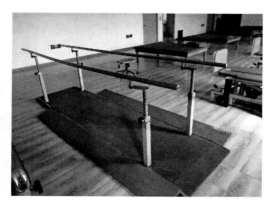
图6-28　平行杠

本章小结

　　本章就肌肉牵伸技术做了详细的介绍。深入理解肌肉牵伸技术的概念,掌握牵伸技术的作用,常用上、下肢肌肉和颈、腰椎徒手牵伸技术,对于指导康复临床开展软组织短缩、关节挛缩的治疗有着重要意义。肌肉牵伸技术训练方法多样,临床上要根据患者的功能状况和康复机构设施的条件,选择适合患者的牵伸技术方法,以获得比较理想的治疗效果,同时要保证治疗的安全性。

思考题

一、单选题

1. 有关徒手被动牵伸的肩关节的前屈,下列说法错误的是

　　A. 牵伸肌群:肩关节前屈肌群

　　B. 牵伸目的:增加肩关节前屈的活动范围

　　C. 患者体位:仰卧位,上肢前屈,屈肘,前臂及手放松

　　D. 治疗师位置:面向患者站在牵伸一侧。上方手从内侧握住肘关节/肱骨远端的后方,下方手放在肩胛骨腋缘固定肩胛骨

　　E. 牵伸手法:上方手将肱骨被动前屈到最大范围,以拉长肩后伸肌群

2. 有关增加腕关节屈曲,下列说法错误的是

　　A. 牵伸肌群:屈腕肌群

　　B. 牵伸目的:腕屈曲关节活动度

　　C. 患者体位:仰卧位或坐在治疗床旁。上肢放在治疗床上,屈肘90°,前臂旋后或中立位,手指放松

　　D. 治疗师位置:站在牵伸一侧,一手握住前臂远端固定,另一手握住手掌背面

E. 牵伸手法:屈曲患者腕部,并允许手指自然伸直,使被动屈腕至最大范围。进一步牵拉腕伸肌,将患者肘关节伸直

3. 有关被动徒手牵伸髋部肌肉,下列说法错误的是

A. 屈膝时髋关节屈曲牵伸臀大肌　　　　B. 伸膝时屈髋牵伸腘绳肌

C. 髋关节后伸牵伸髂腰肌　　　　D. 髋关节外展牵伸髋内收肌群

E. 髋关节内收牵伸髋内收肌群

4. 颈椎牵伸技术中,有关颈椎的后伸下列说法错误的是

A. 牵伸肌群:牵拉伸颈肌群

B. 牵伸目的:增加颈椎后伸活动度

C. 患者体位:患者取坐位

D. 治疗师位置:站立位,上方手放于患者前额部,下方手放于上段胸椎部位

E. 牵伸手法:下方手固定脊柱,上方手在前额部轻柔地向后推,牵拉屈颈肌群。使颈部后伸达到最大的活动范围

5. 腰椎牵伸技术中,有关腰椎前屈下列说法错误的是

A. 牵伸肌群:腰背部伸肌群

B. 牵伸目的:增加腰椎后伸活动范围(以牵伸腰部伸肌群)

C. 患者体位:站立位

D. 治疗师位置:站立位,上方手放于胸椎背部,下方手放于腰骶部

E. 牵伸手法:下方手固定腰骶部,上方手在胸背部,轻轻向下压、牵拉腰椎伸肌群,使腰椎前屈达到最大的活动范围

二、简答题

1. 简述软组织挛缩病因及其类型。

2. 简述牵伸的治疗作用。

3. 简述牵伸的适应证。

4. 简述牵伸的禁忌证。

（陈林玲）

第七章 平衡与协调技术

★教学目标

1. 掌握平衡的定义与分类、协调的定义与分类、平衡和协调的训练方法。
2. 熟悉平衡与协调功能的训练原则。
3. 了解平衡和协调的维持机制。
4. 能够运用该技术对平衡和（或）协调功能有障碍的患者实施康复训练。
5. 具有良好的沟通能力，能通过与患者及家属沟通，开展相关健康教育；能与康复治疗团队人员进行专业交流和协作开展工作。

平衡和协调都属于运动功能的范畴。许多疾病都会导致平衡和协调功能障碍，而最常见的是中枢神经系统的疾病，如脑卒中、脑外伤、小儿脑瘫、脊髓损伤、帕金森病等。临床上如果发现平衡和协调功能出现障碍，就要对其进行积极的治疗。治疗方法应是综合性的，除了针对病因进行药物或手术等治疗外，最为直接有效的治疗就是进行平衡和协调功能训练。要更好地掌握平衡和协调功能训练的方法，首先要对平衡和协调的定义、分类、维持机制和评定方法等知识有所了解。

第一节 平衡功能训练

一、基本概念

（一）平衡的定义

平衡（balance，equilibrium）是物体处于的一种稳定的状态，即物体所受到来自各个方向的作用力与反作用力大小相等（牛顿第一定律）。人体平衡比自然界物体的平衡复杂得多，它是指身体所处的一种姿势状态，并能在运动或受到外力作用时自动调整并维持姿势和运动状态的一种能力。平衡包括了两个层面：一是是否能完成平衡，二是平衡完成的质量。

（二）平衡的分类

人体平衡可以分为以下两大类，即静态平衡和动态平衡。两者之间密不可分，静态平衡是动态平衡的基础，没有静态平衡的稳定，就没有动态平衡的发展。

1. 静态平衡　指的是人体或人体某一部位处于某种特定的姿势，例如，坐或站等姿势时保持稳定的状态。

2. 动态平衡

（1）自动态平衡：指的是人体在进行各种自主运动，例如，由坐到站或由站到坐等各种姿势间的转换运动时，能重新获得稳定状态的能力。

（2）他动态平衡：指的是人体对外界干扰，例如推、拉等产生反应、恢复稳定状态的能力。

（三）平衡能力训练

平衡能力训练是为了提高患者维持身体平衡能力而进行的各种训练措施和方法。人体可以根据需要进行有意识的训练,以改善或提高平衡能力,例如,体操、技巧等项目的运动员或舞蹈、杂技演员的平衡能力明显高于普通人群;由于平衡能力的好坏直接或间接地影响患者身体控制和生活自理能力,各种原因引起平衡能力受损后,通过积极的治疗和平衡训练,可以使平衡功能得到改善或恢复。所以平衡能力训练是体育活动和康复训练中的一项重要内容。

（四）平衡的反应

平衡的反应指当平衡状态改变时,机体恢复原有平衡或建立新平衡的过程,是人体为恢复被破坏的平衡做出的保护性反应,当人体处在卧位或站立位时,平衡反应的存在使其能够保持稳定的状态或姿势。平衡反应包括反应时间和运动时间,反应时间是指从平衡状态的改变到出现可见运动的时间;运动时间是指从出现可见运动到动作完成、建立新平衡的时间。

平衡反应的形成遵循人类发育规律:通常在出生6个月时形成俯卧位平衡反应,7~8个月形成仰卧位和坐位平衡反应,9~12个月形成蹲起反应,12~21个月形成站立反应。除了一般的平衡反应之外,还有保护性伸展反应和跨步及跳跃反应两种特殊平衡反应。

（五）平衡的维持机制

保持人体平衡需要3个环节的参与:感觉输入、中枢整合和运动控制（输出）。

1.感觉输入　通过适当的感觉输入,特别是视觉、躯体觉、前庭觉的传入,人体可以感知站立时身体所处的位置以及与地球引力和周围环境的关系。因此,感觉输入对平衡的维持和调节具有重要作用。

（1）视觉:由视网膜所收集到的信息经过视觉通路传入到视中枢,提供了周围环境及身体运动和方向的信息。在视觉环境静止不动的情况下视觉系统能准确感受环境中物体的运动以及眼睛和头部的视空间定位。

当躯体感觉受到干扰或破坏,人体主要通过视觉系统来感受身体的平衡状态。视觉系统通过颈部肌肉的收缩使头部保持向上直立的位置和保持水平视线来使身体保持或恢复到原来的直立位,从而获得新的平衡。如果视觉输入（如闭眼、戴眼罩或在黑暗的环境中）被去除或阻断,此时姿势的稳定性要比睁眼站立时显著下降。这也是视觉障碍者或老年人出现平衡能力下降的主要原因。

（2）躯体:皮肤感觉（触、压觉）和本体感觉等躯体感觉与平衡的维持有关。在维持身体平衡和姿势的过程中,与支撑面相接触的皮肤的触觉、压觉感受器向大脑皮质传递有关体重的分布情况和身体重心的位置;分布于肌肉、关节及肌腱等处的本体感受器（属于螺旋状感觉神经末梢）收集随支撑面而变化的信息（如面积、硬度、稳定性以及表面平整度等而出现的有关身体各部位的空间定位和运动方向）,经深感觉传导通路向上传递。

当正常人在固定的支撑面上站立时,足底皮肤的触觉、压觉和踝关节的本体感觉输入起主导作用,如当足底皮肤和下肢本体感觉输入完全消失时（如外周神经病变）,人体失去了感受支持面情况的能力,姿势的稳定性就会受到影响。此时常需要其他感觉（特别是视觉系统）的输入来确认支持面情况。此时闭目站立,则同时失去了躯体和视觉的感觉输入,则身体会出现倾斜、摇晃,并容易摔倒。

（3）前庭:在躯体感觉和视觉系统正常的情况下,前庭冲动在控制人体重心位置上的作用很小。只有当躯体感觉和视觉信息输入均不存在（被阻断）或输入不准确发生冲突时,前庭系统的感觉输入在维持平衡的过程中才变得至关重要。

2.中枢整合　人体体位或姿势变化时,3种感觉信息输入包括脊髓、前庭核、内侧纵束、脑干网状结构、小脑及大脑皮质等各级平衡觉神经中枢中进行整合加工,择取正确有效的定位信息输入,摒弃错误的感觉输入,从而判断人体重心的准确位置和支持面情况,最终形成产生运动的方案。

3. 运动控制（输出）　中枢神经系统在对多种感觉信息进行分析整合后下达运动指令,运动系统以不同的协同运动模式控制姿势变化,将身体重心调整回到原来的范围内或重新建立新的平衡。当平衡受到影响时,人体可以通过3种调节机制或姿势性协同运动模式来应变,包括踝调节、髋调节和跨步调节机制。

（1）踝调节:人体站立于一个较坚固和较大的支持面上,若此时受到一个较小的外界干扰（如较小的推力）时,身体重心则会以踝关节为轴,进行前后转动或摆动（类似钟摆运动）,以调整重心,保持身体的稳定性。

（2）髋调节:人体站立于一个较小的支持面上（小于双足面积）,若此时受到一个较大的外界干扰时,将导致身体前后摆动幅度增大,稳定性明显降低。为了减少身体摆动使重心重新回到双足的范围内,人体往往会通过髋关节的屈伸活动来调整身体重心和保持平衡。

（3）跨步调节:当外力干扰过大,使身体的摇动进一步增加,此时重心超出其稳定极限（即指人站立时身体能够倾斜的最大角度）,无法通过踝调节和髋调节机制应对此时的平衡,人体将会启动跨步调节机制,自动地向用力方向快速跨出或跳跃一步,以便重新建立身体重心支撑点,为身体重新确定稳定站立的支持面,从而避免摔倒。

二、平衡功能障碍的原因

影响平衡功能因素有很多,例如:①视觉;②前庭功能;③本体感受效率;④触觉的输入和敏感度,尤其是手部和足部的感觉;⑤中枢神经系统的功能;⑥视觉及空间感知能力;⑦主动肌与拮抗肌的协调动作;⑧肌力与耐力;⑨关节的灵活度和软组织的柔韧度。在运动疗法工作范畴内,以下几项损伤将严重影响患者的平衡功能,会导致日后的日常生活活动能力受到限制。

（一）肌力和耐力低下

肌力低下,特别是躯干和下肢的肌力低下,将大大影响患者的平衡功能。平衡的维持需要一定的躯干双侧上肢及下肢的肌力来调整姿势。当人的平衡被破坏时,若全身能做出及时、相应的保护性反应,便可维持身体的平衡,不致跌倒而导致损伤。上肢肌力低下的患者,不能做出相应的保护性反应,如双上肢的保护性反应,患者的坐位平衡将受到破坏;而下肢肌力若不足,患者的立位平衡不能维持,不能出现跨步、跳跃反应等,患者就很容易摔倒并受伤。

（二）疼痛和挛缩

肢体的关节活动是否受限也是影响平衡维持的重要因素。如下肢的疼痛或股二头肌挛缩造成的髋关节屈曲受限等,也会引起平衡障碍;对于脊髓损伤患者,长坐位时的双侧髋关节屈曲范围是否能维持正常,端坐位时的髋、膝、踝关节的屈曲范围是否能维持正常,对于保持平衡都是非常重要的;对于脑卒中患者,由于踝关节周围肌肉的挛缩造成的踝关节的背屈受限,甚至形成跖屈、内翻畸形等,这将大大影响患者行走及身体平衡的功能。

（三）中枢神经系统功能障碍

脑外伤、脑血管意外、帕金森病、脊髓损伤、脑瘫等患者,因中枢神经系统受损,无法在中枢神经系统控制下通过平衡反应来保持身体平衡防止摔倒,会出现明显的平衡功能障碍。

三、训练原则

（一）从静态平衡到动态平衡

在进行平衡训练时,应首先从静态平衡开始,即能独自坐或独自站立,静态平衡需要肌肉的等长收缩。当患者具有良好的静态平衡能力之后,再训练动态平衡。

在开始训练动态平衡时,要首先考虑训练他动态平衡,即当患者能保持独自坐或独自站立时,治疗人员从前面、后面、侧面或在对角线的方向上推或拉患者,将患者被动地向各个方向推动,使其失去静态平衡的状态,以诱发其平衡反应,然后让患者回到平衡的位置上。他动态训练中要掌握好力度,逐渐加大,防止意外的发生。

当患者对他动态平衡有较好的反应后,再进行自动态平衡训练。即让患者在坐位和站立位上完成各种主动或功能性活动,活动范围由小到大。最后再次进行他动态平衡训练,此时给予患者的干扰较大,增加其对抗干扰的能力。

（二）支撑面积由大到小

训练开始时可以在支撑面积较大或使用辅助器具较多的体位进行训练,当患者的稳定性提高后,则减小支撑面积或减少辅助器具的使用。例如,开始时进行坐位训练,再逐步过渡至站位,站位训练时两足间距离逐渐变小至并足,然后单足站立再到足尖站立,逐渐增加平衡训练的难度。

此外支撑面的软硬、平整程度也与平衡训练的难度有一定联系,一般情况下,支撑面越硬、越平整越容易维持。

（三）身体重心由低到高

训练时可通过训练体位的改变使身体重心逐步提高(如初期进行仰卧位训练,之后逐步过渡到坐位、手膝位、双膝跪位,直至立位等),也可通过运动平面的改变使身体重心逐步提高(如先在平地上训练,之后进展至体操凳上或更高的板条上行走)。随着身体重心的提高,平衡训练的难度逐步增加。

（四）从睁眼到闭眼

视觉对平衡功能有补偿作用,因而开始训练时可在睁眼状态下进行(如要求患者两眼睁开站立,注视地面所画直线行走),当平衡功能改善后,在保证安全的前提下,再增加训练难度,在闭眼状态下进行。

（五）从稳定到不稳定

训练时应从最稳定的体位或支持面开始进行,通过训练后,患者平衡能力的恢复逐步过渡到最不稳定的体位或支撑面,以此来增加难度。例如平衡训练开始时可以在床、椅、地面等稳定的支撑面进行,而后逐渐过渡到摇板、摇椅、滚筒、Bobath 球等活动的支撑面上。

（六）个体化与综合性相结合

每个患者的病因不同,平衡功能障碍的类型以及严重程度均不相同。除此之外,平衡功能障碍一般不是孤立存在的,患者可能同时有其他功能障碍,如肌力下降、肌张力异常或言语、认知功能障碍等。因此要因人而异,根据患者的功能障碍,制定个体化的综合康复方案。

（七）注意安全

在训练中,治疗师要密切关注或监控患者以防出现跌倒等意外情况,造成继发性损伤,影响康复进程,但也不能扶牢患者,否则患者因无须做出反应而失去效果,一定要让患者具有安全感,以防止因害怕而诱发全身痉挛出现联合反应,加重病理模式。

四、常用训练方法

（一）仰卧位训练

1.适用范围　临床上进行平衡训练时,一般先从支撑面大、相对稳定、患者比较容易掌握平衡技巧的卧位平衡开始。其中仰卧位下的平衡训练主要适合于偏瘫患者。

2.训练目的　训练腰背肌和提高骨盆的控制能力,诱发下肢分离运动,缓解躯干及下肢的痉挛,提高躯干肌的肌力和平衡能力。故应鼓励患者在病情稳定后尽早进行桥式运动。

3.训练方法　桥式运动,因完成此动作时,人体呈拱桥状,故而得名桥式运动。患者取仰卧位,双臂自然放置于身体两侧或 Bobath 握手(双手交叉手指相握,胸前上举,注意患手大拇指放在最上面,以对抗拇指的内收和屈曲);下肢屈髋、屈膝,双脚踏于床面支撑。嘱患者将臀部抬离床面,尽量抬高,即完成伸髋、屈膝、足平踏于床面的动作。如患者不能主动完成抬臀动作时,可给予适当的帮助。治疗师可以将一只手放在患者的患膝上,然后向前下方拉压膝关节,另一只手拍打患侧臀部,刺激臀肌收缩,帮助患髋伸展(图7-1)。在进行桥式运动时,患者两足间的距离越大,伸髋时保持屈膝所需的分离性运动成分就越多。随着患者控制能力的改善,可逐渐增大桥式运动的难度,如由双桥运动(双侧下肢同时完成此动作)过渡到单桥运动(单侧下肢完成此动作)。

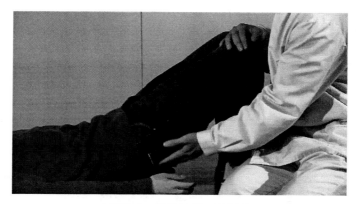

图 7-1　辅助下的双桥训练

(二)前臂支撑下俯卧位训练

1.适用范围　主要适合截瘫患者的平衡功能训练。

2.训练目的　上肢和肩部的强化训练及持拐步行前的准备训练。

3.训练方法

(1)静态平衡训练:患者取俯卧位,前臂支撑上肢体重,保持静态平衡。开始时保持的时间较短,随着平衡功能的逐渐改善,保持时间达到 30 min 后,则可以再进行动态平衡训练。

(2)他动态平衡训练:患者取俯卧位,前臂支撑上肢体重,治疗师向各个方向推动患者的肩部。训练开始时推动的力要小,使患者失去静态平衡的状态,又能够在干扰后恢复到平衡的状态,然后逐渐增加推动的力度和范围,在这过程中逐渐诱发出患者的平衡反应(图7-2)。

(3)自动态平衡训练:患者取俯卧位,前臂支撑上肢体重,自己向各个方向活动并保持平衡。

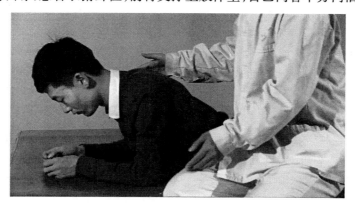

图 7-2　前臂支撑下俯卧位他动态平衡训练

（三）手膝跪位训练

1.适用范围

（1）立位平衡训练和平地短距离移动动作前的准备训练,适合于运动失调症、帕金森病等协调功能障碍的患者。

（2）上肢和肩部的强化训练及持拐步行之前的准备训练,适合于截瘫患者。

2.训练目的　加大平衡反应的难度,提高平衡反应水平。

3.训练方法　患者取手膝位,在能控制静止姿势的情况下,进行身体前、后、左、右移动的身体重心转移动作。当患者能较好地控制姿势后,嘱咐患者将一侧上肢或一侧下肢抬起进行练习（三点支撑）并保持姿势的稳定性,随着稳定性的逐渐增强,进行将一侧上肢和另一侧下肢同时抬起并保持姿势稳定的训练（两点支撑）,以增加训练的难度（图7-3）。根据患者的完成情况,治疗师可予以患者一定程度的帮助或稍加外力破坏姿势的稳定来诱发患者的调整能力。

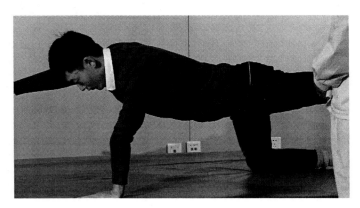

图7-3　手膝跪位下的平衡训练

4.注意事项

（1）可将被卷、枕头、滚筒、楔形垫等物品置于患者腹部下方,在其疲劳或动作失败时支撑身体。

（2）练习患侧上肢支撑身体时,要注意对肘关节和肩关节的保护,防止外伤。

（3）年长患者训练时要注意脉搏、血压等生命体征的变化。

（四）肘膝跪位训练

1.适用范围　该训练方法主要适合截瘫患者、运动失调症和帕金森病等具有运动功能障碍的患者。

2.训练目的　训练头与躯干、躯干与骨盆的控制能力,提高平衡反应能力。

3.训练方法

（1）静态平衡训练:患者取肘膝跪位,由肘部和膝部作为体重支撑点,在此体位下保持平衡。保持时间如果达到30 min,再进行动态平衡训练。

（2）他动态平衡训练:患者取肘膝跪位,治疗师将手放在患者肩部,并向各个方向推动患者,推动的力度和幅度随训练进程逐渐增大。

（3）自动态平衡训练:患者取肘膝跪位,自己向前、后、左、右4个方向活动身体并保持平衡,也可上、下活动躯干并保持平衡。随着患者稳定性的增强,在治疗师的指示下,患者将一侧上肢或下肢抬起并保持平衡,随着稳定性的增强,再将一侧上肢和另一侧下肢同时抬起并保持平衡,如此逐渐增加训练的难度和复杂性。

（五）双膝跪位和半跪位训练

1.适用范围　这两种训练体位主要适合于截瘫患者,先进行双膝跪位平衡训练,再进行半跪位平衡训练。

2.训练目的　加大平衡反应的难度,提高平衡反应能力。

3.训练方法

（1）静态平衡训练:患者取双膝跪位或半跪位,然后保持平衡。静态平衡保持达到 30 min 后,可进行动态平衡训练。

（2）他动态平衡训练:患者取双膝跪位或半跪位,跪于治疗床上,治疗师向各个方向推动患者。

（3）自动态平衡训练:患者取双膝跪位或半跪位,自己向各个方向活动身体,然后保持平衡。随着患者稳定性的增强,治疗师在患者的各个方向向患者抛球,患者接到球后,再抛给治疗师,如此反复。抛球的距离和力度可逐渐加大,以增加训练难度。无论是患者自己活动,还是抛接球训练,都可以先在治疗床上进行,然后在平衡板上进行,逐渐增加训练的复杂性(图 7-4)。

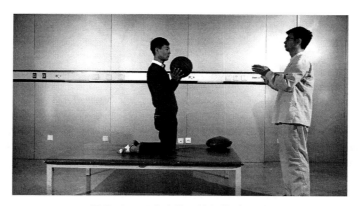

图 7-4　双膝跪位下的抛接球训练

（六）坐位训练

临床上许多疾病会导致坐位平衡反应被破坏,患者不能保持独立坐立,因此必须进行坐位平衡训练。如偏瘫患者早期由于不能保持躯干的直立而不能维持坐位平衡,截瘫的患者如果躯干肌肉瘫痪或无力也难以保持坐位平衡,还有许多其他疾病如帕金森病等,也会引起坐位平衡障碍,这些情况均需要进行坐位平衡训练。坐位平衡训练主要包括长坐位平衡训练和端坐位平衡训练。

1.长坐位平衡训练　多适用于截瘫患者,具体训练方法如下。

（1）静态平衡训练:患者取长坐位,可在患者前方放一面镜子以便随时调整坐位姿势。治疗师于患者的后方,用手支撑患者肩部,必要时可用下腹部或大腿来支撑患者的背部,使患者记住正常坐位时的感觉,保持静态平衡,而后逐渐减少辅助力量,待患者能够独立保持静态平衡 30 min,稳定性增强后,再进行动态平衡训练。

（2）他动态平衡训练:患者取长坐位坐于治疗床上,治疗师向侧方或前、后方推动患者,使患者离开原来的起始位,诱发患者的平衡反应,开始时推动的幅度要小,待患者能够恢复平衡,再加大推动的幅度。

（3）自动态平衡训练:患者取长坐位,治疗师指示患者向左右或前后等各个方向倾斜,躯干向左右侧屈或旋转,或双上肢从前方或侧方抬起至水平位,或抬起举至头顶,并保持长坐位平衡。当患者能够保持一定时间的平衡,就可以进行下面的训练。①触碰物体训练:治疗师位于患者的对面,手拿物体放于患者的正前方、侧前方、正上方、侧上方、正下方、侧下方等不同的方向,让患者来触碰治疗师手中的物体。②抛接球训练:可进一步增加患者的平衡能力,也可增加患者双上肢和腹背肌的肌力和耐力。在进行抛接球训练时要注意从不同的角度向患者抛球,同时可逐渐增加抛球的距离和力度来增加训练的难度(图7-5)。

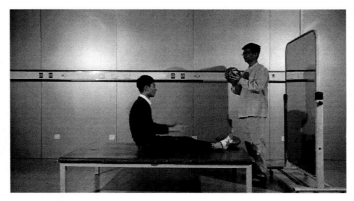

图7-5　长坐位下的接抛球训练

2.端坐位平衡训练　多适用于偏瘫患者,只有能很好地保持端坐位平衡,才能进行站立位的平衡训练,为步行做好准备,具体训练方法如下。

(1)适应性训练:脑卒中的偏瘫患者多年老体弱,突然从卧位坐起,很容易发生体位性低血压,出现头晕、恶心、血压下降、面色苍白、出冷汗、心动过速、脉搏变弱等,严重的甚至出现休克。为预防突然体位变化造成的反应,可先进行坐起适应性训练,如先将床头摇起30°,开始坐起训练,并维持15~30 min,观察患者的反应,2~3 d未有明显异常反应者即可增加摇起的角度,一般每次增加15°,如此反复,逐渐将床头摇至90°。如患者在坐起时感觉头晕、心率加快、面色苍白等应立即将床头摇平,以防止体位性低血压。对一般情况良好的患者,可直接利用直立床,调整起立的角度,帮助患者达到站立状态。当患者经过坐起适应性训练后,则可以进行下面的训练。

(2)静态平衡训练:患者取端坐位,开始时可辅助患者保持静态平衡,待患者能够独立保持静态平衡一定时间后,再进行动态平衡训练。

(3)他动态平衡训练:患者取端坐位。患者坐于治疗床上,治疗师向各个方向推动患者,推动的力度逐渐加大,患者能够恢复平衡和维持坐位(如图7-6)。

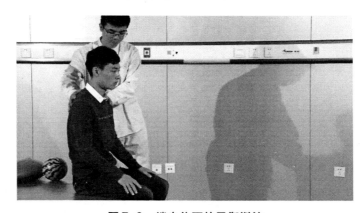

图7-6　端坐位下的平衡训练

(4)自动态平衡训练:患者取端坐位,治疗师可指示患者向各个方向活动,侧屈或旋转躯干,或活动上肢的同时保持端坐位平衡。治疗师站于患者的对面,手拿物体放于患者的各个方向,让患者来触碰。治疗师从不同的角度向患者抛球,并逐渐增加抛球的距离和力度。

（七）站立位训练

当患者的跪位平衡、坐位平衡及肌力和肌耐力改善后,可以进行站立位平衡训练。无论是偏瘫、截瘫还是其他情况引起的平衡功能障碍,进行站立位的平衡训练,都是为步行做好准备,并最终达到步行的目的。训练时,要注意随时纠正患者的站立姿势,防止患者出现患膝过伸等异常姿势。

1. 静态平衡训练

（1）辅助站立训练:在患者未能独立完成站立前,需先进行辅助站立训练。可以由治疗师扶助患者,也可以由患者自己扶助肋木、助行架、手杖或腋杖等,或者患者站于平行杠内辅助步行。当患者的静态平衡稍微改善后,则可以减少辅助的程度,如由两位治疗师辅助减少为一位治疗师辅助,或由助行架改为四脚拐,由四脚拐再改为三脚拐,最后改为单脚拐。当平衡功能进一步改善,不需要辅助站立后,则开始进行独立站立训练。

（2）独立站位训练:患者面对姿势镜保持独立站位,姿势镜可以提供视觉反馈,协助患者调整不正确的姿势。独立站位并可保持平衡达到一定的时间,就可以进行他动态平衡训练。

2. 他动态平衡训练

（1）硬而大的支撑面上训练:患者站在平地上,双足分开较大的距离,有较大的支撑面,利于保持平衡。治疗师站于患者旁边,向不同方向推动患者,可以逐渐增加推动的力度和幅度,增加训练的难度。

（2）软而小的支撑面上训练:随着平衡功能的改善,可以由硬的支撑面改为小而软的支撑面,例如站在气垫上或软的床垫上等,也可以缩小支撑面,并足站立或单足站立。然后治疗师向各个方向推动患者,使其失衡后再恢复平衡。

（3）活动的支撑面上训练:可以提供活动的支撑面给患者站立,如平衡板,进一步增加训练的难度,然后治疗师向各个方向推动患者(图7-7)。

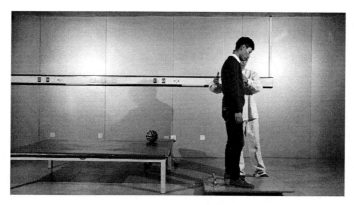

图7-7　站立位下的平衡板训练

3. 自动态平衡训练

（1）向各个方向活动:站立时足保持不动,身体交替向侧方、前方或后方倾斜并保持平衡;身体交替向左右转动并保持平衡。

（2）左右侧下肢交替负重:左右侧下肢交替支撑体重,每次保持5~10 s,治疗师需特别注意监护患者,以免发生跌倒,也需注意矫正不正确的姿势。

（3）太极拳云手式训练:可以采用太极拳的云手式进行平衡训练。云手式是身体重心一个连续的前后左右的转移过程,同时又伴随上肢的运动,因而是一个训练平衡的实用方法。

(4)触碰物体:治疗师手拿物体,放于患者的正前方、侧前方、正上方、侧上方、正下方、侧下方等各个方向,让患者来触碰物体。

(5)抛接球训练:在进行抛接球训练时可以从不同的角度向患者抛球,同时可逐渐增加抛球的距离和力度来增加训练的难度。

(6)伸手拿物:治疗师拿一物体放于地面上距离患者不同的地方,鼓励患者弯腰伸手去拿物体。

五、临床应用

1. 偏瘫患者坐位平衡反应训练　平衡反应是人体维持特定的姿势和运动的基本条件,是人体为恢复被破坏的平衡所做出的保护性反应。正常人对于破坏平衡的典型反应为立刻调整姿势,使头部向上直立并保持视线水平位以恢复身体处于正位的姿势,以便获得新的平衡。平衡反应的训练是偏瘫患者康复过程中的重要组成部分,常见的训练方法如下。

(1)重心向侧方转移:当患者进行重心向偏瘫侧转移训练时,治疗师坐在患者的患侧,将患者的重心移向自己,治疗师的手放在患者的腋下,防止其肩胛带向下运动,为促进健侧正确运动,治疗师在将患者拉向自己时另一只手在患者对侧的侧屈肌处,刺激对侧收缩,治疗师让患者保持这一体位,同时减少支持,或运动到正确的体位而不给予帮助;当患者进行重心向健侧转移训练时,需要头保持直立,偏瘫侧主动缩短,以保持身体抗重力,治疗师用虎口在患者的躯干侧屈肌上加压,以刺激其活动,另一只手压患者同侧肩部,以促进头的直立反应并防止在患者将重心向健侧转移时患侧肩上抬,治疗师不要让患者用健手支持,而是将健手向外侧提起,随着患者能力的改善,治疗师减少给予的帮助,患者更主动地参与。

(2)向一侧倾斜并用肘支撑:患者向侧方倾斜过去,直到肘部接触到治疗床,然后自己再坐直。治疗师站在患者的前面,用前臂支持患者处于上部的肩,促进这一活动。治疗师的另一只手引导患者的手或上肢,让其肘先触到床。治疗师用前臂在患者肩部向下压,促进患者头的直立反应。当患者从健侧坐直时,治疗师从上面轻轻握住患者的健手,这样患者就不会用健手推,患手就必须主动发挥作用。

2. 利用训练球进行平衡训练　利用训练球进行平衡训练属于较复杂的训练。对于复杂的平衡活动,其重心的移动范围要比一般简单活动的重心移动范围大,而且患者姿势控制能力的好坏也决定着完成复杂活动能力的大小。利用训练球进行各种体位下的平衡训练方法如下。

(1)俯卧位平衡训练:训练时使患者双腿放松,躯干呈伸展位,随着治疗师轻轻向下挤压球部,患者肢体肌张力也随之降低,再继续把球左右推动,可激发患者头部控制及平衡反应。

(2)坐位双腿负重训练:患者坐于球上,双髋关节屈曲、外展位,双臂扶在治疗师髋部。让患者自己轻轻左右摇动球,促使双侧髋部均匀负重,维持坐位平衡;然后治疗师用双侧膝部挤压球体两侧并使之振动,可促进患者的正常感觉输入和姿势矫正机制。待患者稳定性加强后,治疗师可指示患者向前晃动训练球直到患者双脚能平放在地上均匀负重,此训练对患者准备学习移动和站起非常重要。

(3)坐位单腿负重训练:患者双足平放在地上,提起一侧下肢,并举起对侧上肢保持坐位的平衡,让患者学习用一侧肢体单独保持平衡,然后再换另侧手。

(4)双腿交叉坐位训练:患者双手重叠放在膝盖上,维持平衡体位。此训练可加强肢体的对称性和正常感觉的输入并诱发平衡反应。

(5)站起训练:患者坐于球上,治疗师将球体向前拉动,直到患者的双足平放在地板上,指示患者独立起立并转移到轮椅上,完成这一系列动作。

3. 平行杠内的平衡训练　适用于偏瘫、截瘫、截肢等患者进行立位平衡训练。

（1）偏瘫患者立位平衡训练

1）患者先用健手握双杠站立，然后让健手渐渐离开双杠保持站位，直至不需要辅助站立。

2）患者下肢分开站立，将身体向患侧倾斜移动重心，使患肢负担体重，然后再恢复到由健肢负担体重，之后患者下肢前后分开站立，将身体重心前后移动，练习前后重心的转移动作。

3）立位时上下台阶训练，患足站立，将重心移到患侧，健腿抬起放到前方的台阶上，然后放下；或指示患者侧身，健肢靠近台阶站立，将身体重心移到患侧下肢，然后从侧方抬健腿放到台阶上。通过以上训练，当患者能够保持立位平衡后，可进行平行杠内的步行训练。

（2）截瘫患者立位平衡训练

1）患者两手握杠站立，体重由两脚负担，轻轻握杠，保持平衡，当能够保持一定时间后，进行重心转移负重练习。

2）重心转移负重练习：治疗师嘱咐患者将重心放到右足，身体向右倾，然后重心再转向左足，身体左倾。

3）右手放开，利用两足和左手保持平衡，然后放开左手进行同样练习。

4）放开两手保持平衡，最初只能保持一瞬间，逐渐延长时间。

（3）截肢患者立位平衡训练

1）截肢患者在装配假肢后，需要多次在站立位调整假肢的适合性，在确保假肢完全适合的情况下才可以进行站立和行走的训练，高位（膝关节以上）截肢者，需装配带有人工膝关节的假肢。这种假肢的简单类型只有在锁定膝关节后，才能进行站立的训练。

2）开始可手扶双杠练习正确的站立姿势：要求身体站直、双眼平视，双下肢能均匀承重站稳，双脚与肩同宽，练习逐渐减少双手扶杠的力量至不扶杠也能稳定站立。站立中应注意收缩臀部肌肉，后伸髋关节保持假肢膝关节不会突然弯曲。当双手不扶平行杠能站稳后，可练习身体前倾、后仰、侧屈、转身运动中也能保持稳定，身体不倒、膝部不弯。

3）身体重心左右移动中的平衡训练：双脚可分开 20 cm 站立。双手扶杠，然后向左、右水平移动骨盆，使假肢、健肢交替承担体重，注意运动中双眼平视、双肩要平、上身要直。训练中逐渐减少手扶力量，直到不扶。

4）身体重心前后移动中的平衡训练：让假脚位置稍稍后退一些，让人体重心前后移动。运动时腰要挺直，上身保持垂直，体重移向假肢时应注意用力后伸髋关节，防止膝部弯曲。

5）假肢单腿站立平衡训练：双手不扶杠，试着只用假肢单腿站立，每次站立维持时间越长越好，最好达到每次能站立 5 s 以上，站立时应注意上身不要向假肢侧有大的倾斜。

4. 利用平衡板进行立位平衡训练

（1）患者双足左右分开站立，治疗师也站在平衡板上位于患者身后，并将双手放在患者的骨盆处给予支撑，然后，用双足缓慢摇动平衡板，破坏患者的站立平衡，诱发患者的头部躯干的调整反应及身体重心的左右转移。

（2）患者双足前后分开站立，治疗师立于患者身体一侧，一脚放在平衡板上，缓慢摇动平衡板。以诱发患者的头部、躯干的调整反应及身体重心的前后转移。

训练时中治疗师要注意对患者进行保护，最好在平行杠内进行训练，以确保患者的安全。初时，治疗师摇动平衡板的幅度要小且速度应缓慢，然后逐渐加大速度和幅度。在训练的初期，可指示患者用双手抓握平行杠，随着稳定性的加强，再逐渐减少辅助量，治疗师也可以不站在平衡板上。

5. 平行杠外的平衡训练

（1）利用腋拐的立位平衡训练：截瘫患者利用腋拐进行立位平衡训练时，应身后靠墙站立以防止摔倒。训练步骤如下：①患者肩部和足跟应尽量靠近墙壁站立，拐杖应放在脚趾前外侧方 15 ～

20 cm 处。治疗师可站在患者前方给予辅助。②指示患者将身体重心向一侧移动,进行左右重心移动的训练。③待稳定性加强后,患者身体重心移到一侧后,可指示患者将一侧拐杖向前上方举起,若可能的话,尽量将拐杖举过头顶。④指示患者肩部靠近墙壁时,将双侧拐杖同时向前方举起。⑤随着稳定性的加强,训练难度也可逐渐增加,如利用双拐支撑,指示患者挺直躯干、伸肘并向下用力使全身上提,然后屈曲肘部,使身体下降,使足部着地。⑥指示患者身体重心倾向左侧,右手离开拐杖,手背面向拐杖方向反握,将拐杖从内侧转向外侧,再用左手重复此动作。⑦将拐杖伸向前方,支撑在地面,指示患者将双肩离开墙壁尽量前屈,然后复原。⑧患者体位同前,指示患者将双肩和臀部离开墙壁,体重放到双足,用双拐支撑体重。

(2)利用手杖的立位平衡训练:偏瘫患者常常利用手杖行走,手杖使用前的平衡训练是十分必要的。训练时,治疗师应位于患者患侧进行辅助。患者两足稍分开站立,将身体重心平均分配。指示患者将身体重心左右转移,待重心稳定后,患者将身体前屈,并利用手杖来保持平衡不致摔倒,然后患者再将手杖向前上方举起,并停留片刻,随着稳定性的加强,患者保持的时间应逐渐延长,达3~4 s即可。当治疗师左右推动患者时,患者若能保持平衡而不摔倒,则认为患者已经完成了立位平衡的保持训练。

(3)利用训练球的立位平衡训练:患者立位,治疗师位于患者身后,在骨盆部位给予辅助,指示患者双手交替向下拍打训练球。此训练在加强患者立位平衡的基础上,可加强双手的协调性。待患者的稳定性加强后,治疗师可逐渐减少辅助力量,鼓励患者独立完成立位平衡的保持训练。

6. 平衡测试仪训练

(1)仪器设备:平衡训练仪。

(2)操作方法与步骤:训练前,治疗师利用平衡训练仪对患者进行平衡能力的评估,根据评估结果判断患者问题所在和康复训练方向。训练时,患者双足放在测试仪的测力平台上,在仪器的显示屏上通过不同的图标来显示双足所承担的体重。正常人每侧足承受体重的50%,通过有意识地将体重转移到一侧下肢,可以提高对自动态平衡能力的训练。还可通过反馈仪显示屏上设计的各种图形并按图形要求完成立位重心的调整,根据患者的年龄、平衡水平,治疗者可以设计数字、图案、彩色图标等方式利用患者视觉进行反馈训练。还可以根据屏幕显示的情况下达调整口令,利用听觉进行反馈训练,充分调动患者的积极性(图7-8)。

(3)注意事项:平衡训练前,患者先学会放松,减少紧张或恐惧心理;加强安全措施,患者穿软底、平跟、合脚的鞋;若训练中发生头晕、头痛或恶心症状时,应减少运动量或暂停训练。

7. 前庭功能障碍的平衡训练　针对前庭器官受损造成平衡功能障碍的患者,有特殊的平衡功能训练方法。对于部分前庭功能损伤的患者。通过训练,患者的平衡功能可以得到一定程度的改善(双侧前庭功能完全丧失或前庭功能障碍合并视觉或本体感觉障碍的患者,疗效不佳)。

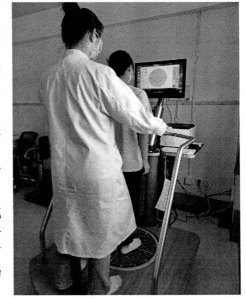

图7-8　平衡仪训练

(1)患者双足尽量靠拢并保持平衡,先用双手或单手扶墙,然后左右转头,再放手单独站立保持平衡并左右转头。

(2)患者步行并练习在行走中转头,必要时他人给予帮助。

(3)患者双足与肩同宽站立,直视前方目标移动双足逐渐减小双足距离(双足间距离缩短至1/2足长)。进行训练时,患者将双臂先伸展,然后放置体侧,再交叉胸前,每一体位保持15 s以上,训练时间共 5 ~ 15 min。该训练先在睁眼时进行,之后嘱咐患者断续紧闭双眼并逐渐延长闭眼时间再进行训练。

(4)患者在不同质地支撑面上站立并保持平衡,从硬地板开始,逐渐过渡到薄地毯、薄枕头、沙发垫上站立。

(5)患者在行走中转圈练习,从转大圈开始,逐渐变得越来越小,两个方向均应练习。

六、注意事项

在进行平衡功能训练时,治疗师要明确的注意事项。

(1)平衡训练前,要求患者学会放松,减少紧张或恐惧心理;若存在肌肉痉挛问题,应先设法缓解肌肉痉挛,但中枢性瘫痪伴有重度痉挛者或精神紧张易导致痉挛加重者不宜进行平衡训练。

(2)训练时,可在患者面前置一姿势镜,便于患者进行自我姿势矫正。

(3)患者姿势出现向一侧倾斜时,治疗师可通过语言刺激如"向左、向右"等来进行指导矫正;同时治疗师不要扶持患者,应轻轻地向倾斜方向推动患者,以诱发姿势反射而使患者直立。

(4)偏瘫患者进行坐位训练时,如果患者易向后方或侧方倾斜使平衡难于维持时,可在患侧臀部下方垫上一个小枕;如果患者躯干不能直立,头渐渐低垂、前屈,这时治疗师应推其两肩或使头部向下,给予抵抗,与此相对应,患者的躯干则伸展。

(5)截瘫患者在进行长坐位训练时易向后方倾倒,这是由于屈髋运动受限或腘绳肌短缩所致;应首先进行髋、膝关节的伸张训练,然后再训练患者的长坐位平衡。

(6)加强安全教育,特别要注意让患者穿软底、平跟、合脚的鞋子,若训练中发生头晕、头痛或恶心症状时,应根据实际情况减少运动量或暂停训练。

第二节　协调功能训练

一、基本概念

(一)定义

协调(coordination)是指人体在完成一项活动或运动时,产生平滑、准确、有控制的运动的能力,是正常运动活动最重要的组成部分,也是体现运动控制的有力指标。协调运动的特点在于稳定、准确、流畅,协调与平衡密切相关。协调功能障碍又称为共济失调。

(二)实现协调运动的基本条件

实现协调运动的基本条件如下:①各肌肉、肌群和关节的时间顺序和空间顺序;②躯干和肢体近端的稳定;③良好的神经肌肉控制和适宜的肌张力。

协调功能与平衡不同,必须集中注意力,且在多种感受器的共同参与下完成。

(三)协调的维持机制

与平衡功能一样,保持人体协调需要 3 个环节的参与:感觉输入、中枢整合和运动控制。但与平衡有所不同,协调的感觉输入主要包括视觉和本体感觉,前庭觉所起的作用不大;中枢的整合作用依靠大脑反射调节和小脑共济协调系统,其中小脑的协调系统起到更为重要的作用,小脑的损伤除了出现平衡功能障碍外,还可出现共济失调;运动控制要依靠肌群的力量。以上 3 个环节共同作用,就可以保证协调功能的正常,无论哪一个出现问题,都会导致协调功能障碍。

二、运动控制的神经生理学基础

运动控制是指机体在神经系统控制下产生的有目的、协调性的肌肉和关节运动,是人类和动物最基本的能力之一。运动控制具有双重任务:一是维持稳定姿势,为随意运动提供基础;二是实现随意运动。运动控制包含以下3种形式。①反射性运动形式:固定、反应迅速不受意识控制。主要在脊髓水平控制完成。②模式化运动:有固定的运动形式、有节奏和连续性的运动,受意识控制。主观意识主要控制运动的开始与结束,运动由中枢模式调控器调控。③意向性运动:整个运动过程均受主观意识控制,是有目的的运动,需通过运动学习来掌握,随着不断进行运动而趋于灵活,并获得一定技巧。运动的学习过程有认知相、联合相、自动相。

三、运动神经系统和中枢神经系统的训练效果

(一)动作的学习和提高

动作有意志动作(随意动作)、冲动动作和反射动作。学习新的运动技术,并能巧妙地运用,就是通过学习而使技术得以提高。所谓学习,也就是神经元一系列的组合选择性地反复活动的结果。初学动作阶段因选择性较差,常常全部神经进入活动状态,而引起一些不必要的(多余)动作。但是随着学习的深入,动作出现局限性,多余动作消失。这是由于大脑皮质运动区有抑制活动的参与,积极抑制了动作中不必要的肌肉活动所致。更进一步学习,就能顺利完成一连串想做的动作,这是学习的成熟阶段。由于神经元有可塑性,而使动作处于定型状态。

(二)反应时间

以灵敏性为指标的反应时间,是指感觉神经和运动神经以大脑皮质为媒介进行反应的时间。因运动项目的不同而出现的反应时间及反射时间的差异,是由先天素质决定还是受训练的结果影响尚不明确;但很明显的是,经常参加锻炼者的反应时间要短于非锻炼者。

(三)突触

通过检验使用突触和不使用突触产生的效果,就可以了解训练的可能性。利用脊髓的单突触反射,对感觉神经通过的脊髓后根施以单一刺激时,单突触性运动神经元上就会出现反射性电位,此电位变动的大小表示突触传递的兴奋状态。为了观察不使用突触的效果,在后根神经节的末梢部切断来自腓肠肌的传入神经,则从下肢传入的神经冲动不再对运动神经元发生作用,这时单突触反射将逐渐下降。

四、运动控制功能的障碍

运动控制障碍是指参与运动控制的神经系统、感觉器官、运动系统等损伤后出现的姿势或协同运动异常,表现为姿势、运动不协调,即运动障碍;或随意运动障碍,即瘫痪。运动控制障碍的类型有以下几个方面。

(一)运动瘫痪

运动瘫痪是在随意运动下行通路的某处发生障碍的情况下引起的。这种情况往往在障碍部位和瘫痪部位、瘫痪特征之间存在着某种关系。末梢神经(下运动神经元)障碍会引起其支配区域内的肌肉群瘫痪,这种瘫痪表现为肌张力低下,叫作弛缓性瘫痪。如是轻度瘫痪并延续一段时间后,会引起肌肉萎缩。

(二)肌张力异常

肌张力异常增加时,会出现痉挛或挛缩和肌强直。挛缩是一种牵张反射亢进状态,肌张力的增

强在拮抗肌之间是不均等的,总的来说在抗重力肌中表现最强烈(人的上肢屈肌、下肢伸肌)。另外,对于被动运动,最初抵抗力升高,当超过某种限度时,抵抗将会骤减,即折刀现象。肌强直是一种屈肌和伸肌同时处于持续的紧张性提高的状态,表现为一切方向的被动运动从始至终抵抗持续地增强。这在因大脑基底核群发生障碍出现帕金森综合征时可见到。与以上状态相反,肌肉一旦失去正常的紧张度,就会变得柔软、松弛,对被动运动不产生对抗。这些紧张异常状很少是单独引起的,大多是伴随其他运动异常所致。

(三)过度运动症

多神经元调节系统(锥体外系)对伸肌或屈肌起着抑制或促进作用,如其中抑制系统发生障碍,就会引起异常过多的运动,过度运动症有震颤、舞蹈病、手足徐动症、抽搐、肌张力障碍等。

(四)协调运动障碍

小脑在保持体位、调节和姿势运动有关的肌肉紧张和随意运动的协调上起着很重要的作用。这些功能与系统发生学的分区密不可分。当小脑的正中部发生障碍时,体位的保持和姿势运动就会失调,走路时像喝醉酒似的易摔倒;另外,当小脑半球部发生障碍时,就会破坏随意运动中的协调性,运动笨拙,不能进行调节,在运动中出现震颤,除此之外,拿桌子上的东西时与目测距离的误差较大,肌张力低下。

五、协调功能障碍的分类

根据中枢神经系统的病变部位不同而将共济失调分为以下3种类型:小脑性共济失调、大脑性共济失调和感觉性共济失调。

(一)小脑性共济失调

小脑是重要的运动调节中枢,其主要功能包括维持身体的平衡、调节肌张力和随意运动。共济失调是小脑病变的主要症状,急性小脑病变(如脑卒中、炎症)因无代偿,临床症状较慢性病变更为明显。小脑半球损害导致同侧肢体的共济失调。病变影响患者的精细协调、对运动的速度、力量的控制以及对距离的判断能力,主要表现为辨距不良(动作的幅度不是太大就是太小)、意向性震颤(上肢较重,动作越接近目标震颤越明显),并有快速及轮替运动异常,字越写越大(大写症);在下肢则表现为行走时的酩酊步态,并且上述症状表现与视觉无关,不受睁眼与闭眼的影响。

(二)大脑性共济失调

额桥束和颞枕桥束是大脑额、颞、枕叶与小脑半球的联系纤维,其病变可引起共济失调,但较小脑病变的症状轻。可包括以下几种类型。

1.额叶性共济失调 见于额叶或额桥小脑束病变。表现类似小脑性共济失调,如平衡障碍、步态不稳、对侧肢体共济失调,肌张力增高、腱反射亢进和出现病理征,伴额叶症状如精神症状、强握反射等。

2.顶叶性共济失调 对侧肢体出现不同程度共济失调,闭眼时明显,深感觉障碍不明显或呈一过性。

3.颞叶性共济失调 较轻,表现为一过性平衡障碍,早期不易发现。

(三)感觉性共济失调

脊髓后索的病变时,本体感觉和辨别感觉得信息不能传入大脑皮质,会造成深感觉障碍,从而引起感觉性共济失调。该病变主要表现为站立不稳,行走时迈步不知远近,落脚不知深浅,踩棉花感,并需要视觉补偿,常目视地面行走,在黑暗处则难以行走。检查时会发现振动觉、关节位置觉缺失(不能准确摆放四肢位置)、闭目难立征阳性(患者双足并拢站立,两手向前平伸,闭眼后倾斜欲倒)等。

六、协调功能障碍的表现

共济失调患者在空间和时间上对肌收缩的控制障碍主要表现为:辨距不良,即动作的幅度不是太大(辨距过度)就是太小(辨距不足);动作分解,即各肌群在时间上不能很好地配合,顺畅流利的动作变成许多孤立的收缩阶段;肌收缩和松弛不及时,在做来回重复性动作时最为明显,临床上称之为轮替动作失常。这些障碍也可在语言和书写中表现出来。小脑性共济失调患者的言语迟缓、含糊,但又会突然爆出几个字音,称为爆音性呐吃;书写常有字体过大、笔画不匀的现象。协调障碍的患者日常活动常会受到影响,如穿衣、系扣、取物、进食等。

七、训练原理及要点

(一)原理

临床康复中协调性训练适用于共济失调或缺乏运动控制能力的患者,其训练本质在于集中注意力,明确要完成的任务并不断重复这种行为,在完成的过程中及时纠正出现的错误,进行反复正确的练习,直至形成恰当的感觉印象和运动模式。主要方法是在不同体位下分别进行肢体、躯干、手、足协调性的活动训练。协调性训练常用于上运动神经元障碍患者,例如,脑性瘫痪、脑外伤及脑卒中等,也可应用于某些下运动神经元和软组织病变。当中枢神经系统受损时,可通过未受损神经元的侧支生长、其他神经元或神经通路的替代,在受损区域外的其他地方重新形成感觉印象和运动程序。当中枢神经系统未受损,而下运动神经元或软组织疾病导致运动障碍时,通过练习可重新启用正常情况下被抑制的神经通路。

(二)训练要点

(1)先从卧位练习开始,熟练掌握后再进行多体位(坐位、站位、步行等)训练。

(2)先从简单的单个动作开始逐步进行比较复杂的动作,例如,在行走之前,患者先练习行走的各个分解动作,诸如脚的位置、腿的摆动、脚触地、平衡以及重心转移练习。直到每个动作完成得满意时再进行行走训练。训练任务越复杂,就应划分得越细,当单个动作练习得满意时再完成整体连贯动作。

(3)先做大范围和快速的动作,熟练后再做活动范围小的和缓慢动作练习。

(4)先睁眼后闭眼练习,协调训练开始时均在睁眼的状态下进行,当功能改善后,可根据具体情况,将有些训练项目改为闭眼状态下进行,以增加训练的难度,例如,开始训练时,要求患者在睁眼状态下做指鼻练习,能顺利完成该动作,确定协调性有所提高后,要求患者闭眼状态下再进行指鼻练习。

(5)所有练要在正常可动范围内进行,治疗师应做好患者的防护措施。

八、常用训练方法

(一)上肢协调训练

1.轮替动作练习　主要根据关节的活动方向而进行。

(1)双上肢交替前屈练习:双上肢交替前屈至最大关节活动范围,在该过程中,手臂尽量保持伸直,而后交替速度逐渐加快。

(2)双上肢交替摸肩上举练习:双肢交替屈肘、摸同侧肩,然后上举,而后交替速度逐渐加快(图7-9)。

（3）双上肢交替屈肘练习：双上肢肩关节抬起，前臂旋后，然后两侧交替屈肘、拍同侧肩部、伸肘，而后交替速度逐渐加快。

（4）双前臂旋前、旋后练习：双侧肩关节前屈90°，肘伸直，双侧同时进行前臂旋前、旋后的练习，或一侧练习一定时间，再换另一侧练习。

（5）双手腕屈伸练习：双侧腕关节交替进行，一侧屈腕，另一侧伸腕，而后交替速度逐渐加快。

（6）双手交替掌心拍掌背练习：双手放于胸前，左手掌心拍右手掌背，然后右手掌心拍左手掌背，如此交替进行，而后交替速度逐渐加快（图7-10）。

（7）手指轮替接触练习：双手置于胸前，手指指腹与右手相应的手指相继接触，快速轮替进行。

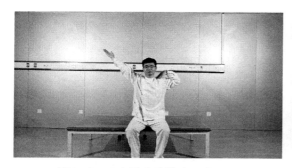
图7-9 双上肢交替摸肩上举练习

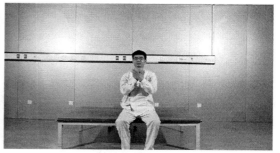
图7-10 双手交替掌心拍掌背练习

2.定位、方向动作练习 包括以下方面。

（1）指鼻练习：患者双侧示指指尖交替接触自己的鼻尖，可以以不同速度、睁眼、闭眼状态下重复进行（图7-11）。

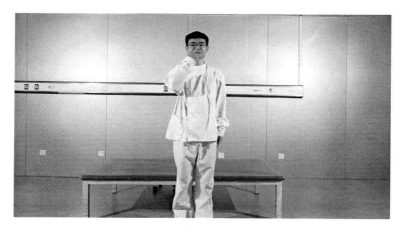
图7-11 指鼻练习

（2）对指练习：患者双手相应的手指互相触碰，由拇指到小指交替进行；或左手的拇指分别与其余4个手指进行对指，练习一定时间，再换右手，或双手同时练习。以上练习同样要逐渐加快速度。

（3）指指练习：治疗师与患者相对而坐，将自己的示指置于患者面前，让患者用其示指接触治疗师的示指，随后治疗师可改变方向与距离再次进行，以增大训练难度。

（4）指敲桌面：双手同时以5个手指交替敲击桌面，或一侧练习一定时间，再换另一侧练习。

（5）其他：画画、走迷宫、下跳棋、玩拼图等，或使用套圈板、木插板进行作业治疗。

（二）下肢协调训练

1. 双下肢交替屈髋练习　患者仰卧于床上，保持膝关节伸直，然后左、右侧下肢交替屈髋至90°，而后交替速度逐渐加快（图7-12）。

2. 双下肢交替伸膝练习　患者坐于床边，保持小腿自然下垂，然后左、右侧下肢交替伸膝。

3. 坐位交替踏步练习　患者保持坐位，左、右侧下肢交替平踏地面，而后交替速度逐渐加快（图7-13）。

4. 双下肢拍地练习　患者足跟触地，脚尖抬起做拍地的动作，可以双脚同时或分别做。

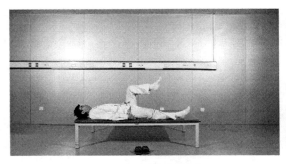 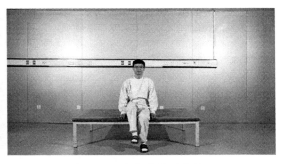

图7-12　双下肢交替屈髋练习　　　　图7-13　坐位交替踏步练习

（三）整体协调训练

1. 原地摆臂踏步走练习　患者踏步的同时双上肢交替摆臂，而后交替速度逐渐加快。

2. 原地高抬腿跑练习　患者高抬腿跑的同时双上肢交替摆臂，而后交替速度逐渐加快（图7-14）。

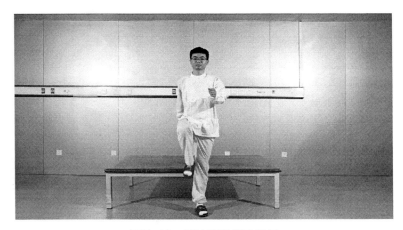

图7-14　原地高抬腿跑练习

3. 跳跃击掌练习　患者站立位，两脚与肩分开同宽，双手平举并向上跳跃，并足落地，双上肢上举至头顶两掌心相击，交替进行。

4. 其他　跳绳、踢毽子、打球等。

九、影响协调性训练的因素

1. 与协调有关的感觉状态　视觉、本体感觉与协调有重要关系。视觉对协调功能有补偿作用,本体感觉同样有益于协调的维持。

2.动作的频率 动作的频率越低,协调越易保持协调,动作的频率越高,协调越难保持协调。

3.与协调相关的运动控制系统 中枢神经系统和肌肉骨骼系统的功能越接近正常,协调功能越接近正常。

4.其他因素 如精神、心理、认知和主动性等。患者有抑郁或焦虑情绪会影响协调训练的效果,认知功能差则训练效果可能不明显,主动性差也会影响训练效果。

本章小结

平衡功能训练是在躯干控制的基础上进行,通过徒手和借助器械的训练方法,帮助患者重新找回重心位置、保持身体稳定的过程,可以分别在不同体位下进行平衡训练,分为静态平衡、他动态平衡和自动态平衡训练,以期达到改善平衡功能,为行走做好准备。协调功能训练是利用残存部分的感觉系统以及利用视觉、听觉和触觉来促进随意运动的控制能力。通过轮替动作的练习和定位的方向性动作练习,改善动作的质量。平衡与协调训练是提高机体运动能力的治疗方法。学生必须在掌握平衡与协调的维持机制基础上,掌握平衡与协调训练的共同点及两者各自的侧重点。同时,根据临床实际情况,结合肌力训练、关节活动度训练手段为患者服务。

思考题

一、单选题

1.下列哪种情况属于他动态平衡

  A.保持坐姿   B.保持站立姿   C.站起

  D.坐下   E.步行时被人撞了一下仍能保持平衡,继续行走

2.关于平衡功能的影响因素,描述错误的是

  A.支撑面积越大,越有利于平衡   B.支撑面越平整,越有利于平衡

  C.摆动的频率越高,越有利于平衡   D.稳定极限越大,越有利于平衡

  E.本体感觉越灵敏,越有利于平衡

3.关于平衡功能的训练原则,描述错误的是

  A.支撑面积由大到小   B.稳定极限由小变大

  C.从静态平衡到动态平衡   D.逐渐增加训练的复杂性

  E.从睁眼到闭眼

4.以下哪个部位是调节协调功能最重要的中枢

  A.大脑   B.小脑   C.丘脑

  D.脑干   E.脊髓

5.影响协调训练的因素不包括

  A.支撑面积   B.视觉   C.本体感觉

  D.运动控制系统   E.患者的认知功能

6.关于平衡训练和协调训练,叙述错误的是

  A.两者完全不同

  B.平衡训练侧重身体重心的控制性

  C.协调训练侧重动作的灵活性、稳定性和准确性

  D.平衡训练以粗大动作、整体动作训练为主

E. 协调训练以肢体远端关节的精细动作、多关节共同运动的控制为主

7. 平衡训练时,一般下列哪个体位最容易控制平衡

    A. 长坐位   B. 端坐位   C. 手膝位

    D. 跪位   E. 站立位

8. 下列关于感觉性共济失调的描述,错误的是

    A. 病变在脊髓后索

    B. 是由于深感觉障碍而导致的共济失调

    C. 是由于浅感觉障碍而导致的共济失调

    D. 行走时迈步不知远近,落脚不知深浅

    E. 常目视地面行走

9. 协调训练的具体方法不包括

    A. 对指练习   B. 拍地练习   C. 原地踏步练习

    D. 左、右侧下肢交替负重   E. 跳绳、踢毽子

10. 在站立平衡训练阶段,可采用的训练方法不包括

    A. 从各个方向推动患者   B. 太极拳云手式   C. 抛接球训练

    D. 左、右侧下肢交替负重   E. 端坐位训练

二、简答题

1. 简述平衡的分类。

2. 简述协调的分类。

3. 简述平衡训练的原则。

4. 简述上肢协调训练的方法。

(杨晶晶)

心肺功能增强技术

社会的发展、人们生活方式的改变及饮食习惯的变化,导致糖尿病、原发性高血压、高脂血症、肥胖症、冠心病等疾病的发病率呈现逐年增加的趋势,这些疾病有可能导致患者的最大有氧运动能力受到损害,使心肺系统疾病(如慢性阻塞性肺疾病、慢性器官衰竭及肺心病等)的发病率逐年上升。除此之外这些疾病所引起的心功能下降、呼吸困难等严重的并发症,同样使得患者心肺功能显著降低,严重影响患者的生活质量。对于这些患者的康复治疗中,心肺功能康复训练非常重要并且不可忽视。通过有效的心肺功能训练,使患者心血管疾病以及肺部疾病的死亡率和复发率明显降低,同时也提高了心肺疾病临床治疗的有效性,在提高患者生活质量的同时还大大降低了医疗成本。

第一节　心脏功能训练

一、基本概念

心脏功能训练是指通过对心血管疾病患者采取积极主动的身体、心理、行为和社会活动的训练与再训练,主要以有氧运动为主,帮助患者缓解症状,改善心血管功能以及激活心肌的侧支循环,使其在生理、心理、社会、职业和娱乐等方面达到相对理想的状态,提高生活质量的康复医疗过程。心脏功能训练不仅可以改善临床症状和体征,还能提高患者的生理、心理功能和日常生活活动能力。

二、运动对心血管的影响

心血管系统是由心脏以及血管组成的循环系统,该系统主要通过心脏的泵血来驱动血液在血管中进行流动,来维持正常血压以及各种组织器官的血液灌注。循环系统一般与呼吸系统共同活动,相互影响且相互依赖,与心血管系统共同称为心肺功能。

（一）心脏对运动的反应与适应

心脏在人体中主要的功能是泵血,在运动时正常心脏的即刻反应是增加每搏输出量以及加快心率,从而引起心输出量增加,这些即刻反应表现了运动过程中心脏功能的变化。长期的运动训练除了引起心脏在功能上的变化之外,还会对心脏的结构与形态造成影响,这就是心脏的结构与功能对长期运动产生的适应性变化。

1. 每搏输出量与心输出量的变化　正常的成年人在安静状态下,心脏每搏输出量为 70 mL,心率平均为 75 次/min,心输出量为 5 L 左右。在运动时,心脏每搏输出量会随运动强度的增加而增加,导致心输出量也出现相应的增加。在剧烈运动时,心输出量可以达到 25～30 L,为安静状态下的5~6倍。这一变化说明了正常心脏泵血的功能有非常大的储备,即心力储备,是安静状态下的心输出量与最大运动状态下心输出量的差值。运动时心脏每搏输出量和心输出量的增加是由于交感-肾上腺系统兴奋,分泌的肾上腺素、儿茶酚胺增多所致。长期运动训练后,心肌纤维增粗、室间隔和左心室壁肥厚,心肌收缩力增强,每搏输出量增加,同时心脏舒张功能增强,舒张末回心血量增加,使左心室射血分数提高。因此,长期运动训练使心脏产生的适应性变化表现为每搏输出量和心输出量增加,左心室收缩末容积减少、左心室舒张末期容积增加、射血分数增大,心力储备也出现相应的增加。例如,运动员的心脏每搏输出量以及心力储备较正常人较高,能够满足剧烈运动的代谢需求。相反,对于心脏病患者来说,静息时心输出量与正常人无明显差异,尚能满足静息状态下机体代谢的需要,但在运动时,尤其是剧烈运动时,心输出量不能相应的增加,表明心力储备降低。

2. 心率的变化　运动时,心血管系统最先出现的反应就是心率的增快。运动时心输出量增加的原因中,心率因素占60%~70%,每搏输出量改变占30%~40%,所以心率增加是在运动时心输出量增加的主要原因。正常成年人安静状态下的心率(静息心率)为60~100次/min,运动时心率随着机体代谢水平的提高而增加,心率的变化与运动强度呈正相关。在一定范围内,心率反映了运动强度和机体的代谢水平。对于每个人来说,心率的增加都有一个限度,即在极量运动时心率增加达到一个极限值,称最大心率。正常成年人最大心率为160~180次/min;而训练有素的运动员最高可以达到200~220次/min。最大心率会随年龄增加而逐年下降。对于各种原因导致不宜进行极量运动者,可通过公式来估算最大心率。正常成年人最大心率=220-年龄,而老年人最大心率=170-年龄。

正常人在进行运动训练或患者在进行运动康复的过程中,需要选择合适的运动强度,使得运动时心率能够控制在最大心率范围之内,这样既安全又可以有效达到训练目的。在这种运动时所应达到和保持的心率,被称为靶心率,也就是运动时的适宜心率。对于正常的成年人来说,应以靶心率达到60%~85%的最大心率的强度为适度运动,对于心脏病患者以及老年人来说靶心率应当降低,以40%~60%的最大心率为宜。

最高心率与静息心率之间的差值,即为心率储备。如果每搏输出量保持不变,机体充分动用心率储备可以使心输出量增加2.0~2.5倍。在正常人,能使心输出量增加的最高心率为160~180次/min,这是心率储备的上限。超过最高心率后,由于心脏舒张期过短,心室充盈不足,每搏输出量明显减少,心输出量反而减少。整体条件下,运动时除了心率增加外,每搏输出量也同时增加,通过动用心率储备和每搏输出量储备,使得运动时最大心输出量增加至安静时的5~6倍。

心脏对运动的反应是心率增快,其机制主要与神经和体液因素有关。运动时,交感神经兴奋、交感-肾上腺髓质系统分泌肾上腺素、儿茶酚胺等激素增加,还可引起血管紧张素Ⅱ、内皮素-1、血管加压素等激素释放增加,这些激素与心肌上相应的受体结合,导致心率加快。此外,运动的肌肉向心血管中枢传入的冲动信号增加,心交感中枢兴奋,心迷走中枢抑制,也导致心率增快。

心脏对运动的适应是静息心率减慢。长期运动者安静状态下的心率相对不运动者来说会有所降低,运动员静息心率可降至40~60次/min,这是心脏适应的典型性表现,也是评价运动训练效果的金标准。其产生机制与长期运动增强迷走神经紧张性、降低交感神经紧张性,调整自主神经平衡有关。因此对于长期运动者因静息心率降低,也增加了运动时的心率储备。

3. 心脏形态的变化　单次或短暂运动时,心脏的形态结构仅会发生短暂的改变,然而长期、中等强度的运动会使心脏的结构和形态产生适应性改变,主要表现为生理性的心肌肥厚,又被称为心脏重塑,包括心脏形态重构和心肌组织重塑。

(1)心脏形态重构:主要表现为左心室内径增加、容积增大、流出道增宽,同时伴心腔扩大,心室壁以及室间隔的厚度也相应增加。这种生理性的增厚不同于肥厚型心肌病或高血压所致的病理性心肌增厚。

（2）心肌组织重塑：主要表现为心肌细胞的肥大，肌原纤维体积增大和数量增多，线粒体体积增大，同时伴有心肌组织中毛细血管密度和数量增加。无论是抗阻运动还是耐力运动或是力量性运动，心肌细胞在前负荷或后负荷的刺激下，细胞内 DNA 合成增加、蛋白质合成增加，肌原纤维增粗、肌节数目增多，线粒体体积增大，导致心肌细胞肥大。由于成熟心肌细胞已失去有丝分裂的能力，所以心肌细胞的数量不再增加。与此同时，心肌中毛细血管密度和数量也相应增加，使心肌血液供应增多，都有利于运动时心脏的能量供给和氧化代谢。长期从事抗阻运动或力量性运动，心室壁增厚和心肌细胞肥大较耐力运动会更加明显。

（二）血管对运动的反应与适应

大动脉和主动脉的弹性贮器作用使心动周期中的血压变化得到缓冲，而微动脉和小动脉对器官的血流灌注起着决定性作用。运动可引起血管系统产生反应和适应，同时引起动脉血压的适应性改变。

1. 大动脉和主动脉的变化　运动时，心输出量增加，射入血管内血量增加，对血管壁牵拉增强。若主动脉和大动脉弹性良好，收缩压的升高不明显；而对于动脉粥样硬化患者或老年人，会因血管弹性的下降、大动脉的弹性储器作用的减弱，而导致在运动时收缩压升高明显。长期的运动训练，血管内的压力负荷会经常性刺激大动脉和主动脉，使得血管壁细胞的新陈代谢增强，血管弹性纤维增多，增加动脉的弹性和顺应性，增强血压波动的缓冲能力。

2. 毛细血管和小动脉的变化　运动的组织如骨骼肌的小动脉舒张、毛细血管开放数量增多，使得血流加速；而不运动组织如内脏组织的小动脉和毛细血管收缩、血流减少，动静脉短路开放，使回心血流加快。长期运动训练者，运动组织尤其骨骼肌内毛细血管数量增加，新生毛细血管增多，毛细血管开放增多，组织血供增加，毛细血管与肌纤维的比值增大。

3. 冠状动脉的变化　运动时心肌代谢能力增强，代谢产物会刺激冠状动脉舒张，增加心肌的血流灌注以满足运动时心肌对氧和能量的需求。通过血管造影技术和组织学方法证实，长期运动增加了心肌毛细血管数量，从而通过毛细血管进入心肌的血流量也增加，其中以缺血区侧支血管的形成最为明显。冠心病患者在进行了长期运动训练之后，狭窄部位冠状动脉侧支血管生成相对其他部位更明显。值得注意的是，适量的运动训练才能促进冠状毛细血管的增生，运动量若太大或太小，均不能引起毛细血管的增生反应。

4. 静脉的变化　运动时，兴奋交感缩血管中枢，静脉收缩，使回心血量增加。运动时骨骼肌节律性的舒缩活动，引起肌肉内静脉收缩，静脉扩张降低。长期运动提高静脉血管张力，降低静脉顺应性，降低静脉扩张。

（三）血压的变化

心输出量和外周阻力之间的关系决定了动脉血压的变化，同时还和运动强度、方式、时间等因素有关。全身性耐力运动时，心输出量增多，动脉内血量增加，收缩压升高，血压升高幅度与运动强度密切相关。由于运动时骨骼肌中大量血管舒张，外周阻力下降，但腹腔内脏血管收缩，外周阻力升高，总效应是全身血管阻力降低，舒张压无明显变化或轻度降低。相反，抗阻运动或力量性运动时，骨骼肌大面积持续收缩使肌肉变硬，肌肉内血管受到挤压，从而外周阻力会升高，导致舒张压升高。在进行抗阻运动时，若屏气则使胸腔内压升高，回心血量减少，导致心输出量降低，收缩压反而降低。这也是心血管病患者应避免进行中等至高强度抗阻运动的缘故。

三、导致心血管功能减退的因素

在我国，引起心功能减退的最常见病因为慢性心瓣膜病，其次为高血压心脏病和冠心病。除此之外较常见的病因还有心肌炎、肾炎和先天性心脏病等。较少见的且易被忽视的病因有心包疾病、甲状腺功能亢进症与减退症、脚气病、贫血、动静脉瘘、心房黏液瘤和其他心脏肿瘤、结缔组织疾病、高原病及少见的内分泌病等。

（一）影响心功能的因素

上述导致心功能减退的病因，可通过下列机制影响心功能，引起心力衰竭。

1. 原发性心肌收缩力受损　包括心肌梗死，心肌炎症、变性或坏死（如风湿性或病毒性心肌炎、白喉性心肌坏死），心肌缺氧或纤维化（如冠心病、肺心病、心肌病等），心肌的代谢、中毒性改变等，都会使心肌收缩力减弱而导致心力衰竭。

2. 心室的压力负荷（后负荷）过重　肺及体循环高压，左、右心室流出道狭窄，主动脉或肺动脉瓣狭窄等，均能使心室收缩时阻力增高、后负荷加重，引起继发性心肌舒缩功能减弱而导致心力衰竭。

3. 心室的容量负荷（前负荷）过重　瓣膜关闭不全、心内或大血管间左至右分流等，使心室舒张期容量增加，前负荷加重，也可引起继发性心肌收缩力减弱和心力衰竭。

4. 高动力性循环状态　主要发生于贫血、体循环动静脉瘘、甲状腺功能亢进、脚气性心脏病等，由于周围血管阻力降低，心排血量增多，也能引起心室容量负荷加重，导致心力衰竭。

5. 心室前负荷不足　二尖瓣狭窄、心脏压塞和限制型心肌病等，引起心室充盈受限，体、肺循环充血。

（二）心力衰竭发作的诱因

（1）感染：其中呼吸道感染最为多见，其次为风湿热；在儿童发病者中风湿热占据首位；女性患者中泌尿道感染常见；亚急性感染性心内膜炎也常因损害心瓣膜和心肌而诱发心力衰竭。

（2）过度体力活动和情绪激动。

（3）钠盐摄入过多。

（4）心律失常：特别是快速性心律失常，如伴有快速心室率的心房颤动（房颤）、心房扑动（房扑）。

（5）妊娠和分娩。

（6）输液（特别是含钠盐的液体）、输血过快和（或）过多。

（7）洋地黄使用过量或不足。

（8）药物作用：①使用抑制心肌收缩力的药物，如β受体阻滞剂、体内儿茶酚胺的消耗药物（如利血平类）、交感神经节阻滞剂（如胍乙啶）和某些抗心律失常药物（如奎尼丁、普鲁卡因胺、维拉帕米等）。②水钠潴留、激素和药物的应用，如肾上腺皮质激素等造成水钠潴留。

（9）其他：出血和贫血、肺栓塞、室壁膨胀瘤、心肌收缩不协调、乳头肌功能不全等。

四、常用训练方法

根据冠心病康复治疗措施的特征，国际上一般将心功能康复训练分为 3 期。Ⅰ期是院内康复期，指急性心肌梗死或急性冠脉综合征住院的早期康复，发达国家已经缩短到 3～7 d。Ⅱ期是院外早期康复期，指从患者出院开始，至病情稳定性完全建立为止，时间为 5～6 周。Ⅲ期是院外长期康复期，指病情处于长期稳定状态，或Ⅱ期过程结束的冠心病患者，包括陈旧性心肌梗死、稳定型心绞痛及隐性冠心病。

（一）第Ⅰ期（院内康复期）康复

1. 康复目标　本期的康复目标主要包括：①增加患者自信；②减少心理痛苦；③减少再住院，缩短住院时间，避免卧床带来的不利影响（如运动耐量减退、低血容量、血栓栓塞性并发症）；④促进日常生活及运动能力的恢复；⑤低水平运动试验阴性，可以按正常节奏连续行走 100～200 m 或上下 1～2 层楼而无症状和体征；⑥运动能力达到 2～3 METs，能够适应家庭生活；⑦使患者了解冠心病的危险因素及注意事项；⑧在心理上适应疾病的发作和处理生活中的相关问题；⑨提醒患者戒烟并为Ⅱ期康复提供全面完整的病情信息和准备。

2. 治疗方案　此期患者的康复一般在心脏科进行，以循序渐进地增加活动量为原则，早期运动康复的计划因人而异。对于病情相对较重、预后较差的患者运动康复的进展宜缓慢；反之，可适度加快进程。一般来说，在患者脱离急性危险期，病情处于相对稳定的状态时，即可开始运动康复。康复治疗的基本原则要根据患者的自我感觉，进行在患者耐受范围内的日常活动，如散步、缓慢上下楼、看书或者电视。康复治疗采用团队合作模式，即由心脏科医师、康复科医师、康复治疗师（物理治疗、作业治疗、心理治疗等）、护士、营养师等共同参与工作。

（1）运动疗法

1）床上活动：一般要从床上的肢体活动开始（包括呼吸训练）。肢体活动一般从肢体远端的小关节开始，且先从不抗重力的活动开始，逐步进行抗阻运动。在活动过程中强调自然、平稳的呼吸，同时应无任何憋气和过度用力现象。抗阻运动一般不需要专用器械，可以采用捏气球、皮球或拉皮筋等方式。徒手体操也十分有效，如吃饭、洗脸、刷牙、穿衣等日常生活活动可以早期进行。

2）呼吸训练：主要是采用腹式呼吸。腹式呼吸的要点是呼气和吸气之间要均匀连贯，可以进行的比较缓慢，但是不可憋气。

3）坐位训练：坐位训练是重要的康复起始点，应该从第 1 天就开始。开始坐位时可以有依托，例如，把枕头或被子放在身后，或将床头适当抬高。这种有依托的坐位能量消耗与卧位相同，但是上身直立体位使回心血量减少，同时射血阻力降低，心脏负荷低于卧位。在有依托的坐位适应之后，患者可以逐步过渡到无依托独坐。

4）步行训练：从床边站立开始，先克服直立性低血压。在站立无问题之后，开始床边步行（1.5～2.0 METs），以便在疲劳或不适时能够及时上床休息。此阶段开始时最好在活动时配备心电监护仪。在此过程中要避免上肢高于心脏水平的活动，例如，患者自己手举静滴瓶上厕所。因为此类活动使心脏负荷增加很大，是诱发意外的常见原因。

5）大便：患者大便务必保持通畅。卧位大便通常对患者不利，因为在卧位大便时，心脏负荷因臀部位置提高，使回心血量增加，增大了心脏负担，同时由于排便时必须克服体位所造成的重力，需要额外用力（4 METs）。坐位大便时心脏负荷和能量消耗均小于卧床大便（3.6 METs），也比较容易排便。在床边放置简易的坐便器，尽早让患者坐位大便，但是禁忌蹲位大便或在大便时过分用力。如果出现便秘，应该使用通便剂。患者有腹泻时也需要注意严密观察，因为过分的肠道活动可以诱发迷走反射导致心律失常或心电不稳。

6）上下楼活动：上楼的运动负荷主要取决于上楼的速度。患者必须保持非常缓慢的上楼速度。一般每上一级台阶可以稍做休息，以保证没有任何症状。下楼的运动负荷相对不大。

（2）心理康复与健康教育：患者在急性发病后，往往有显著的焦虑症和恐惧症。康复治疗师应对患者进行一定的心理疏导，同时必须安排对患者医学常识教育的普及，使患者了解冠心病的发病特点、注意事项以及如何预防再次发作。

（二）第Ⅱ期（院外早期康复期）康复

1. 康复目标　与Ⅰ期康复目标不同的是，除了对患者进行评估、健康教育、日常活动的指导和心理支持以外，康复计划中需增加每周 3～5 次的在心电监护或血压监护下中等强度运动，包括有氧运动、抗阻运动及柔韧性训练。促进患者逐步恢复一般日常生活活动能力（ADL），包括轻度的家务劳动、娱乐活动等；运动能力达到 4～6 METs，提高生活质量；对体力活动没有更高要求的患者可停留在此期。Ⅰ期患者的康复在家庭中完成。

2.治疗方案　根据患者的健康、体力和心血管功能状态,结合学习、工作、生活环境和运动喜好等个体化特点,以运动处方的形式来确定运动的种类、方法、强度、频率和运动量等,并提出在运动中应该注意的事项。每一个运动处方应包括运动形式、运动时间、运动强度、运动频率及运动过程中的注意事项等。

(1)运动形式:主要包括有氧运动和无氧运动。有氧运动主要包括走路、慢跑、游泳、骑自行车等。无氧运动主要包括静力训练、负重等运动。心脏康复中的运动形式以有氧运动为主,无氧运动作为补充。

(2)运动时间:心脏病患者的运动时间通常为 10 ~ 60 min,最佳运动时间为 30 ~ 60 min。对于刚发生心血管事件的患者,建议从 10 min/d 开始,逐渐增加运动时间,最终达到 30 ~ 60 min/d 的运动时间。

(3)运动强度:运动强度的评估方法有最大耗氧量成最大心率及症状分级法两种。建议患者开始运动从 50% 的最大耗氧量或最大心率的运动强度开始,运动强度逐渐达到 80% 的最大摄氧量或最大心率。最大耗氧量是通过心肺运动试验得到,最大心率为 220-年龄。每 3 ~ 6 个月评价一次患者的运动强度是否需要改变。

(4)运动频率:每周至少 3 次,最好每日 1 次。

(三)第Ⅲ期(院外长期康复期)康复

1.康复目标　Ⅲ期康复属于院外长期康复期,是Ⅱ期康复的延续,这一时期患者已经恢复至可重新工作和恢复日常活动。为减少心肌梗死及其他心血管疾病风险,强化改变生活方式,进一步的运动康复是必要的,此期的关键是维持已形成的健康生活方式和运动习惯。另外,运动的指导应因人而异,低危患者的运动康复,应达到无须医学监督;中高危患者的运动康复仍然需要医学监督,因此对患者的评估十分重要。低危及部分中危患者可持续进行Ⅲ期康复,高危及部分重危患者应转上级医院继续进行心功能康复。此外,纠正危险因素和心理社会支持仍需继续。

2.治疗方案　运动方式包括有氧运动、力量训练、柔韧性训练、作业训练、医疗体操、气功等。运动形式可以分为间断性运动和连续性运动。运动量要达到一定的阈值才能产生训练效应。每次的总运动量(以热量表达)应在 2 931 ~ 8 374 kJ(700 ~ 2 000 kcal)。运动量小于每周 2 931 kJ(700 kcal)只能维持身体活动水平,而不能提高运动能力。运动量超过每周 8 374 kJ(2 000 kcal)则不增加训练效应。运动总量无明显性别差异。METs 消除了体重影响,比热量在计算上更为实用。合适运动量的主要标志是运动时稍出汗,轻度呼吸快但不影响对话,早晨起床时感到舒适,无持续疲劳感和其他不适感。

在运动训练的实施过程中,每一次训练课都应包括 3 个部分,即准备活动部分、基本活动部分和整理活动部分。准备活动部分的主要作用是:使身体逐渐从安静状态进入到工作(运动)状态,逐渐适应运动强度较大的训练部分的运动,避免出现心血管、呼吸等内脏器官系统突然承受较大运动负荷而引起的意外,避免肌肉、韧带、关节等运动器官的损伤。在运动处方的实施中,准备活动部分常采用运动强度小的有氧运动和伸展性体操,如步行、慢跑、弹力带器械操、太极拳等。准备活动部分的时间可根据不同的锻炼阶段有所变化。开始锻炼的早期阶段,准备活动时间可为 10 ~ 15 min;锻炼的中后期,准备活动时间可减少为 5 ~ 10 min。基本部分是运动处方的主要内容,是达到康复或健身的主要途径。

五、临床应用

(一)适应证

心功能训练可以改善心血管的功能状态和提高生命质量,在心血管疾病的防治作用中日趋受到重视,适应证的范围不断扩宽,近 20~30 年来扩大到冠状动脉血运重建术(如冠状动脉旁路移植术)、心脏手术(如心脏瓣膜置换术)等患者,同时也适用于慢性心力衰竭和高血压病患者。

(二)禁忌证

血压严重升高(如收缩压≥200 mmHg 或舒张压≥120 mmHg)、肺动脉高压、中度瓣膜病变、心肌病、明显心动过速或过缓、中至重度主动脉瓣狭窄或严重梗阻性心肌病、重度冠状动脉左主干狭窄或类似病变、重度房室传导阻滞及重度窦房阻滞、严重肝肾疾病、贫血、未能控制的糖尿病、运动可导致恶化的神经肌肉疾病、晚期妊娠或妊娠有并发症、明显骨关节功能障碍、运动受限或可能由于运动而使病变恶化等。

第二节 呼吸运动及排痰能力训练

一、基本概念

呼吸功能训练是指保证呼吸道通畅,提高呼吸肌功能,促进排痰和痰液引流,改善肺和支气管组织血液代谢,加强气体交换效率以提高日常生活活动能力的训练方法。肺的健康与否直接影响着呼吸功能的好坏,所以在进行呼吸功能训练前,要根据不同患者的病理生理学机制,有针对性地拟订和实施肺功能康复训练计划。

二、基本原理

(一)减少通气需要

1.运动训练 肺功能的建立可以改善呼吸困难的临床表现,而运动训练是恢复肺功能的首要方法。无论使用运动平板和功率自行车,或是上下肢肌肉耐力训练都可以改善运动耐力和呼吸功能。此外,运动训练可以调整心理、认知、行为等,对增加自我训练效率和自信、改善焦虑症状等都有促进作用。对于运动处方的剂量采用达到 60% 耗氧量的运动量,每周 3~5 次,每次 30 min 以上,持续 4~8 周或更长,采用住院-门诊-社区或家庭治疗对维持肺功能康复有促进意义。

2.运动期间辅助氧疗 慢性阻塞性肺疾病(COPD)患者运动期间辅助氧疗可以使血乳酸和运动通气量减少,使呼吸困难症状减轻,帮助更好地完成呼吸康复训练。

3.能量保持技术 通过合理安排社会活动和日常生活活动等,达到节省体力,降低代谢负荷,实际上是减少了呼吸用力、每分通气量,以及减轻了疲劳。能量保持技术包括根据呼吸困难程度决定目标活动的程度,控制步行速度,分阶段多流质进食,采用使呼吸困难症状最轻的姿势和使用缩唇呼吸技术等。

(二)提高呼吸交换的频率

1.改善呼吸模式、保持呼吸技术 采用膈肌呼吸和缩唇呼吸的训练方式对 COPD 患者可以缓解呼吸困难症状。早期的研究显示这些技术可减少呼吸频率,增加潮气量。

2. 减少阻力负荷　COPD患者由于气道狭窄、静态肺的弹性回缩力减小、呼吸肌的阻力负荷增加,加强了呼吸不适感。除药物扩张支气管外,有研究显示采用10 Hz的频率快速振动胸壁,可不同程度缓解呼吸困难症状。

（三）改善呼吸肌功能

1. 变换姿势　COPD患者改变体位可以改善呼吸困难症状,增加腹压可以改善呼吸肌本身的特性和功能。向前倾斜的姿势改善全部呼吸肌的强度,增加膈肌的复原,减少颈部和上部肋间肌的参与,减少腹部矛盾呼吸,使呼吸困难症状得到改善。

2. 吸气肌训练　吸气肌训练可以改善呼吸肌、吸气肌功能和耐力运动容量以及肺功能,从而有助于改善呼吸困难症状。

3. 部分通气　支持采用无创的通气支持,可以使神经病变或严重COPD患者的呼吸肌休息。部分支持可以通过负压或正压通气来改善患者的呼吸肌功能状态,来帮助呼吸训练。

三、训练目标及适应证

呼吸训练的目标包括改善通气;提高咳嗽的效率;增强呼吸肌的肌力、耐力及协调;维持或改善胸廓的活动度;建立有效的呼吸方式;促进机体放松;教育患者如何处理呼吸急促;提高患者整体功能。

呼吸训练的适应证包括:慢性阻塞性肺疾病(如慢性支气管炎、肺气肿等),慢性限制性肺疾病(如胸膜炎后、胸部手术后等),哮喘,其他慢性呼吸系统疾病伴随呼吸功能障碍,慢性实质疾病(如肺结核、肺尘埃沉着病等),支气管痉挛或分泌物滞留引起的继发性气道阻塞,手术/外伤后造成的胸部或肺部的疼痛,中枢神经系统损伤后的肌无力(如高位脊髓损伤),急慢性、进行性的肌肉病变或神经病变,严重的骨骼畸形(如脊柱侧弯等)。

四、常用训练方法

（一）膈肌呼吸训练,重建腹式呼吸模式

膈肌呼吸也叫作腹式呼吸,膈肌在通气中起到重要作用,横膈上下活动1 cm,可增加250 mL的通气量。肺气肿后,肿大的肺泡使胸廓扩张、膈肌下压,并使膈肌的活动范围受限,转用胸式呼吸。为改善呼吸困难症状,需重建腹式呼吸。

1. 放松训练　用以放松紧张的辅助呼吸肌群,减少呼吸肌耗氧量,缓解呼吸困难症状。

（1）前倾依靠位:患者坐于桌前或床前,桌上或床上置两床叠好的棉被或4个枕头,患者两前臂置于棉被或枕头下以固定肩带并放松肩带肌群,头靠于被上或枕上放松颈肌,前倾位还可以降低腹肌张力,使腹肌在吸气时容易隆起,增加胃压,使膈肌更好收缩,从而有助于腹式呼吸模式的建立。

（2）前倾站位:自由站立、两手放松置于身体两侧,同时身体稍前倾以放松腹肌,也可前倾站立、两手支撑于前方的低桌子上以固定肩胛带,此体位不仅起到放松肩部和腹部肌群的作用,而且是腹式呼吸的有利体位。

2. 暗示呼吸法　暗示呼吸法是以触觉诱导的腹式呼吸法。操作方法如下。

（1）压力呼吸法:手按在上腹部,呼气时腹部下沉,此时该手稍加压用力,以使腹压进一步增高,迫使膈肌上抬(图8-1);吸气时,上腹部对抗该手压力,将腹部徐徐隆起,该压力既可吸引患者的注意力,又可诱导呼吸的方向和部位(图8-2)。

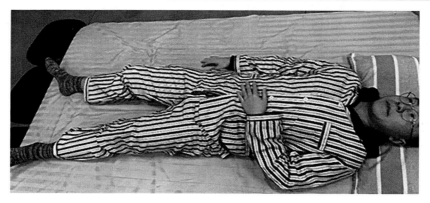

图8-1　呼气时用手加压

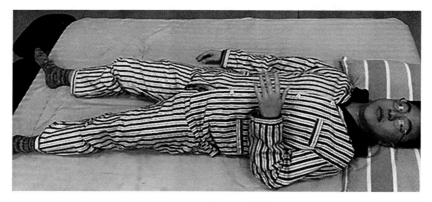

图8-2　吸气时手放松

（2）下胸带呼吸法：患者坐于椅上，将长150 cm、宽10 cm左右的布带缠在胸季肋部，两手握住带子两端，吸气时放松带子，呼气时缠紧带子。然后于立位进行，习惯后可不缠带子，使腹式呼吸能够无意识进行。最后边行走边做呼吸练习，此时迈步的频率要配合呼吸，吸气时2步，呼气时4步，同时随着呼吸将布带放松或缠紧，直到能够做到一边步行一边腹式呼吸为止。

（3）抬臀呼气法：有膈肌粘连的老人可采用臀高位呼吸法增加膈肌活动范围。呼气时抬高臀部，利用内脏的重量来推动膈肌向上。也可将床脚抬高30 cm，在腹部放置沙袋再进行腹式呼吸。沙袋重量可从0.25 kg增加到2.25 kg，每次20～30 min。

3.膈肌体外反搏呼吸法　使用低频通电装置或体外膈肌反搏仪。刺激电极位于颈胸锁乳突肌外侧，锁骨上2～3 cm处（膈神经部位），先用短时间低强度刺激，当确定刺激部位正确时（即有呼吸运动出现），即可用脉冲波进行刺激治疗。每天1～2次，每天30～60 min。

4.吞咽呼吸法　对呼吸肌显著无力者可采用吞咽呼吸法，张口将气吸在口腔内，紧闭口唇，用舌将气推送到咽喉部，然后进行轻轻吸气，该气通过打开的会厌进入肺部，可增加潮气量，同时增加肺活量。

（二）呼吸肌练习

缓解呼吸困难症状，改善呼吸肌的肌力和耐力过程称为呼吸肌训练，强调吸气肌的训练。用于治疗各种急性或慢性肺疾病，主要针对吸气肌无力、萎缩，特别是横膈及肋间外肌。

1.吸气阻力训练　患者经手握式阻力训练器吸气，可以改善吸气肌的肌力及耐力，减少吸气肌的疲劳。吸气阻力训练器有各种不同直径的管子提供吸气时气流的阻力，气道管径越窄，则阻力越大。在患者可接受的前提下,通过调节吸气管直径,将吸气阻力增大,吸气阻力每周逐步递增 2 ~ 4 cmH$_2$O。开始训练 3 ~ 5 min/次,3 ~ 5 次/d,以后训练时间可增加至 20 ~ 30 min/次,以增加吸气肌耐力。

2. 呼气训练

(1)腹肌训练:腹肌是最主要的呼气肌。呼吸功能障碍的患者常有腹肌无力,使腹腔失去有效的压力,从而减少膈肌的支托及减少外展下胸廓的能力。训练时患者取仰卧位,上腹部放置 1 ~ 2 kg 的沙袋做鼓腹训练(腹部吸气时隆起,呼气时下陷),沙袋重量必须以不妨碍膈肌活动及上腹部鼓起为宜(图 8-3)。以后可以逐步增加至 5 ~ 10 kg,每次腹肌训练 5 min。也可仰卧位膝盖伸直,双下肢和上半身同时上抬,保持数秒以增强腹肌力量(图 8-4)。

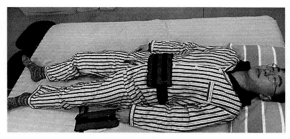

图 8-3 腹肌训练法(1)

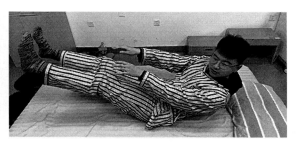

图 8-4 腹肌训练法(2)

(2)吹蜡烛法:将点燃的蜡烛放在面前,吸气后将口唇缩小,用力吹蜡烛,使蜡烛火焰飘动。每次训练 3 ~ 5 min,休息数分钟,再反复进行,以患者不感到疲劳为宜。蜡烛的距离从 10 cm、20 cm 到 30 cm。每 1 ~ 2 d 将蜡烛与口的距离加大,直到距离增加到 80 ~ 90 cm。

(3)吹瓶法:用两个有刻度的玻璃瓶,瓶的容积为 2 000 mL,各装入 1 000 mL 水。将两个瓶用胶管或玻璃管连接,在其中的一个瓶插入吹气用的玻璃管或胶管,另一个瓶再插入一个排气管。训练时用气管吹气,使另一个瓶的液面提高 30 mm 左右。休息片刻可反复进行。通过液面提高的程度作为呼气阻力的标志。每天可以逐渐增加训练时的呼气阻力,直到达到满意的程度为止。

(三)局部呼吸

适用于手术后疼痛及防卫性肺扩张不全或肺炎等原因导致的肺部特定区域的换气不足。

1. 单侧或双侧肋骨扩张 患者坐位或屈膝仰卧位,治疗师双手置于患者下肋骨侧方,让患者呼气可感到肋骨向内下移动。让患者呼气,治疗师置于肋骨上的手掌向下施压,恰好在吸气前,快速地向内下牵张胸廓,从而诱发肋间外肌的收缩;患者吸气时抵抗治疗师手掌的阻力,以扩张下肋,治疗师可给予下肋区轻微阻力以增强患者抗阻意识。当患者再次呼气时,治疗师用手轻柔地向内下挤压胸腔来协助。

2. 后侧底部扩张 患者坐位,身体前倾,髋关节屈曲。治疗师在患者身后,双手置于患者下肋骨侧方,按照上述"扩张肋骨"的方法进行。适用于手术后需长期在床上保持半卧位的患者,因为分泌物易堆积在肺下叶的后侧部分。

(四)缩唇式呼吸

缩唇式呼吸:指吸气时用鼻子,呼气时嘴呈缩唇状施加一些抵抗,慢慢呼气的方法。此方法气道的内压高,能防止气道的陷闭,使每次通气量上升,呼吸频率、每分通气量降低,可调解呼吸频率。吸气和呼气的比例在 1∶2 进行,慢慢地以吸气呼气比达到 1∶4 作为目标。

(五)预防和解除呼吸急促

缓慢呼吸:这是与呼吸急促相对而言的呼吸。这种呼吸方式有助于减少解剖无效腔,提高肺泡通气量。适用于患者正常呼吸模式被干扰而产生的呼吸短促,例如 COPD 患者的周期性呼吸困难发作或患者用力过度时。呼吸急促时,呼吸幅度较浅,潮气量变小,解剖无效腔所占的比值增加,肺泡通气量下降,缓慢呼吸可纠正这一现象,但过度缓慢呼吸可增加呼吸功,反而增加耗氧,因此呼吸频率宜控制在大约 10 次/min。

五、胸腔松动练习

胸腔松动练习是躯干或肢体结合深呼吸所完成的主动运动。其作用是维持或改善胸壁、躯体及肩关节的活动度,增强吸气深度或呼气控制,达到提高肺功能,增强体力的目的。

1. 松动单侧胸腔　患者坐位,向紧绷侧侧屈并呼气,将握拳的手推紧绷侧胸壁,接着上举胸腔紧绷侧的上肢过肩,并向另一侧弯曲,使紧绷侧组织做额外的牵张。以扩展右侧胸为例,先做向左的体侧屈,同时呼气(图 8-5A),然后用手握拳顶住右侧胸部,做屈向右的侧屈,同时吸气(图 8-5B)。重复 3~5 次,休息片刻再训练,每天多次。

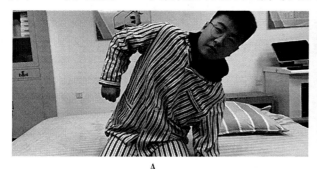
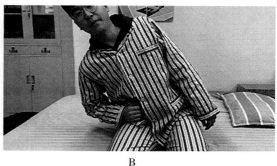

A　　　　　　　　　　　　　　　　B

图 8-5　松动单侧胸腔

2. 松动上胸部及牵张胸肌　患者坐位,两手在头后方交叉相握,深吸气时挺胸,做手臂水平外展的动作;呼气时将手、肘并拢,低头缩胸,身体向前弯。亦可于仰卧位训练。

3. 松动上胸部及肩关节　患者坐于椅上或站立位,吸气时上肢伸直,两臂上举,掌心向前举高过头(图 8-6A);呼气时弯腰屈髋,同时两手尽量向下伸展触地(图 8-6B)。再次吸气时恢复为起始姿势,每个呼吸周期为 1 次。重复 50 次/组,可根据患者情况选择每日训练量。

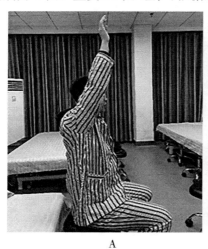
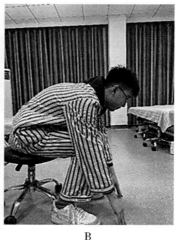

A　　　　　　　　　　　　　　　　B

图 8-6　松动上胸部及肩关节

4. 纠正头前倾和驼背姿势　站于墙角,面向墙壁,两臂外展90°,手扶两侧墙(牵张锁骨部)或两臂外上举扶墙(可牵张胸大、小肌),同时身体再向前倾,做扩胸训练。也可两手持体操棒置于后颈部以牵伸胸大肌和做挺胸训练。以上训练每次2～3 min,每日多次,以不引起疲劳为宜。

5. 深呼吸时增加呼气练习　患者屈膝仰卧位姿势下呼吸(图8-7A)。呼气时将双膝屈曲靠近胸部,轮流屈曲两侧的膝关节,以保护腰背部,该动作将腹部脏器推向横膈,以协助呼气(图8-7B)。

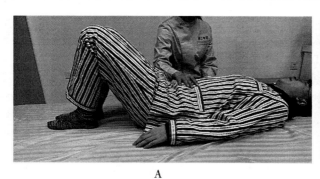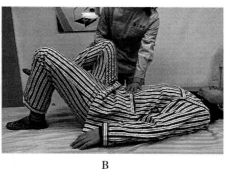

图8-7　深呼吸时的呼气练习

六、有效咳嗽

有效的咳嗽可以帮助排出呼吸道的阻塞物并保持肺部清洁,是呼吸功能训练的重要组成部分。无效的咳嗽会增加患者的痛苦和消耗体力,并且不能维持呼吸通畅。正常的咳嗽包括一系列动作,包括深呼吸、声门关闭、膈肌收缩等,其中的任何一个步骤出现问题都有可能降低咳嗽频率,因此应该教会患者掌握正确的咳嗽方法,以促进分泌物排出,减少反复感染的机会。

1. 咳嗽运动过程

(1)进行深吸气,以达到必要的吸气容量。

(2)吸气后要有短暂的闭气,以使气体在肺内得到最大的分布。同时,气管至肺泡的驱动压尽可能保持持久。当一个最大的空气容量超过气流阻力,就能形成有效咳嗽。

(3)关闭声门,当气体分布达到最大范围后,再紧闭声门,以进一步增加气道中的压力。

(4)增加胸膜腔内压,这是在呼气时产生高速气流的重要措施。肺泡内压和大气压之间的差越大,在呼气时所产生的气流速度越快。

(5)声门开放,当肺泡内压力明显增高时,突然将声门打开,即可形成由肺内冲出的高速气流。这样的高速气流可使分泌物移动,分泌物越稀,纤毛移动程度越大,痰液越容易随咳嗽排出体外。

2. 诱发咳嗽训练

(1)手法协助咳嗽:手法协助咳嗽适用于腹肌无力者(如脊髓损伤高位截瘫患者)。手法压迫腹部可协助产生较大的腹内压,帮助进行强有力的咳嗽。患者仰卧位,治疗师一只手掌部置于患者剑突远端的上腹区,另一只手压在这只手上,手指张开或交叉。患者尽可能深吸气后,治疗师在患者要咳嗽时给予手法帮助,向内、向上压迫腹部,将横膈往上推,或者患者坐在椅子上,治疗师站在患者身后,在患者呼气时给予手法压迫。患者自我操作时,手臂交叉放置于腹部或者手指交叉置于剑突下方。深吸气后,双手将腹部向内向上推,且在咳嗽时身体前倾。

(2)伤口固定法:适用于手术后因伤口疼痛而咳嗽受限者。咳嗽时,患者将双手紧紧地压住伤口,以固定疼痛部位。如果患者不能触及伤口部位,治疗师给予协助。

(3)气雾剂吸入法:适用于肺部疾病导致的分泌物浓稠者。气雾剂有黏液溶解剂、支气管扩张剂,也可用抗生素类,使水分充分达到气道并降低痰的黏滞性,使痰易咳出。临床上使用乙酰半胱氨酸或2%碳酸氢钠1~2 mL,沙丁胺醇或氯丙那林0.2~0.5 mL,每天2~4次,在起床或入睡时吸入。

注意:避免阵发性咳嗽;有脑血管破裂、栓塞或血管瘤病史者应避免用力咳嗽;最好使用多次的轻咳来排出分泌物。

七、体位引流

体位引流是指通过采取各种体位,病变部位位于高处,利用重力使痰量较多的患者,呼吸道内黏痰排出体外。呼吸道疾病的患者痰液明显增多,由于重力的影响,使分泌物多积聚于下肺部位,因此,改变患者的体位既有利于分泌物的排出,也有利于改善肺通气血流比例。

1.体位引流适应证和禁忌证

(1)适应证:①由于身体虚弱(特别是老年患者)、高度疲乏、麻痹或有术后并发症而不能咳出肺内分泌物者;②慢性气道阻塞、患者发生急性呼吸道感染以及急性肺脓肿;③长期不能清除肺内分泌物,如支气管扩张、囊性纤维化等。

(2)禁忌证:①内科或外科急症;②疼痛明显或不合作者;③明显呼吸困难及患有严重心脏病者,年老体弱者慎用。

2.体位引流方法

(1)通过听诊、查看胸片来评估患者,决定肺部哪一段需要引流。引流的体位主要取决于病变的部位,从某一肺叶向主支气管垂直引流。

(2)将患者置于正确的引流姿势,随时观察患者脸色及表情。①左肺上叶肺尖段的引流,采取腿上放垫被,两臂抱靠弓背的坐位;②左肺上叶下段的引流,采取头低脚高右半侧仰卧位;③左肺下叶后底段的引流,采取头低脚高右半侧俯卧位;④右肺中叶外侧段的引流,采取右侧背侧俯卧位;⑤右肺中叶中段的引流,采取头低脚高左半侧仰卧位。

(3)餐前进行为宜,每次引流一个部位,时间5~10 min,如有数个部位需要引流,则总时间不超过30~45 min,以免疲劳。如果患者体位引流5~10 min仍未咳出分泌物,则变换到下一个体位姿势。治疗时被松动的分泌物,可能需要30~60 min才能咳出。

(4)引流时让患者轻松地呼吸,不能出现过度换气或急促呼吸。

(5)体位引流过程中,可结合使用手法叩击等技巧。

(6)如有需要,应鼓励患者做深度、急剧的双重咳嗽。

(7)如果上述方法不能使患者自动咳嗽,则指导患者做几次深呼吸,并在呼气时双手置于胸廓给予振动,可以诱发咳嗽。

(8)引流治疗结束后缓慢坐起并休息,防止体位性低血压。告知患者,即使引流时没有咳出分泌物,治疗结束后过一段时间可能会咳出一些分泌物。

(9)评估引流效果并做记录。记录内容包括:分泌物形态、颜色、质感及数量;对引流的忍受程度;血压、心率等情况;在引流过的肺叶(段)上听诊结果并注明呼吸音的改变;患者的呼吸模式;胸壁扩张的对称性。

3.终止体位引流的指征

(1)胸部X射线纹理清楚。

(2)患者的体温正常,并维持24~48 h。

(3)肺部听诊呼吸音正常或基本正常。

4.体位引流时使用的手法技巧

(1)叩击

1）方法：借叩击机械原理移出肺内浓稠的痰、黏液。治疗师的手握成杯状有节奏地敲击胸壁。叩击持续数分钟，或者直到患者需要改变体位时。

2）叩击禁忌证：骨折部位或骨质疏松部位；肿瘤部位；肺栓塞；有易出血情况、心绞痛、胸壁疼痛。

（2）振动：振动与体位引流和叩击合并使用。在患者深呼吸的呼气时采用，以便将分泌物移向大气道。

（3）摇法：摇法是一种较剧烈形式的振法，是在患者呼气时，治疗师的手以大幅度的动作造成的一个间歇性的弹跳手法。

5. 体位引流注意事项

（1）治疗时机选择：不能在餐后直接进行体位引流，应和气雾剂吸入结合使用，选择一天中对患者最有利的时机。因为前一夜分泌物堆积，患者通常清晨咳出较多的痰液。傍晚做体位引流使睡前肺内较干净，有利于帮助患者睡眠。

（2）治疗次数：引流频率视分泌物多少而定，分泌物少者，每天上、下午各引流 1 次，痰量多者宜每天引流 3～4 次，直至肺部干净；维持时每天 1～2 次，以防止分泌物进一步堆积。

本章小结

通过本章节的学习，使学生掌握了心肺康复的常用训练技术和方法，以及呼吸康复常用的训练技术和方法。心肺功能是人体心脏泵血及肺部吸入氧气的能力，而两者的能力又直接影响全身器官及肌肉的活动，故十分重要。

思考题

一、单选题

1. 有氧运动的目的是
   A. 增强肌力　　　　　　　B. 增加关节活动度　　　　　C. 增加心肺功能
   D. 增加抗阻力能力　　　　E. 增加柔韧性

2. 运动对心脏和血管的影响是
   A. 心率减慢　　　　　　　B. 心输出量减小　　　　　　C. 血压下降
   D. 胃肠道血管血流量减少　E. 静脉回心血量减少

3. 心功能训练一般不包括
   A. 腹式呼吸训练　　　　　B. 医疗体操　　　　　　　　C. 步行
   D. 踏车训练　　　　　　　E. 抗阻训练

4. 禁止进行呼吸训练的是
   A. 慢性阻塞性肺疾病　　　B. 慢性限制性肺疾病　　　　C. 慢性肺实质疾病功能
   D. 呼吸衰竭　　　　　　　E. 哮喘及其他慢性呼吸系统疾病伴呼吸功能障碍

5. 有效咳嗽的目的是
   A. 训练胸肌　　　　　　　B. 增加回心血量　　　　　　C. 训练腹肌
   D. 防止血管栓塞　　　　　E. 维持呼吸道通畅

二、简答题

1. 呼吸肌训练的方法有哪些？
2. 心功能训练的禁忌证有哪些？

（刘欢丽）

第九章 步行功能改善技术

直立行走是人区别于猿的重要标志,也是人类区别于其他动物的关键特征。步行(walking)是人类生存的基础,人类的社会活动离不开步行。许多因素都会对步行产生影响甚至造成步行功能障碍,给患者的日常生活、学习和工作带来很大的困难。所以,步行能力是患者迫切需要恢复的功能之一。

第一节 概 述

步行是指通过双脚的交互移动来安全、有效地转移人体的一种活动,是上肢、躯干、骨盆、下肢各关节及肌群之间协调完成的周期性运动。步行的控制十分复杂,包括中枢命令、身体平衡和协调控制等,涉及下肢各关节和肌肉的协同运动,也与上肢和躯干的姿态有关,任何环节的失调都可能影响步态,造成步行功能障碍。

一、自然步态

步态(gait)是步行的行为特征,是一个人行走时的表现形式,又称行走模式。正常人的行走模式虽然各有特点,但并不需要特别关注。

(一)定义

人在正常的条件下移动身体,交替迈出脚步、定型的姿态称为自然步态。人在学习步行时,首先是在父母或他人的保护下完成步行,经过不断练习与强化,达到自动化状态,最后形成模式化运动。

(二)步态的动力定型

皮质动力定型的形成使皮质活动变得容易和自动化,同时使皮质活动更加迅速和精确,从而减轻皮质的工作负担,使得正常人的走路不用经过考虑。当动力定型形成得非常巩固时,改变也是非常困难的,所以在步态训练时一旦发现错误动作,一定要及时纠正,防止错误的动力定型的形成。

(三)基本要素

步行周期、步长、步宽、步频、足偏角,躯干平衡稳定,降低能量消耗及省力等。

(四)生物力学因素

具有控制人体向前运动的肌力或机械能;当足触地时能缓冲对下肢各关节的撞击力;充分的足

廓清;髋、膝、踝关节合理的关节运动等。

二、步行周期

(一)基本概念

步行周期(gait cycle)是指完成一个完整步行过程所需要的时间,即指一侧足跟着地起至该侧足跟再次着地时所用的时间。在每个步行周期中,每一侧下肢都要经历一个与地面由接触到负重,再离地腾空向前挪动的过程,根据下肢在步行时的位置,步行周期可分为支撑相和摆动相(图9-1)。

右足					
支撑相			摆动相		
早期	中期	末期	早期	中期	末期
双支撑		双支撑			
左足					
支撑相	摆动相			支撑相	
末期	早期	中期	末期	早期	中期
双支撑			双支撑		

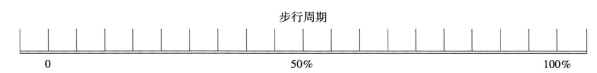

步行周期

0 　　　　　　　50%　　　　　　　100%

图9-1　正常步行周期示意

1. 支撑相　指下肢接触地面和承受重力的时间,即指从足跟着地到足趾离地的过程,占整个步行周期的60%。支撑相大部分时间是单足支撑,小部分时间是双足支撑。双支撑相的时间与步行速度成反比。步行障碍时往往首先表现为双支撑相时间延长,以增加步行的稳定性。支撑相分期:足跟着地、全足底着地、支撑相中期、足跟离地、足趾离地。

2. 摆动相　指足趾离开地面腾空向前迈步到该足再次落地之间的时间,占整个步行周期的40%。摆动相又分为摆动初期(又称加速期)、摆动中期和摆动末期(又称减速期)。

(二)时间、距离参数

1. 步长　是指行走时一足跟着地至对侧足跟着地的平均距离。以厘米(cm)为单位表示。步长与身高有关,身材愈高,步长愈大。自然步速时,正常人为50~80 cm,左、右步长基本相等,它反映步态的对称性与稳定性。

2. 步长时间　指一足着地至对侧足着地的平均时间。

3. 步幅　也可称为跨步长(国内亦有人称之为复步长),是指一足着地至同一足再次着地之间的距离,以厘米为单位表示。正常人的步幅即跨步长是步长的2倍,为100~160 cm。

4. 步宽　指两足跟中心点或重力点之间的水平距离,也有采用两足内侧缘或外侧缘之间的最短水平距离。左、右足分别计算,以厘米为单位表示。正常人为5~10 cm。步宽也称为支撑基础,反映行走时身体的稳定性。

5. 步频　是指单位时间内行走的步数,以步/min表示。也可采用步频=60(s)÷步长平均时间

（s）计算。由于步长时间两足不同，所以一般取其均值。亦有人按左、右步长单独计算步频，以表示两侧步长的差异。正常人平均自然步速时的步频为 95～125 步/min。步频的快慢反映了步态的节奏性。

6. 步行周期　指平均步幅时间，相当于支撑相与摆动相之和。

7. 步速　是指单位时间内行走的距离，以 m/s 表示。步速＝步幅步行周期。正常人平均自然步速约为 1.2 m/s。步速与步幅和步频相关，步幅增加、步频加快、步速亦加快，反之亦然。

8. 足偏角　指贯穿整个足底的中心线与前行方向之间所形成的夹角，正常人足偏角为 7°～8°，左、右足分别计算。

三、肌肉活动及骨盆和下肢运动情况

（一）正常步行周期中肌肉活动

肌肉收缩是人体活动动力的基础因素。步行时下肢各肌群在不同的步行周期参与工作（表9-1），在支撑相早期主要是臀大肌、腘绳肌、股四头肌向心收缩，胫前肌离心收缩，控制伸髋、伸膝和足平放运动；小腿三头肌的离心收缩主要是控制小腿前倾，对抗踝关节背屈，推动身体重心向上、向前运动；臀中肌、臀小肌等外展肌群主要在支撑相中作用，以稳定骨盆向对侧倾斜5°；腘绳肌主要是在摆动相中期控制屈膝、伸髋运动中以起到减速作用，当足跟着地后与股四头肌协同工作，控制膝屈曲在15°以内。动态肌电图对于这些问题的鉴别起关键作用，因此动态肌电图或表面肌电图是步态分析不可缺少的组成。

表9-1　正常步行周期中主要肌肉的作用

肌肉	步行周期
腓肠肌和比目鱼肌	支撑相中期至登离，首次触地
臀大肌	摆动相末期、首次触地至支撑相中期
臀中肌和臀小肌等	支撑相早期
腘绳肌	摆动相中期、首次触地至承重反应结束
髂腰肌和股内收肌	足离地至摆动相早期
股四头肌	摆动相末期、首次触地至支撑相中期
	足离地至摆动相早期
胫前肌	首次触地至承重反应结束
	足离地至再次首次触地

（二）正常步行周期中骨盆和下肢各关节运动时的角度变化

正常步行周期中骨盆和下肢各关节运动时的角度变化见表9-2。

表9-2　正常步行周期中骨盆和下肢各关节运动时的角度变化

步行周期	关节运动角度			
	骨盆	髋关节	膝关节	踝关节
首次着地	5°旋前	30°屈曲	0°	0°
承重反应	5°旋前	30°屈曲	0°～15°屈曲	0°～15°跖屈
支撑相中期	中立位	30°屈曲～0°	15°～5°屈曲	15°屈曲～10°背屈

续表9-2

步行周期	关节运动角度			
	骨盆	髋关节	膝关节	踝关节
足跟离地	5°旋后	0°~10°过伸展	5°屈曲	10°背屈~0°
足趾离地	5°旋后	10°过伸展~0°	5°~35°屈曲	0°~20°跖屈
迈步初期	5°旋后	0~20°屈曲	35°~60°屈曲	20°~10°跖屈
迈步中期	中立位	20°~30°屈曲	60°~30°屈曲	10°跖屈~0°
迈步末期	5°旋前	30°屈曲	30°屈曲~0°	0°

四、步行能耗

(一)正常步行消耗

正常人以舒适的速度即4.5~5.0 km/h的速度步行时耗能不大,肌肉做功也不多,在很大程度上是利用重心的惯性前移及反复的失平衡和恢复平衡的过程向前推进。有实验表明,平地常速步行时的能耗为0.33 kJ/(min·kg)[0.8 cal/(min·kg)],步速增加或步态改变时能耗增加。

(二)异常步行消耗

截瘫、偏瘫或截肢时步行能耗增加更明显。偏瘫时步行的能耗增加65%;截瘫后增加2~4倍;单侧膝上截步行时能耗增加60%~70%,双侧膝上截肢能耗增加则为100%;单侧膝下截肢能耗增加10%,双侧膝下截肢能耗增加则为40%~50%。

五、影响步行功能的因素

(一)肌力

肌力是完成关节运动的基础,为了保证步行周期支撑相的稳定,单侧下肢必须能够支撑体重的3/4以上。以60 kg体重的正常成人为例,单腿必须能支撑45 kg以上的体重。或者双下肢的伸肌(主要是指股四头肌、臀大肌等)肌力应达3级以上,才能保证另一下肢能够从容完成向前摆动的动作。

(二)平衡能力

步行时人的身体重心随着步行的速度不同,进行着复杂的加速与减速运动,为了保持平衡,人体重心必须垂直地落在支撑面的范围内,所以平衡能力是步行得以完成的基本保证。

不同的步行环境对平衡有不同的要求,在室内的步行,平衡能力只需2级。一旦进行室外步行,平衡能力必须达到3级。因为个人无法控制外在环境的变化,如路面凹凸不平、车水马龙等,所以步行者必须具有一定的抗阻和调节平衡能力,以适应环境的变化。

(三)协调能力及肌张力均衡

为了保证双下肢各关节在步行周期的各个不同时期发挥正常作用,双侧上、下肢肌肉的协调配合,特别是拮抗肌之间的肌张力和肌力的协调匹配是完成正常步行的必备条件。

(四)感觉功能及空间认知功能

感觉是运动的基础,任何运动都是在感觉反馈的基础上进行的,特别是本体感觉直接影响步行的进行。步行中上、下肢各关节所处的位置,足落地时的步幅及深浅、高低等均直接影响步行完成的质量。

（五）中枢控制

中枢控制是指中枢神经系统在对多种感觉信息进行分析整合以后,下达的运动指令,任何原因导致的中枢神经系统的损伤或破坏,都会影响对步行的调控,产生异常步态,甚至造成步行障碍。

第二节　常用训练方法

步行训练是针对患者疾病的特点,利用各种康复手段,最大限度地帮助患者提高步行能力,矫治异常步态,促进患者独立转移,提高生活质量,早日回归家庭和社会的训练方法之一。

一、常用措施

主要采取综合性措施,包括步行基础训练、辅助具使用、手术治疗、药物治疗和物理因子治疗。

1.步行基础训练　主要针对关节挛缩、肌肉软弱无力、关节活动度受限、平衡协调障碍等进行训练。而对于中枢性损伤引起的偏瘫步态、共济失调步态等,则应以步态矫治即矫治异常步行模式为主。

2.辅助具使用　对两腿长度不一,可用垫高鞋矫正;而对于关节挛缩畸形或肌肉软弱无力,造成下肢支撑障碍的患者,可配以适当的矫形器或辅助具,如各种拐杖、助行推车等。

3.手术治疗　对严重的关节挛缩、关节畸形患者,可进行关节松解、肌腱延长、截骨矫形等手术;对某些肌源性异常者,可做肌肉移位术或重建手术;对某些严重的内收肌痉挛者,可选择脊神经根切断等手术。

4.药物治疗　主要是对症用药,针对存在的痉挛、疼痛、认知功能障碍,配合给予中枢性解痉药、止痛药和促进脑代谢、改善脑循环及认知类药物等;对疼痛步态、慌张步态,应先控制基础病,再结合步态训练方可有效。

5.物理因子治疗　功能性电刺激,针对各种软弱肌肉或痉挛肌的拮抗肌所进行的训练,通过刺激达到提高肌力和缓解痉挛的目的。

二、方法分类

步行训练方法包括步行基础训练、步行分解训练、减重支撑步行训练、下肢机器人步行训练、室内步行训练和社区性步行训练。

（一）步行基础训练

步行基础训练包括体位适应性训练、核心控制训练、肌力训练、关节活动度训练、平衡训练、协调训练、感觉训练等。步行基础训练前进行必要的评估,掌握患者的一般情况,再进行针对性的适应性训练,包括心肺功能、关节、肌肉等适应性训练。

1.体位适应性训练　对于有步行障碍的患者来说,无论是因疾病或是外伤,大多经历了较长的卧床期,特别是年老体弱的患者。如突然从卧位站起,很容易发生直立性低血压反应,轻者出现头晕、恶心、血压下降、面色苍白、出冷汗、心动过速、脉搏变弱等,严重者导致休克,为预防突然体位变化出现的反应,应先进行站起适应性训练。开始先将床头摇起30°,进行靠坐训练,并维持15～30 min,观察患者的反应,2～3 d未有明显异常反应者即可增加摇起的角度,一般每次增加15°左右,逐渐将床头摇至90°。如患者在坐起时感觉头晕、心率加快、面色苍白等反应时应立即将床头摇平,以防止直立性低血压,对一般情况良好的患者,可直接利用直立床,调整起立的角度,帮助患者达到站立状态。

2. 核心控制训练 核心部位是指脊柱、骨盆和髋关节构成的复合系统,核心控制训练的目的是提升核心控制能力,也称核心稳定性。核心稳定性是人体在运动过程中通过核心部位的稳定为四肢肌肉的发力建立支点,为上、下肢力量的传递创造条件,从而为身体重心的稳定和移动提供力量的能力。它有利于预防脊柱弯曲以及在脊柱受到干扰失衡后恢复平衡。核心稳定性的优劣取决于位于核心部位的肌肉、韧带和结缔组织的力量以及它们之间能否相互协调运动。

核心控制训练的作用:①稳定脊柱、骨盆;②提高身体的控制力和平衡力;③提高运动时由核心向四肢及其他肌群的能量输出;④提高上、下肢和动作间的协调工作效率;⑤预防运动中的损伤;⑥降低能量消耗;⑦提高身体的变向和位移速度。

核心控制训练的原则:由稳定到非稳定;由静态到动态;由助力到抗阻;先内后外、先小后大、先稳定后运动。

大多数脑损伤患者的躯干及骨盆控制能力减弱,直接制约了患者的运动及平衡协调能力。由于脑损伤患者四肢表现最直观和充分,因此康复训练多注重肢体异常姿势的纠正,常忽视了核心肌群的控制训练。脑损伤患者的康复首先应该加强骨盆的稳定控制,增强肌力训练,在此基础上再进行步行训练,会取得比较好的效果,脑损伤患者的核心稳定训练主要是打破异常的姿势及运动模式、提高肌力、抑制异常的肌张力和促进正常运动模式的出现。

(1)头颈控制训练:脑损伤患者头颈部控制能力差,多与异常的反射及颈部肌肉、躯干肌肉肌张力异常相关,同时也与颈部肌群无力和肌肉力量不平衡相关。训练时需根据患者的功能状况,制订治疗计划。常用的方法如下。

1)仰卧位下头颈后伸训练:患者仰卧时,令其头部用力下压枕头,并保持10 s以上,治疗师的手可放至枕头下,以感受患者头部用力下压的程度,连续做5～10次。

2)肘支撑位下的抬头控制训练(图9-2A):治疗师在诱导患者肘支撑抬头时可在臀部给予轻轻向下的一个压力,在抑制异常的姿势下,训练头部的上抬及左右旋转的活动,为进一步提高患者的稳定控制,可进行手膝位四点支撑抬头训练(图9-2B),也可在患者前上方放置色彩鲜艳的玩具来诱导患者头部的运动。

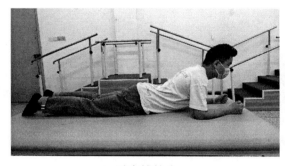
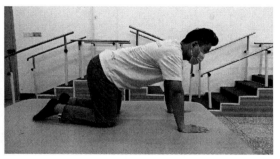

A. 肘支撑抬头　　　　　　　　　　　　B. 手膝支撑抬头

图9-2　肘/手膝支撑抬头

(2)桥式运动和垫上训练:目的是训练腰背肌和提高骨盆的控制能力,诱发下肢分离运动,缓解躯干及下肢的痉挛,提高患者卧床时的生活自理能力。应鼓励患者在病情稳定后尽早进行桥式运动(图9-3)。垫上训练还包括床上翻身和床上移动及独立坐起,并指导患者主动变换体位和进行床上转移。

(3)俯卧核心稳定悬吊训练(图9-4):利用悬吊装置将俯卧位下的患者吊起,治疗师用手托患者腹部向上,把腰椎由腰前凸顶到轻度后凸位置,让患者尽量维持。此时患者竖脊肌无法发力,就不会对腰椎(主要是腰椎间盘)产生过大的压力,同时此位置椎管变宽。有些慢性腰痛患者主要表现为竖脊肌持续紧张,可用弹性吊带将患者完全吊起来,在这个位置上,由于所有可借力的吊带都是不固定、不稳定的,外层肌肉(长、纵形跨越多个关节,力量大,远离关节)无从发力,只能由内层肌肉和腹肌发力,所以也是一个很好的训练方法。

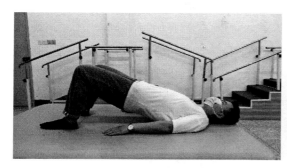

图9-3 桥式运动

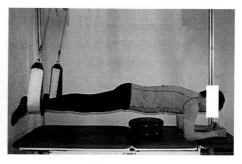

图9-4 俯卧核心稳定悬吊训练

3.肌力训练 患者长期卧床,导致身体软弱无力,在下床活动接受行走训练之前,首先要对上肢、躯干、下肢的肌肉力量及关节活动范围进行评定,在此基础上进行肌力训练。

(1)上肢主要肌群力量的训练:对于需要借助助行器行走和轮椅转移的患者,重点提高肩胛带周围肌群、肘伸肌、腕伸肌的肌力。可借助沙袋、哑铃、弹力带等训练。

(2)下肢主要肌群力量的训练:如跪位站起训练、侧踢腿训练、后踢腿训练、屈伸膝训练等。臀中肌和股四头肌等都是训练的重点。若患者下肢截肢,则可指导其进行残端肌群和腹部肌肉力量的训练。

4.关节活动度训练 主要是预防关节挛缩和肌肉萎缩。

(1)对病情稳定者:神志清醒的患者,应鼓励患者自己在床上进行各种运动,如健手带患手进行助力上举运动、呼吸练习、下肢屈伸训练等。

(2)对不能主动完成运动的患者:适当给予被动运动,包括肩、肘、腕、指关节,髋、膝、踝关节与足趾关节等,各关节所有轴位均应进行活动,并注意早期在进行肩关节被动运动时,一定要先进行肩胛-胸壁关节的松动,在无痛的前提下再进行肩关节各轴位的活动,每个动作重复3~5次为宜。

(3)对中枢性损伤造成的肢体痉挛患者:在关节活动度训练中,结合神经生理学疗法,抑制痉挛,重点对下肢的腘绳肌、小腿三头肌和大腿内收肌群等进行牵伸训练(图9-5)。

关节活动度的训练和肌力训练,两者相辅相成,相互影响,因此在进行关节活动度训练时,一定要注意结合上、下肢肌力的训练,如哑铃操、踏车等。

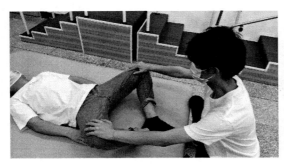
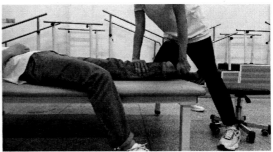

A B

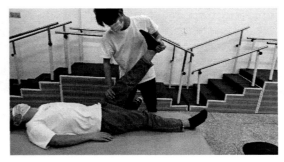

C

A.内收肌群的牵伸训练；B.小腿三头肌的牵伸训练；C.腘绳肌的牵伸训练。

图9-5 下肢肌肉牵伸

5.平衡训练 在患者躯干控制训练的基础上进行,平衡训练实际上就是帮助患者重新找回重心位置,并保持身体稳定的训练方法,包括坐位平衡训练和站位平衡训练。

(1)基础站位平衡训练方法

1)Ⅰ级平衡训练:指不受外力和无身体动作的前提下保持独立站立姿势的训练,患者用下肢支撑体重保持站立位,必要时治疗者可用双膝控制患者下肢,或使用支具协助固定膝关节,开始时两足间距较大,以扩大支撑面提高稳定性;在能够独立站立后逐步缩小两足间距,以减小支撑面,增加难度。

2)Ⅱ级平衡训练:指患者可以在站立姿势下,独立完成身体重心转移,躯干屈曲、伸展、左右倾斜及旋转运动,并保持平衡的训练。开始时由治疗者双手固定患者髋部,协助完成重心转移和躯体活动,逐步过渡到由患者独立完成在平行杠内保持站立姿势和双下肢的重心转移训练。

平衡板上的自动态平衡训练:患者可在肋木或双杠内立于平衡板上,治疗人员双手置于患者的骨盆上,调整患者的站立姿势(图9-6),然后用双足缓慢地摇动平衡板以破坏身体的平衡,诱发患者头部及躯干的调整反应。患者与平行杠呈垂直位(即旋转90°),站立于平衡板上,治疗人员双手协助控制患者骨盆,缓慢摇动平衡板,诱发患者头部及躯干向中线调整及一侧上肢外展的调整反应,注意将平衡板置于平行杠内;平衡板摇摆的速度要缓

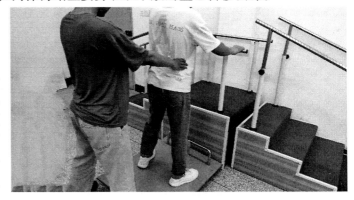

图9-6 平衡板上的自动态平衡训练

慢,减少患者精神紧张。

大球或滚筒上的训练:患者双手分开,与肩同宽,抓握体操棒,治疗师与患者手重叠协助握棒动作,并使腕关节保持背伸位,患者用患侧下肢单腿站立,健侧足轻踏于大球球体,治疗师用脚将大球前后滚动,患者下肢随之运动,但不得出现阻碍大球滚动的动作。健侧下肢支撑体重,患足置于大球上,随大球的滚动完成屈伸运动,注意患者膝关节不应出现过伸;健侧下肢支撑时,要防止患侧关节出现内收和骨盆向健侧偏斜的代偿动作;治疗师应始终给予协助,固定患者双手及体操棒。

3)Ⅲ级平衡训练:指在站立姿势下抵抗外力保持身体平衡的训练。患者可以采用抛接球包括转体抛接球(图9-7)、踢球、突然向不同方向推患者的训练等。训练中特别注意安全保护。

(2)针对运动系统疾病的平衡训练方法

1)躯干的平衡训练:主要是针对下腰痛等脊柱疾病。下腰痛患者的平衡问题为姿势摆动过多,平衡反应差,平衡调整策略发生改变(在平衡活动中常以髋和下腰为支点保持直立姿势,而非正常人以踝为支点),躯干的平衡训练以本体感觉训练为主要内容。开始时可在坐位进行,通过上肢在矢状面的运动稳定其屈、伸肌力量,改变运动至对角线方向增加水平面上的稳定;以后可坐于治疗球上(图9-8),进一步增加训练难度,要求患者在上,下肢发生运动前更多地采用躯干活动的策略控制平衡;逐渐可进展至站立位,包括站在滚筒上(双足或单足),在稳定站立练习时,通过躯干直立位下髋的运动完成侧向接物,在控制性活动时,应用髋的运动结合脊柱的旋转(其中主要是利用胸椎旋转而非腰椎旋转)。

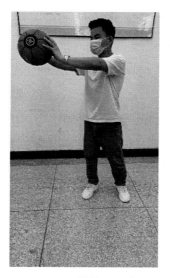

图9-7 转体抛接球

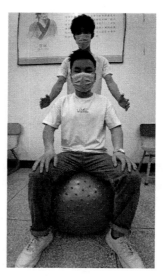

图9-8 坐于治疗球上

2)髋的平衡训练:主要针对预防老年人失衡跌倒所导致的髋部骨折,训练不采用跨步和保护性伸展反应,而以预防跌倒为主要内容。具体训练为:单腿站立平衡;单腿站立的同时头部旋转;单腿站立同时上肢完成矢状面、额面和水平面运动;单腿站立,上肢、头部和眼同时运动;单腿站立,躯干向对侧曲和旋转(同侧手够及同侧内踝);单腿站立,躯干向同侧伸展和旋转(同侧手向前方、侧方及头后部及物)等。同时从稳定支撑面渐进至不稳定支撑面(图9-9),以增加练习难度。

3)踝的平衡训练:主要针对踝关节扭伤及其邻近肌内的拉伤以恢复本体感觉为主要内容,具体训练为:睁眼,患侧下肢单腿平地站立30 s;闭眼,患侧下肢单腿站立30 s;睁眼,患侧下肢单腿站立于枕头或充气软垫上;闭眼,患侧下肢单腿站立于枕头或充气软垫上。此外,也可采用患侧下肢单腿站立时健侧下肢晃动的方法(先屈曲、伸展,后外展、内收;逐渐增加晃动的速度和范围)。

（3）针对平衡反应的训练：即建立相对于支持面变化而控制重心的平衡调节反应的训练，如，站立时的踝调节反应和髋调节反应，在支撑面变化时诱发平衡调节反应，重心移至支撑面之外的跨步反应；坐位时的保护性伸展反应（图9-10）等。

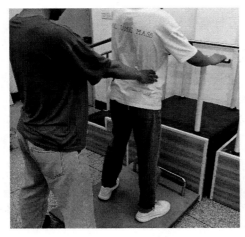
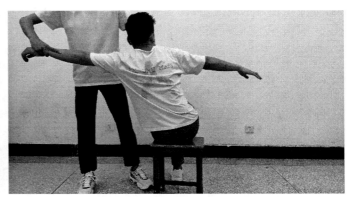

图9-9　不稳定支撑面平衡训练　　　　　　　图9-10　保护性伸展反应

1）感觉反馈（即力线调整）训练：目的是通过皮肤及本体感觉的训练，帮助患者建立最基础的姿势位置，以适应各种活动的完成；以最少的肌肉活动保持良好姿势，最大限度地建立稳定。治疗人员用言语和徒手提示患者发现与保持恰当的直立位置。患者可以睁眼或闭眼，具体训练方法如下。①患者站立于镜子前，利用镜子的视觉反馈，尽量让患者保持垂直站立的状态；也可在此基础上完成各种拿起物件等动作，使身体重心移动，然后再回到直立位置。②患者背墙站立（或坐位），墙壁增强躯体感觉反馈，与墙面垂直的木钉和木棒可进一步增加反馈程度，以使患者保持直立位置。③利用运动和力量反馈装置进行姿势力线和承重分布状态的训练，一般采用静态平衡仪训练，也可简单地利用两个体重秤进行。

2）姿势反射训练：目的是帮助患者建立多关节协调运动，有效地应答坐位和站立位时的姿势要求；其中包括恢复平衡稳定和建立平衡反应两方面。常用方法：建立踝平衡反应，建立髋平衡反应，建立跨步反应。

建立踝平衡反应方法：在患者具有充分的踝关节活动度和力量的基础上进行，患者在自我进行小范围向前、向后、向侧方的摆动中保持身体直立且不屈髋、屈膝。这一训练也可在静态平衡仪上训练。若患者稳定性差或恐惧跌倒，可通过平行杠或靠墙站立等措施，增加安全性的条件下进行。若患者平衡功能有所增强，可通过双髋或双肩小范围的干扰活动进一步促进踝的调节。

建立髋平衡反应方法：通过应用较踝策略更大的但又不发生跨步的移动方式进行。此时可应用可脱卸的蚌壳式石膏或踝矫形器限制踝的运动；加大难度的训练如窄条上站立、足跟/足趾站立或改良的单腿站立等应用髋策略稳定的各种平衡训练练习。

建立跨步反应的方法：告诉患者该训练的目的是通过跨步预防跌倒。通过跨步避免跌倒时，需要瞬间单腿保持上身重量而不倾倒的能力。训练时，治疗人员一手扶握患者足趾部（另一手扶持对侧髋部），抬起患者足趾，将患者身体重量转移到对侧，然后快速地将重心移至非承重侧；进一步可徒手将其足抬起，然后放下并令其快速转移重心。

3）加强前庭功能的平衡训练方法：双足尽可能并拢，必要时双手或单手扶墙保持平衡，然后左右转头；单手或双手不扶墙站立，时间逐渐延长并仍保持平衡，双足尽可能再并拢；患者练习在行走过程中转头，必要时他人给予帮助。

4)患者双足分立,与肩同宽,直视前方目标,通过逐渐缩短双足间距离至 1/2 足长使支持面基底变窄。在进行这一训练时,双眼先断续闭目,然后闭目时间逐渐延长;与此同时,上肢位置变化顺序为前臂先伸展,然后放置体侧,再交叉于胸前,以此增加训练难度;在进行下一个难度训练前,每一体位至少保持 15 s。训练时间共为 5~15 min。

5)患者站立于软垫上。可从站立于硬地板开始,逐渐过渡到在薄地毯、薄枕头或沙发垫上站立。

6)患者在行走中转圈训练。从转大圈开始,逐渐变转小圈,顺时针、逆时针两个方向均应训练。

7)前庭损害时,平衡训练可采用诱发眩晕的体位或运动的方法进行,5 次 1 组,2~3 组/d,练习自然渐增;从相对简单的训练(如坐位水平的头部运动等)逐渐过渡到相对复杂、困难的训练(如行走过程中的水平转头运动等)。

(4)注意事项

1)平衡训练前,要求患者学会放松,减少紧张或恐惧心理;若存在肌肉痉挛问题,应先设法缓解。

2)加强安全措施。应选择与患者平衡功能水平相当的训练,一般初始时应选择相对较低水平的训练,逐渐从简单向复杂过渡。训练环境中应去除障碍物和提供附加稳定的措施(保护腰带、治疗人员的辅助、平行杠等)。加强患者安全教育,特别要注意患者穿软底、平跟、合脚的鞋。

3)对于由于肌肉骨骼损害或神经肌肉损害所致的平衡功能障碍,应注意加强损害水平的康复治疗。如肌肉骨骼损害应采用温热疗法、超声波、按摩、生物反馈、被动关节活动度训练等方法,改善关节活动度和肌肉柔韧性。神经肌肉损害应采用渐进抗阻训练、等速训练、PNF 技术等增强肌力;感觉刺激技术按摩震颤器、神经生理学治疗技术等改善肌张力。结合这些治疗,才可能获得真正的平衡功能效果。

4)有认知损害的患者应对平衡训练方法进行改良。使训练目的变为患者可以理解的;训练方法更符合患者现状,治疗更具目的性;鼓励患者完成连续的训练;应用简洁、清晰的指导提示;改善患者注意力,减少周围环境的非相关刺激,尽量使患者注意力集中;加强训练中的安全防护和监督,尤其在训练的早期;训练难度的进展宜慢,并在进展过程中逐渐增强患者解决问题的能力。

5)平衡训练首先应保持头和躯干的稳定。动态平衡训练时,他人施加的外力不应过强,仅需诱发姿势反射即可。若训练中发生头晕、头痛或恶心症状时,应减少运动量或暂停训练。

6. 协调训练 协调训练是指恢复平稳、准确、高效的运动能力的锻炼方法,即利用残存部分的感觉系统以及利用视觉听觉和触觉来促进随意运动的控制能力。上肢、下肢、躯干各部分的训练,应分别在卧位、坐位、站立位、步行中和增加负荷的步行中进行。具体方法如下。

(1)无论症状轻重,患者均应从卧位训练开始,待熟练后再转为坐位、站立位或步行中进行训练。先睁眼练习后闭眼训练。

(2)从简单的单侧动作开始,逐步过渡到比较复杂的动作。最初几天的简单运动为上肢、下肢和头部单一轴心方向的运动,然后逐渐过渡到多轴心方向;复杂的动作包括双侧上肢(或下肢)同时动作、上下肢同时动作、上下肢交替动作、两侧肢体做互不相关的动作等。

(3)可先做容易完成的大范围快速的动作,熟练后再做小范围慢动作的训练。动作重复 3~4 次。

(4)上肢和手的协调训练应从动作的正确性、反应速度快慢、动作节律性等方面进行;下肢协调训练主要采用下肢各方向的运动和各种正确的行走步态训练。

(5)两侧轻重不等的残疾者,先从轻侧开始;两侧残疾程度相同者,原则上先从右侧开始。

(6)需要注意的是练习完成后要用与训练相等的时间进行休息;所有训练要在可动范围内进行,并应注意保护。

7.感觉训练　感觉功能直接影响步行功能的恢复,应重视感觉功能的训练。常用的方法有:各种皮肤感觉的刺激,双脚踩踏不同质地的物品,如踏踩鹅卵石地面、冷热水交替浸泡、垂直叩击足底、脚底震动增加本体感觉等。

8.疼痛的处理　疼痛不仅影响功能,同时也影响人的情绪,因此要重视对疼痛的处理,可根据患者的具体情况给予温热疗法、冷疗法、各种手法治疗等,必要时配合药物控制,有明确痛点者亦可考虑局部封闭治疗。

（二）步行分解训练

根据步行周期的特点,结合多年临床工作经验,按照由易到难,由简单到复杂的原则,将偏瘫患者的步行训练分为6个基本步骤。

1.单腿负重　负重是指机体能够承受身体的重量而受力的状态,当患者的下肢关节、骨骼及肌肉足以承受身体的重量时,即可进行负重训练。

负重程度分为:①零负重,即患肢不承受任何身体的重量,呈完全不受力状态;②部分负重,即患肢仅承受身体部分的重量,通常需遵循医嘱,确定体重的百分比加重于患肢;③全负重,是指肢体能完全承受身体全部的重量,此为行走训练必备的功能状态。

单腿负重主要是提高下肢的支撑能力,促进机体平衡稳定。方法:令患者立于肋木前,一腿置于肋木上,另一腿站立负重,并根据患者情况,选择负重程度(图9-11)。一般单腿站立可从持续1 min开始,逐渐延长单腿站立的时间,且站立时最好不要用手扶持。

2.靠墙伸髋→离墙站立　主要是提高伸髋肌力,促进髋部和躯干控制,打破下肢步行时的连带运动,建立随意控制的步行模式。方法:令患者背靠墙站立,脚跟离开墙20 cm以上,然后向前挺髋,使背及臀部离墙,仅以头和肩部撑墙(图9-12),保持10 s,最后头和肩部用力向前,使身体全部离开墙而站稳。一般重复10次。

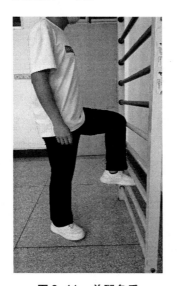
图9-11　单腿负重

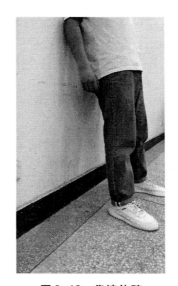
图9-12　靠墙伸髋

3.患腿上、下台阶　主要目的是强化下肢肌力,促进下肢拮抗肌协调收缩,利于摆动相顺利完成屈髋、屈膝、迈步。方法:肌力较差的腿先上楼梯,另一腿先下楼梯,或将肌力较差的腿直接置于台阶上,让另一腿连续上、下台阶,最好在靠墙伸髋的条件下练习患腿上、下台阶(图9-13)。一般10～20次/组,重复3～5组。

4.患腿支撑伸髋站立,健腿跨越障碍物　主要目的是强化髋部和膝部控制,提高下肢支撑能力,抑制痉挛,打破协同运动模式,促进正确的步行模式的建立。方法:背靠墙站立,脚跟离墙20 cm,使髋向前挺出,健腿跨越障碍物(图9-14)。一般10~20次/组,重复3~5组。注意健腿跨越障碍时,患侧髋关节必须保持充分伸展状态,不可后缩。

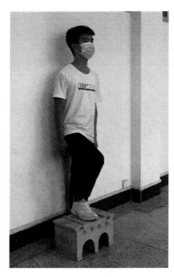
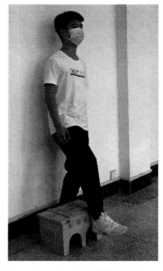

图9-13　患腿上、下台阶　　　　图9-14　患腿支撑伸髋站立,
　　　　　　　　　　　　　　　　　　　　　健腿跨越障碍物

　　5.靠墙伸髋踏步　主要目的是在强化髋部控制的基础上,强化双下肢的协调运动,促进下肢精细运动的分离,提高步行能力。方法:背靠墙站立,脚跟离墙20 cm,向前挺髋(图9-15),同时做交替踏步的动作。

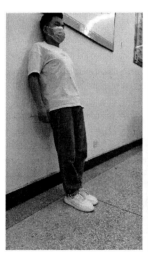
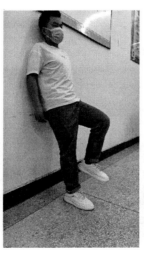
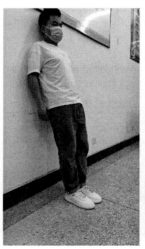
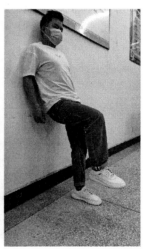

图9-15　靠墙伸髋踏步

　　6.侧方迈步、前后迈步　目的是使患者学会正确的重心转换,建立正常的步行模式,为独立步行做好准备。方法:选择在平行杠内或靠墙进行训练,其一端放置一面矫正镜,使患者能够看到自己的姿势、步态,以便及时矫正。现以左侧步行训练为例:令患者背靠墙或肋木,先将身体重心移至右腿,左脚提起向左侧方迈一步,再将身体重心移至左腿,右脚跟上放置于左脚内侧,如此往复

（图9-16），左右侧向交替进行移重心和迈步训练。当患者能够顺利完成左右重心转移后，即可进行前后迈步训练（图9-17）。

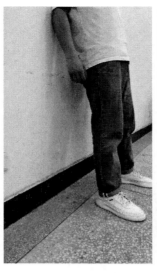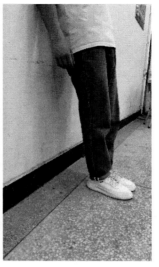

图9-16　侧方迈步

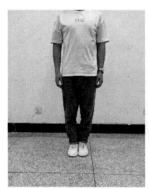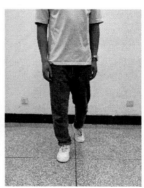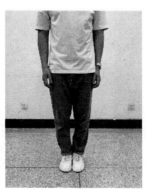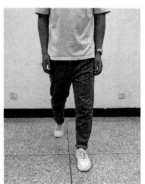

图9-17　前后迈步

（三）减重支撑步行训练

传统的步行训练和治疗存在许多需要解决的问题，如患者早期不能站立，使得站立和步行治疗困难；治疗时需要治疗师和患者之间一对一的密切配合；患者因不具备步行的基本条件，对步行的心理压力（恐惧担心）较大；步行的安全性低且易形成异常步态；异常步态的矫正难度大；患者体力不支；缺少有效步行训练的动力设备等。随着临床发展的需要，现代康复生物工程学迅速发展，从20世纪50年代开始，悬吊治疗应用于临床。目前，许多国家（如美国、加拿大、英国、日本等）都使用这种设备。近年来，康复机器人也已应用于临床，成为当今国际上的又一大研究热点。

减重支撑步行训练又称部分重量支撑步行训练，是指通过器械悬吊的方式将患者身体的重量部分向上吊起，使患者步行时下肢的负担减轻，以帮助患者进行步行训练、平衡训练，提高患者日常生活活动能力，帮助患者早日回归家庭和社会。如果配合踏板（treadmill）进行训练，效果更好。

1.组成　减重步行训练系统由减重悬吊系统和步行系统两部分组成（图9-18）。

部分减重支撑训练系统：减重控制台，控制电动升降杆的升降；减重范围为体重的0（完全负重）～100%（完全不负重），调整下肢负重的情况；身体固定带紧缚于患者腰臀部；固定带的两端对称固定在悬吊支撑架上。

步行系统主要是指电动活动平板即步行器系统，以利于进行步行及耐力训练。训练时可以根据患者的需要，采用地面行走或活动平板行走。悬吊带通常固定在患者的腰部和大腿部，着力点一般在腰部和大腿，不宜在腋下或会阴部。

2. 禁忌证　脊柱不稳定；下骨折未充分愈合或关节损伤处于不稳定阶段；患者不能主动配合；运动时诱发过分肌肉痉挛；直立性低血压；严重骨质疏松症；慎用于下肢主动收缩肌肌力小于2级，没有配置矫形器者，以免发生关节损伤。

3. 操作　常规操作：向患者说明悬挂减重训练的目的、过程和患者配合事项；检查悬挂减重机电动或手动升降装置，确认处于正常状态；如果使用活动平板训练使平板速度处于最慢（最好为静止的状态）；确定悬吊带无损坏，各个连接部件无松动或损坏；给患者佩戴悬吊带，注意所有连接部位牢靠；将患者送到减重悬臂下，连接悬吊带；采用电动或手动方式，通过减重悬臂将患者的悬吊带上拉；根据患者能够主动或在协助下向前迈步的情况，确定减重程度；让患者站在训练场地或活动平板上，保持身体稳定 2～3 min。使患者适应直立体位；开启平板活动开关或从患者站立的地面，由患者主动或辅助的方式向前迈步（图 9-19）；活动平板的速度逐步加快到患者可以适应的最快节奏；达到训练时间后逐步减速，最后停止；准备好座椅或轮椅，逐步降低悬吊带，让患者坐下；解除悬吊带；关机，让患者休息 3～5 min，完成治疗过程。

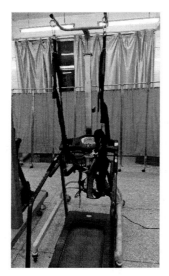

图 9-18　减重步行训练系统组成

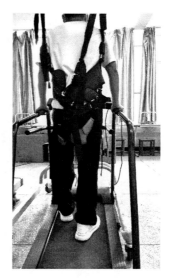

图 9-19　减重步行训练

4. 常用治疗参数

（1）减重程度：一般为体重的 0～30%。这是因为这时的步态参数最接近于完全负重下的步态参数，如果减重过大，患者就将失去足够的地面反作用力，不利于推进他们的步行。每次步行所减的重量可根据患者情况，调节减重的程度。

（2）减重步行速度：因平板的起始速度不同，目前没有统一的规定，可根据患者的具体情况设定。近年的一些研究建议，只有以接近正常的步速训练中枢性损伤患者，才能最大限度地增加患者的活动能力。

（3）训练时间：30～60 min/次，可分为 3～4 节，每节时间不超过 15 min，各节之间适当休息。严重患者每节时间可以缩短到 3～5 min，休息 5 min，对每次减重较多的患者，训练的时间可小于

15 min。

  (4)训练频率:门诊患者治疗不低于 3 次/周,住院患者治疗不低于 5 次/周。

  (5)疗程:8～12 周。

  (6)减重作业活动训练(图 9-20)、减重坐位平衡训练(图 9-21)、减重站位平衡训练(图9-22)、减重转移训练(图9-23)等的基本方式同上。

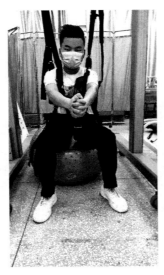 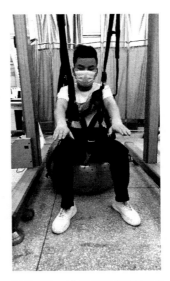

图 9-20　减重作业活动训练　　　　图 9-21　　减重坐位平衡训练

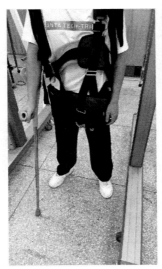 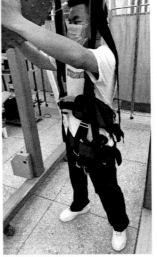

图 9-22　　减重站位平衡训练

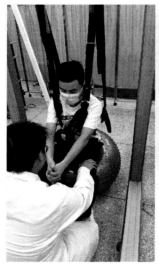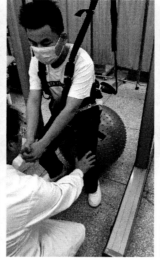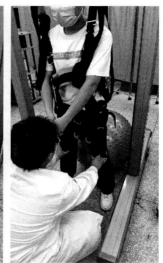

图9-23 减重转移训练

5. 注意事项

(1)悬吊带固定位置要适当,不能诱发患者痉挛。也要注意避免局部过分压力而导致压疮。男性患者特别注意吊带不能压迫睾丸。悬吊重量不能落在腋下,以免造成臂丛神经损伤。吊带一般也不宜固定在大腿,以免影响步态。

(2)减重程度要适当,一般减重不超过体重的30%~40%。过分减重将导致身体摆动幅度增大,下肢本体感觉反馈传入减少。而减重不足将导致患者步行困难。

(3)悬吊装置必须可靠,避免吊带松动或滑脱而导致患者跌倒。

(4)训练过程中必须有医务人员在场进行指导和保护。

(5)避免活动平板起始速度过快或加速过快,造成危险。

(6)步行时患者可以佩戴矫形器。

(四)下肢机器人步行训练

康复机器人是目前国际上研究的一大热点。目的旨在利用机器人的原理,辅助或者替代患者的功能运动,或者进行远程康复训练。这是康复工程与康复医疗相结合最紧密的部分之一。可穿戴式机器人的研制和模拟生物反馈环境在脑卒中患者康复中的应用,已进入临床使用。美国麻省理工学院的 H. I. Krebs 教授报道了对100例住院患者进行对照研究,结果证实机器人组比常规组的功能恢复显著提高。可穿式下肢机器人装置有3个活动自由度:髋、膝、踝关节均可完成屈伸运动(图9-24)。

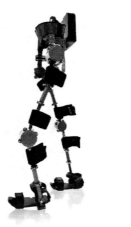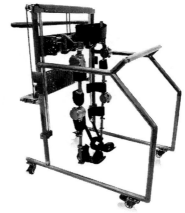

图 9-24　下肢机器人

（五）室内步行训练

室内步行训练包括治疗性步行和家庭性步行。在完成基础步行训练特别是髋、膝、踝关节控制能力训练后，对以上关节控制肌的肌力仍然达不到 3 级以上水平者，为了保证步行的稳定、安全，可使用适当的支具，患者先在平行杠内练习站立和行走，包括三点步、四点步、二点步，并逐渐过渡到助行器或拐杖行走。注意耐力训练，待耐力增强以后可以练习跨越障碍，上、下台阶，摔倒及摔倒后起立训练等。为社区性步行做好准备。

（六）社区性步行训练

当患者具有室内安全步行能力后，为提高耐力和步行的实际应用能力，做好患者出院前的准备，使患者能早日回归家庭和社会，提高患者的生活质量，应鼓励患者进行社区步行训练。社区性步行训练是指患者可借助足矫形器（AFO）、手杖等，独立地完成在社区内步行，包括过马路、超市购物（上、下自动扶梯）、乘坐交通工具等。

1.环境适应性训练　又称脱敏步行训练。患者在刚进入社区步行时，往往较紧张，特别是中枢神经损伤的患者，最怕在步行时遇见熟人，越紧张越抬不了步，可采用脱敏训练。

（1）在治疗师的指导和专人保护下，先在室外，限于院内或小区内开始步行训练，逐渐延长步行距离。

（2）当患者一次独立稳定的步行距离达到 100 m 以上，治疗师应指导患者学习听口令随时停止步行，再听口令开始迈步行走。还可以学习边走路，边说话，逐渐指导患者学习一边行走一边与别人打招呼，从而消除患者步行时的紧张状态。

（3）带领患者到院外或小区外进行步行训练，以提高患者实际步行的应用能力。在训练时要求患者严格在人行道上行走，而不应在慢车道上步行，决不允许在快车道上步行，以防意外发生。步行时应有一人在患者的外侧伴行，以控制和减少危险因素的影响。

2.过马路　当患者能够独立安全地进行一般的路面步行时，治疗师应指导患者学习正确过马路的方法。让患者在步行时先加强步行速度的训练，可在跑步机上进行步行速度的训练，学会快速行走后，当患者的步行速度能达到 3.6 km/h 时，可带患者开始过马路训练。开始时由两人分别站于患者两侧，保护患者完成过街，必要时要持特制的交通指示牌，以提醒过往车辆和行人避让。注意过马路训练必须选在人行横道线处进行，严格执行交通规则，确保安全。

3.超市购物　患者具有一定的步行能力以后，为适应和满足日常生活的需要，患者需要学会独立购物,所以患者要学会独立地上、下自动扶梯。

(1)不用手杖的患者上、下自动扶梯方法:首次带患者上扶梯时,应有两人保护,一人先退上扶梯,一手拉住患者的腰带;患者一手扶住自动扶梯的扶手,健侧腿先上楼梯,患侧腿再跟上;另一人双手稳住患者的骨盆,帮助患者顺利上楼梯。如此多次训练,使患者逐渐适应并掌握上、下自动扶梯的方法。

(2)对使用手杖的患者上、下自动扶梯方法:在上下扶梯时应先将手杖固定好,应指导患者将手杖的手柄处加固定带,利于挂在手臂上,或指导患者将手杖插入腰间皮带上,余步骤同(1)。

4.乘坐交通工具　患者要真正能回归社会,还要学会正确使用交通工具。

(1)上、下出租车:患者乘坐出租车以后排座为宜。进入出租车时,应以健手拉开车门,然后背对车门,臀部先坐于后排座上,调整坐稳后,再将双腿移入车内;下车时,先将脚移出车外,落地踏实,然后头部再移出车外,最后手扶车身站起,关门站稳后安全离开快车道,走上人行道。

(2)乘坐中巴车或公共汽车:开始应在治疗师指导下完成,要有家属陪同。上车时家属先上车,一手拉住患者的腰带,帮助将患者往车上拉;患者一手拉住车门把手,健侧腿先上车,患腿再跟上;治疗师双手固定患者的骨盆,同时用力将患者往上推,帮助患者完成上车。下车时家属先下,一手拉住腰带以保护患者;治疗师同样固定骨盆,帮助控制患者的重心,以防失控摔倒;患者应患腿先下,足落地踏实站稳,然后健侧腿再下车;最后是治疗师下车。

5.注意事项

(1)注意安全,严格遵守交通规则。

(2)专人保护,治疗师应站在患者的患侧,提高患者的安全感,利于消除紧张情绪。

(3)患者必须具有他动态平衡能力。

(4)遵循循序渐进的原则,逐步延长步行的距离和速度。

(5)先选择较平整的路面行走,逐渐过渡到较复杂的路面行走。

(6)所有实用技术的应用,应先在治疗室内进行模拟训练,待熟练后再到实际环境中训练,以逐步适应。

第三节　临床应用

一、常见异常步态的矫治

步行训练是患者和家属最关心的项目之一,患者也常因疾病的影响或急切期待提高步行能力,而忽视了基础训练,诱发并强化了反向负荷动作,形成了各种异常步态。治疗师应严格按照患者的病情,在认真评价的基础上,制订切实可行的步行训练计划,帮助患者提高步行能力。

(一)异常步态的病因

1.骨关节因素　由于运动损伤、骨节疾病、先天畸形、截肢、手术等造成的躯干、骨盆、髋、膝、踝、足静态畸形和两下肢长度不一致。疼痛和关节松弛等也对步态产生明显影响。

2.神经肌肉因素　中枢神经损伤,包括脑卒中、脑外伤,脊髓损伤和疾病、脑瘫、帕金森病等造成的痉挛步态、偏瘫步态、剪刀步态、共济失调步态、蹒跚步态等。原发性原因主要是肌肉张力失衡和肌肉痉挛;继发性因素包括关节和肌腱挛缩畸形、肌肉萎缩、代偿性步态改变等;外周神经损伤包括神经丛损伤、神经干损伤、外周神经病变等导致的特定肌肉无力性步态等;儿童患者可伴有继发性骨骼发育异常。

（二）异常步态分类

步行周期中任何环节的改变,都可能导致步态异常,甚至引起病理步态,从而影响人们正常的工作、学习和生活。

1. 基础分类

(1)支撑相障碍:下肢支撑相的活动属于闭链运动,足、踝、膝、髋、骨盆、躯干、上肢、颈、头均参与步行姿势。闭链系统的任何改变都将引起整个运动链的改变,远端承重轴(踝关节)对整体姿态的影响最大。①支撑面异常:足内翻、足外翻、单纯踝内翻和踝内翻伴足内翻、单纯踝外翻和踝外翻伴足外翻、足趾屈曲、趾背伸。②肢体不稳:由于肌力障碍或关节畸形导致支撑相踝过分背屈、膝关节屈曲或过伸、膝内翻或外翻、关节内收或屈曲,致使肢体不稳。③躯干不稳:一般为髋、膝、踝关节异常导致的代偿性改变。

(2)摆动相障碍:摆动相属于开链运动,各关节可以有孤立的势改变,但是往往引起对侧下肢姿态发生代偿性改变;近端轴(关节)的影响最大。①肢体廓清障碍:垂足、僵硬、关节屈曲受限、髋关节内收受限。②肢体行进障碍:膝关节僵硬、髋关节屈曲受限或对侧髋关节后伸受限、关节内收。

2. 按疾病原因分类

(1)中枢性疾病:失用性步态、失调性步态、偏瘫步态、脑瘫步态、帕金森病步态、截瘫步态等。

(2)末梢性疾病:脊髓灰质炎步态、末梢性麻痹步态等。

(3)运动系统疾病:长短腿步态、假肢步态、助行器辅助步态、关节疾病步态等。

3. 按肌紧张异常分类

(1)肌张力过高:痉挛性步态、僵硬步态等。

(2)肌张力低下:迟缓性步态等。

4. 按步行异常类型分类

(1)中枢性异常:画圈步态、尖足步态、剪刀步态、慌张步态。

(2)末梢性异常:足下垂步态、跛行步态等。

5. 按畸形类型分类　通常需借助诊断性阻滞来鉴别。诊断性阻滞是指为了鉴别步态异常,而对靶肌肉进行的诊断性注射麻醉剂,以鉴别动态畸形和静态畸形。通过诊断性阻滞,可以明确步态异常的肌肉因素,从而确定治疗方针,指导康复训练。

(1)动态畸形:指伴随运动而出现的肌肉痉挛或张力过高导致肌肉控制失衡,使关节活动受限,诊断性阻滞可明显改善关节活动功能。

(2)静态畸形:指骨骼畸形以及关节或肌肉挛缩导致的关节活动受限,诊断性阻滞后关节活动度没有增加。

（三）临床常见异常步态的矫治训练方法

异常步态的矫治是一个较为复杂和困难的问题,所以训练前首先要进行全面的步态分析,找出步态异常的原因和机制,采取有针对性的措施来帮助改善步态。

1. 剪刀步态　多见于内收肌高度痉挛、髋外展肌肌力相对或绝对不足的脑瘫、脑卒中后偏瘫、截瘫等。

矫治方法:①手法牵引内收肌;②对顽固性痉挛,手法牵引效果不理想,可考虑神经肌肉阻滞治疗,如为全身性肌张力增高,可给予口服中枢性解痉药;③强化拮抗肌(即臀中肌)的肌力训练;④温热敷或冷敷;⑤采用神经生理学治疗技术的抑制手法抑制内收肌痉挛,易化臀中肌,促进两者协同运动;⑥步行训练时要有足够的步宽,如在地上画两条平行直线,训练患者两脚踏线步行;⑦严重者可行选择性脊神经根切断术。

2. 偏瘫步态　即典型的画圈步态,表现为下肢伸肌张力过高,廓清不充分,左、右骨盆高低不对称。其典型特征为患侧膝关节因僵硬而于摆动相时活动范围减小、患侧足下垂内翻,迈步时患侧肩关节下降,骨盆代偿性抬高,髋关节外展、外旋,膝关节不能屈曲而通过身体带动骨盆向前摆动,使患侧下肢经外侧画一个半圆弧而向前迈出,故又称为画圈步态。

矫治方法:①手法牵张股四头肌、腘绳肌、小腿三头肌、内收肌等;②单桥运动等躯干肌肌力训练;③强化步行分解训练;④靠墙蹲马步训练;⑤退步上、下台阶训练以及侧方上、下台阶训练;⑥膝关节屈伸控制性训练等。

3. 足下垂步态　足下垂是指摆动相踝关节背屈不足,常与足内翻或外翻同时存在,可导致廓清障碍。代偿机制包括:摆动相增加同侧屈髋、屈膝,下肢画圈行进,躯干向对侧倾斜。常见病因是胫前肌无力或活动时相异常。单纯的足下垂主要见于脊髓损伤、脊髓灰质炎和外周神经损伤。

矫治方法:①胫前肌肌力训练;坐位、站位勾脚尖练习。根据患者情况,脚背上可放置沙袋以抗阻训练。②对足下垂严重的患者有条件者可给予踝、足矫形器(AFO)。③对中枢性损伤所致的足下垂及合并有足内翻的患者除上述训练外,可以配合站斜板(图9-25)牵伸小腿三头肌及胫后肌、功能性电刺激(FES)或肌电触发功能性电刺激等,以抑制小腿三头肌张力,提高胫前肌的肌力和运动控制能力。对局部小腿三头肌张力过高的患者,有条件者可行局部肌肉神经阻滞,以帮助缓解痉挛。

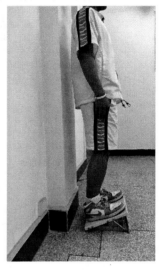

图9-25　站位牵伸小腿三头肌及胫后肌

4. 膝塌陷　小腿三头肌(比目鱼肌为主)无力时,胫骨在支撑相中期和后期向前行进过分,导致踝关节不稳或膝塌陷步态,即支撑相膝关节过早屈曲,同时伴有对侧步长缩短,同侧足推进延迟,如果患者采用增加股四头肌收缩的方式避免膝关节过早屈曲并稳定膝关节,将导致同侧膝关节在支撑相末期屈曲延迟,最终导致伸膝肌过用综合征。在不能维持膝关节稳定时往往使用上肢支持膝关节,以进行代偿。相关肌肉包括腓肠肌、比目鱼肌和股四头肌。股四头肌肌电活动可延长和过度活跃。

矫治方法:①对腘绳肌痉挛导致的伸膝障碍,首先可行站斜板和手法牵伸训练、功能性电刺激或肌电触发功能性电刺激等,以抑制腘绳肌肌张力,同时强化小腿三头肌肌力训练,如踮脚步行、前脚掌踏楼梯上下训练等;②对痉挛严重的,有条件者可行局部肌肉神经阻滞,必要时可给予伸膝矫形器以辅助治疗;③加强拮抗肌股四头肌肌力训练,如靠墙蹲马步训练、功率自行车训练、登山器踏踩训练、直腿抬高训练、上下楼梯训练等。

5. 膝过伸　一般是代偿性改变,多见于支撑相早期,生活中较常见。患者一侧膝关节无力可导致对侧代偿性膝过伸;小腿三头肌痉挛或挛缩导致膝过伸;膝塌陷步态时采用膝过伸代偿;股四头肌肌力不足或支撑相伸膝肌痉挛;躯干前屈时重力线落在膝关节中心前方,促使膝关节后伸以保持平衡等。

矫治方法:①股四头肌牵伸训练(图9-26);②股四头肌肌力训练,方法同上;③膝关节控制训练(图9-27);④臀大肌肌力训练;⑤步行分解训练。

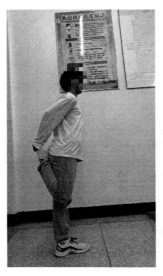
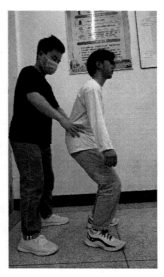

图 9-26　股四头肌牵伸训练　　　　图 9-27　膝关节控制训练

6.臀大肌步态　臀大肌是主要的伸髋肌和脊柱稳定肌。在足触地时控制重力中心向前。肌力下降时其作用改由韧带支持或棘旁肌代偿,导致在支撑相早期臀部突然后退,中期腰部前凸,以保持重力线在髋关节之后。臀大肌无力的步行特征主要表现为仰胸、挺腰、凸肚,腘绳肌可以部分代偿臀大肌,但是外周神经损伤时,腘绳肌与臀大肌的神经支配往往同时损害。

矫治方法:臀大肌肌力训练如伸膝后踢腿、抗阻后踢腿;俯卧背飞;靠墙伸髋踏步;倒退步行,随患者能力的提高,可在活动平板上训练退步走,并可逐步增加坡度和速度等。

7.臀中肌步态　一侧臀中肌无力时,不能有效维持髋关节的侧向稳定性,髋关节向患侧凸出,患者肩部和腰部出现代偿性侧弯,使重力线通过髋关节的外侧,依靠内收肌来保持侧方稳定。患者在支撑相早期和中期骨盆向患侧下移超过5°,造成患侧下肢相对过长,所以在摆动相膝关节和踝关节屈曲增加,以保证地面廓清。典型双侧臀中肌无力的步态特征步行时上身左右交替摇摆,形如鸭子走路,故又称为鸭步。

矫治方法:①侧踢腿;②侧方上下楼梯训练,如为一侧肌无力,训练时采用患侧腿先上楼梯,健侧腿先下楼梯的方法;③提降骨盆训练(图9-28);④站立位姿势调整训练,应在矫正镜前训练调整姿势,包括单腿站立时,躯干保持稳定不许动;⑤侧方迈步(横行)步行训练,开始横行训练时,可让患者背靠墙走,以增加安全性,随患者能力的提高,可上活动平板上训练横行,并可逐步增加坡度和速度。

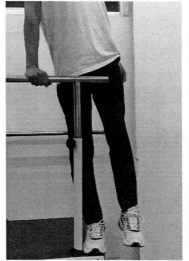
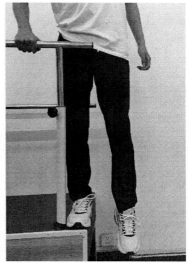

图 9-28　提降骨盆训练

二、步行辅助器具及其使用

(一)平行杠内训练

行走训练自平行杠内训练开始(图9-29)。由于平行杠结构稳固,扶手的高度和平行杠的宽窄度均可调整,给患者一种安全感,因此很适于患者进行站立训练、平衡训练及负重训练等。

站立训练以每次10~20 min开始,根据患者体能状况改善而逐渐增加。平衡训练是使患者通过学习,重新找回身体保持稳定的重心位置。

(二)助行器步行训练

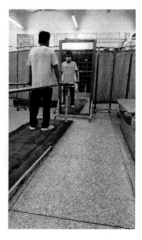

图9-29 平行杆内训练

各类助行器(图9-30)可移动、携带,适宜在医院和家中使用。助行器适用于初期的行走训练,为准备使用拐杖或手杖前的训练;也适用于下肢无力但无双腿瘫痪者、股骨颈骨折或股骨头无菌性坏死者、一侧偏瘫或截肢患者;对于行动迟缓的老年人或有平衡问题的患者,助行器亦可作为永久性的依靠。助行器仅适宜在平地使用。

助行器辅助行走的操作方法为,用双手分别握住助行器两侧的扶手,提起助行器使之向前移动20~30 cm后,迈出患侧下肢,再移动健侧下肢跟进,如此反复前进。

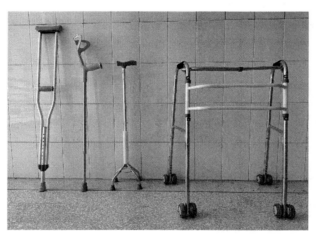

图9-30 常用助行器

(三)腋拐步行训练

腋拐步行训练包括拖地步行(又称蹭步)、摆至步、摆过步、四点步行、两点步行、三点步行。

1. 拖地步行 将左拐向前方伸出,再伸右拐,或双拐同时向前方伸出,身体前倾,重量由腋拐支撑,双足同时向前拖移至拐脚附近(图9-31)。

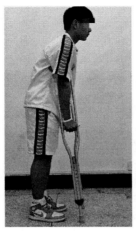
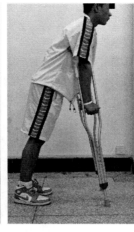
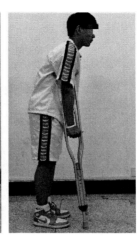

图9-31　拖地步行

2. 摆至步　移动速度较快,采用此种步行方式可减少腰部及髋部肌群的用力。双侧拐杖同时向前方伸出,患者身体重心前移,利用上肢支撑力使双足离地,下肢同动摆动,双足在拐脚附近着地(图9-32)。此种步行方式适用于双下肢完全瘫而使下肢无法交替移动的患者。

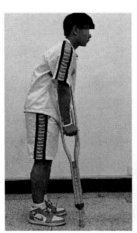
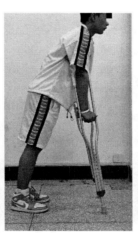
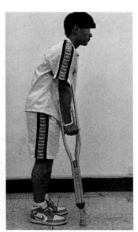

图9-32　摆至步

3. 摆过步　拄拐步行中最快速的移动方式。双侧拐同时向前方伸出,患者用手支撑,使身体重心前移,利用上肢支撑力使双足离地,下肢向前摆动,双足落在拐杖着地点连线的前方位置(图9-33)。开始训练时容易出现膝关节屈曲、躯干前屈而跌倒,应加强保护,适用于路面宽阔,行人较少的场合,也适用于双下肢完全瘫痪,上肢肌力强壮的患者。

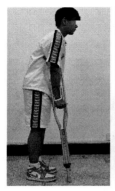 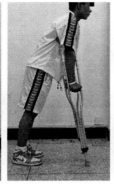 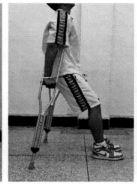 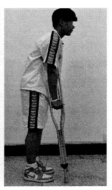

图9-33 摆过步

4.四点步行 是一种稳定性好、安全而缓慢的步行方式,每次仅移动一个点,始终保持4个点在地面,即左拐→右足→右拐→左足,如此反复进行(图9-34)。步行环境与摆至步相同,步行方式适用于骨盆上提肌肌力较好的双下肢运动障碍者,以及老人或下肢无力者。

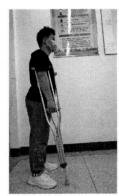 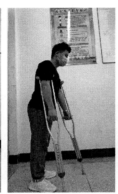 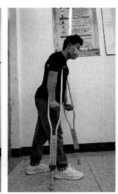 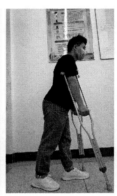 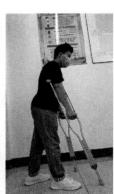

图9-34 四点步行

5.两点步行 与正常步态基本接近,步行速度较快。一侧拐杖与对侧足同时伸出为第一着地点,然后另一侧拐杖与相对的另一侧足再向前伸出作为第二着地点(图9-35)。步行环境与摆过步相同。步行方式适用于一侧下肢疼痛需要借助于拐杖减轻其负重以减少疼痛的刺激,或是在掌握四点步行后练习。

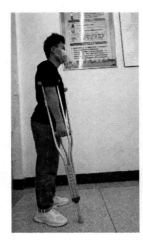
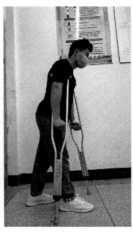
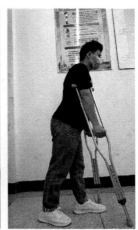

图9-35　两点步行

6. 三点步行　是一种快速移动、稳定性良好的步态;患侧下肢和双拐同时伸出。双拐先落地,健侧待 3 个点支撑后再向前迈出;适用于一侧下肢功能正常,能够负重,另一侧不能负重的患者,如一侧下肢骨折,脊髓灰质炎(小儿麻痹症)后一侧下肢麻痹等患者。

（四）手杖步行训练

包括三点步行、两点步行。

1. 三点步行　患者使用手杖时先伸出手杖,再迈患侧足,最后迈健侧足的步行方式(图9-36),也可伸出手杖,先迈健足,再迈患足(图9-37)。此种步行方式因迈健侧足时有手杖和患足两点起支撑作用,因此稳定性较好。除一些下肢运动障碍的患者常采用外,大部分偏瘫患者习惯采用此种步态。根据患者的基本情况,练习时按健侧足迈步的大小,又可分为后型、并列型和前型 3 种。

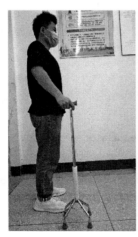
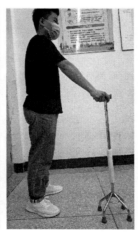
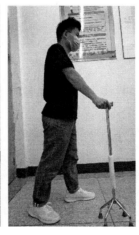
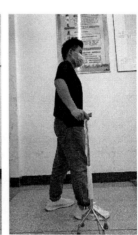

图9-36　三点步行(1)

（先迈患足,再迈健足）

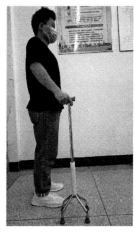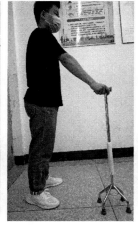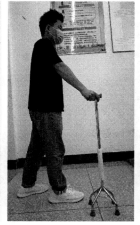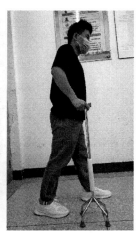

图9-37　三点步行（2）

（先迈健足，再迈患足）

2. 两点步行　手杖和患足同时伸出并支撑体重，再迈出健足。手杖与患足同时运动作为一点，健侧足作为一点，交替支撑体重，称为两点步行（图9-38）。此种步行速度快，有较好的实用价值，但对平衡功能要求较高，需要患者能较好地掌握三点步行后，方可进行两点步行练习。

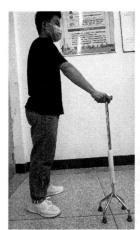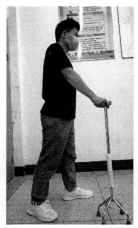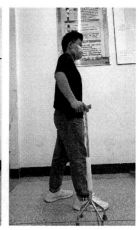

图9-38　两点步行

（五）驱动轮椅训练

轮椅对于步行功能丧失者来说是一种重要的代步工具，使他们借助轮椅仍然能够参加各种社会活动及娱乐活动，真正地回归社会。轮椅有依靠人力驱动的普通轮椅、依靠电力驱动的电动轮椅以及专为残疾运动员设计的竞技用轮椅。普通轮椅的使用训练主要包括平地前进驱动训练、方向转换和旋转训练、抬前轮训练（图9-39）。

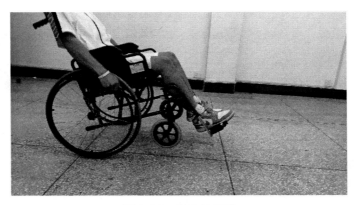

图 9-39　抬前轮训练

（六）注意事项

1. 注意安全　行走训练时，要提供安全、无障碍的环境及减少不必要的困扰；衣着长度不可及地，以防绊倒；穿着合适的鞋及袜，鞋带须系牢，不可赤足练习行走。

2. 选择辅助具　要借助辅助具行走时，选择适当的行走辅助具和行走步态。

3. 高度调整　要根据患者的身高和手臂长度，帮助患者选择高度和长度适合的助行架、腋拐或手杖。腋拐的腋托高度是从患者的腋前襞到足外侧 15 cm 处地面的距离或腋前襞垂直到地面的距离再加 5 cm，把手高度为伸腕握住把手时，肘部呈 30°屈曲，或手柄与股骨大转子持平（图 9-40）。手杖的手柄高度与腋拐的手柄高度相同，平股骨大转子。

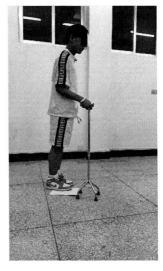

图 9-40　拐杖的高度

4. 防止臂丛神经损伤　如使用腋拐，嘱患者通过把手负重而不是靠腋托，以防伤及臂丛神经，腋托应抵在侧胸壁上；使用手杖时，把手的开口应向后；使用四脚拐时，间距大的两脚在外，间距小的两脚靠近身体，以利于稳定支撑。

5. 拐杖的选择　当患侧下肢支撑力<50% 时，不宜使用单腋拐；患侧下肢支撑力 < 90% 时，不宜使用手杖；双下肢支撑力总和 < 100% 时，不宜使用助行架。

本章小结

步行是人类主要的移动方式，一旦行走能力受损，就会对日常生活造成极大的不便甚至依赖他人。姿态的稳定是正常步行的重要基础，它与生物力学、动作控制、感觉整合等因素有关，具体包括关节活动度、肌力、肌张力、软组织柔韧度、平衡、协调、本体感觉、中枢神经功能等。康复治疗师必须深入了解正常步行功能，能够分析异常步态原因，进而有针对性地进行治疗，如肌力训练、核心稳定训练、关节活动度训练、平衡训练、协调训练、感觉训练、分解训练、减重训练、机器人训练等，最终为患者恢复正常步行功能服务。

思考题

一、单选题

1. 下列步行周期中不属于支撑相阶段的是
    A. 足跟着地　　　　　　　B. 全足底着地　　　　　　C. 支撑相中期
    D. 足跟离地　　　　　　　E. 加速期

2. 下列肌肉中属于正常步行周期中主要肌肉的是
    A. 趾长伸肌　　　　　　　B. 腓骨短肌　　　　　　　C. 腓骨长肌
    D. 臀大肌　　　　　　　　E. 斜方肌

3. 下列不属于影响步行功能因素的是
    A. 肌力　　　　　　　　　B. 感觉功能及空间认知功能　　C. 协调能力及肌张力均衡
    D. 中枢控制　　　　　　　E. 血型

4. 下列不属于步行训练常用措施的是
    A. 步行基础训练　　　　　B. 药物和理疗　　　　　　C. 心理疏导
    D. 辅助具使用　　　　　　E. 手术治疗

5. 下列不属于步行分解训练基本步骤的是
    A. 单腿负重　　　　　　　B. 垂臂深蹲　　　　　　　C. 患腿上、下台阶
    D. 靠墙伸髋踏步　　　　　E. 靠墙伸髋→离墙站立

6. 下列不属于中枢性疾病引起异常步态的是
    A. 长短腿步态　　　　　　B. 失用性步态　　　　　　C. 失调性步态
    D. 偏瘫步态　　　　　　　E. 截瘫步态

二、简答题

1. 简述剪刀步态的矫治方法。
2. 简述偏瘫步态的矫治方法。

（彭晓松）

第十章 水中运动

1. 掌握水中运动的定义、分类、治疗作用和训练内容。

2. 熟悉水中运动的机制、设备和注意事项。

3. 了解水中运动的临床应用和国内、外现状。

4. 对患者的康复治疗有整体思路,能比较规范地开展水中运动的各项训练和治疗活动;能使用和管理水中运动的器械和设备,能合理安排与管理治疗区的环境,保证水中运动的科学性和安全性。

5. 具有良好的沟通能力,能通过与患者及家属沟通,开展相关健康教育;能与康复治疗团队人员进行专业交流和协作开展工作。

水中运动是利用水的特性使患者在水中进行的用于治疗运动功能障碍的系统性运动训练,又称为水中运动疗法。近年来,在康复医学的临床应用中,水中运动疗法的应用发展较快,常用于治疗关节功能障碍、肢体弛缓性瘫痪、骨折后遗症、软组织损伤以及其他一些运动功能障碍性疾病。

第一节 概 述

水中运动治疗的作用是通过温度刺激、机械刺激和化学刺激而产生的。人体对温度刺激的反应受多种因素影响。水与人体作用面积和皮肤温度相差越大,刺激越突然,反应也越强烈。全身浸浴时,人体受到水静压的作用,可使血液重新分布;借助于水的浮力,使运动功能障碍者在水中进行辅助性或阻抗性等各种运动锻炼,能提高人的运动能力;水流或水射流的冲击,能起到按摩作用;在水中锻炼时如投放各种矿物盐类,能起到天然矿泉的功效。

一、机制

水中运动主要是充分利用了水的物理特性和化学特性并将其应用到运动治疗中,而产生相对应的治疗效应。其治疗效应可分为物理效应和化学效应。

（一）水的物理效应

水的物理效应包括机械力刺激和温度刺激。

1. 机械力刺激 水有静态力学和流体力学的作用,产生的机械力刺激通常包括压力、浮力、水流、涡流及水射流的冲击等。

（1）水静压:水在静止的条件下,水分子给身体表面施加的压力称为水静压。一般情况下,水静压的大小随患者身体的密度和水的深度而增加。在某一特定的深度,酒精的压力小于水静压,海水的压力则大于水静压。

（2）水浮力:水浮力是人在水中时水作用于人体的与重力方向相反的力。水浮力的大小相当于人体排开的同体积水的重量。所以,人在水中要受到两个相互对抗、大小相等、方向相反的力,一个是人体重力,作用于人体的重心,另一个是浮力,作用于水浮力的中心。水浮力中心与人体重心处于非同一垂直线上时,身体由于两个力的作用而发生旋转,直至达到平衡状态,利用这一原理,可通过水中运动训练患者的平衡及运动功能。

(3)水流、涡流和水射流:水的流动称为水流。水流在水中运动时可成为患者的助力或阻力。涡流是通过人工调节浴盆内设置的喷嘴方向形成的旋转水流。水射流则是通过水枪喷嘴射出的高压水流,应用2~3个大气压的定向水流射向人体,有很大的机械性刺激作用。水流、涡流、水射流可在治疗患者时灵活选用,互相配合。

2.温度刺激　机体对温度的变化程度可引起不同性质的反应。温热与寒冷的刺激可使人体产生完全不同的反应:对寒冷刺激的反应迅速、激烈,如电击式;而对温热刺激的反应则较为缓慢、不强烈,常常是逐渐感到温热。人体对温度刺激的反应程度取决于下列因素:①温度刺激的突然程度;②水温与体温的差距愈大,反应愈强;③作用的面积愈大,刺激愈强;④作用的持续时间与一定限度的反应程度成正比,但持续作用时间过长,反应便要发生质的变化,如寒冷刺激时,短时间为兴奋,长时间可导致麻痹;⑤重复应用,则反应减弱;⑥机体的反应能力强弱。

(二)水的化学效应

水是一种天然溶剂,可溶解多种化学物质。将化学药物溶入水中进行治疗可使药物通过全身皮肤吸收,避免了药物对胃肠道的直接刺激,将不良反应降到最低。进行水中运动时,结合水的温度效应在水中加入矿物盐类、药物和气体,通过化学物质的刺激使机体获得特殊的治疗应答,从而提高治疗效果。

二、分类

1.辅助运动　利用水的浮力有效地减轻身体重量,当肢体或躯干沿浮力的方向进行运动时,浮力将对运动起辅助作用。平时抬不起来或不易移动的肢体,在水中则可以活动,提高运动功能。这一方面给患者以良好的心理影响,另一方面使患者得到锻炼的机会。

2.支托运动　当肢体浮起在水面做水平运动时,受到向上的浮力支撑,其所受的重力被抵消,由于不必对抗重力,肢体沿水平方向的活动容易得多。这不仅有助于肢体活动,而且是评定关节运动能力的一个有用的肢体位置,因为这时候能观察到在重力作用消失或减小的情况下肢体可能达到的实际活动范围。

3.抗阻运动　肢体的运动方向与浮力的方向相反时,浮力就成为肢体活动的一种阻力,这时肌肉的活动就相当于抗阻运动。其阻力是与运动方向相反的浮力。通过增加运动速率或在肢体上附加一些添加物增大肢体的面积,可以增大阻力。因此,可根据病情需要,给予不同的阻力,以达到不同的抗阻运动训练的目的。

三、治疗作用

水疗法对人体的作用是以水这个媒介物作为一种外因刺激来进行的,并通过神经体液的调节机制,引起人体内器官功能的变化,以治疗疾病。水疗法作用受温度、机械及化学3个决定因素制约。

1.温度　水的温度作用于人体,引起人体相应的功能变化。温度的变化程度,可引起不同质的反应。利用水的温热效应,对患者具有镇痛、软化组织挛缩、缓解痉挛等作用。对训练时能产生疼痛的疾病,可减少疼痛发生,以利于训练(如利用牵引方法矫正关节功能障碍),取得良好的效果。

人是恒温的高级动物,耐受体温的变动范围十分小,如人的体温降至25℃以下或升至43℃以上时,会危及生命。临床上常以水的不同温度来区分不同的水浴疗法,可分为:冷水浴15~28℃;凉水浴28~33℃;不感温水浴34~36℃;温水浴37~38℃;热水浴39~42℃。通常水疗法温度用

39～45 ℃。

2.机械　几乎没有一种水疗法不包含机械的刺激作用,只是在刺激的量上有大小的区别。其主要作用包括以下3个方面。

(1)静水压力作用:在普通盆浴时,静水压力为40～60 g/cm²。这种静水压力有一定的临床意义,它可压迫胸部、腹部,使呼吸有某种困难的感觉,从而使患者不得不用力呼吸来代偿,这就加强了呼吸运动和气体的代谢。同时,静水压力还作用于血液循环系统,压迫体表的血管和淋巴管,使体液回流量增加,引起体内的体液再分配。

(2)水流冲击作用:此为机械刺激的另一种形式。2～3个大气压的定向水流冲击人体,即应用直喷浴、针状浴,均具有很大的机械刺激力,此种刺激作用较温度作用强。尽管使用的水温很低,仍可见到明显的血管扩张和引起神经系统的兴奋作用。在水疗法的应用中,为了加强机械刺激作用,常常要把水温度降低一些,这是因为机械刺激对周围血管有扩张作用,如与水的低温相结合,则更能提高它的临床效果。

(3)浮力作用:根据阿基米德原理,身体浸入水中的部分将减轻重量,此重量等于该部分体积所排出水的重量。人体全没在水中失去的重量约等于体重的9/10,这在医疗上具有重要意义:可以使僵硬的关节容易活动,因为借助水的浮力进行水中体操活动,肌肉所需要的力量较在空气中要小得多。

3.化学　在水疗法中,即使采用淡水浴,实际上也有微量矿物质的化学刺激作用,因为在淡水中也溶有少量的盐类物质。

由于水能溶解各种矿物盐类、液体及微量的气体,所以在施行水疗时,可以加入各种矿物盐类、药物和气体。这些化学物质的刺激可加强水疗法的作用,并能使机体获得特殊的反应而提高疗效。

四、常用的设备与用具

一间现代化的专业水疗康复训练室的投资是比较大的,设计上要符合无障碍通道的要求,因要考虑楼板的承重问题,最好选择一楼作水疗室。场地内应放置不同的水疗设备,可保证同时做不同的水中运动项目。

(一)运动治疗池

在医疗机构中建造的治疗池,形式多种多样,其大小则根据治疗患者人数多少来进行设计。一般而言,每天治疗40名患者的水池面积不小于3 m×10 m;治疗90～100名患者的浴池不小于6 m×19 m。治疗池一端深1 m,另一端深1.4 m。儿童治疗池多采用圆形,深度为0.60～1.05 m。大的治疗池多用水泥镶嵌瓷砖建成,小的治疗池可用不锈钢或陶瓷制成,后者具有安装便利,易于移动、造价低廉等优点。运动治疗池可配备辅助设备有以下几种。

1.电动悬吊装置　方便转移严重运动功能障碍患者出入治疗池,可分为担架式、坐位式和轮椅式3种。一般采用电动油压机起动,控制简便,起动灵活,安全可靠。

2.水中治疗床或椅　此设备主要为患者在水中提供一个固定的治疗位置,要求有足够重量,能牢固地保持在池底,注意防滑、防锈。

3.水中步行训练用平行杠　其规格与地面上使用的短型平行杠相同,但注意防滑、防锈。

4.漂浮物　主要用于支撑患者头部或肢体,也可作为在水中进行抗阻运动或促进运动的辅助工具。其形状规格同一般游泳用品,亦可按需求专门设计。

5.水过滤与消毒装置　水中运动治疗池应安装过滤、循环和消毒装置。常用的消毒用品有氯、紫外线、臭氧和银离子,以下是集中消毒方法的比较,可供参考(表10-1)。

表10-1　几种消毒方法比较

用品	方法	优点	缺点
氯	将次氯酸钠均匀注入水中	透明度好,药物易购买	刺激皮肤,有氯臭,水温超过40 ℃时,杀菌力下降,氯化物易附着在管道中
紫外线	紫外线照射水,流动中进行杀菌消毒	适用于小量水的杀菌、消毒	需经水流往返多次照射,否则效果会下降;水温超过40 ℃,其效果只达到水面下5 mm左右
臭氧	通过放电发生臭氧,气体溶于水中起杀菌消毒作用	因水中含有气泡,患者有舒适感	欲提高杀菌效果,应用增量,会对人体产生有害作用;臭氧发生装置价格较为昂贵
银离子	将银离子化均匀溶于水中	透明度好,对人体无害,用银电极节省电能	银杀菌装置价格昂贵

（二）淋浴室

淋浴室面积为25～30 m²,房间高度3 m,每个淋浴设置占3～4 m²,可以是开放式,也可以是闭合式。

（三）功能淋浴池

采用多种能产生不同机械效果的喷头,如高压水柱状、针状、雾样、雨样和周身可以活动的直喷头,喷头压力可以调整。

（四）盆浴室

通常与淋浴室分开设置。盆浴室根据康复机构的条件和水中运动训练时的要求,可分为步行水疗槽、多功能康复水疗槽、水疗池。

第二节　训练内容

（一）水中的体位固定

在训练初期,为了患者的自身安全和后期训练的有序进行,学会保持身体在某个体位的固定非常重要的。通常治疗师会利用器械或特别的固定装置将患者的肢体固定,并在训练时给予必要的帮助（图10-1）。可采用以下方法进行固定:①患者躺在水中治疗床或治疗托板上;②患者坐在水中的椅子或凳子上;③患者抓住栏杆池边或池中固定器材（如平行杠）。

必要时可加用带子辅助患者固定。

（二）水中训练的辅助器械

水中运动时可利用某些器械辅助训练,例如,胶皮手套或脚掌,可增加水的阻力;水中平行杠可训练站立、平衡和行走;水中肋木可训练肩、肘关节活动功能;水球游戏可训练臂推力的同时增强手眼协调能力等。

（三）水中步行训练

水是步行训练时一种可利用的常用介质,水中步行通常是在地面上训练之前进行的。如果患者平衡功能好,在水中步行时,因浮力作用,相比在地面上容易。

训练方法:让患者站在水中平行杠内,水深不超过乳头,双手抓杠练习行走。在水中,身体的重量比地面上轻,因而大大降低下肢承受的体重,即使对于肌力比较弱的患者,亦有可能支撑起身体行走。对于负重关节有疼痛的骨性关节病患者或下肢骨折恢复期患者,训练时均会发现其在水中站立和行走较在地面上容易得多,而且感到舒适或疼痛明显减轻。

（四）水中平衡训练

让患者站在平行杠内,水深以患者能站稳为准,然后治疗师从不同方向推水浪或用水流冲击患者身体,使其身体能够保持平衡。

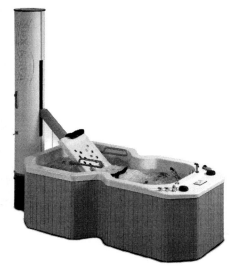

图 10-1　多功能蝶形水疗槽

（五）水中协调性训练

在水中最好的协调性训练是游泳。开始可先让患者在一个固定位置进行原地游泳动作,以后逐渐过渡到患者能完全独立进行游泳运动。

（六）步行浴

治疗前先检查升降机等设备是否完好,然后在步行浴槽(图 10-2)内放入 2/3 容量的水,温度为 38～39 ℃,便可对患者进行训练。训练方法如下。

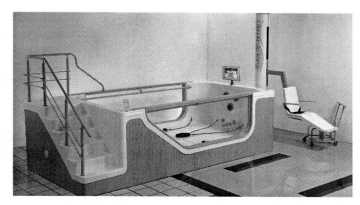

图 10-2　步行浴槽

1. 仰卧位训练　将患者移上担架,利用升降机把患者送入水中,使其头部抬高,浮在水面,身体浸入水中,让患者借助水的浮力,进行移动体位、翻身和伸展四肢的训练。患者在水中由于受温度和浮力的影响,其活动要较在地面上容易得多。

2. 坐位训练　让患者坐在浴槽的浅水处,或使用水中的椅子,借助水的浮力,做坐位状态下的肢体活动训练。

3. 起立训练　用升降机将患者送入水中之后,调节升降机或治疗椅的高度,让患者在浅水中依托升降机或椅子进行起立训练。

4.站立平衡训练 在大约 1 m 深的步行浴槽内调节扶手,让患者进行站立、交替踏步的平衡运动训练。

5.步行训练 依照站立训练的方法,在站立平衡训练的基础上进行步行训练。开始时偏瘫患者先迈出患肢,后迈出健肢。截肢患者可依托上肢和扶手的支撑练习步行。治疗时间每次 15 ~ 20 min,每日 1 次,20 ~ 30 次为 1 个疗程。

步行浴是步行训练的理想方法,目前国内开展尚少。训练时需应用一种步行浴槽,浴槽由不锈钢制成,有浴槽和油压升降机两个部分。浴槽全长 230 cm,宽 130 cm,容水量 2 t(吨)。立面是个透明的观察窗,通过观察窗能对患者训练情况进行观察、拍照和记录。为了更好地观察患者的活动情况,有的在观察窗上印制测量标准线以测量患者的步态参数,用以指导患者训练。小型油压升降机可将患者从坐位或卧位送入水槽中治疗,它通过电钮操纵使治疗椅(担架)停止在任何一个高度,患者可以得到治疗所需要的适宜高度。

(七)Bad Ragaz 训练法

Bad Ragaz 训练法,亦称救生圈训练法,它起源于瑞士 Bad Ragaz 地区,训练方法如下。

1.肩关节训练 患者仰卧位(可佩戴救生圈使身体浮起),患侧上肢尽量舒适外展,肘关节、腕关节和手指伸展。治疗师位于患者患侧上方,将右手放在患者的手掌部,令患者握手;左手放于患者右肩背部扶托患者,再让患者上肢主动内收,使上肢靠近躯干。治疗师身体后仰保持稳定,患者重复进行上肢弧形运动。

2.上肢训练 患者俯卧位,由躯干圈和双踝关节周围的小浮圈支托。有时也可以使用颈圈,但它会妨碍肩部运动。治疗师面向患者,站在其患侧。患者左肩屈曲(抬高),治疗师将左手放在患者的左手掌中,令患者保持肘关节伸展,握紧治疗师的手并拉向外下方。与此同时,患者右手划水,身体在水中向前移动。当运动达到最大限度时,其左肩向前超过治疗师左肩的位置(注意肘关节在整个运动过程中必须保持伸展)。必要时治疗师可用右手诱导患者进行水中的运动。

3.躯干部的训练 患者仰卧位,由颈圈和躯干圈支托。治疗师在患者足侧,背靠池壁站立,尽可能使自己的身体保持稳定,然后治疗师双手握住患者的双足背部,令患者将足上抬屈髋,将双膝转向右方,并抬头看足。当达到充分屈曲后,治疗师将双足放于水中,双手握住患者足背部,令患者将双膝再转向左方,头部后仰。达到最大伸展后再重复屈曲,稍停顿后,再改变旋转方向,即患者躯干屈曲时,膝部转向右方,伸展时则转向左方。

4.髋关节训练 治疗师站在患者的足端,双手握住患者足跟后外侧。患者取仰卧位,双膝关节伸展,髋关节外旋。令患者双足跟向下外方用力蹬。治疗师对这一运动施加阻抗,并将双手向下方和侧方移动。当患者在水中向治疗师靠近时,躯干向后仰,训练髋关节屈伸。

5.下肢训练 患者仰卧位,治疗师站于患者足侧,将右手放于患者左足跗侧,用力将足拉向下方,使髋关节呈伸展、外展和内旋位。左手放在患者右足背侧,首先指示患者左下肢向下外方用力,并克服治疗师的阻力保持这一肢位。在保持左下肢等长运动的同时,令患者右下肢髋关节屈曲、内收和外旋,膝屈曲,足背屈内翻,运动达终点时,放松下肢,然后返回至起始位,反复进行这一运动。固定侧的下肢可以在屈曲或伸展共同运动中进行等长收缩运动。

第三节 临床应用及注意事项

一、适应证

水中运动的温热作用兼顾了水疗法的特点,故可减轻运动时的疼痛,同时改善弛缓性麻痹肢体的循环系统;对于痉挛性麻痹,可有效减轻痉挛,使肢体易于运动。此外,由于浮力作用的存在,能为肢体在水中运动时提供很好的支托,更适合训练肌肉功能,通过辅助主动运动增强肌力。适用于骨关节炎、类风湿关节炎、强直性脊柱炎、不完全性脊髓损伤、脑卒中偏瘫、颅脑外伤偏瘫、小儿脑瘫、肌营养不良、肩手综合征、共济失调、帕金森病等。

二、禁忌证

1. 绝对禁忌证 精神意识紊乱或失定向力、恐水症、皮肤传染性疾病、频发癫痫、严重的心功能不全、严重的动脉硬化、心肾功能代偿不全、活动性肺结核、癌瘤及恶病质、身体极度衰弱及各种出血倾向者。

2. 相对禁忌证 血压过高或过低者,可根据患者实际情况酌情选用水中运动,但治疗时间宜短,治疗后休息时间宜长。

三、注意事项

1. 疾病的诊断和评定 了解患者身体的一般状况、心肺功能、运动功能、感觉功能和相关并发症,检查是否有皮肤损伤、是否有二便失禁、是否有水中运动等禁忌证。如需在深水中进行水中运动,则需要患者肺活量达到 1 500 mL 以上。

2. 治疗前准备 检查水温、室温、室内换气情况、水中游离氯含量等。

3. 治疗时间的选择 水中运动的治疗时间应在餐后 1 ~ 2 h 进行。避免空腹入水,入水前和出水后应进行较低强度的适应性训练,如准备和结束活动。必要时进行出水后心率、血压的测量。

4. 水温调节 水中运动训练池的温度以 36 ~ 38 ℃为宜。

5. 训练强度 与陆地相比,在水中运动时的心率稍慢,所以不能用陆地上的心率强度计算公式来指导水中运动的强度。水中运动计算公式:水中靶心率 = 陆地靶心率 - (12 ~ 15),年轻者按12 计,年长者按 15 计。

6. 训练时间及频次 一般每次 10 ~ 15 min,如果患者体弱,可适当缩短时间,或者将 15 min 总训练时间分为 3 个 5 min 分段训练。体弱者 1 ~ 2 次/周,体强者可达 6 次/周。

7. 注意预防眼、耳疾病 池中水消毒不充分,易引起角(结)膜炎等感染性疾病;使用氯制剂消毒药,因其刺激性较强,也会引起角(结)膜炎。池中水如果进入鼻腔内,可引起鼻黏膜发炎,对于患有鼻窦炎者,要预防中耳炎的发生。

8. 注意姿势控制 患者在水中如不能控制身体姿势,应先进行水中体位固定训练,再进行有关训练。

9. 水深一般不超过乳头 治疗师有时需要陪同下水,以加强患者安全感,并给予患者直接保护。肺功能差者不宜进行深水的运动训练。水疗室应有急救药品和设备,监护急救人员应在水池边实时观察。

10. 治疗后休息 水中运动结束后,最好在休息室内卧位休息 30 ~ 60 min,以帮助恢复体力。

四、水中运动的现状和展望

随着医疗改革的深入推进和康复医学的迅猛发展，国内的水中运动康复训练也越来越受到康复患者和家属的欢迎，尤其是在康复医学发达地区的康复医院、医养结合的疗养院和亚健康康复机构（如各类温泉、水疗中心等）。相信我国水中运动的康复治疗项目会搭着康复医学的快车快速发展并逐渐完善。

本章小结

水中运动是运动治疗技术中比较有特色的项目之一，且正在我国蓬勃发展。正确而深入理解水中运动的概念，熟练掌握其治疗目的和作用，对于指导康复临床开展水中运动、提高水中运动的疗效有着重要意义。临床上要根据患者的功能状况和康复机构水疗设施的条件，因地制宜、有目的、有针对性地选择适合患者的水中运动治疗方案，以多样化的训练获得比较理想的治疗效果，在保证安全治疗的同时也在不断地完善和发展。

思考题

一、单选题

1. 水的机械力刺激不包括
   A. 浮力   B. 压力   C. 水流
   D. 水射流   E. 上述均是

2. 在水疗中，通过喷雾、冲洗、摩擦、涡流等刺激人体表面产生的效应称作
   A. 化学效应   B. 生物效应   C. 机械效应
   D. 温度效应   E. 浮力效应

3. 水中运动的最适温度是
   A. 15～28 ℃   B. 28～33 ℃   C. 34～36 ℃
   D. 36～38 ℃   E. 39～45 ℃

4. 以下患者不能做水疗的是
   A. 脑卒中   B. 骨折后遗症   C. 小儿脑瘫
   D. 压疮   E. 不完全性脊髓损伤

5. 水中运动的治疗作用不包括
   A. 浮力作用   B. 静水压作用   C. 温度刺激作用
   D. 机械作用   E. 刺激食欲作用

二、简答题

1. 水中运动对运动系统有哪些影响？
2. 水中运动的训练内容有哪些？

（董鹏远）

第十一章 | 医疗体操

★教学目标

1. 掌握医疗体操、姿势、脊柱侧弯、体能训练的定义及训练内容。
2. 熟悉医疗体操的特点,体操编排的原则、注意事项以及目的。
3. 了解医疗体操在我国康复治疗中的重要地位。
4. 在临床治疗中能针对性地运用医疗体操改善患者的功能情况。

医疗体操又称体育疗法。它通过特殊的体育锻炼,恢复或加强机体整体和各系统器官的基本功能,从而预防和治疗疾病,促进功能恢复的一种应用运动来健身治病的方法。它强调主动运动,发挥主观能动性,是一项伤病者和残疾人的体育活动。

第一节 概 述

一、医疗体操的概念

医疗体操(medical gymnastics)是以预防和治疗疾病,促进功能康复为目的,根据疾病特点、损伤范围、损伤程度、全身功能水平、个性特点及不同时期治疗目标而专门编排的体操运动及功能练习。医疗体操是康复治疗的重要范畴之一,运动损伤手术后偏瘫患者等的运动功能恢复具有良好的作用,也可用于某些脏器疾病如冠心病、阻塞性肺气肿等的康复治疗。

二、医疗体操的特点

医疗体操与其他康复方法相比有以下特点。

1. 选择性强 根据各种疾病的性质与特殊情况可有针对性地选择运动内容,既可作用于全身,又可作用于局部,医疗体操中的准备姿势、活动部位、运动幅度、速度、运动的复杂性和肌肉收缩用力程度等都可根据需要来进行选择。

2. 适应性广 按照不同方法编排的医疗体操可分别达到发展肌肉力量、耐力、关节活动幅度、速度、协调、平衡等不同身体素质适应康复训练的不同目的。

3. 容易控制和掌握运动量 医疗体操动作编排都比较简单,可通过不同运动强度、动作、幅度、持续时间、重复次数等来准确地控制医疗体操的运动量,根据患者恢复的不同程度调整运动量的大小和强度。

4. 强调个性化 患者会存在个体化差异,治疗目的也会有所不同,因此医疗体操会因为患者的个体情况来进行编排医疗体操,根据患者情况选择体位进行练习,便于治疗操作。

5. 局部运动与整体运动相结合 医疗体操不仅可以进行局部训练还可以调动全身的关节、肌肉等组织进行训练,因此,除了可以促进患侧肢体的康复以外,还可以提高全身的身体素质。

6. 提高患者情绪 通过不同的医疗体操方式,采用多元化的方式进行练习,以达到相同目的的康复训练,同时改善患者的情绪,取得更好的训练治疗效果。

7. 预防作用　医疗体操可以极大程度地矫正不良姿势和习惯。同时医疗体操也是为防治疾病而专门编排出来的体操,对骨骼系统的损伤、各种疾病手术后、瘫痪患者的功能恢复及部分内科疾病的治疗有着良好的预防作用。

三、医疗体操的分类

1. 根据其锻炼形式　可分为主动性医疗体操、助力性医疗体操、抗阻性医疗体操。
2. 根据是否使用器械　可分为徒手医疗体操和器械医疗体操。
3. 根据治疗目的　可分为矫正性医疗体操、协调性医疗体操、平衡医疗体操及呼吸体操。
4. 根据患者训练体位　可分为卧位医疗体操、坐位医疗体操、站立位医疗体操。

四、医疗体操的原则

(1) 循序渐进,使机体对运动负荷逐步产生适应,预防不良反应:采用综合措施调整运动量,运动量宜由小逐渐加大,再逐渐恢复到小运动量。在治疗中根据练操者的整体情况,应及时调整运动量,可通过调整其运动的姿势,是卧位训练或坐位训练还是站立位训练,改变运动量的大小;可通过对动作的幅度、重复次数、行进速度、休息次数等调整运动量的强度;还可通过对动作完成的要求及器械的使用,改变动作的复杂性和用力程度等调整运动量的大小。

(2) 重点突出,兼顾全身活动。

(3) 活动量不应过分集中于某一部位,一般从远端到近端,重点操与全身操要交替进行,局部与全身相结合、各组肌群交替进行运动。

(4) 每套体操包括准备、基本、结束 3 个部分,每个疗程包括准备阶段、基本阶段、巩固阶段。

(5) 制订个性化体操,便于执行及长期坚持,除依据练操者病情,尚需考虑其年龄、性别、运动爱好及兴趣等制订。

(6) 个别训练与集体训练相结合,并注意调整患者的情绪。

五、医疗体操的临床应用

(一) 适应证

1. 内脏疾病　高血压、冠心病、慢性阻塞性肺疾病、内脏下垂等。
2. 代谢障碍疾病　糖尿病、肥胖等。
3. 神经系统疾病　偏瘫、截瘫等。
4. 运动系统疾病　骨折、腰腿痛、颈椎病、肩周炎、脊柱侧弯和足弓塌陷等。
5. 妇产科　产后等。

(二) 禁忌证

(1) 各种疾病的急性期和有明显炎症的患者。
(2) 未能控制的心力衰竭或急性心力衰竭的患者。
(3) 运动会导致的神经肌肉疾病,骨骼、肌肉疾病或风湿性疾病的恶化期。
(4) 明显的骨关节功能障碍,运动严重受限或由于运动而使之病变恶化者。
(5) 有大出血倾向和神志不清、不配合运动治疗的患者。

(三) 注意事项

1. 穿戴　练操者穿着宽松、舒适、透气的衣服,不宜过多,最好能穿着运动鞋或软底鞋。
2. 循序渐进训练　根据医疗体操训练方案规定内容,逐步实施训练,并注意了解患者的反应,切忌急于求成,超负荷训练。

3. 持之以恒训练　由于人体各种功能改善都有一个由量变到质变的过程,需要不断的量的累积,然后产生质变。运动能使人体各种功能产生适应性改变,并在一定运动强度的刺激下超量恢复,这种超量恢复就是质变的基础,因此,医疗体操必须持之以恒,才能获得理想的效果。

4. 动作规范到位　带操者在指导练操者进行医疗体操锻炼时,除将动作要领、动作要求讲解清楚外,还要做全面的正确示范,以确保患者的动作规范到位。

5. 注重训练的全面性和趣味性　医疗体操为了产生明显的训练疗效,必须要进行综合训练。因为人是个整体,编制训练方案如果只注意局部某肢体或某种方式的运动,既动作单一又容易产生疲劳;相反,多样化、全面性的医疗体操训练,肢体的不同部位分别参与运动,以及采用不同的运动方式,既不产生局部疲劳,又可以起到人体功能相协调促进和提高训练兴趣的效果。

6. 做好观察记录,定期复查　在训练过程中做好训练的观察记录,并根据患者的实际情况调整训练方案,定期复查。

第二节　姿势矫正体操

一、姿势的定义

1. 姿势　为身体各部分的相对排列,良好的姿势是身体肌肉和骨骼的平衡状态,能够使躯体的支持结构免受伤害或渐进性畸形,并且能够保证支持结构的正常活动和休息时不受体位的影响。

正常人脊柱有 4 个弯曲,称为生理性弯曲,即稍向前凸的颈曲、稍向后凸的胸曲、较明显向前凸的腰曲和较大幅度向后凸的骶曲,从侧面观形成了一个“S”形的弯曲,这种形态是由附着在脊柱的多数肌肉和韧带等来保持的。

2. 良好姿势和不良姿势

(1)良好姿势:当身体姿势正常时,给予维持身体姿势器官的负担是最小,人体是最省力的。人体直立的标准姿势:从后面观,身体直立,两眼直视前方,两足并拢,头颈、脊柱、臀裂、两足跟间应呈现一条直线;从侧面观,头顶、耳屏前、肩峰、股骨大转子、腓骨小头和外踝尖各点应在一垂直线上。

(2)不良姿势:髂骨后棘和耻骨联合之间的连线,在 30°左右视为正常的良好姿势,大于或小于此角度都会造成身体姿势的异常,即出现不良姿势;在额状面上脊柱异常侧弯也是一种不良姿势。而且侧弯和龟背也属于病态姿势。

二、保持良好姿势的训练

使肌肉处于放松状态,为保持身体正常的脊柱弯曲度而采取的训练方式,这对保持肌肉的可动性和柔韧性、伸展性有很好的作用,有益于身体健康,可增强体力和肌肉耐力。对于轻微的不良姿势进行训练一般都可以矫正,对程度较重者至少也可以起到缓解作用。

1. 方法一　肋木训练(图 11-1)。①后背紧靠肋木,小腿紧贴肋木,躯干尽量弯曲,而上肢后伸直,握住靠近骨盆的肋木。②背面向肋木,距离肋木 10 cm,两手上举,握住稍低一些的肋木,两上肢伸直,然后尽量胸部前伸。③身体侧向肋木,两脚分开,远离肋木的上肢从横过头顶握住肋木,下肢膝关节屈曲,距离肋木比较近的上肢握住靠近腰部的肋木,两上肢充分伸展,身体侧屈。④面向肋木,直腿长坐位,脚尖放置在最下面的肋木上,身体进行左右旋转。

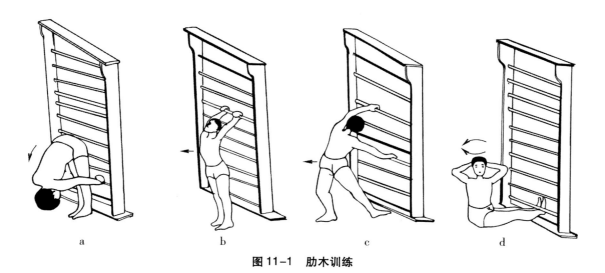

图 11-1　肋木训练

2. **方法二**　徒手立位体操（图 11-2A）。①基本姿势；②身体站立位，躯干向下弯曲；③身体向后伸展；④向右侧屈；⑤向左侧屈；⑥向右旋转；⑦向左旋转；⑧恢复原位。

3. **方法三**　四肢爬行体位体操（图 11-2B）。①基本姿势；②使腰部后凸；③使腰部前凸；④向左侧屈；⑤向右侧屈；⑥躯干向左旋转；⑦躯干向右旋转；⑧恢复原位。重复 3 ~ 5 次。

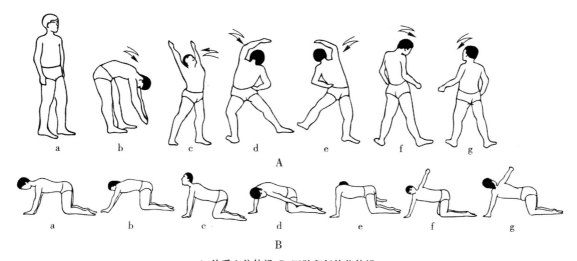

A. 徒手立位体操；B. 四肢爬行体位体操。

图 11-2　徒手体操

三、身体发育畸形的分期与治疗作用

1. **身体发育畸形分期**
(1)畸形初期：肌肉力量不平衡，无结构上的改变。
(2)畸形中期：已出现凹入侧肌肉韧带挛缩、凸出侧肌肉韧带被拉长等组织结构上的改变。
(3)畸形晚期：出现骨骼变形，需要进行手术纠正。

2. **治疗作用**
(1)医疗体操对初期发育畸形的纠正锻炼效果最好，主要是加强弱侧肌肉力量。

（2）医疗体操除了加强弱侧力量外,还可以通过肌肉牵伸练习,牵拉已短缩的肌肉韧带。

（3）医疗体操可促进术后康复,可以起到维持现状、防止发展的作用。

四、脊柱畸形的矫正体操

（一）编排原则

编排脊柱畸形矫正体操时,除按照一般原则外,还应遵守以下原则:①增强凸出一侧已被拉长并衰弱的肌肉力量;②牵拉凹入一侧已缩短的肌肉和韧带;③进行与变形方向相反的运动。注意不要采取不良姿势和脊柱变形的姿势体位下进行训练。治疗师要正确指导患者了解在床上、学习桌上、椅子上和工作时的正确姿势,严禁做压力过大的劳动活动。练习要多样化以提高患者兴趣。

（二）实施方法

1. 脊柱后凸的矫正体操　脊柱后凸即驼背,可发生于胸椎、腰椎或整个脊柱。一般表现为胸椎高度后凸,腰椎和颈椎仍保持在正常的生理弯曲范围内。

脊柱后凸的原因有先天性和后天性两种,由于原因不同,其预后也不能一概而论,初期有可能会得到改善,然而当椎体变成楔形、椎间隙变狭窄、引起骨性愈合或骨质疏松等较重变化时就没有效果了,对于后者只能起到矫形外科手术治疗后的辅助作用。

不论哪一种,治疗的重点都在于增加骨盆倾斜,同时增加腰椎前凸、减轻胸椎后突,使脊柱伸直。具体来说:①牵拉和放松过度紧张的短缩肌群,如胸大肌;②减弱背部肌肉;③牵拉脊柱前方的韧带;④进行组合型训练。增加背肌力量同时伸展胸大肌以及牵拉脊柱韧带的作用。

常用的训练方法有以下几种。

（1）胸大肌的放松和伸展:①治疗的肌松弛。上肢向头端上伸,下肢在治疗台的一端下垂。使肌肉有紧张感,然后放松,体会肌肉的伸展感。②利用悬垂使肌肉松弛。通过悬吊和弹力连接吊带,把头部、背部腰部四肢悬吊起来,不时地摇动身体,使肌肉一会儿紧张,一会儿松弛,体会放松的感觉。全身均不用力。③胸大肌的伸展。在细长的治疗台上,在上臂加上重锤,使胸大肌伸展。根据患者情况,逐渐增加重量并且延长时间。

（2）胸大肌的被动伸展:①治疗师帮助患者盘腿坐位或伸腿坐位,使其上肢向上伸展,握住颈部,缓慢地伸展,一边向上伸展一边扩胸。为辅助脊柱背屈,在前屈时呼气,背伸时吸气,此运动反复3次。②治疗师将患者应当伸展的部分贴到自己的胸部,将患者的腋窝稍稍抬起,同时以胸部挤压背部向后伸。

（3）各种体位的挺胸训练。

（4）体操棒训练。

（5）伸展脊柱训练:①通过治疗师徒手进行患者脊柱背伸;②利用体重使脊柱伸展,患者背向肋木身体悬垂,将脊柱的凸部贴到软垫上,两下肢交替屈伸,缓慢地进行5~10次,上肢肌力较弱者中间可休息数次,再进行练习。

（6）利用器械做身体后屈的训练:①背向肋木,两脚并立站在肋木前3 cm处,臀部靠近肋木,两手向上举,稍弯曲;②双上肢伸展,伸直两上肢进行扩胸,臀部离开肋木向前,稍停一会儿后复原,反复3次;③在背部和墙壁之间,夹一个巴氏球做扩胸动作,以脊柱凸出部为中心施加压迫;④保持正确姿势,头上垫一个用毛巾做的圆垫,放上一个巴氏球（小型的）。让患者走步,不要让球掉下来或者站在镜子前保持正确姿势步行。

2. 脊柱前凸的矫正体操　脊柱前凸主要表现为腰椎前弯曲度增加。

脊柱前凸的原因有先天性畸形、两髋关节屈曲挛缩、先天性髋关节脱位等,此外,肌萎缩症时也可出现这种情况。腰椎前凸常由于髋关节前面的结构过于紧张,使骨盆过度前倾而引起。

在康复中最重要的是因小儿肌力低下所致的凹背和肥胖的成人由于腹部的重量和肌力低下所致的骶部前弯增加者。治疗的重点是减少骨盆的倾斜度，主要是矫正前凸，强化腹肌以及牵拉腰骶部肌肉、韧带的体前屈练习，以矫正腰椎前凸，同时还应包括牵拉髋关节前面的关节囊、韧带，即加强臀肌和大腿后群肌的练习，以防止骨盆前倾。

用托马斯试验(Thomas test)可检查髋关节前面结构是否过于紧张。方法是受试者仰卧，双手抱膝，使膝尽量靠近胸部。检查者位于受试者侧面，把靠近受试者头一侧手的拇指，放在受试者靠近检查者一侧的髂前上棘处，另一只手托受试者该侧下肢，并令受试者将另一侧下肢慢慢伸直放下。在这侧下肢完全平放在床面之前，检查者如感到拇指下的髂前上棘有移动，说明髋关节前面的结构过于紧张。

下面详细介绍3种常用矫正脊柱前凸的训练。

（1）利用肋木进行训练（图11-3）：①基本姿势取仰卧位，两手上伸，握肋木的横梁。②使身体直起，两脚上举脚尖抵达肋木的横梁。上肢肌肉用力同时腰椎后突。对做这个动作困难的患者须有治疗师协助。③右脚离开横梁，向上伸，再复原；然后用左脚进行同样动作。④两脚向左右分开。

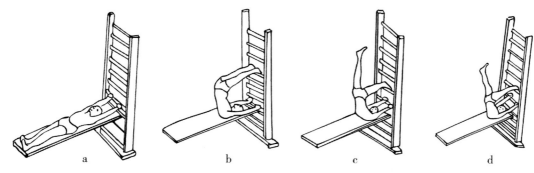

图 11-3　利用肋木进行训练

（2）利用斜台进行训练（图11-4）：①基本姿势为坐在斜台一端，缓慢地改为仰卧位。②两下肢屈曲，枕、背、腰、臀部贴到台面上，全身放松。③两脚如踏自行车一样运动。④治疗师握住患者两踝部，使其伸展下肢或屈曲膝部呈虾状。

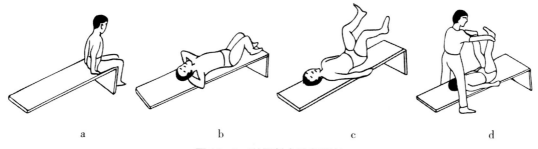

图 11-4　利用斜台进行训练

（3）体前屈和举腿训练：增强腹肌肌力，拉长腰骶部肌肉、韧带。

（4）骨盆后倾、后举腿练习：加强臀肌、大腿后群肌力量，使骨盆后倾，同时拉长髋关节前面结构。

3.脊椎侧弯矫正体操　脊柱侧弯是指脊柱额状面上的异常，是向侧方的弯曲，又称脊柱侧凸。脊柱侧弯有的是"C"形（单弯），如脊柱全右或全左侧凸；有的是"S"形（双弯），如胸右腰左或胸左腰右等。矫正体操是治疗脊柱侧弯的重要方法之一,主要通过选择性增强维持脊柱姿势的肌肉,凸侧的骶棘肌、腹肌、腰大肌和腰方肌等,以调整脊柱两侧的肌肉力量处于均衡状态。同时牵伸凹侧挛缩的有关肌肉和韧带等软组织,从而起到对侧弯的矫正作用。

(1)编排原则:编排脊柱畸形矫正体操时,除按照一般原则外,还应遵守以下原则。①增强凸出一侧已被拉长并衰弱的肌肉力量;②牵拉凹入一侧已缩短的肌肉和韧带;③进行与变形方向相反的运动。姿势矫正训练注意不要采取不良姿势和脊柱变形的姿势体位下进行训练。治疗师要正确指导患者了解在床上、学习桌上、椅子上和工作时的正确姿势,严禁做压力过大的劳动活动。练习要多样化以提高儿童、青少年的兴趣。

(2)注意事项:①脊柱畸形医疗体操是矫形运动,因此动作的正确性具有特别的重要意义,否则起不到矫形作用。②在进行矫形运动时常易憋气,因此在运动之间应适当配合呼吸运动。③脊柱畸形是一种慢性进行性疾病,因此只有耐心地坚持锻炼,才会有效。④矫形运动必须同时矫正日常生活中坐、站、走路中的不良姿势,才能巩固疗效。

(3)训练方法

1)垫上运动(以左侧弯为例)

第一节:仰头挺胸

预备姿势:身体仰卧位,两手握拳,双上肢肘关节屈曲,置于身体两侧。

动作:①下肢固定不动,两肘撑床,尽量挺胸,头部后仰;②还原成预备姿势,重复做10次左右。

第二节:屈腿挺腰

预备姿势:身体仰卧位,双下肢屈膝(与肩同宽),两手握拳,双上肢肘关节屈曲,置于身体两侧。

动作:①身体尽量挺起(尽量挺胸腹),稍停;②还原成预备姿势。共做10次。

第三节:俯卧后仰

预备姿势:俯卧位,双上肢肘关节屈曲,置于身体两侧,两手扶于两肩侧(稍大于肩宽)。

动作:①上体后屈,尽量抬起,两臂相应伸直;②还原成预备姿势。共做10次。

第四节:举臂体后屈

预备姿势:直体俯卧,左臂上举。

动作:①左臂上举,右臂后举,尽量抬上体,体后屈;②还原成预备姿势。共做10~20次。

第五节:船形运动

预备姿势:直体俯卧。

动作:①两腿后伸,同时躯干尽量抬起;②两臂后举,还原成预备姿势。共做5~10次。

第六节:贴胸俯卧撑

预备姿势:臀部后坐,跪撑于床上(两手撑于肩前方)。

动作:①屈臂,同时上体贴床前移,再两臂推直成躯干后屈的俯卧撑;②臀部后坐,还原成预备姿势。共做5~10次。

第七节:侧卧举臂

预备姿势:右侧卧位,两腿微屈曲,左臂上举(手心向外),胸间垫枕头。

动作:①左臂上举;②还原成原始姿势。重复5~10次。

第八节:后伸腿举臂

预备姿势:臀部后坐,跪撑于床上(两手撑于肩前方)。

动作:①左臂上举,同时右腿向后伸直;②还原成预备姿势。重复5~10次。

第九节:跪撑举腿

预备姿势:跪撑。

动作:①左臂上举,同时右腿后举;②还原成预备姿势。重复5~10次。

第十节:跪单腿体侧屈

预备姿势:右腿侧伸,左腿屈膝跪立,右手叉腰。

动作:①左臂上举,同时上体右侧屈;②还原成预备姿势。重复5~8次。

第十一节:跪双腿体侧屈

预备姿势:屈膝分腿跪立。

动作:①上体右侧屈,同时左臂上举,右臂伸直撑地;②还原成预备姿势。重复5~8次。

第十二节:挺胸后坐

预备姿势:屈双膝跪立。

动作:①臀部尽量下坐(坐在脚上),同时挺胸两臂弯曲,两手扶头后;②还原成预备姿势。重复5~10次。

2)徒手直立运动

第十三节:臂后举挺胸

预备姿势:两手相握,直立。

动作:①两臂后举,抬头,挺胸,同时提踵;②还原成预备姿势。重复5~10次。

第十四节:交叉握臂上举

预备姿势:两手交叉相握,直立。

动作:①两臂上举,体后屈,同时右腿后举跖地;②还原成预备姿势。重复5~10次。

第十五节:体侧屈运动

预备姿势:分腿直立。

动作:①左臂上举,同时上体右侧屈,右臂右后侧下举;②还原成预备姿势。重复5~10次。

3)器械牵引运动

第十六节:固定带体侧屈

预备姿势:脊柱如有凸时,用固定带置于凸出最大之处。

动作:①左臂上举,同时向右做体侧屈;②还原成预备姿势。重复5~10次。

第十七节:悬吊牵引运动

由人相助,跳起,两手握住单杠、肋木或门框,悬垂于空中一定时间,尽量悬垂时间长些,也可以重复做5~10次。

第三节　肌肉放松训练

通过肌肉放松,达到对机体的主动控制,改变人的紧张状态。虽然肌肉放松只能有意识地发生在骨骼肌,但是,一旦骨骼肌放松,处于自主神经支配下的平滑肌也间接地出现松弛效应。因为在胃肠道等内脏器官功能紊乱时,会出现反射性地引起肌紧张,进一步引起疼痛和腹肌紧张感。为此,肌肉放松训练常被用于自主神经失调症的治疗。在康复治疗中,肌肉放松训练的目的之一就是为了缓解疼痛。肌肉紧张时,刺激被传导至脊髓,引起相应脊髓节段感觉神经元的兴奋,此时,即使通常不引起疼痛的阈下刺激也会引起疼痛;相反肌肉松弛时,通常可以引起疼痛程度的刺激,也不会引起疼痛。如类风湿性疾病,如果疼痛经常性存在,就会引起继发性的肌肉紧张,进而使疼痛加重形成一个恶性循环。利用肌肉放松疗法可以阻断恶性循环,缓解疼痛,还可以消除不安,改善睡眠,调整全身状态,使病情向治愈的方向发展。

一、肌肉放松的定义

肌肉放松意味着骨骼肌纤维完全无收缩,处于伸长的状态,换句话说就是收缩为"0"的状态。肌肉处于松弛状态时,在肌电图几乎无放电的显示。

二、肌肉放松对提高运动能力的作用

人的肌肉力量是有限的,肌力对某一轴的肌力矩也是有限的。当肌力矩一定时,减少肢体的转动惯量,可以增加转动的角速度。肌肉放松能减少肢体的转动惯量,提高摆动角速度,提高频率。

1. 增大肌肉收缩的力量　肌肉放松有利于增加肌肉收缩前的初长度。在生理范围内,肌肉收缩前的初长度越长,收缩时表现的力量越大;反之,肌肉处于紧张状态,初长度就越短,收缩力就越小。肌肉放松还有利于肌肉协调功能的改善,动用更多数量的肌纤维参加工作,使肌力增加。

2. 肌肉放松能提高关节的灵活性及柔韧性　肌肉放松能使关节周围的韧带、肌肉的伸展性得到提高,减小韧带活动的黏滞性和关节活动的阻力,使关节运动幅度增大,提高关节的灵活性,并使参与关节运动的原动肌力量增大。影响关节灵活性的一个重要因素是关节周围肌肉的体积、弹性和伸展性。

3. 肌肉放松有利于能量合成,并减少能量消耗,提高速度耐力加快能量合成　人体在极量运动时 ATP 的利用速度最大值可达安静时的 1 000 倍,大大超过有氧代谢合成 ATP 的最大能力。影响糖酵解供能的重要因素是人体缓冲酸性产物能力的大小,肌肉放松能减小对血管的压力,使血液循环加快,带走肌肉中的酸性产物,有利于通过糖酵解供能。肌肉放松提高了协同肌、拮抗肌配合工作的协调性,能减小阻力,降低能量消耗,使机体储备的、有限的 ATP 得到合理利用,延长保持高速运动的能力,即提高速度耐力。血液循环加快后,骨骼肌的供氧量增加,也有利于通过有氧代谢提供更多的能量。

4. 有利于全身协调运动,加速运动技能的形成,提高动作完成质量　运动技能的形成过程中,若肌肉放松能力弱,不该收缩的肌肉收缩,该放松的肌肉不放松,肌肉始终处于紧张状态,将会造成动作僵硬、不协调,多余动作多,使泛化过程的时间长,分化能力差,运动技能形成慢;反之,肌肉放松能力强,肌肉迅速收缩和放松的转换能力佳,将提高各协同肌群之间的配合和它们与对抗肌群之间的协调关系,减少因对抗肌群紧张产生的阻力,利于全身协调运动。

三、肌肉放松的意义

肌肉不可能一直处于紧张收缩状态,即使是静力性练习,也只能坚持较短时间就要转为放松。其中一个重要原因就是紧张收缩的肌肉压迫肌肉中的血管,影响该处血液流动,而当肌肉放松时,则大大改善肌肉血液循环条件,使血液流动比紧张时提高 10 倍多。在短跑后程肌肉僵硬和中长跑中肌肉疲劳以至痉挛等现象发生时,可利用肌肉放松而减轻症状。

人体关节周围总有作用方向不同的肌肉群。当屈肌收缩时,伸肌要充分放松,减少屈肌收缩的阻力,如果屈肌收缩时伸肌放松不充分,那么屈肌的力量就有一部分要为伸肌紧张所抵消。另外,在肌肉连续收缩放松过程中,只有放松充分,肌肉连续收缩才能发挥更大的力量。

肌肉的放松能力好坏还和动作的协调有关,有些人做动作僵硬、紧张而不协调,原因之一也就是肌肉放松能力差。

四、提高肌肉放松能力的途径及方法

1. 牵拉放松方法　牵拉放松方法是在每次运动训练后进行整理放松活动。静力牵张练习可以

有效地提高肌肉的放松能力。

2.心理性治疗　心理性治疗是一种临床常用的肌肉放松疗法,常采用暗示、意志和想象的力量,有意识地使身体、心理处于平静状态,调节自主神经系统的功能,促使肌肉放松。这种练习能提高肌肉收缩和放松的协调性。

3.渐进性松弛法　渐进性松弛法,又称 Jacobson 法,即从一个肌群向另一个肌群,有意识地反复练习骨骼肌的紧张和松弛,提高肌肉的感觉,使全身肌肉逐渐进入松弛状态的训练方法。

(1)在安静无他人干扰的环境下进行操作,可取坐位或卧位,双上肢伸直、掌心朝下放于躯干两侧,双下肢稍外展,闭眼休息 3～4 min。

(2)各部位肌肉放松的动作要领

1)脚趾肌肉放松:将双脚趾慢慢向上用力伸展。同时,两脚与腿部不要移动。持续约 10 s,可匀速慢慢默数到 10 s,然后渐渐放松。注意感受与肌肉紧张时的不同感觉。20 s 后,做相反的动作,将双脚趾缓缓向下,用力屈曲,保持 10 s,然后放松。

2)大腿肌肉放松:双腿伸直、绷紧抬高,使双脚后跟离开地面,持续 10 s,然后放松。注意体会肌肉紧张和放松时的感觉。

3)臀部肌肉放松:将双腿伸直,平放于地,用力向下压两只小腿和脚后跟,使臀部肌肉紧张。保持此姿势 10 s,然后放松。20 s 后,两臀部用力夹紧,努力提高骨盆的位置,持续 10 s,然后放松。并有一种沉重的感觉。

4)腹部肌肉放松:双腿直腿抬高,使腹部肌肉紧张。同时,胸部压低。保持该动作 10 s,然后放松。注意感觉由紧张到放松过程腹部的变化和感觉。

5)胸部肌肉放松:双肩向前并拢,紧张胸部四周肌肉,体会紧张感,保持该姿势 10 s,然后放松。会感到胸部有一种舒适、轻松的感觉。20 s 后做下一动作。

6)背部肌肉放松:向后用力弯曲背部,努力使胸部和腹部突出。使之呈桥状,保持 10 s,然后放松。20 s 后,往背后扩展双肩,使双肩尽量合拢,以紧张其上背肌肉群。保持 10 s 后,放松。放松时应注意该部位的感觉。

7)肩部肌肉放松:将双臂外伸,悬浮于沙发两侧扶手上,耸肩,尽力使双肩向耳朵上方提起,保持该动作约 10 s,然后放松。注意体会发热和沉重的放松感觉。20 s 后做下一个动作。

8)双前臂肌肉放松:双手平放于沙发扶手上,掌心向上,握紧拳头,腕关节屈曲,使双手和双前臂屈肌紧张,保持 10 s,然后放松。20 s 后,掌心向下,五指伸展,腕关节背伸,使双手和双前臂伸肌紧张,保持 10 s,然后放松。

9)双上臂肌肉放松:双前臂用力向上臂屈曲,使双臂的肱二头肌紧张,10 s 后放松。20 s 后,双臂向外伸直,用力收紧,以紧张上臂三角肌,持续 10 s,然后放松。肌内放松:把头用力向下弯,尽力使下颌抵住胸部,保持 10 s,然后放松。放松时均应注意体会肌肉松弛后的感觉。

10)头部肌肉放松:①紧皱额头,像生气时的动作,保持 10 s,然后放松。②闭上双眼,做眼球转动动作。先使两只眼球尽量向左转,保持 10 s 后,还原,放松。再使两眼球尽量向右转,保持 10 s 后,还原,放松。随后使眼球按顺时针方向,转动一周后放松。接着,再使眼球按逆时针方向,转动一周后,进行放松。③皱起鼻和脸颊部肌肉,保持 10 s,然后放松。④紧闭双唇,使唇部肌肉紧张,保持 10 s,然后放松。⑤收紧下腭部肌肉,保持 10 s,然后放松。⑥用舌头顶住上腭,使舌头前部紧张,保持 10 s,然后放松。⑦做吞咽动作,以紧张喉部和舌背面。

4.注意事项

(1)进行渐进性肌肉松弛法训练时,应注意肌肉由紧张到放松要保持适当的节奏并与呼吸相协调。

(2)每次练习应完整,每组练习间应有一个短暂的停顿。

（3）每天练习1~2次，每次约1 min。

（4）以上方法可对重点部位做放松，也可做全身肌肉的放松。

（5）持之以恒。

（6）训练后会感到头脑清醒、心情平静、全身舒适等，但个别练习者可能会出现肌肉局部紧张等状态。

第四节　体力恢复训练

一、体力恢复训练的定义和目的

1. 定义　体力恢复训练是患者在疾病及外伤恢复过程中，为缓解身心紧张状态，恢复全身体力而进行的训练。

2. 目的　体力恢复训练的目的并不是针对肌力低下或关节活动度受限，而是为了提高全身所有的肌肉、关节、心脏、肺脏功能，提高全身体力的一种训练。

训练内容最适于在四肢、躯干、内脏有轻度损害，或接近健康的患者，但亦可用于局部伤病，如手外伤者进行下半身的训练，下肢骨折石膏固定中的患者进行上半身的训练等。

二、体力恢复训练的训练强度

应根据患者的疾病特点、损害程度、体力情况选择合适的运动量。通过调整休息时间，调节反复运动的次数来调节运动量。训练时间一般为15~20 min。

这种体操训练分为卧位体操、坐位体操、立位体操。

三、卧位体操

卧位体操（bed ereie）是最基本的体操，卧位体操并不一定只是适用于卧床患者，经过一定阶段步行训练的人也可从卧位体操开始。心肌梗死卧床的患者，应该从早期开始积极地进行这种体操训练（图11-5）。

1. 运动1　①仰卧位，双手放在身体两侧。②双下肢屈曲，双上肢充分向上伸展抓住床栏。③手握拳屈肘，两上肢并贴在季肋部。④让上下肢还原（回到基本姿势）。

2. 运动2　①双下肢屈曲，双上肢充分向上伸展握住床栏。②左上肢保持原样不变，右上肢屈曲贴在季肋部。③上半身充分向右屈。④上下肢均复原（运动的基本姿势），以上动作交代反复3次。⑤深呼吸。

3. 运动3　①抬起右下肢，双手在腘窝部相握。②足背屈/跖屈。③足外翻/内翻。④足向内翻/外翻转3次。⑤趾伸展/屈曲。⑥足恢复休息位，左足接着进行以上动作。

4. 运动4　①仰卧位立起上半身。②伸直双臂，躯干前屈，握住足尖。③放平上半身。④深呼吸。

注意：①为防止下肢抬起，可以按压双腿或足尖钩住床档或用固定带。如果将上半身前屈，则易完成此项运动。②即使够不到足尖也尽量将上半身前屈。

5. 运动5　①双下肢同时直腿抬高。②抬起后数5 s。③双下肢缓慢放平。④深呼吸。

注意：双下肢不能抬太高。

运动1:

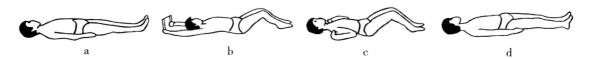

a   b   c   d

运动2:

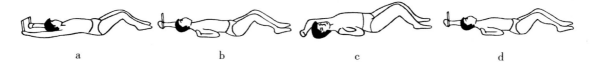

a   b   c   d

运动3:

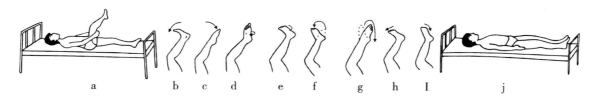

a   b   c   d   e   f   g   h   I   j

运动4:

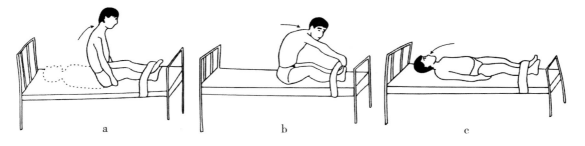

a   b   c

运动5:

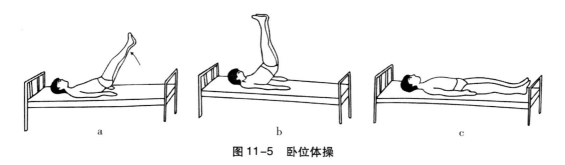

a   b   c

图11-5 卧位体操

四、坐位体操

训练应选择在安静、无他人干扰的环境下进行,在熟练掌握卧位体操后,再开始坐位体操训练。在无靠背的矮凳上或坐在床上均可以,但要坐直(图11-6)。

1.运动1 ①坐位,双手放在膝上。②双手交叉放在枕部,喊口号"1"时上身前倾。③喊口号

"2"时恢复原位(以上动作反复6次)。④喊口号"3"时上半身往后伸,喊口号"4"时复原。⑤双手放下,挺胸做深呼吸,喊口号"1"时吸气,口号"2"时向外呼气。⑥此类动作反复进行6次。

2. 运动2　①双手叉腰。②号令"1"时右臂上举,身体左弯。③号令"2"时复原。④号令"3"时左臂上举,身体右侧弯曲。⑤号令"4"时复原。以上动作反复6次。⑥深呼吸。

3. 运动3　①双手交叉放在枕部。②号令"1"时上半身转向右侧。③号令"2"时复原。④号令"3"时上半身转向左侧。⑤号令"4"时复原。以上动作反复6次。⑥深呼吸。

4. 运动4　①喊口号"1"时左右足尖同时抬起,停留5 s,然后恢复原位。②喊口号"2"时左右足跟同时抬起,停留5 s,然后恢复原位。③喊口号"1"时两足跟分开,两足尖合拢,停留5 s,然后恢复原位。④喊口号"2"时两足跟合拢,两足尖分开。停留5 s,然后恢复原位。⑤两足脚趾交替屈曲。⑥以上动作反复3~5次。⑦恢复坐位,进行深呼吸。

5. 运动5　①采取坐位,喊口号"1"时抬起右膝,口号"2"时膝关节伸直。②喊口号"3"时,右腿屈膝,并右足落地。③以上动作反复进行3~5次,接着进行左侧下肢的屈、伸膝活动。

运动1:

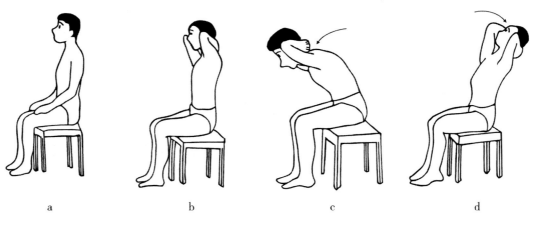

a　　　　　b　　　　　c　　　　　d

运动2:

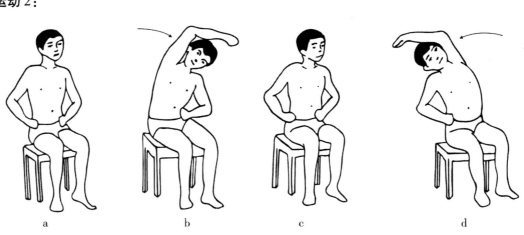

a　　　　　b　　　　　c　　　　　d

运动 3：

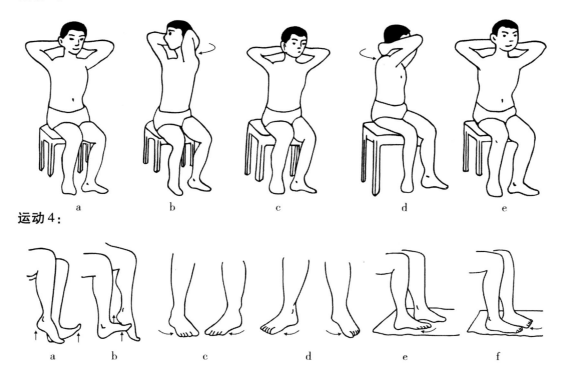

运动 4：

运动 5：

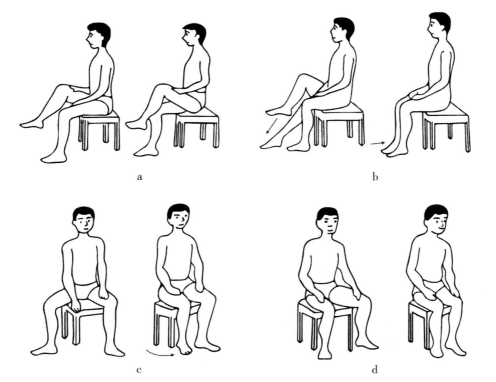

图 11-6　坐位体操

五、立位体操

熟练掌握坐位体操后再进行立位体操训练(图11-7)。

1. 运动1　基本姿势:双足略微分开,目视前方,挺胸收腹直腰。①号令"1"时足跟不离地,身体前倾。②号令"2"时复原。③号令"3"时身体右倾。④号令"4"时身体复原。⑤号令"5"时身体左倾。⑥号令"6"时复原。

2. 运动2　①两足左右分开。②身体前屈。③复原。④号令"1、2、3"时逐渐加大前屈程度。⑤复原。⑥双上肢举高,上身向后挺。⑦复原,深呼吸,反复8次。⑧号令"1、2、3"时上身后挺,逐渐加大后挺程度。⑨复原。⑩深呼吸。

3. 运动3　①右手叉腰,左手上举。②上半身尽量向右侧屈。③复原。④号令"1、2、3"时上身向右侧屈,逐渐加大侧屈程度。⑤复原(反复8次后进行左侧屈)。⑥深呼吸。

4. 运动4　①双上肢向两侧平伸。②上身转向右侧。③复原。④上身转向左侧。⑤复原。⑥号令"1、2、3"时逐渐加大右转程度。⑦复原。⑧号令"1、2、3"时逐渐加大左转程度。⑨复原。⑩反复8次,深呼吸。

5. 运动5　①双手叉腰。②抬起足跟。③尽量屈膝蹲下。④伸膝直立。⑤足跟落地,反复8次。⑥深呼吸。

6. 运动6　①抬起足跟。②用足尖前行5步。③足尖站立。④足跟落地。⑤抬起足尖。⑥用足跟向后退5步。⑦足跟站立。⑧足尖落地(反复8次)。⑨深呼吸。

运动1:

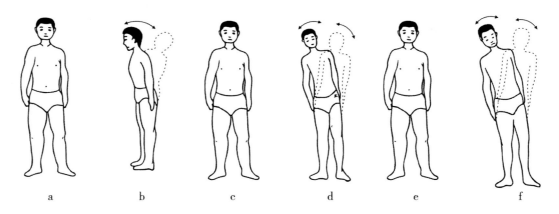

a　　　b　　　c　　　d　　　e　　　f

运动2:

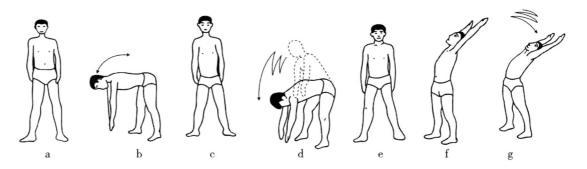

a　　　b　　　c　　　d　　　e　　　f　　　g

运动 3：

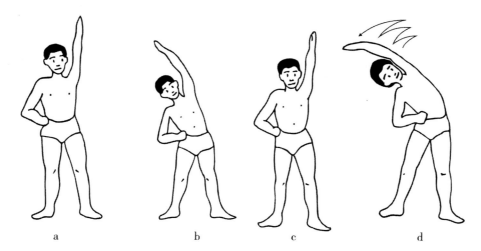

a　　　　　　b　　　　　　c　　　　　　d

运动 4：

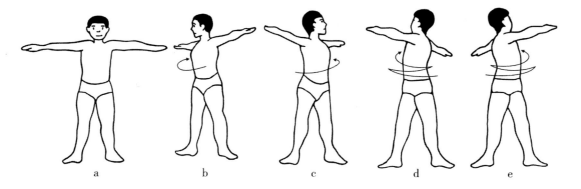

a　　　　b　　　　c　　　　d　　　　e

运动 5：

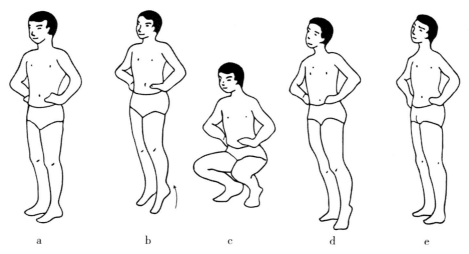

a　　　　b　　　　c　　　　d　　　　e

图 11-7　立位体操

本章小结

医疗体操是一类应用运动来健身治病的方法,可有效改善或维持关节活动范围和提高机体的运动能力,并可以改善日常生活活动能力。学生必须在掌握医疗体操概念、特点及应用的基础上,依据医疗体操的编操原则,来理解和运用不同的医疗体操进行康复治疗。同时,根据临床实际情况,结合关节松动技术、肌力训练等其他训练手段为患者服务。

思考题

一、单选题

1. 器械体操包括(　　)
　　A. 单杠、双杠、吊环、鞍马、高低杠、平衡木
　　B. 单杠、双杠、吊环、跳马、高低杠、平衡木
　　C. 单杠、双杠、吊环、自由体操、高低杠、平衡木
　　D. 双杠、吊环、鞍马、高低杠、平衡木
　　E. 双杠、吊环、跳马、高低杠、自由体操

2. 古代医疗体操"导引养身术"是记载在(　　)之中。
　　A.《黄帝内经》　　　　B.《简明中国历史图册》　　　C.《导引图》
　　D.《三国志·华佗传》　　E.《本草纲目》

3. 用于指挥做操的速度、节奏的口令是(　　)
　　A. 提示口令　　　　B. 纠错口令　　　　C. 重口令
　　D. 节拍口令　　　　E. 准备口令

4. "集合与解散"属(　　)动作。
　　A. 常用队列　　　　B. 队形变换　　　　C. 散开与靠拢
　　D. 图形变化　　　　E. 队列变化

5. 身体发育畸形分(　　)期
　　A. 3　　　　　　　　B. 4　　　　　　　　C. 5
　　D. 6　　　　　　　　E. 7

二、简答题

1. 简述医疗体操的特点。
2. 简述身体发育畸形的分期。

(蒋焕焕)

★教学目标

1.掌握 Bobath 技术、Brunnstrom 技术、本体促进技术(PNF)、Rood 技术的基本原理和治疗原则以及训练方法。

2.熟悉 Bobath 技术对小儿脑瘫和脑卒中偏瘫的治疗方法;Brunnstrom 技术中联合反应、共同运动的概念,原始反射的类型,Brunnstrom 偏瘫运动功能恢复阶段的特点;Rood 技术的刺激部位及注意事项;PNF 技术的基本运动模式。

3.了解神经生理学疗法中各项技术的发展简史及最新发展动态。

4.能应用神经生理学疗法中各项技术针对不同时期的偏瘫患者及不同类型的脑瘫患儿的运动功能障碍进行康复治疗。

5.能与患者及家属进行良好的沟通,开展健康教育;能与康复医师及相关医务人员进行专业交流;能帮助和指导患者进行康复治疗。

神经发育学疗法(neurodevelopmental therapy,NDT),又称神经生理学疗法(neurophysiological therapy,NPT)或易化技术(facilitation technique)。它是通过总结实际的临床经验再经理论加以论证,逐渐形成的以应用神经生理学、神经发育学的基本原理和法则来改善脑损伤后肢体运动功能障碍的一类康复评定与治疗技术。它是根据神经系统正常生理功能及发育过程,运动诱导或抑制的方法,使患者逐步学会以正常的运动方式完成日常生活动作的训练方法。

其典型代表技术包括 Bobath 技术、Brunnstrom 技术、本体促进技术、Rood 技术等。

第一节 Bobath 技术

Bobath 技术由英国物理治疗师 Berta Bobath 和她的丈夫 Karel Bobath 共同创立,主要是通过抑制异常的姿势、病理反射及异常运动,尽可能地诱发正常运动,达到提高患者日常生活活动能力的目的。对于不断发展的 Bobath 技术,国际 Bobath 指导教师协会 1995 年将 Bobath 治疗概念定义为是针对有中枢神经系统损伤致姿势张力、运动、功能障碍者进行评定与治疗的问题解决方法。

适应证:Bobath 技术是小儿脑瘫和成人脑卒中后偏瘫的最普遍和最有效的康复治疗技术之一。

一、治疗原则

1.强调患者学习运动的感觉　Bobath 认为运动的感觉是可以通过后天反复学习、训练而获得的。反复学习运动的方式及动作可促使患者获得正常运动的感觉。为了学习并掌握运动的感觉,需进行无数次各种正常运动感觉的训练。治疗师须根据患者的情况及存在的问题,设计训练活动,这些活动不仅诱发有目的性的反应,而且要充分考虑到是否可以为患者提供重复相同运动的机会。

2.强调患者学习基本姿势与基本运动模式　每一种技能活动均是以姿势控制、翻正反应、平衡反应及其他保护性反应、抓握与放松等基本模式为基础而产生的。依据人体正常发育过程,抑制异常的动作模式,同时通过关键点的控制诱导患者逐步学会正常的运动模式,诱发出高级神经系统反应,如翻正反应、平衡反应及其他保护性反应,使患者克服异常动作和姿势,逐渐体验和实现正常的运动感觉和活动。

3.按照运动的发育顺序制订训练计划　患者的训练计划必须与患者的发育水平相对应。在制订的过程中,应以发育的观点对患者进行评定,沿着发育的顺序进行治疗。正常的运动发育是按照从头到脚、由近及远的顺序。具体运动发育顺序一般是从仰卧位→翻身→侧卧位→肘支撑卧位→坐位→手膝跪位→双膝跪位→立位等。

4.将患者作为整体进行治疗　Bobath 强调将患者作为一个整体进行训练,不仅要治疗患者的肢体运动功能障碍,还要鼓励患者积极参与治疗,掌握肢体在进行正常运动时的感觉。在训练偏瘫患者的下肢时,要注意抑制上肢痉挛的出现。

二、常用治疗技术

Bobath 技术主张对患者出现的病理性反射及异常运动模式应加以抑制,先从患者头部、躯干的控制能力出发进行加强,再针对与躯干相连的近端关节等进行控制训练。根据此治疗原则,常用的治疗技术主要包括以下方面。

(一)反射抑制性模式

Bobath 提出的反射抑制性模式的应用,是专门针对抑制异常运动和异常的姿势反射而设计的一些运动模式。反射抑制性模式几乎与偏瘫患者的痉挛模式完全相反。偏瘫患者常见的痉挛模式是上肢屈肌亢进、下肢伸肌亢进,具体表现见表 12-1 和图 12-1。

表 12-1　偏瘫患者的痉挛模式

部位	模式	部位	模式
头	患侧颈部侧屈,面部转向健侧	躯干	患侧躯干侧屈并向后方旋转
肩胛带	后撤、下沉	手指	屈曲
肩关节	内收、内旋	骨盆	上抬并向后方旋转
肘关节	屈曲	髋关节	伸展、内收、内旋
前臂	旋后(或旋前)	膝关节	伸展或过伸展
腕关节	掌屈、尺偏	踝关节	跖屈、内翻
拇指	内收、屈曲	足趾	屈曲、内收

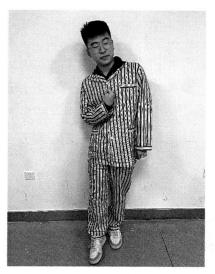

图 12-1　偏瘫患者的痉挛模式

（本图及后续示例图片均为右侧偏瘫）

针对常见的痉挛模式,偏瘫患者的反射抑制性模式方法如下。

1. 躯干抗痉挛模式　由于患侧躯干短缩,牵拉躯干患侧屈肌将缓解异常的肌张力而矫正患者的姿势。因此,躯干的抗痉挛模式应是牵拉患侧躯干使其伸展。其方法是患者健侧卧位,治疗师站立于患者身后,一只手扶住其肩部,另一只手扶住髋部,双手做相反方向的牵拉动作,在最大的牵拉范围内停留数秒,便可缓解患侧躯干肌的痉挛(图 12-2)。

2. 上下肢的抗痉挛模式　根据偏瘫患者常见的异常痉挛模式,上下肢的抗痉挛模式如下。

(1)使患侧上肢处于外展、外旋,伸肘、前臂旋后,伸腕或指、拇指外展的位置,可对抗上肢的屈曲痉挛模式。

(2)使患侧下肢轻度屈髋、屈膝,内收、内旋下肢,背屈踝、伸展足趾,可对抗下肢的伸肌痉挛模式。

3. 肩的抗痉挛模式　肩胛带后撤、下沉等异常变化大大影响了肩胛骨的正常活动度,并将影响患侧上肢的运动功能。肩胛带的抗痉挛模式应使肩部向前、向上方伸展,以达到缓解肩胛周围肌肉痉挛的目的(图 12-3)。

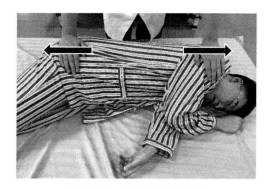

图 12-2　躯干抗痉挛模式

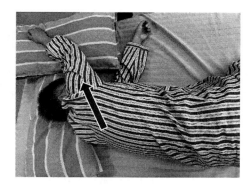

图 12-3　肩的抗痉挛模式

4. 手的抗痉挛模式　手常用的抗痉挛模式为患者双手及上肢同时活动,以健手带动患手。在偏瘫患者的治疗中,手部常用的抗痉挛模式的方法如下:将腕关节、手指伸展,拇指外展,并使之处于负重位,可牵拉手部的屈肌群。在对患者下肢的训练中,为防止由于联合反应而出现的患侧上肢屈曲痉挛,可指示患者十指交叉握手,双手掌心相对,患侧拇指在上。此种握手方式又叫 Bobath 握手(图 12-4A)。在训练的过程中,由于患者的用力,可能会出现患侧手指的屈曲痉挛,治疗师应随时进行手指、腕关节的缓慢牵拉,将腕关节置于背伸位,再牵拉手指、拇指(图 12-4B),待痉挛缓解后,再继续进行训练。

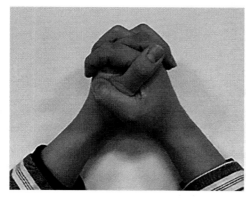
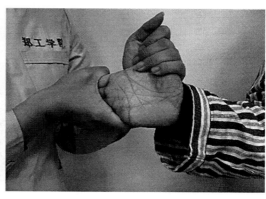

图 12-4　手的抗痉挛模式

5. 利用反射性机制改善异常的肌张力　反射性的肌肉反应是获得运动控制的最早发育阶段。因此,在训练中可利用反射性机制来改善患者异常的肌张力和异常的姿势。

(1)利用非对称性紧张性颈反射:非对称性紧张性颈反射是颈部肌肉和关节的本体感觉反应,即当头转向一侧时,面部转向的一侧上肢出现伸展,即伸肌张力升高,而另侧上肢出现屈肌张力的升高。治疗师可利用此反射改善患者上肢肌张力状态并诱发上肢的随意活动。

(2)利用对称性紧张性颈反射:对称性紧张性颈反射是本体感觉反射,在颈部肌肉和关节受到牵拉而引出。头部伸展时,双上肢伸肌张力升高,呈现伸展状态而下肢的屈肌张力升高,呈现屈曲状态;头部屈曲时,双上肢屈曲,屈肌张力占优势,而双下肢出现伸肌张力升高。治疗师可利用此反射的原理来改善肢体异常的肌张力,训练患者步行或坐位起立等动作。

(3)利用紧张性迷路反射:紧张性迷路反射是由头部位置的改变诱发出来的。仰卧位时,全身伸肌张力升高,呈头部后仰、脊柱伸直、肩后缩、四肢以伸肌模式伸展;俯卧位时,全身的屈肌张力升高。因此,对于下肢伸肌痉挛严重的患者,应采取俯卧位或侧卧位,使其张力下降;促进屈肌张力时,指示患者采用俯卧位休息或训练,促进伸肌张力时,可采用仰卧位。为避免影响伸肌或屈肌张力的变化,可采用侧卧位。

(4)利用阳性支持反射:阳性支持反射是趾腹和脚掌前部皮肤对外部刺激的一种反应。若刺激趾腹和脚掌前部,将引起足骨间肌肉收缩,整个肢体的伸肌张力也会随着增高。患者保持立位,足趾着地连跳数次,也将引起下肢伸肌张力升高,同时出现踝关节的跖屈,引起膝关节反张。如偏瘫患者步行时,由于足趾和脚掌前部先着地,阳性支持反射将引起整个下肢伸肌张力升高,呈现出足跖屈、膝关节处于过伸展位,从而导致下肢不能充分负重。

(5)利用交互性伸肌反射:患者仰卧位,头呈中立位,双下肢膝部伸展。当刺激一侧肢体的足底时,对侧下肢先屈曲后伸展。若患者患侧下肢伸肌痉挛明显,治疗师可利用此反射刺激健肢足底,使患者下肢屈曲来缓解伸肌痉挛。

（二）促进正常姿势反应

对于偏瘫患者,除了使其肌张力正常化,还应加强正常的姿势反应。这些姿势反应对患者坐、站、走等运动功能都是最基本的和最重要的。中枢神经系统对一些反射和反应的控制是分层次的,如翻正反应、上肢的伸展保护反应和平衡反应均属于中脑下皮质和皮质等部位控制。当中枢神经系统损伤后,正常的姿势反应会受到不同程度的破坏。

1. 翻正反应　翻正反应是为了维持头在空间的正常位置(面部与地面呈垂直位),头与躯干共同为保持这种位置关系而出现的自主反应。此反应常用来进行翻身、转移和平衡的训练。头部的翻正反应多用于小儿脑瘫的治疗:治疗师抓住患儿的双侧踝关节,头朝下提起,再慢慢把患儿放到垫子上。

2. 平衡反应　是维持全身平衡的一种反应。平衡反应使人体在任何体位时均能维持平衡状态,它是一种自主的反应,受大脑皮质的控制,属于高级水平的发育性反应。维持正常平衡能力的生理基础是身体的平衡反应,主要包括身体仰卧位和俯卧位时的倾斜反应,坐位时颈、上肢的保护性伸展反应和立位时下肢的跳跃反应。

（三）床上良肢位摆放和体位转换

脑卒中后的偏瘫患者常出现肌张力异常及不良姿势,为防止因痉挛造成的关节活动受限、挛缩,患者在卧床期间应保持良好体位是非常重要的。

床上体位的摆放主要根据反射抑制性抗痉挛体位进行设计,此体位可运用枕头等进行辅助,使肢体处于抗痉挛位。对于保持特定体位有困难的患者,可用被子、枕头等予以辅助。

无论保持什么姿势,如果不进行体位转换,肢体同样会在该体位下发生挛缩、变形。在偏瘫患者的急性期,保持良好的体位和体位转换必须结合进行。能在床上活动的患者,要自己做保持良好姿势的练习,以预防失用性萎缩及促进运动功能的恢复。当患者进行床上转移活动或体位改变时,肢体也将不同程度地处于负重位,这就可以促进患侧肢体的控制能力。

（四）关键点的控制

人体关键点可影响身体其他部位的肌张力,关键点的控制主要包括中心关键点:头部、躯干、胸骨中下段;近端关键点:肩部、骨盆;远端关键点:上肢的拇指、下肢的拇趾。治疗师可通过在关键点的手法操作来抑制患者的异常姿势反射和肢体的异常肌张力。如对于躯干肌肉痉挛的患者,通过对胸骨中下段的控制来缓解肌张力:患者取坐位,治疗师位于患者身后,双手放在胸骨柄的中下段,在进行操作时,指示患者身体放松,治疗师双手交叉把患者向左右及上下缓慢拉动,做"∞"字柔和的弧形运动重复数次,直至患者躯干出现张力的缓解(图12-5)。

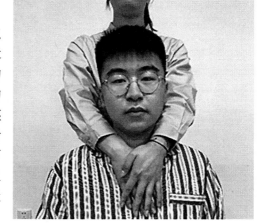

图12-5　左右牵拉患者躯干,进行"∞"字柔和的弧形运动

（五）推-拉技巧

推-拉技巧是一种挤压、牵拉关节的技巧,主要是对患侧肢体进行轻微的挤压、推、拉来促进肢体的伸展和屈曲。当屈肌紧张占优势时,可使用推的技术缓解肢体的屈肌张力,加强伸肌的控制能力。通常主要的手法有以下几种。

1. 压迫性轻推　即对关节进行轻微挤压,使关节间隙变窄,可激活关节周围伸肌肌肉,利于关节伸展,促进关节的稳定性与姿势反应。患者在立位或坐位姿势下,持续挤压常用于促进躯干的反射性伸展。此手法可加强关节周围肌肉的张力,加强关节的稳定性。

2.轻微牵拉　对关节进行牵拉,可增大关节的间隙,使关节面分离,激活关节感受器,刺激关节周围的屈肌肌肉收缩,此手法主要用于促进关节屈曲运动之前。

（六）拍打

拍打痉挛肌的拮抗肌可促使拮抗肌收缩,缓解痉挛肌的张力。例如,当患侧下肢站立负重时,拍打患侧臀中肌,促使其收缩,可缓解髋内收肌的痉挛;当肱二头肌痉挛时,拍打其拮抗肌(肱三头肌),促使其收缩,可达到缓解上肢屈曲痉挛的目的。

（七）肢体放置和控制

肢体放置和控制包括定位置放训练和控制训练。

1.定位置放训练　定位置放是指将肢体放在一定的关节活动范围内。在肢体能控制后,可训练患者主动将肢体定位在关节活动范围的各个点上,然后由此位置向上和向下活动、再返回原处。

2.控制训练　将肢体的末端被动地移到空间,使之停留在关节活动范围的某一点上,然后撤去支持,指示患者将肢体控制在该位置上不动并使其保持一段时间,在此期间肢体实际上是在进行一种肌肉的等长收缩。当患者具备控制肢体的能力后,再进行肢体的定位置放训练。

（八）辅助器具

当患侧下肢肌张力较高时,治疗师可将患者的踝关节背屈和外翻,以缓解下肢较强的伸肌痉挛,包括踝关节的跖屈、内翻。如果治疗师利用远端关键点不能有效地控制肢体的肌张力,可利用踝关节矫形器进行矫正。理想的矫正位置应使踝关节背屈和外翻,使小腿肌肉处于牵伸位置,持续的牵伸使肌肉产生适应现象,从而降低小腿三头肌的紧张度。

（九）患侧肢体的负重

此技术可刺激本体感受器,这是因为肢体的负重可加强患者对患肢的感觉能力,并加强对患肢的控制能力。当患者的一侧肢体出现肌张力升高时,负重训练可改善伸肌、屈肌之间的张力平衡,以增加肢体的稳定性;另外,肢体的负重可防止骨质疏松等并发症的出现。

三、临床应用

Bobath 将偏瘫患者恢复阶段划分为 3 个不同时期:弛缓期、痉挛期和恢复期,各期治疗技术均有所不同。在偏瘫患者的弛缓期,应加强高级姿势反应和患侧肢体的负重训练来刺激运动功能的恢复;对于偏瘫患者的痉挛期,应尽可能应用反射抑制性抗痉挛模式来缓解肢体的肌张力;相对恢复期,应促进肢体的分离运动,如以手指的分离运动作为训练目的。

偏瘫患者在康复训练之前,治疗师将根据患者运动功能恢复阶段和患者存在的主要问题点,分别设计治疗目标和训练计划,再对具体的患者实施针对性的训练方法。偏瘫患者训练目标和治疗计划的制订可参考表 12-2。

表 12-2　偏瘫患者各阶段训练目标和治疗计划表

恢复阶段	患者主要问题	训练目标	训练计划
弛缓期	肌肉松弛	预防肌肉痉挛的出现	良好肢位的保持
	肌张力低下	预防关节挛缩畸形的出现	床上体位转移训练
	无自主性运动	预防并发症及继发性损害	关节被动运动
	加强患侧肢体的控制能力	患侧肢体主动运动	诱发正常的运动模式

续表12-2

恢复阶段	患者主要问题	训练目标	训练计划
痉挛期	痉挛、腱反射亢进	抑制痉挛	关节被动运动
	出现异常的姿势反射	抑制异常的运动模式	肌肉持续牵拉训练
	出现异常的运动模式	促进关节分离运动,以正常的运动模式完成基本动作	肢体负重训练,躯干控制训练矫正异常姿势
恢复期	痉挛渐渐减轻	加强肢体运动功能协调性	关节被动运动
	关节出现分离运动	加强身体耐力	肌肉持续牵拉训练
	协调性基本接近正常	加强动态平衡稳定性	肢体负重训练
	平衡性基本接近正常	加强步行能力	躯干控制训练

(一)弛缓期的康复训练

偏瘫患者的弛缓期一般可持续几天、几个星期或更长的时间,患者主要表现为肌肉松弛,肌张力低下,不能进行自主性的运动,患侧肢体不能抗重力。患者在床上的病态体位通常为:头部轻微向患侧侧屈,面部转向健侧;肩胛骨后撤,但肘关节处于伸展位,前臂旋前;下肢处于外展、外旋位;膝关节呈过度伸展位;踝关节呈跖屈、内翻位,整个患侧躯干明显向后旋转。Bobath 技术强调在偏瘫患者的弛缓期应及早进行良肢位的摆放,这将有助于预防或减轻痉挛,抑制后期痉挛模式的出现,维持关节活动度并防止关节出现挛缩现象。以下为偏瘫患者弛缓期的康复训练。

1. 弛缓阶段体位摆放的意义

(1)头部和上肢:头部摆正,面部可转向患侧;肩胛骨下方垫枕头,防止肩胛带出现后撤、下沉;将患侧上肢伸展置于枕上并保持旋后位(或旋前位),枕头的高度应尽可能高于躯干的高度。

(2)骨盆和下肢:患侧骨盆下垫枕,下肢外侧垫枕,防止髋关节的外展、外旋;膝下垫毛巾卷,避免出现膝关节过度伸展;膝关节轻度屈曲对于预防由踝关节跖屈造成的伸肌痉挛比在患者足底放置木板效果要好。若踝关节明显跖屈或内翻,应放置足托板使之保持在踝关节背屈、外翻位。对于患侧下肢有明显屈曲倾向的患者,应采取正确的仰卧位。

2. 各种正确体位摆放的方法

(1)仰卧位:正确的仰卧位体位摆放如弛缓期体位。注意不在患者足底放置任何东西,否则将增加不必要的伸肌紧张。因仰卧位易受紧张性颈反射和迷路反射的影响,异常反射最强,产生伸肌痉挛的趋势也最大,即肩胛骨将处于后撤位,下肢出现伸肌痉挛。另外,骶尾部、足跟、外踝等处发生压疮的危险性也增加。因此,此体位不宜长时间采用。患者应尽快学会在侧卧位下进行休息。

(2)健侧卧位:即健侧在下方的一种侧卧位。患侧上肢应尽量向前方伸展,肘关节伸展,胸前放一软枕。患侧的下肢处于自然的半屈曲位且置于枕上即可。为防止患者由于躯干稳定性差而出现向后倾倒的半仰卧位,可在患者身后放置软枕,以帮助患者维持侧卧位。

(3)患侧卧位:是最适合于偏瘫患者的体位,可增加对患侧躯干的感觉输入,同时可起到缓慢牵拉患侧躯干肌肉及缓解痉挛的目的。另外,在上方的健侧手臂还可进行自由活动。患者最初可能不容易接受此体位,但它确实可帮助患者预防肢体的痉挛。

(4)床上坐位:应避免患者处于半仰卧坐位,此姿势之所以不正确,是因为它增加了不必要的躯干屈曲伴下肢伸展。应尽可能为患者选择最佳体位,即髋关节屈曲近于直角,脊柱伸展,用足够的枕头牢固地叠加起来支持背部帮助患者达到直立坐位,头部无须支持,以便患者学会主动控制头部的活动,在患者前方放置桌子,使患者双手交叉放在上面,以抵抗躯干前屈。此坐位不宜时间过长,否则将会从坐位滑下而变成半仰卧位而促进伸肌张力的升高。

(5)轮椅上坐位:偏瘫患者坐在轮椅上时常常半仰卧在轮椅中,即患侧躯干屈曲,患侧上肢悬吊于轮椅扶手的一侧或患侧上肢呈屈曲痉挛体位,而下肢处于外展、外旋,膝关节伸展位,足跖屈、内翻。正确的坐姿及保持的方法应为躯干尽量靠近椅背,臀部尽量靠近轮椅的后方,患侧髋、膝、踝关节尽量保持90°以上。为防止躯干下滑而造成患侧下肢伸肌张力的升高,治疗师可将患者头部和躯干前屈,以促进轮椅坐位的维持;也可在患者背后放置枕头或木板以促进躯干的伸展,患侧上肢放在扶手上或双手交叉放在身前的桌子上,保持肩胛骨向前伸展。

(6)轮椅上坐姿调整:治疗师站立于患者患侧的前方,固定其膝部,指示患者双手交叉前伸,躯干尽量前屈,治疗师双手将患者臀部抬起,然后把患者在轮椅上向后方移动,使其尽量靠近轮椅坐垫的后方,并使髋关节尽量接近90°屈曲位。

3. 仰卧位翻向侧卧位　仰卧位是最易诱发伸肌痉挛的体位,不宜长时间采用,因此应教会患者学会自己翻身并在侧卧位下休息。要想学会翻身,必须让患者尽早学会怎样利用自己的躯干、肩胛带及骨盆。也就是说,患者必须学会翻身前的准备动作,然后再学习身体上半部的旋转动作。

(1)翻身前的准备动作:双手掌对掌,十指交叉,患侧拇指在上,肘关节伸展,双手上举,尽可能高于头部,再回原位。做此动作时,要注意双侧前臂应同等程度旋后,腕关节应始终保持伸展位。

(2)身体上半部的旋转动作:双手上举,肩部充分前伸,肘、腕关节保持伸展,向左右用力摆动,带动躯干、骨盆向一侧转动。治疗师可从患者的肩部或臀部给予一定的辅助力量,帮助患者完成翻身动作。

4. 准备坐起和站立　一般偏瘫的康复训练宗旨是:从仰卧位→侧卧位→坐位平衡→双膝跪位→跪行→站立→立位平衡→行走,按照这样的顺序进行训练。其中大多数患者可跨越双膝跪位和跪行,由坐位直接到站立位,但对于躯干肌、臀肌力量较差的患者,仍需进行手膝跪位和双膝立位的训练。通常许多偏瘫患者在没有掌握对患侧下肢的控制能力时,就强行进行步行训练,可能发展成日后上肢屈肌紧张、下肢伸肌紧张的典型画圈偏瘫步态。因此,在患者早期卧床阶段,即应开始进行康复训练,否则,患侧下肢伸肌、内收肌及足内翻肌的张力将会逐渐升高。

(1)下肢屈曲动作的训练:患者仰卧,屈曲髋、膝关节,治疗师一只手将患足保持在背屈、外翻位,并将其脚掌放于床面,另一只手扶持患侧膝关节外侧,维持髋部处于内收体位,完成髋、膝关节屈曲动作。

(2)伸展下肢准备负重的训练:仰卧,患侧下肢伸展,足背屈、外翻,顶在治疗师的大腿前部,治疗师将一只手置于膝部下方,针对膝关节向下伸展的力量施加一定的抵抗,可选择性引起股四头肌的收缩。训练时,治疗师沿患侧下肢长轴施加压力,指示患者做小范围的伸、屈膝动作。并注意提醒患者不要用足趾蹬治疗师的大腿前部,而是使用整个下肢向下踩的力量。

5. 准备进行无画圈运动的步行　步态异常是由于下肢典型的伸肌痉挛模式造成的。患侧下肢迈步时不能屈髋、屈膝,踝关节表现为跖屈、内翻,导致患者向上提髋迈步时形成了典型的画圈步态。治疗时应做如下的动作训练。

(1)髋伸展位时膝屈曲动作:仰卧位,患肢自膝部以下垂于床边,髋关节伸展,治疗师帮助保持踝关节背屈、外翻位,指示患者做伸、屈膝动作。训练时,要注意避免出现伸肌痉挛,因此应在不引起伸肌痉挛的条件下,逐渐扩大伸膝范围,同时,在做此动作时,应注意保持足背屈、外翻位。

(2)骨盆前倾训练:仰卧位,立起患侧小腿,让患者主动屈曲髋部带动骨盆向前,再让患侧下肢越过中线伸向对侧墙面,随着控制能力的加强,可指示患者进行肢体的上下移动。

(3)髋内收、外展的控制:仰卧位,患侧膝屈曲位,足放在床面,进行主动的髋关节内收、外展运动,治疗师可从膝部内侧、外侧方给予一定的辅助力量或阻力,然后指示患者练习在各个角度控制,再让骨盆离开床面进行此动作。此训练对患者日后的步行训练极其有意义,潜意识可学会当健侧下肢摆动时怎样去控制患侧下肢,有利于患者在步行站立期站立。

　　6.上肢训练

　　(1)上肢训练前预备姿势:患者健侧卧位,首先进行上肢外旋位时的上举动作,在训练中应避免出现肘、腕关节屈曲动作。在进行上肢的训练时,下肢应保持以下体位:骨盆前倾,并带动下肢向前与另侧腿相交叉。当髋部处于屈曲位时膝关节应保持伸展;当膝关节屈曲位时,髋关节应处于伸展位。同时,踝关节应保持背屈和外翻位。

　　(2)侧卧位→仰卧位的训练:教给患者从侧卧位到仰卧位的翻身动作,可利用患侧肩部和上肢前伸对抗阻力的力量来引发身体向后转动,变成仰卧位。训练时,下肢呈屈曲位,上肢向前方抵抗用力时,大腿应避免出现外展的动作,因大腿的外展动作会引出骨盆旋后和肩关节后撤等代偿动作。当患者进展至仰卧位时,患侧上肢可放在身体一侧并使之处于伸展外旋位,然后再进行主动的前臂旋后、旋前动作。

　　(3)活动患侧肩胛带:该训练不仅能提高患侧上肢的活动能力,也能防止肩关节疼痛,缓解肩胛带周围肌肉的张力。偏瘫患者由于躯干一侧屈肌张力升高,导致肩胛带下降、内收、周围肌群痉挛,继而肩胛骨活动受限,出现上肢上举动作不能超过90°。患者采用仰卧位或健侧卧位,治疗师可进行肩胛骨被动向下、上、前方的活动,但注意避免向后方的运动。待肩胛周围肌肉放松、缓解之后,再指示患者主动向前方或上方伸展上肢。在侧卧位下,进行在床头上方上肢上举的训练。随着患者上肢控制能力加强,对患者上肢的主动伸展可给予一定的阻力。训练时,患侧上臂应处于外旋、伸展位,并注意保持腕、手指伸展及拇指外展。针对患者的主动向前伸展运动,治疗师可给予上臂一定的阻力,以加强患者上肢主动向前的伸展力量(图12-6)。

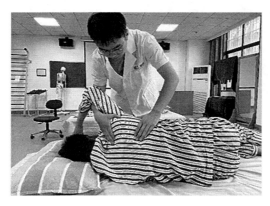

图12-6　活动患侧肩胛带

　　(4)伸展患侧躯干的训练:此训练也是一种被动活动肩胛带的方法。患者仰卧位,患侧上肢高举过头,治疗师一只手持其手,另一只手扶其肩,让患者做翻身动作,即从仰卧到侧卧再到俯卧位。在整个翻身过程中,治疗师要注意用力牵拉患侧上肢,使患侧躯干处于被动牵拉状态。

　　(5)伸肘训练:指示患者主动用力伸展上肢,向上方主动推动治疗师的手,促进患者伸肘动作的完成。此动作可加强肘关节的控制能力(图12-12)。

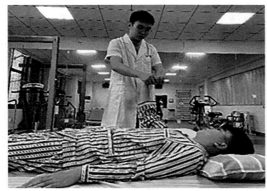 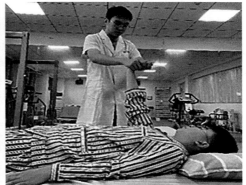

A.起始位置（肘关节屈曲）　　　　　　B.终止位置（肘关节尽量伸直位）

图 12-7　伸肘训练

7. 卧位起坐训练

（1）侧卧位：治疗师一只手放在患者颈部，另一只手放在膝下，将其扶起（图 12-8）。

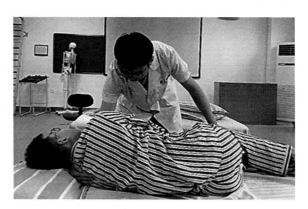

图 12-8　侧卧位起坐

（2）仰卧位：治疗师指示患者把健侧下肢插入患侧下肢下方并移至床边，用健侧肘支撑上身坐起。

8. 坐位平衡训练

（1）身体重心左右移动的训练：患者准备在床边坐起，患侧上肢和肩部应保持向前伸展，避免出现肩胛骨的后撤和肘关节的屈曲。治疗师帮助患者利用这种方式坐起，并鼓励患者用健侧上肢和手来支撑自己的身体。治疗师要保证患者身体安全，训练时防止跌倒。由于患侧躯干屈肌紧张，加上感觉障碍，所以患者在坐位时很容易向患侧倾倒。因此，身体重心左右移动的训练是偏瘫患者维持坐位平衡的基本保证。

1）肘关节伸展时的患侧重心移动训练：治疗师位于患侧，双手控制患侧上肢，使之处于抗痉挛体位并在身体一侧负重，指示患者将身体重心向患侧方向移动，然后再回复原位（图 12-9）。

2）肘关节屈曲位时的患侧重心移动训练：治疗师帮助患者将身体重心移向患侧，在肘关节屈曲位时使前臂负重，然后主动将身体回复原位（图 12-10）。

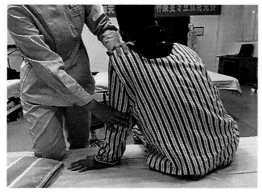
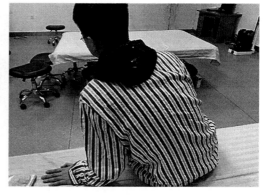

图 12-9　肘关节伸展时的患侧重心移动训练　　图 12-10　肘关节屈曲位时的患侧重心移动训练

（2）身体重心前后移动的训练：弛缓阶段的偏瘫患者，在坐位时进行抬头动作较困难，因患者抬头伸展脊柱时易向后方倾倒。为了帮助患者维持头部的正确体位，治疗师应站在患者前方鼓励患者向前弯曲身体，在尽量屈曲髋部的同时将患侧上肢上抬，把手放在治疗师的肩部（图 12-11）。

（3）患侧上肢负重训练：患侧上肢的伸展体位可抑制上肢屈曲痉挛，对日后日常生活动作的完成有帮助作用。另外，上肢在伸展位时支撑体重，也是坐位平衡训练的一个重要方面。训练时，将患侧上肢置于抗痉挛体位，放在躯干侧方，指示患者将躯干重心放到患侧上肢。治疗师可通过患侧肩关节给上肢施加向下的压力，从而提高患侧伸肌张力（图 12-12）。

坐位重心
转移训练

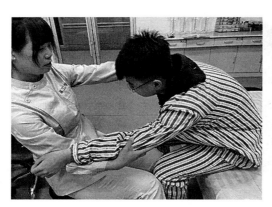
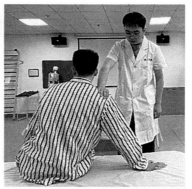

图 12-11　身体重心前后移动的训练　　　　图 12-12　患侧上肢负重训练

（4）从轮椅到床的转移：轮椅与床呈 30°～45°摆放，治疗师帮助患者起立后，以其健侧下肢为轴，将患者身体旋转，重心前移，弯腰坐下。

（二）痉挛期的康复训练

此阶段内，偏瘫患者的特征是患侧肢体肌张力过高，患者以异常的运动模式移动肢体。随着肌张力的升高，当进行某些特定的被动运动时，肢体的阻力也将随着增加。若此阶段不采取任何预防性的措施，患侧肢体将形成永久性的、典型的上肢屈曲痉挛及下肢伸肌痉挛的模式。

1. 坐位和准备坐起的训练

（1）骨盆控制和躯干旋转训练：在患者身后并排放置 3 把椅子，指示患者双手交叉并向前下方伸展，患侧下肢充分负重，治疗师帮助患者抬起臀部，旋转躯干，并指示患者缓慢地将臀部坐到一侧的椅子上。此训练有助于提高骨盆的控制能力，同时达到躯干旋转及患侧躯干伸展的目的。

（2）患侧髋内收、骨盆旋前训练：患者坐位，治疗师一只手控制患侧下肢膝部，使其处于内收、内旋位，另一只手控制踝关节于背屈、外翻位，帮助患者将患侧下肢放到健侧下肢上，同时带动骨盆前倾，然后再控制下肢缓慢回收放下。此动作的训练对于步行时的膝屈曲动作有重要作用。

（3）提腿训练：患者坐位，治疗师托住患侧足部保持在背屈、外翻位，指示患者向上提腿，再慢慢放下，并练习在关节的各个活动范围内进行控制，以加强患侧下肢屈髋、屈膝的能力。

（4）屈膝训练：患者坐位，将膝部被动屈曲大于90°，指示患者在小范围内做膝关节伸展、屈曲动作。做此训练时，整个脚掌着地，足跟不离地，尤其是在进行膝关节屈曲动作时。

2.站起和坐下训练

（1）站起训练

1）端坐位站起：患者双上肢呈肘伸直、Bobath握手，躯干屈曲使重心前移，当患者的鼻尖超过足尖时，指示患者伸髋、伸膝，慢慢站起。训练时，为使双下肢负重均等或更多地用患肢负重，应使患足位于健足稍后方（图12-13）。

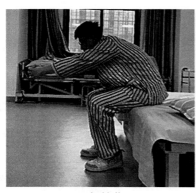

A.起始位　　　　　　　　　B.终末位

图12-13　端坐位站起

2）高床站起：患者坐于高床，健侧臀部坐床沿，健手支撑在床边，患侧下肢着地，治疗师把持患侧上肢处于抗痉挛体位，指示患者健手向下用力支撑，同时伸展患侧髋部，使膝关节伸展并充分负重。当患侧髋关节伸展控制稳定后，可训练膝关节在小范围内的伸展、屈曲动作，之后，再逐渐减少或取消健手的支撑，完全由患侧下肢进行负重。

3）从不同高度的坐位（坐姿）站起：在训练的初期，让患者从较高的坐位站起，然后逐渐过渡到较低位置起立，随着下肢屈曲角度的加大，双下肢负重站起就变得更加困难。当患者能从较低的位置站起后，可紧接着进行半蹲位时的双下肢负重训练。这种体位下的训练对减轻下肢伸肌痉挛有很大帮助。

（2）坐下训练：与站起训练动作顺序相反。指示患者慢慢屈髋、屈膝，下降臀部。为防止患者突然跌落到椅子上，治疗师可在患侧臀部施加一些辅助力量，当臀部接近椅子时再指示患者抬起臀部，这样反复数次，再坐到椅子上。

3.站立和行走训练　患者行走的各个阶段均能在站立位进行准备。由于身体重心转移时，患侧下肢缺乏平衡反应而不能很好地负重，因此，患者在进行行走训练之前，首先要进行患侧下肢的站立负重训练，训练原则应由易到难，负重量由少到多。如果患侧下肢负重不充分，将大大影响患者的步行稳定性。另一方面，针对患者的画圈步态可进行一些无画圈步态的迈步训练。

（1）患侧下肢负重训练

1）立位患侧重心转移：治疗师一只手放在患者的腋部支撑，保持肩胛带的上举，另一只手保持患侧上肢的抗痉挛体位(即肘关节、腕关节处于伸展位),同时指示并引导患者将身体重心逐渐向患侧移动。为防止患者利用躯干侧倾来代偿,可让患者在姿势矫正镜前进行此训练,通过视觉刺激的反馈作用,让患者观察自己是否已将身体重心移至患侧,同时治疗师也可将手放在患侧骨盆对侧,帮助患者将重心向患侧移动。

2)立位负重屈膝:身体重心移至患侧,健侧手可抓握固定扶手以起保护作用,健足放在治疗师腿上,治疗师跪于患者前方。为避免出现患侧膝关节过度伸展或屈曲,治疗师可用一只手放于膝关节处,以保持膝关节屈曲大约15°左右。随着患侧下肢负重能力的提高,治疗师另一只手可握住健足,感觉其向下踩的力量是否逐渐降低,直至患侧下肢负重能力逐渐接近单足站立时的负重能力。这时,便可开始进行患侧下肢单独站立的训练。随着稳定性的提高,指示患者在单侧负重情况下交替进行小范围的伸展、屈曲运动(图12-14)。

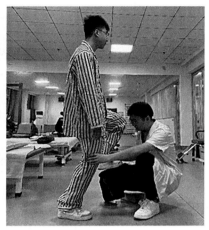

图12-14　立位负重屈膝

3)患腿站立时健腿迈步:当患侧单独负重而患者已无恐惧感之后,可指示患者抬起健足,在小范围内进行前后迈步动作的训练。此动作应缓慢进行,目的在于尽可能使患侧多负重。健腿向后迈步时,治疗师应注意引导下肢充分迈至患足的后方,使患侧髋关节充分伸展,同时,治疗师注意患者不能出现躯干的前倾、后倾等代偿现象。

(2)患侧下肢的迈步训练:当偏瘫患者向前迈患腿时,常因足趾离地时屈膝不够而致患侧腿拖地导致骨盆上提。治疗师要注意辅助患者将骨盆放松,屈曲膝关节,然后向前迈出步子。因此,屈膝是此类患者的主要训练内容,具体训练方法如下。

1)膝关节屈曲训练:俯卧位,治疗师将患肢膝关节被动屈曲90°,然后指示患者缓慢伸展下肢,并训练患者将下肢保持在关节活动的某一点上,使患肢掌握在各个关节活动角度上的控制能力。

2)髋、膝屈曲训练:立位,患者骨盆自然放松,治疗师帮助患侧下肢轻度屈曲膝关节,同时注意观察患者髋部是否放松,防止骨盆上提,然后将患侧下肢向前方迈出。

3)髋内收、膝屈曲训练:立位,患肢位于健肢后方,健肢完全负重,指示患者将患膝靠近健膝,练习髋内收、膝屈曲动作。训练时,治疗师要注意将患足保持外翻、背屈位,以防止由于患侧下肢向前迈步时,脚掌前外侧向地面的压力,造成踝关节内翻、膝关节僵直,患者迈步时上提骨盆或出现画圈步态。

4)迈步前训练:患侧下肢向前迈步异常的主要原因是由于下肢伸肌痉挛导致不能屈膝和背屈踝,因此,在步行训练前应先进行迈步前的准备。由治疗师托住患足足趾使其伸展,并将踝关节控制在背屈、外翻位,然后指示患者将足部抬离地面,抬起的高度应与正常迈步时相同。抬腿时,注意控制患者骨盆不出现上提动作,足跟应在控制下缓慢轻柔着地。

5)迈低步训练:由于患侧下肢高抬会引起下肢伸肌痉挛,导致骨盆上提、躯干代偿,故应让膝关节轻度屈曲,来引导下肢向前方迈低步,落地时慢慢放下。

6)足跟着地训练:患足着地时掌握足跟的控制是十分重要的。指示患者屈曲膝关节、背屈踝关节,并向前移动下肢,再慢慢放下足跟。治疗师可通过保持患足足趾伸展、踝关节背屈,帮助患者足跟着地。训练时,可用手指体验患足足趾有无屈曲的动作,即向下压的感觉,若有,在患足落地前,指示患者再次抬高足部,放松足趾后足跟着地。此方法可抑制患侧下肢的伸肌痉挛。

4.上肢运动控制训练

(1)上肢的控制训练:将患侧上肢被动抬到空间的某一位置,将腕关节背屈,手指伸展,拇指外展(图12-15A)。然后治疗师逐渐将手放开,再指示患者将肢体控制在此位置保持不动,并练习上肢能在各个方向、各个角度控制,训练时保持上肢处于外旋及肘关节伸展位(图12-15B)。

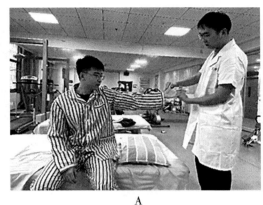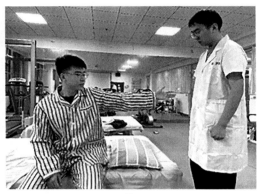

图 12-15　上肢的控制训练

(2)上肢定位放置训练:当患者上肢具备一定的控制能力时,可指示患者将控制的肢体由此位置向上或向下运动,然后再返回原位。

5. 手膝跪位和双膝跪位的训练　跪位训练对于偏瘫患者的治疗是非常重要的,特别是用于抑制下肢伸肌痉挛模式及上肢支撑、平衡训练。高龄者和体重过重的患者不宜在此体位下进行训练。

(1)手膝跪位训练:使患侧上肢处于抗痉挛体位并能充分负重,若需要,治疗师可从患侧肘部给予支撑来保持肘部的伸展,同时也要注意使手指伸展、拇指外展支撑在床面上,指示患者向前后左右摇动躯干保持平衡。随着患者手膝跪位平衡的加强,训练难度也应加强,如指示患者抬起健侧上肢或下肢,使患侧肢体充分负重,并且在此体位下维持身体的平衡。

(2)双膝跪位训练:治疗师位于患者患侧,保持患侧上肢抗痉挛体位,引导患者身体进行左右重心的移动。应尽可能向患侧移动身体使之充分负重,但训练时要注意保持髋部伸展,随时防止患侧骨盆出现后撤动作。

(3)单膝跪位训练:治疗师帮助患者将患膝屈曲跪于凳子上,并充分伸展髋部使其负重,指示患者向前、向后迈出健侧下肢。对于上肢屈肌紧张的患者,治疗师可通过帮助患者上肢上举进行控制。

6. 肘部控制训练　因患者常伴有上肢的屈曲痉挛,所以肘关节的屈曲不会出现很大的问题,主要的问题是怎样促进肘关节的伸展控制能力。

(1)双上肢上举训练:双上肢屈曲,高过头顶,然后屈曲肘部触摸头顶、对侧肩、耳等部位,再将前臂缓慢伸直,治疗师应随时注意帮助患者肩胛部位向前伸展,防止肩胛部位出现后撤动作。若在训练中,患者不能充分伸展肘部,治疗师可在肱三头肌部位进打拍打,以促进肌肉的收缩。

(2)双上肢屈肘训练:患者双上肢前伸,肘部轻度屈曲,双手十指交叉,指示患者屈肘,用双手触摸口、鼻,然后再返回原位。为防止肩部的后撤,最好将前臂置于桌面上,在肩部充分前伸的情况下进行屈肘运动。

(3)肘关节屈伸训练:患侧上肢不仅要练习上举的方法,而且要练习肘部的屈曲动作,即手掌能接触患者自己的前额部位,当患侧上肢能控制在上举位置时,可进行交替的肘部伸展和屈曲训练。也可在上肢抬起的水平位进行肘伸展的动作。此训练动作对于偏瘫患者的穿衣、吃饭、梳头等日常生活功能的自理是非常重要的。

(4)上肢尺侧触头训练:患者上肢前伸,前臂旋后,指示患者将上肢尺侧接触同侧头部,进行肘关节屈伸控制练习。在进行上述动作过程中,治疗师必须帮助保持患侧肩部向前伸展,必要时治疗师可将肩胛骨内侧缘向外推动,以控制肩胛骨向前伸展。

（三）恢复期的康复训练

进入恢复期,患者的痉挛逐渐减轻,偏瘫肢体出现了分离运动,即关节的独立运动及运动的协调性向正常接近。此期的治疗目的在于改善步态的质量和患侧手的功能,进行各种有意义的日常生活动作训练,再逐步向正常运动过渡。改善步态训练的患者必须具备以下方面的条件:膝关节有良好的选择性运动,并具有良好的选择性踝关节背屈和跖屈;有一定的立位平衡能力和协调能力;患侧肢体处于负重位时,踝关节能保持中立位等。

1. 改善步态的初步训练

（1）踝关节控制能力的训练:此阶段,踝关节的跖屈、背屈控制能力是非常重要的。例如,踝关节的控制训练可在仰卧位下进行,患侧下肢屈曲或伸展位下进行踝关节背屈足趾抬离支撑面的动作。俯卧位时,膝关节保持屈曲位,进行踝关节、足趾的伸展训练。此训练动作也可在患者坐位的情况下进行,患侧下肢交叉到健侧下肢上(跷二郎腿),类似于平时进行穿脱鞋、袜的动作姿位。

站立位时踝、足趾关节的背屈动作对于站立和行走是非常重要的,若患者不具备此能力,则不可能完成足底–足趾行走的步态。治疗师可通过突然向后推动患者的身体而引发踝、足趾的控制模式,因此,激发踝、足趾的屈肌保护性收缩可防止患者向后方的跌倒。训练此动作时,治疗师应位于患者身后,从患者髋部给予支撑,并突然将患者向后方推动。

（2）准备迈步的训练:姿势同上。指示患者患足足跟离地但足趾着地,再恢复足跟着地。训练时,治疗师一只手控制患者骨盆部位使之放松,另一只手帮助膝部屈曲,足跟抬起。

（3）迈小步训练:健足站立,治疗师一只手控制患侧骨盆,另一只手帮助患者足部保持外翻、背屈位,并指示患者屈髋屈膝向前、向后迈小步。前后迈步时,注意保持患者躯干、骨盆放松,轻度屈髋屈膝,防止骨盆上提动作,而形成画圈步态。

（4）滑板训练:为改善患侧下肢站立的平衡能力,可让健足踏在滑板上进行各方向的滑动,使患足充分负重。再让健足站立,患足放在滑板上向各个方向滑动,可训练患侧下肢的控制能力及灵活性。

2. 改善步态的进一步训练

（1）迈步训练

1）试探式迈步训练:健侧下肢站立,指示患侧下肢向前迈步,轻度屈髋、屈膝,踝关节背屈,当足跟将要着地时立即抬起,反复数次,加强患侧下肢移动及足跟着地时的控制能力。

2）患侧下肢负重训练:站立位,治疗师位于患侧后方,双手扶持在患者的骨盆部位,指示患者将身体重心移向患侧,将健侧下肢外展离地,使患腿充分负重。随着患者稳定性的加强,训练的难度也可增强,如变换健侧下肢的姿势,由膝关节伸展下的外展位变为膝关节屈曲的外展位。健侧下肢复杂的体位变换可加强患侧下肢的独立负重能力。

3）交叉步态训练:此训练是为步行中旋转骨盆做准备的,可改善对髋部的控制,防止出现画圈步态。可先训练患者向健侧方向行走,患者立位,双下肢轻度外旋,健侧腿稍靠前方。治疗师立于患侧后方,一手控制患侧骨盆部位,指示患者旋转骨盆将患侧腿从前方向对侧交叉迈出。随着稳定性的加强,再进行向患侧方向的交叉迈腿训练。

4）前后迈步训练:健侧腿站立,患腿向前迈步,然后屈膝再向后迈步。患者向后迈步时,治疗师要注意防止患者出现骨盆上提动作。

（2）行走训练

1）侧方引导训练:治疗师位于患侧,把持患侧上肢并使之处于抗痉挛体位进行控制,帮助患者移动重心,向前迈步。健肢迈出前,让患者将患侧骨盆及身体重心充分移到患肢的上方,让患肢充分负重;在患腿迈出之前,稍作停顿,让患肢有足够的时间去放松膝关节和下降骨盆。

2)后方引导训练:患者双上肢尽量后伸,治疗师将其双手控制在抗痉挛体位。此训练优点是可使骨盆向前,髋部伸展,防止膝关节过伸展。

3)肩胛带旋转训练:此训练可改善步行时肩、髋的协调性,肩胛带旋转可使双上肢甩动。患者立位,双手分别做触碰对侧大腿的摆动。治疗师位于患者身后,双手控制患者双肩,迈右腿时,左手触右腿,迈左腿时,右手触左腿。此训练可导致躯干旋转,对正常步态的诱发有明显效果。

4)骨盆旋转训练:骨盆旋转可抑制下肢的痉挛。治疗师位于患者身后,双手置于骨盆处,用拇指与掌根处抵住臀部,使髋关节伸展。指示患者步行时,使骨盆旋转。若在训练中,出现了一侧躯干僵硬,应停止迈步,在原地进行数次骨盆旋转动作之后再进行步行训练。

5)前方引导步行训练:治疗师立于患者前方,将患者患手臂搭在自己肩上,治疗师一只手放在患侧肩胛骨部位使之充分前伸,另一只手放在骨盆处辅助患者行走时重心转移动作的完成。训练时,应尽量避免患者双侧上肢同时置于治疗师肩部,这将限制患者躯干的旋转动作。此训练的缺点是易使患者产生依赖感,步行中髋关节不易伸展(图12-16)。

6)扶持步行训练:偏瘫引起的足下垂和内翻将导致患者行走时足尖和足外侧先着地,这影响了患者的站立稳定性,患肢迈步时,会因为足尖拖地导致跌倒。

(3)矫形器具的应用:若经各种牵拉、负重训练仍得不到矫正,需使用辅助器具,将踝关节固定在背屈、外翻位,从而增强患者步行的稳定性。

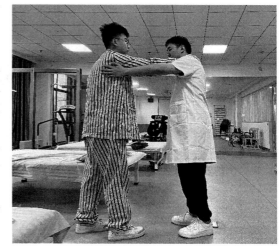

图12-16　前方引导步行训练

1)踝足矫形器:踝足矫形器是下肢矫形器中使用最普遍的一种,其基本功能是对足和踝关节异常的对线关系及关节运动加以控制,保持踝关节处于良好位置。主要包括:在步行的摆动期,能帮助患者抬起足趾,避免出现拖地现象;在偏瘫患者的支撑期,能保持踝关节的稳定性;同时,对足趾蹬地的动作也有所帮助,使步态稳定性加强,减少患者行走时能量的过度消耗。常用的有金属类和塑料类两种。

2)绷带矫正法:患者坐位,治疗师将弹力绷带由脚内侧向外侧进行"8"字形捆绑,当每次由脚外侧向内侧上方围绕踝关节时,应稍稍用力使绷带拉紧,将患足固定在背屈、外翻位。经绷带矫正后患者可临时进行站立和行走的训练。

(4)助行器的应用:行走能力较差或站立平衡不稳的患者,可在平行杠内练习步行。行走稳定性有进步时,可借助手杖行走。行走时,应鼓励患者用患侧肢体负重,患侧躯干保持伸展,手杖的高度应以扶手部与跨部高度相等为佳。步态方式:偏瘫患者常用三点步态方式行走,即手杖—患足—健足。在偏瘫患者训练的早期,一般不强调患者过早使用手杖,因患者会将身体的重心过度放置到健侧下肢上,而患侧下肢不能充分负重,长此以往,患者会形成异常的步态和姿势。

(5)上下楼梯的训练:加强上下楼梯的能力也是偏瘫患者全面康复的重要部分之一。因为在日常生活中常常需要上下楼梯。偏瘫患者上下楼梯的训练应遵循"健侧下肢先上,患侧下肢先下"的原则。

1)上楼梯的训练:治疗师位于患者身后,一只手控制患侧膝关节,另一只手扶持腰部,将重心转移到患侧,指示健肢上台阶,然后重心前移,治疗师辅助患侧下肢屈髋、屈膝,抬起患足,迈上台阶。

2)下楼梯的训练:治疗师位于患者后方,一只手置于患侧膝部上方,辅助膝关节屈曲向下迈步;另一只手置于健侧腰部帮助向前移动重心,然后再保持膝关节伸展以支撑体重,指示健侧下肢向下迈步。

3.上肢运动控制训练

(1)联合反应的抑制:患侧上肢放置在桌面保持不动,指示患者用健侧手摩擦患侧上肢皮肤;或健侧手臂上抬高举过头,然后屈肘触摸头顶、枕部等,再返回前方;或用工具夹食物、写字和绘画等。

(2)患侧上肢负重及躯干旋转训练:患者坐位,患侧上肢在身体侧方保持抗痉挛负重位,指示患者旋转躯干,健手越过中线,将患侧的物体拿起,放到身体健侧。

(3)伸肘练习:坐位,患者双手交叉推动桌上放置的滚桶或实心球,来回拉动。此训练可加强患者肘关节的控制能力,缓解上肢的屈曲痉挛。

第二节 Brunnstrom 技术

Brunnstrom 技术由瑞典物理治疗师 Signe Brunnstrom 确立,是用于偏瘫患者运动功能障碍的评价方法和治疗技术。Signe Brunnstrom 所提出的对中枢性瘫痪本质的认识,为康复医学的发展奠定了坚实的理论基础。Brunnstrom 认为原始反射的出现、联合反应和肢体的共同运动模式都是正常运动发育过程中的必然阶段,会随着中枢神经系统的发育成熟而消失。Brunnstrom 对偏瘫患者进行长期、细致的观察,注意到偏瘫的恢复几乎是一个固定的连续过程,提出了著名的恢复六阶段理论。阶段Ⅰ:弛缓阶段。阶段Ⅱ:痉挛阶段。阶段Ⅲ:共同运动阶段。阶段Ⅳ:部分分离运动阶段。阶段Ⅴ:分离运动阶段。阶段Ⅵ:协调运动阶段。

一、成人偏瘫患者的运动模式

(一)联合反应

联合反应是脑卒中后的一种非随意性的运动和反射性的肌张力增高。当脑损伤患者健侧肢体进行抗阻运动或主动用力时,诱发患侧相应肌群不自主的肌张力增高或出现运动反应。联合反应是伴随着患侧肌群肌张力的出现而出现的,软瘫期不存在联合反应。联合反应的强弱与痉挛程度相关,痉挛程度越高联合反应就越强,只要痉挛存在,联合反应就不会消失。患侧的联合反应导致的运动模式与健侧运动相似,但不同于健侧,而是呈现出原始的运动模式。

联合运动和联合反应是完全不同的概念,联合反应是病理性的,联合运动可见于健康人,是两侧肢体完全相同的运动,通常在要加强身体其他部位的运动精确性用力时才出现,例如,打羽毛球、乒乓球或网球时非握拍手出现的运动。

(二)共同运动

共同运动是脑损伤常见的一种肢体异常活动表现。当患者活动患侧上肢或下肢的某一关节时,不能做单关节运动,邻近的关节甚至整个肢体都出现一种不可控制的共同活动,并形成特有的活动模式,这种模式称为共同模式。在用力时共同运动表现特别明显。共同运动在上肢和下肢均可表现为屈曲模式或伸展模式。

1.上肢共同运动 上肢屈肌占优势,因此,屈曲共同运动出现早并且明显。

(1)上肢屈曲共同运动:表现为腕和手指屈曲,前臂旋后,肘关节屈曲,肩胛骨内收(回缩)、上提,肩关节后伸,外展、外旋。如同手抓同侧腋窝前的动作。

(2)上肢伸展共同运动:表现为伸腕、屈指、前臂旋前,肘关节伸展,肩胛骨前伸,肩关节内收、内旋。如同坐位时手伸向两膝之间的动作。

2.上肢共同运动　下肢由于伸肌占优势,因此主要为伸展的共同运动模式。

(1)下肢伸展共同运动:表现为脚趾跖屈,踝跖屈、内翻,膝关节伸展,髋关节内收、内旋。

(2)下肢屈曲共同运动:表现为脚趾背屈,踝背屈、内翻,膝关节约 90°屈曲,髋关节屈曲、外展、外旋。

3.共同运动的表现　伸肌共同运动的关节运动与屈肌共同运动方向相反,这其中不仅是屈肌和伸肌在起作用,有时还有其他要素的影响。肩关节和髋关节外展、外旋伴有屈肌共同运动,内收、内旋伴有伸肌共同运动。踝关节背屈肌共同运动是不可缺少的,跖屈伸肌共同运动是不可缺少的。因此,踝内翻显示有屈肌和伸肌两个共同运动。在上肢腕关节伸展的要素是伸肌共同运动,腕关节屈曲的要素是屈肌共同运动,有时也可以发生变异类型。

4.共同运动各要素的相对强度

(1)上肢屈肌共同运动:肘屈曲最为常见,屈肌共同运动是最强的要素,在脑血管病后最先出现。肩关节外展、外旋是较弱的,出现在恢复的后期,有的患者停止在这一弱的阶段,它所造成的后果是上臂后伸。上臂运动时肩胛带上举,肩关节轻微外旋,肘关节呈锐角屈曲。前臂旋后,腕关节和手指呈部分屈曲。

(2)上肢伸肌共同运动:胸大肌是上肢伸肌共同运动最强的要素,这块肌肉的主要作用是上臂的内旋、内收,弛缓期其作用消失,进入痉挛期后胸大肌的紧张度增强,成为伸肌共同运动的最初要素,是随意运动的基础。

上肢显著痉挛的患者,腕和手常不随意地处于伸腕、屈指位,步行时也可以看到,是偏瘫患者常见的肢位。这一姿势的产生是屈肌共同运动的最强要素(肘屈曲)和伸肌两个最强要素(上臂内旋、肩关节内旋)共同作用的结果。

一般认为,肘伸展是伸肌共同运动较次要的要素,它继上述两个强要素之后出现。

(3)下肢屈肌共同运动:髋关节屈曲是下肢屈肌共同运动的最强要素,对患者来讲仰卧位屈髋是非常困难的,但预先将髋和膝置于轻微屈曲位时,则髋屈肌群的作用就显示出来。髋屈曲收缩时,进行抵抗试验可显示足背屈肌的较强作用。维持足屈肌共同运动,有利于诱发屈髋肌收缩。屈髋时髋外展、外旋则显得较次要。

(4)下肢伸肌共同运动:膝关节显示较强的伸肌共同运动,常伴有踝关节跖屈、内翻。重症患者内收肌共同运动要素的作用非常强,患肢常交叉在健肢前,其中包含膝伸展、髋内收、踝内翻 3 个要素。

髋内旋和髋伸展是较次要的要素,患肢在负重位时伸肌共同运动的要素被强化。

(三)原始反射

新生儿出生后具备许多运动反射,随着婴儿神经的发育及不断完善,大部分的原始反射在 1 岁以后逐渐消失。当脑部受损后,这些反射又会再次出现,成为病理性反射。

1.同侧屈伸反射　是同侧肢体的单侧性反应。例如,刺激上肢近端伸肌产生的冲动能引起同侧下肢伸肌收缩,或者刺激上肢近端屈肌可以引起同侧下肢的屈曲反射。

2.交叉屈伸反射　当肢体近端伸肌受刺激时,会发生该肢体伸肌和对侧肢体伸肌同时收缩;反之,刺激屈肌会引起同侧和对侧肢体的屈肌收缩。当屈肌协同抑制不足时,刺激髋或膝的屈肌不仅可以使身体同侧屈肌收缩加强,也可以使对侧髋、膝屈肌收缩加强。

3.屈曲回缩反射　远端屈肌的协同收缩,又称屈曲回缩反射。表现为刺激伸趾肌可以引起伸趾肌、踝背伸肌、屈膝肌,以及髋的屈肌、外展肌和外旋肌出现协同收缩以逃避刺激。上肢也有这种屈曲回缩反射,例如,刺激屈指、屈腕肌时不仅引起屈腕肌和屈指肌的收缩,也可以使屈肘肌和肩后伸肌反射性地收缩。

4. 伤害性屈曲反射　当肢体远端受到伤害性刺激时,肢体出现屈肌收缩和伸肌抑制。其反应的强度与刺激强度成正比。轻微刺激只引起局部反应,例如,在仰卧位下肢伸直时如果轻触足底前部,会出现足趾屈曲和轻微的踝跖屈。随着刺激强度增大,反应逐渐向近端关节肌肉扩展,除了足趾和踝屈曲外,可以出现屈膝、屈髋,屈曲的速度也加快,甚至会出现对侧肢体的伸展。

5. 紧张性颈反射　紧张性颈反射是由于颈部关节和肌肉受到牵拉所引起的一种本体反射,其发生取决于颈部的运动和颈部的位置,包括对称性和非对称性两种,前者在颈屈曲、伸展时出现,后者由头的旋转或侧屈引起,前者两侧肢体产生同样运动,后者两侧肢体产生相反效果。引起反射的感觉末梢位于枕骨、寰椎、枢椎之间关节周围韧带的下方。感觉纤维经第1、2、3颈髓后根进入中枢神经系统,止于上两个颈节和延髓下部网状结构内的中枢。最后,通过神经元增加刺激肌肉肌梭的兴奋而引起反射活动。

(1)对称性紧张性颈反射:表现为当颈后伸时,两上肢伸展,两下肢屈曲;颈前屈时,两上肢屈曲,两下肢伸展。也就是说,颈前屈能使上肢屈肌张力和握力增加,使伸肌张力降低,并能降低骶脊肌的活动;同时,还能使下肢伸肌活动增强,屈肌活动降低。相反,颈后伸增强上肢和躯干伸肌的活动,降低上肢屈肌张力和握力,同时能增强下肢屈肌张力,降低下肢伸肌张力。

(2)非对称性紧张性颈反射:是指当身体不动而头部左右转动时,头部转向一侧的伸肌张力增高,肢体容易伸展,另一侧的屈肌张力增高、肢体容易屈曲,如同拉弓射箭姿势一样,故又称为拉弓反射。

6. 紧张性迷路反射　迷路反射又称前庭反射,是由于头部在空间位置的变化所引起。表现为仰卧位时伸肌张力高,四肢容易伸展,俯卧位时屈肌张力高,四肢容易屈曲。又分静态和动态两种。

(1)静态紧张性迷路反射:由重力作用于内耳蜗感受器引起,能增加上肢屈肌张力,使肩外展90°并伴外旋,肘部和手指屈曲,双手能上举至头部两侧。如将人体直立位悬吊起来,则髋、膝不会完全伸直,但如让其双脚紧贴地面,髋、膝就会完全伸直。

静态紧张性迷路反射通过易化下肢、腰背及颈部的伸肌而有助于保持直立位。在伸肌收缩力弱时,让患者保持头部直立而不朝下看,可以加强下肢伸直。反之,过强的静态紧张性迷路反射会使双下肢伸直而影响正常行走。

(2)动态紧张性迷路反射:头部的角加速运动能刺激半规管的加速度运动,引起动态紧张性迷路反射,出现四肢反应,临床上称为保护性伸展反应。例如,当向前方摔倒时,双手举过头顶,伸肘,颈和腰部后伸,下肢屈曲;当向后摔倒时,上肢、颈、腰背屈曲和下肢伸直;当向侧方摔倒时,同侧上下肢伸展,对侧上下肢屈曲。

7. 紧张性腰反射　紧张性腰反射是随着骨盆的变化、躯干位置的改变发生的,躯干的旋转、侧屈、屈曲、伸展对四肢肌肉的紧张性有相应的影响。例如,腰向右侧旋转时,右上肢屈曲、右下肢伸展,向左侧旋转时,右上肢伸展、右下肢屈曲。像投球、打网球时,两侧肢体的相反动作姿势即属于此类。

二、评定方法

(一)偏瘫的恢复阶段

通过对偏瘫患者的长期、细致的观察,Brunnstrom揭示了脑损伤后运动功能恢复过程及其规律,并成为对这类患者功能评定的理论基础。

(二)Brunnstrom偏瘫运动功能评定

偏瘫的运动功能评定是确定康复治疗目标、制订康复治疗计划、评定康复疗效不可缺少的理论依据,Brunnstrom 以脑损伤偏瘫患者上述的疾病发生、发展规律为基础,把患侧上肢、手、下肢功能各分为 1~6 期,各期的判断标准如表 12-3 所示。

表 12-3　Brunnstrom 偏瘫患者运动功能的判断标准

部位	分期与表现
上肢	1 期:无随意运动 2 期:开始出现轻微的屈曲共同运动(肩伸展过度,肘屈曲,肩外展、外旋,前臂旋后) 3 期:能充分进行上两项运动,能进行伸展共同运动(肩内收、内旋时伸展,前臂旋前) 4 期:①肘屈曲位前臂能部分旋前、旋后;②肘伸展位肩能前屈 90°;③将手向腰后旋转 5 期:①肘伸展位肩能外展 90°(前臂旋前位);②肘伸展位肩能前屈 180°;③肘伸展位前臂能旋前、旋后 6 期:正常动作或稍欠灵巧,快速动作不灵活
手	1 期:无随意运动 2 期:稍出现指的联合屈曲 3 期:指能充分联合屈曲,但不能联合伸展 4 期:①全部手指稍能伸,总的伸展达不到全关节活动范围;②拇指能侧捏 5 期:①总的伸展可达全范围,能抓圆柱状物体和球形物体;②指伸展位外展;③手掌抓握 6 期:指屈曲位外展,能投球、系纽扣,稍欠灵巧,大体上正常
下肢	1 期:无随意运动 2 期:下肢的轻微随意运动 3 期:坐位、立位时有髋、膝、足的屈曲 4 期:①坐位,膝屈曲 90°时能将足向后滑;②坐位,足跟着地,足能背屈 5 期:①立位,髋伸展位能屈膝;②立位,膝伸展位,脚稍向前踏出,足能背屈 6 期:①立位,髋能外展并能超过骨盆上提范围;②立位,小腿能内旋、外旋,伴有足内翻及外翻

（三）感觉障碍的粗略检查

1. 肩、肘、前臂、腕的被动运动感觉　检查前让患者完全理解自己所要做的事,然后进行下面的检查。患者坐在椅子上,检查者扶住患侧上肢进行各种位置的活动让患者看。运动包括:肩、肘、腕的屈、伸,肩的内收、外展、内旋、外旋,前臂的旋前、旋后等;健侧上肢也做同样运动。检查者从中掌握完成上述动作的辅助方法,了解到活动中有无疼痛,有无痉挛,在什么范围内活动。然后,遮住患者眼睛,重复上述动作,进行正式测试,当被测关节活动到某一位置时让患者回答,判断其对错。测试时应避免疼痛和诱发痉挛的动作;健侧也做同样的运动以利于比较。

2. 手指的被动运动感觉　取坐位,膝上放一方垫,前臂旋前位将手放在方垫上,手指伸出方垫边缘,先睁眼被动活动手指各关节后,后闭目做上述动作,让患者回答"向上?""向下?"失语症患者可用健手指示运动方向。

3. 指尖感觉　手的位置同上,闭目,用橡皮尖不规则地轻触各指尖的指腹面,观察患者回答的正确性。

4. 下肢的被动运动感觉　下肢的检查方法与上肢基本相同,患者取仰卧位,屈髋、屈膝,足平放在检查台上,然后被动活动患侧各关节,判断其对错,对肢体位置的变化,可用健侧肢体表示。

5. 足底感觉　足底感觉主要是检查接触物体的感觉,识别这种感觉的能力对步行十分重要。这项检查开始在立位进行,然后在坐位进行。为了避免鞋底影响检查结果,应脱掉鞋子进行并两侧比较。检查可用薄、平物品,如用两枚压舌板重叠分别压足底下部、足底内侧、足底外侧,然后让患者回答有无感觉。检查足前部的内、外侧时可变换踝关节的角度以获得更多信息。

三、治疗技术及临床应用

Brunnstrom 技术最基本的治疗方法是早期充分利用一切方法引出肢体的运动反应,并利用各种运动模式(不论这种运动是正常的还是异常的),如共同运动、联合反应,再从异常模式中引导、分离出正常的运动成分。最终脱离异常的运动模式,逐渐向正常、功能性模式过渡。

其治疗方针为:①经常重视运动感觉;②早期患者在床上肢体摆放位置;③利用共同运动模式;④促进分离运动;⑤最后达到随意地完成各种运动。Brunnstrom 将脑损伤后的异常运动模式分为屈曲模式和伸展模式,将脑损伤后的运动功能恢复过程分为 6 期。下面以脑损伤引起的上肢瘫痪为例介绍该技术的应用原则及具体方法。

(一)心理方面治疗与支持

康复治疗师要注意利用自己的知识、技术、判断力给患者以足够的信心,并及时处理好患者的各种问题,建立良好的医患关系,从而得到患者的信赖,这对整个康复治疗是十分重要的。康复治疗师对患者的感觉运动障碍把握得越清楚,与患者之间越默契,其治疗方案就越容易实施,效果就越好。

(二)床上姿势和床上训练

1. 床上姿势 在弛缓阶段,要注意采取良好的肢体位置,防止四肢痉挛。初期,当治疗师还没有介入时,这部分工作多由护士完成。因此,护士也应了解有关的康复医学知识,正确指导其治疗。

(1)下肢屈肌姿势:卧床患者在某一期间内会出现患髋外展、外旋、膝屈曲的问题,这种姿势是下肢屈肌姿势。它的形成是由机械和神经学两方面因素所致,前者是指弛缓的下肢受重力作用及被压迫而出现外展、外旋,后者是指由于屈肌共同运动的各个要素致使出现髋的屈肌、外展肌紧张造成了髋和膝的上述姿势。

(2)下肢伸肌姿势:当下肢伸肌共同运动处于成熟期时,会出现异常的下肢姿势,在这个时期伸肌痉挛占优势,表现为髋伸展、内旋,膝伸展,足跖屈。内旋肌痉挛严重时患肢习惯与健侧肢体交叉,形成所谓的交叉姿势。

(3)下肢良性床上姿势:患者仰卧位时要采取下面姿势。在膝下放一个小枕头,保持髋、膝的轻微屈曲,为防止髋外展、外旋,在膝的外侧放一支撑垫,在足底放一方垫防止足下垂。

采取屈髋、屈膝肢位的理由是偏瘫后下肢伸肌痉挛,过度的伸肌紧张会妨碍步行,轻微屈膝可抵抗伸肌的痉挛,有利于降低肌张力,纠正异常步态。

(4)上肢良性床上姿势:把枕头垫在上肢下,患者会觉得很舒适,在弛缓期可利用枕头避免肱骨上部过度外展以防止肩关节半脱位。痉挛出现后,肩关节内旋、肘关节屈曲、前臂旋前、腕和手关节屈曲,这时肢体位置的摆放应向其相反方向,以抵抗这种异常模式。

2. 床上训练

(1)由被动到主动借助运动:康复治疗师要按康复医师的指示结合自己的判断选择床上训练内容。开始时先进行被动运动,以后逐渐进行主动借助运动。活动范围除四肢外还包括头、颈、躯干,同时注意保护上肢,教会患者侧卧位。活动内容有关节可动域训练、抗痉挛训练,翻身、起坐训练等,翻身时向患侧相对容易,原因是翻向患侧时可利用健侧上、下肢。

(2)由仰卧位到侧卧位的训练:许多患者因瘫痪肢体不能动而习惯于向患侧卧位,这种体位如果不引起患肢疼痛也是可以的,但有必要教会患者向健侧卧位,虽然比较困难也应该进行。其方法是,用健手握住患手手腕,举起上肢,患侧下肢微屈曲,瞬间保持这一体位,然后用手左右摇动患肢,试着将患膝朝向躯干方向交叉,旋转骨盆,最终使身体翻向健侧,熟练后此动作可一气呵成。

（3）俯卧位训练:有时可抵抗伸肌痉挛,可在俯卧位进行屈膝等训练。这种体位对老年脑血管病患者不适合,因为这种体位不舒适,而且也限制呼吸,但对其他脑血管病及小儿脑瘫患者均可使用。上肢的训练方法是将患者放置于治疗台的边缘,俯卧位,头转向患侧,可做肘屈伸、上臂水平上举、肩关节内旋和类似游泳划水样动作等。

（4）诱发足背屈运动训练:诱发足背屈运动首先要以训练胫前肌为主,同时激发趾长伸肌,然后激发腓骨肌。具体方法如下。

1）早期以诱发共同运动为目的:在仰卧位(也可在坐位进行)让患者做髋、膝屈曲动作时施加阻力以促进等长收缩,引发及强化足背屈运动,以后逐渐减少髋、膝关节屈曲角度,最后在膝关节完全伸展位做足背屈训练。

2）利用 Bechterev 屈曲反射:这是远端屈肌的协同收缩,又称 Marrie-Foix 屈曲反射。表现为刺激伸趾肌可以使伸趾肌、踝背伸肌、屈膝肌以及髋的屈肌、外展肌和外旋肌出现协同收缩。上肢的此种反射表现为刺激屈指、屈腕肌收缩时,屈肘肌和肩后伸肌也发生反射性收缩。临床上可利用此反射训练患者,当患者不能完成髋关节屈曲和踝关节不能背屈时,被动屈曲足趾引起包括踝背屈在内的下肢屈曲反应以激发足背屈肌。下肢屈曲反应被诱发出来后保持这种肢位,随后可通过增强患者的随意性反应进行强化。

3）利用冰刺激激发踝背屈肌:用冰刺激足趾背侧及足背外侧诱发踝背屈,以后通过增强患者的随意性反应进一步强化。这种方法能同时诱发上肢屈曲运动。

4）刺激踝背屈肌,然后被动屈曲踝关节诱发背屈。

5）手指叩击:用手指尖快速刺激足背外侧部,可促进踝背屈。

6）缓慢刷擦足背外侧部以诱发背屈反应(持续约 30 s)。

7）用振动器刺激足背外侧部。

（三）坐位躯干、颈、四肢训练

尽早完成由卧位到坐位训练是十分重要的。坐位有利于改善体位平衡、增强躯干控制能力;有利于医患在较为平等的环境下交流;有利于治疗者操作;有利于诱发上肢运动。

1. 坐位躯干平衡训练　许多偏瘫患者发病后都不能保持正确坐位姿势,有倾倒倾向,为了检查和训练躯干平衡,患者应坐在没有扶手的椅子上。

（1）倾斜现象:观察倾斜现象时让患者躯干离开椅背、对称坐位,完成这一动作。开始时可给予帮助,患者坐稳后去除帮助,观察患者有无倾斜现象,有倾斜的患者会出现躯干向患侧偏斜,以至倒下。当躯干发生倾斜时健侧躯干肌群收缩,可部分抵抗进一步倾斜,但这种控制能力往往是有限的,许多患者需健手抓住椅子保持平衡。因此,应整体上提高躯干的控制能力,即在提高躯干患侧肌群的控制能力的同时不要忽略健侧肌群的代偿能力,要提醒患者养成自我调整坐位平衡的习惯,发生倾斜时主动向健侧调整。

（2）诱发平衡反应:此方法是在患者取坐位时,治疗师通过手法前后方向或内外侧方向推动患者,使患者脱离平衡状态后自己重新调整维持平衡。治疗师的用力应从小到大,逐渐进行。需要注意的是,为避免患者恐惧应事先向患者说明动作的目的和方法,为了保护肩关节让患者用健手托住患侧肘部,患侧前臂搭在健侧前臂上,这种姿势可以防止在完成这一动作时,健手抓住椅子而影响动作的进行。在这一时期患者尚不能主动完成平衡反应,故可向患者容易倾斜的方向轻轻加力,以诱发平衡反应,这一点十分重要。做这些动作时要注意保护患者的安全。

2. 前方倾斜和躯干向前方屈曲　这一运动被称为躯干屈曲,躯干前倾主要由髋关节完成,为躯干相对于大腿的运动,是很重要的运动及训练。其方法是让患者坐在靠背椅上,用健手托住患侧肘部,患侧前臂搭在健侧前臂上,必要时治疗者可托住患者肘部,诱导躯干和上肢运动。患者躯干平衡能力差时,患侧膝外旋,这时治疗者可用自己的膝部稳定患者的膝部。

当患者躯干向前方倾斜时,治疗师可拉住患者的前臂带动上臂及肩胛骨运动。当患侧前锯肌功能较差时,其拮抗肌作用过强,这时治疗师可辅助患者做肩胛骨外展运动。

在做躯干向左前方和右前方运动时,应特别注意患者的平衡问题,保证安全,但不能因有问题而放弃训练,应采取积极的态度,加强训练。

3.躯干旋转　做躯干旋转时,治疗师需要站在患者的身后进行。开始要缓慢、轻柔,以后逐渐增大活动范围。活动中让患者目视前方,这样不仅可以做相对于骨盆的躯干旋转运动,也可以做相对于头、颈部的躯干旋转运动。有时也会产生某种程度的颈部运动,躯干向左侧旋转时,头向右侧做最大旋转,可使颈部旋转;躯干向右侧旋转时,头向左侧做最大旋转,也同样可使颈部旋转。

但当患者躯干向一侧旋转时,向患者发出头部旋转命令容易引起混乱,造成动作的不统一,应避免采取这种方式,而是要采取间接的方式,如让患者看着肩部的同时做躯干旋转的动作,既可以颈旋转又可以躯干旋转。如果在做这些动作过程中出现节奏混乱,让患者注视前方,然后重新调整动作。

做躯干旋转动作的起始体位是坐位,上肢贴在躯干两侧,然后用健手将患手托起并保持住,治疗师可在患者身后轻轻扶助患者躯干,之后做肩外旋(另一侧是内旋)动作,这样产生了躯干-颈-上肢模式。肩部屈肌、伸肌的共同运动交替出现,紧张性颈反射及紧张性腰反射得到强化,共同运动要素增强,对不能随意诱发伸肌共同运动的患者也能诱发出完全伸肌共同运动(包括完全的肘伸展)。这样的结果是逐渐出现躯干旋转,躯干向健侧旋转,颈部向患侧旋转。

4.头和颈的运动　脑卒中患者常见头和颈的可动域受限。颈椎柔软性的训练,有利于屈曲、伸展、侧屈、旋转等活动范围的增大,训练时可用徒手脊椎牵引法。头颈部运动受神经肌肉控制,控制能力差的患者利用头颈部运动可以诱发肩胛带的运动。

另一训练方法是,把患侧上肢放在治疗台上,在外展位屈肘,支撑前臂和手。治疗师一只手扶患者肩部,另一只手放在患者头的侧方,让患者头倾向肩的方向并保持住,治疗师用手给予抵抗。做这一动作时,治疗师施加阻力,并提示患者注意自己的头部运动,记住这种感觉。之后让患者努力将耳部贴近肩部,接着压在肩上,在对头侧屈给予抵抗时,可增强肩上举肌的紧张度及肩上举的可能性。

5.肩的可动域　肩痛与肩关节周围的肌痉挛有明显关系,当患者感觉肩痛时肌紧张程度增高,此时不适当的被动活动可增加患者的痛苦,但为缓解过高的肌张力又必须活动肩关节。

治疗师给患者进行相对于躯干的上肢运动时,应在患者无痛情况下进行肩部活动。如躯干向前倾斜时,治疗师应扶助患者肘部,随着躯干倾斜角度的增大,肩关节的可动域也增大。同样,在做躯干内旋、外旋运动的同时,以这种间接的方法获得肩的无痛运动。

第一,患者要自己保持患肢姿势,保护好患肩,以产生安全感。第二,患者在做躯干运动时要集中精力。第三,躯干运动时,通过颈反射、腰反射交替地使胸大肌紧张度变化,肌肉紧张度下降后,肌肉的抵抗和疼痛减轻,关节可动域增大。随着肩关节外展范围的扩大,胸大肌的紧张度下降,反过来又可使疼痛减轻,使外展角度进一步增大。当患者疼痛消失时就可以做相对于躯干的上肢主动运动。

6.髋屈肌群的收缩　患者坐在椅子上,当躯干向后倾斜时做屈肌发生反应性收缩活动,向健侧做1/4的旋转或弯腰动作来保持身体平衡,可使髋关节活动度增大。在躯干向后方倾斜时,髋屈肌群发生短缩收缩反应,腹肌群同时也收缩,力争姿势还原。许多患者最初会感到不安,应采取适当的安全保护,但几乎所有患者都能完成这一动作。

7.足背屈肌群的活化　Marrie 和 Foix 指出,偏瘫患者足背屈肌群和髋屈肌群有密切联系,这种现象叫协调共同运动。以后 Phelps 指出这两者之间属于混乱运动,但这种说法并不准确,似乎叫作统合后模式要素更为恰当。

给髋屈肌运动施加阻力,通过诱发下肢全部屈肌共同运动可使足背屈肌群收缩。这种现象在有一定程度痉挛的偏瘫患者都能看到,并可利用此点训练患者足背屈功能。

(四)各部位的训练方法

1. 上肢

(1)Brunnstrom技术Ⅰ~Ⅲ阶段的训练方法:在这一时期主要是利用联合反应或共同运动达到治疗的目的,注意诱发和易化患者的联合反应和共同运动,并让患者逐渐学会随意控制共同运动。

上肢屈曲
联合反应

1)屈肌共同运动的引出:①嘱患者健侧上肢屈肘,治疗师在患者做屈肘动作时施加阻力,由于联合反应患侧上肢也可以出现屈曲动作。如让患者面部转向健侧,则后枕部所对的患侧由于非对称性紧张性颈反射而进一步加强屈曲运动。②通过牵拉患者近端引起上肢的屈曲反应,也可以轻叩上、中斜方肌、菱形肌和肱二头肌引起上肢的屈肌共同运动(图12-17)。

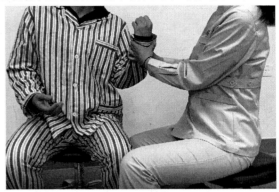

图12-17 屈肌共同运动的引出

2)伸肌共同运动的引出:①患者仰卧,健侧上肢伸直,用力抵抗治疗师施加的阻力,通过联合反应引起上肢伸展动作,如让患者面部转向患侧,则由于非对称性紧张性颈反射而进一步加强伸展运动。②轻叩三角肌,牵拉前臂肌群以引起上肢伸肌的共同运动。

3)屈肌共同运动与伸肌共同运动同时引出:迅速牵拉患侧的肌肉并抚摩其皮肤可引起这样的反应。先出现屈肌反应和共同运动,接着引出伸肌反应和共同运动,通过这种被动的屈、伸共同运动来维持关节的活动范围。

4)利用类似于下肢Raimiste的现象引起患侧胸大肌的联合反应,并可通过后者诱发肱三头肌的反应。

本法适用于患者无伸肘动作时,患者取坐位,治疗师站在其前面,用手将患者双上肢托于前平举位,让患者尽量内旋肩关节,在治疗师用手在患者健侧上臂内侧向外施加阻力时,让患者用力内收健侧上臂,不久患侧胸大肌收缩,上臂内收。在伸肌的共同运动中,肩和肘的运动紧密相连,当胸大肌收缩时肱三头肌也可收缩,引起伸肘。

半随意地伸肘:在完成挤压腰部动作训练后,让患者前屈肩关节30°~45°,半随意地伸肘。

双侧抗阻的划船样动作训练:它利用了来自健侧肢体和躯干的本体冲动的促进效应,这种效应对患肢的屈伸和脑卒中后患者难于进行的推、拉或往复运动都有良好的促进作用。具体方法是患者与治疗师面对面而坐,相互交叉前臂再握手,做划船时推拉双桨把手的动作,让患者推时前臂旋前,拉时前臂旋后,治疗师对患者健侧上肢施加阻力,待患肢也有运动动作后,适当地给予阻力。一般治疗师与患者的握手方式是:如患者无异常的抓握反射(触及掌心时反射性屈指),可用正常的握手方式;如患者有抓握反射,则应采取避开会引起此种反射的拇指握持法。

把共同运动与日常生活相结合应用到功能活动中:当能较随意控制屈伸共同运动时,应及时与日常功能性活动结合起来,在应用中进一步充实和发展。①伸肌共同运动:如健手书写时患手稳住纸及有关物品;穿衣时患手拿衣服让健手穿入健侧衣袖中;将瓶子等固定在患手和前腹壁之间,用健手开启瓶盖。②屈曲共同运动:如让患手屈肘拿外衣、手提包等;患手握住牙刷,健手挤牙膏等。③联合交替应用共同运动:如擦桌子、熨衣服、编织等可交替地利用屈伸肌的共同运动。

（2）Brunnstrom 技术Ⅳ～Ⅴ阶段的训练方法：此阶段的训练重点是纠正共同运动和使运动从共同运动的模式中脱离出来。

1）Brunnstrom 技术Ⅳ阶段的训练：①训练将患手手背接触至腰后部、通过转动躯干，摆动手臂，抚摩手背及后背；在坐位上被动移动患手触摸骶部或试用手背推摩同侧胁腹并逐渐向后移动；也可用患手在患侧取一物体，经背后传递给健手。此动作不仅在沐浴、从后裤袋中取钱、穿衣等日常生活活动中起着重要作用，而且能使胸大肌的运动从共同运动的模式中摆脱出来。②训练肩前屈 90°使伸直的上肢前平举；此时，若不能摆脱屈肌的共同运动模式，会出现肘不能伸直、肩外展；若不能摆脱伸肌的共同运动模式，因胸大肌的限制，训练将达不到 90°。具体训练方法是，在患者三角肌前束、中束上轻轻叩打后，让其前屈肩关节；被动活动上肢到前屈 90°并让患者维持住，同时在三角肌前束、中束上叩打；如能保持住，让患者稍降低上肢后再慢慢地前屈，直到逐渐接近 90°；在接近前屈 90°的位置上小幅度前屈和大幅度地下降，然后再前屈；前臂举起后，按摩和刷擦肱三头肌表面以帮助充分伸肘。③在伸肘的情况下前臂旋前、旋后；由于旋前是伸肌共同运动模式的成分，旋后是屈肌共同模式的成分，所以伸肘旋前位可破坏屈肌共同运动，伸肘旋后位可破坏伸肌共同运动。

2）Brunnstrom 技术Ⅴ阶段的训练：①肩外展 90°肘伸直，这一动作结合了伸肘、前臂旋前和肩外展的运动成分，对肢体的功能要求比较高，应该在上述各种共同运动模式脱离后才能较好地完成、否则不能表现出伸展的模式。②肩外展 90°肘伸直、掌心向上下翻转，这是此阶段最难的动作，在上述动作的基础上加上前臂旋后，此时若仍有共同运动的影响是做不到的。③巩固肩部功能的训练，包括通过上肢外展抗阻运动来抑制胸大肌和肱三头肌的联合反应；被动肩前屈 90°～180°，推动肩胛骨的内侧缘活动肩胛带；加强前锯肌作用，当肩前屈 90°时让患者抗阻向前推，并逐渐增加肩前屈的活动范围。

3）Brunnstrom 技术Ⅵ阶段的训练：此阶段肢体的独立运动能力接近正常，治疗方法主要是按照正常的活动方式来完成各种日常生活活动，加强上肢协调性、灵活性及耐力的练习及手的精细动作练习，尽量充分有功能地利用上肢。

2. 手　在肢体恢复的各个阶段中都应该注意手的康复训练，手与整个上肢功能有密切关系，并在其中起着重要作用，应作为中心贯穿于治疗的始终。手功能训练的最初目标是手指的集团屈曲和集团伸展，在此基础上进一步完善各手指的屈伸功能，增加手的实用性以达到高级目标。

（1）通过近端牵拉反应诱发抓握动作：当患手不能随意进行抓握时靠屈曲共同运动的近端因素来控制。在近端关节运动时适当地给予抵抗可引起手指屈曲肌群的反射性收缩，但往往也引起腕关节的屈曲。这种反应是近端性牵拉反应，在痉挛出现后很容易引出。需要注意的是在做这一诱发反应时，治疗师控制患者腕关节在伸展位，同时患者用心想着自己的手指在动，通过牵拉反应和随意性冲动的相互作用达到较好的疗效。

（2）固定腕关节以达到良好的抓握：正常情况下腕关节伸展位的固定肌与手指屈曲肌之间有紧密的联系，脑血管病后这种联系遭到破坏，影响了抓握效果，因此必须进行再教育。这里所指的固定腕关节是通过加强腕关节伸展位的固定肌，避免屈腕的异常模式，诱发出抓握动作。其方法是治疗师将患者的肘和腕支托在伸展位，叩击腕关节伸肌近端诱发伸展反射的同时进行手指抓握训练，即一边叩击一边对患者发"抓握""停止抓握"等口令，反复进行。当抓握达到较理想程度时，治疗师停止帮助，让患者自己保持住，就是说患者能够完成抓握时一定要保持在伸展位。

（3）固定腕关节完成肘屈曲位的抓握：当能够完成肘关节伸展位的抓握动作后，可以逐渐训练其进行肘屈曲位抓握，这时可用叩打等手段诱导患者进行肘屈曲训练，使其活动范围不断增大，达到嘴的位置，而腕关节需要固定，防止腕屈曲。在肘屈曲前将双手放在膝上，用健手将腕关节固定在伸展位，然后进行上述动作训练。这一动作实际上与日常生活动作中进食等许多动作的完成有关。

(4)握的解放和伸肌反射:强化随意性抓握是十分必要的,而解放抓握也很重要,这里所指的解放抓握是减轻或解除手指的痉挛,达到伸展的目的。脑血管病后常可导致手部肌肉紧张,严重者呈屈曲挛缩,因此在治疗过程中要注意掌握好改善抓握的同时,避免过度的肌紧张以及改善紧张、挛缩状态。具体的训练方法是:

1)第一步操作:治疗师与患者相向而坐,握住拇指根部(大鱼际附近),将拇指从手掌拉出,将前臂旋转至外展位,然后轻柔、交替地做旋内、旋外训练,旋内时拇指的握力减弱,旋外时增强,可在外展位时刺激手腕、手指背侧皮肤,即通过伸肌反射进一步促进伸展动作。对于其他四指的屈曲,治疗师一只手握住患者拇指根部,另一只手打开屈曲的手指。

2)第二步操作:在上述手法的基础上进行下面操作可诱发手指的伸展反射引起伸指,有助于增高伸肌紧张度。具体方法是:治疗师与患者相向而坐,将患者拇指从手掌拉出,前臂外旋,治疗师用另一只手快速推患手的近端关节向远端运动,在做这一动作时第二指关节会发生瞬间屈曲,之后又回到伸展位。接着连续击打手指各关节,使其产生由近端向远端的快速运动,这时要求动作快,以尽量避免手指屈曲,直到患者手指接近完全伸展,屈肌没有紧张感。

3)第三步操作:这一阶段是手上举训练,诱发手指伸肌紧张性伸肌反射。方法是:当屈肌紧张性减轻后,治疗师站在患者后面,一只手压住患者手指尖,让患者前臂前举旋前,治疗师另一只手握住患者拇指周围,轻压腕关节背侧。接着松开握患者拇指的手,沿患者手臂向上滑动至接近肘关节附近停止并且握住,抬高患者前臂,使患手水平上举,然后松开另一只手,这时患者手呈伸展位悬在空中。

(5)向随意性伸展转移

1)手指的半随意性伸展:让患者手水平上举,努力地做打开握拳手指的动作,同时嘱患者健手也模仿做同样的动作。之后治疗师扶住患者腕和前臂,使前臂完全旋前,这样可促进手的伸展,特别是第4和第5指最明显,然后治疗师握住患者前臂,将患者手举过头部。此时前臂外旋的同时再次出现伸展反应,拇指和示指也可显示较好的伸展。

2)个别的拇指运动:当手指的屈肌张力降低,能达到半随意全指伸展运动后,将手放在膝上,前臂旋前时,患手的拇指有可能与示指分开,这是脑血管病患者进行横向抓握所必需的条件,因此是十分重要的动作。

患者在开始做拇指与示指分离动作时需要一定的力量,患者用力时拇指和其他四指会同样地屈曲,必要时应给予帮助,即治疗师轻柔地叩击拇长展肌和拇短伸肌给予刺激。也可通过患者自己训练提高伸展拇指运动的功能:先用健手压住患侧拇指来回旋转,然后屈腕,两手拇指交替旋转。此时患者精力要集中,同时放松心态。通过有意识的努力,利用双侧的感觉刺激和视觉刺激,产生并提高这种运动能力。

(6)随意性手指伸展:遗憾的是绝大部分偏瘫患者很难达到随意性伸展手指的程度。因此,对出现半随意手指伸展的患者应十分注意保护这一功能,并进一步挖掘其潜力,以期达到随意性手指伸展能力。

(7)功能手动作的完成

1)横向抓握的出现:通常在完成双手动作时,没必要非得达到良好的手功能状态后才去做抓握训练,因为这时患手只是辅助地完成一个功能性动作,也正是通过这些动作的反复进行才能提高其功能,所以要积极地对待这些问题。比如:利用患手拇指运动洗盘子和协助打开雨伞的动作,就是在横向抓握出现后手功能还不完善的情况下能够完成的动作。这是要达到手的功能状态所必需的过程,对小的物体仅用患手就可以完成,大的物体则需要健手辅助。

2)良好抓握的出现:符合良好抓握应具备以下能力。①随意地打开拳头。②拇指能和其他指对指。③把手和手掌握住的物体放下。也就是说这类患者的手指有一定的灵巧性,可以完成系鞋带、系纽扣、粗的编织及许多家务劳动等,在这一时期要把自己所能掌握的技能勇于应用于实践中,加强精确性、准确性训练。

上肢及手功能训练小结如下。

Brunnstrom 技术Ⅰ～Ⅲ阶段:利用健侧活动施加阻力诱发联合反应或共同运动的出现,在此基础上做进一步的诱导。可利用近端牵引反应、抓握反射和牵引内侧肩胛肌等,对抗异常的屈腕、屈指,诱发手指的抓握,同时注意利用伸肌共同运动模式促进伸腕。待屈、伸共同运动的随意性增强后就应该尽早应用到功能活动中。

Brunnstrom 技术Ⅳ阶段:主要为诱发及进一步促进分离运动。通过各种手段促进手的伸、屈、抓握及放松的能力,进行手的功能活动。

Brunnstrom 技术Ⅴ阶段:进一步促进分离运动,加强随意性,提高手的抓握、释放能力及对指能力,与日常生活动作紧密结合。

Brunnstrom 技术Ⅵ阶段:加强手的协调性、灵活性及耐力的练习及精细动作练习,按照正常的活动方式来完成各种日常生活活动,完成患手的独立运动。

3. 下肢　下肢的训练也是按 Brunnstrom 的不同阶段,采取不同的治疗方式。先是诱发联合反应或共同运动的出现,然后利用这些形式完成肢体运动,进一步促进共同运动、诱发分离运动,接着脱离共同运动模式以分离运动形式出现,最后随意地完成各种功能动作,并应用在日常生活活动中,增强动作的耐力、灵巧性等使所做的动作更加实用。下面介绍几种主要治疗方法。

(1)屈肌共同运动的诱导方法:患者取仰卧位,伸直健侧下肢,让患者健侧做足趾屈动作,治疗师从足底对跖屈足施加阻力,即可引起患侧下肢屈肌共同运动。此时如让患者面部转向健侧,则可利用非对称性紧张性颈反射进一步加强这种屈曲运动。

(2)伸肌共同运动的诱导方法:患者仰卧位,伸直下肢,让患者健侧做足背屈动作,治疗师对背屈的健足施加阻力,通过联合反应可引起患侧下肢的伸肌共同运动。此时如让患者面部转向患侧,则可利用非对称性紧张性颈反射进一步加强这种伸肌的运动。

(3)患侧下肢外展的诱发:患者仰卧位,让患者用力外展健侧下肢,治疗师对其外展施加阻力,通过 Raimiste 现象(健侧抗阻做某一动作时患侧出现类似动作),患侧下肢也出现外展动作。

(4)患侧下肢内收的诱发:患者取仰卧位,被动或主动活动使患侧下肢处于外展位,健侧下肢也同样取外展位,让患者用力内收健侧下肢,治疗师沿相反方向对其施加阻力,通过 Raimiste 现象,患侧下肢出现内收动作(图 12-18)。

下肢内收
联合反应

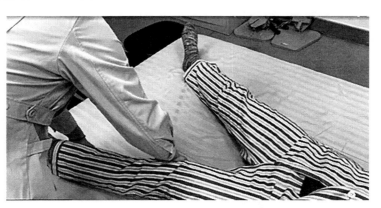

图 12-18　患侧下肢内收的诱发

(5)下肢脱离共同运动模式的训练:患者仰卧位,治疗师站在患者足端,双手分别握住患者双侧踝部,轻轻将其双足抬离床面30°左右(注意不要牵拉下肢),轻柔、小范围左右摆动患者双下肢,这样即可起到脱离共同运动、诱发分离运动的作用。

(6)足背屈的诱发:见本节床上训练部分。

(7)步行:负重和步行是下肢的主要功能,步行能力如何是评定康复治疗效果、满足患者需求的一项重要指标。下面介绍几种步行方式。

1)独立步行:独立步行要建立在负重训练和步行训练的基础上,要有比较良好的神经生理学条件作为背景,以控制整个步行过程,需要较好的步态保证步行的稳定性和实用性。但当患者障碍较重,共同运动不能像期待的那样减少时,要注意提高负重能力,确保安全的步行,同时注意尽量避免障碍的影响,采取代偿的方法。

2)借助步行:患者达不到独立步行能力时,可借助于拐杖、平行杠、楼道或房间内扶手等步行,开始时最安全、最好的方法是在治疗师的指导下步行,方法是治疗师站在患侧,与患者手交叉握住,另一只手放在患者腋窝,托住患肩,与患者一起步行。

3)指导步行:患者刚开始步行时,得到治疗师的帮助后会增加自己的勇气,随着治疗的进展患者就要摆脱治疗师的帮助,逐渐独立步行,但当患者还不能较好完成步行前,需要治疗师的指导,以顺利、安全地行走,这就是我们所要介绍的指导步行。指导步行是指患者步行时,治疗师对其完成的动作给予指正,比如:提醒患者如何控制重心、如何起步、如何控制步幅、如何调整姿势、如何掌握节律、如何纠正膝反张等。需要注意的是,治疗师的指导一定要合情合理,不要干扰患者步行的正常进行,正确的部分要给予肯定。

4)跨越障碍物:当患足能抬离地面后可考虑进行跨越障碍物训练。开始时要按照患者的步幅设计一定间隔的、低矮的障碍物。许多偏瘫患者利用屈肌共同运动可完成跨越动作,但需要注意患足着地的情况,会不会碰到障碍物,跨越时的节奏等一系列安全问题,必要时治疗师要给予帮助。

5)上下台阶:上下台阶也应该在具备一定的肢体功能条件下进行,指导方法和注意事项基本同跨越障碍物。在此过程中,上台阶时是健足先上,下台阶时患足先下,目的是合理负重,正确的重心转移,安全地上下台阶。

4. 躯干 Brunnstrom 技术对躯干的训练是在早期开始进行的,其训练内容主要有提高躯干平衡能力和躯干肌肉活动两个方面。平衡训练在坐位进行(见本节坐位训练部分),躯干肌肉活动一般是先练屈肌,然后练伸肌,最后练旋转肌。做躯干前屈训练时需要帮助,让患者前臂合抱,健臂在下支持患臂;治疗师与患者相向而坐,支持患者双肘,并在不牵拉患者肩的情况下引导其前屈。复原为直坐位的动作让患者主动完成,此时也达到了训练伸肌的目的。

第三节 本体促进技术

本体促进技术(proprioceptive neuromuscular facilitation, PNF)是由美国神经生理学家 Herman Kabat 和物理治疗师 Margaret Kontt 在美国加利福尼亚州的 Kabat-Kaiser 研究所 1946—1951 年经过 5 年的研究而开发的,此后由 Kontt 和 Voss 在临床中进一步发展,从而使得该技术的应用范围从小儿脊髓灰质炎逐渐扩展到治疗中枢神经系统障碍,并在世界上得到推广和普及。

一、概述

(一)基本概念

1. 定义 本体促进技术,是利用牵张、关节挤压和牵引、施加阻力等本体刺激,以及应用螺旋、对角线形运动模式来促进运动功能恢复的一种康复治疗方法。

2. 相关术语解释　以下是 Charles Sherrington 的著作中有关神经生理学原理的最基本术语,熟悉这些术语有助于理解和掌握 PNF 技术。

(1)后续效应:刺激的效应在刺激停止后仍然继续存在。如果增加刺激的强度和时间,后续效应也增加。在维持静力性收缩之后肌肉力量的增加就是后续效应起作用的结果。

(2)总和:一系列的阈下刺激总和在一起可以产生兴奋,引起肌肉收缩。包括以下几点。①空间总和:同时在身体的不同部位应用阈下刺激可以相互增强引起兴奋。②时间总和:发生在短时间内的一连串的阈下刺激可以引起兴奋。对于较大的运动,时间总和和空间总和可以相互结合。

(3)扩散:是指当刺激增强或加快时反应或力量的传播。这是神经肌肉系统本身所固有的能力。对较强的运动肌群给予适当的阻力可以引起较弱的运动肌群收缩,或者说,在某一运动范围内,较强肌群的活动可以激发较弱肌群的活动。

(4)连续诱导:在主动肌强烈的兴奋之后可以引起拮抗肌的兴奋。这是逆转技术的理论基础。治疗时可以通过拮抗肌的收缩促进另一个运动模式的展开。

(5)神经交互:支配主动肌兴奋的同时伴随着拮抗肌的抑制。当主动肌收缩时,肌梭中的纤维将兴奋信息传送到运动神经元,同时将抑制信息传送到拮抗肌。这是肌肉放松技术所必需的,放松技术正是利用了这一特性。

(二)基础理论

1. 神经生理学基础　PNF 技术以 Charles Sherrington 的神经生理学法则为理论基础。Sherrington 在脊髓反射的研究中发现促进或抑制外周本体感受器可以影响脊髓运动神经元的兴奋性,从而改善患者的运动功能。

2. 解剖学基础　人体大多数肌肉纤维的附着和排列表现多为螺旋形和对角形,这种解剖结构使得人体的日常活动常表现为螺旋对角线形式。对角线运动是结合了屈和伸、内旋和外旋以及内收和外展 3 对拮抗肌的综合运动,并始终包含着旋转的运动成分,出现于正常运动方向发育过程的最后,是运动发育的最高级形式。

3. 运动发育学基础　人体运动能力最早表现为双侧对称模式,逐步发展为双侧不对称、双侧反转(交互)模式,最后是单侧分离模式。螺旋或对角线运动是正常动作发育的最后阶段和最高形式。所有对角线运动都穿越身体中线,促进身体两侧的相互作用。日常生活中大量活动都表现为一定的运动模式而非单一的肌肉运动,在治疗中要遵循这种发育顺序才能更好地提高患者的功能。

(三)基本方法

PNF 技术以正常的运动模式和运动发育规律为基础技术,强调整体运动而不是单一肌肉的活动。其特征是通过肢体和躯干的螺旋形和对角线形式被动、主动、抗阻力运动,加强类似于日常生活中的功能活动,并主张通过手的接触、语言命令、视觉引导等,遵循运动发育的顺序改善或建立正常的运动模式。

(四)适应证和禁忌证

1. 适应证　PNF 技术经过多年的临床实践和经验积累,已从单纯的治疗脊髓灰质炎推广到中枢神经损伤、周围神经损伤、骨科损伤性疾病、运动损伤、关节炎等疾病所致的功能障碍。

2. 禁忌证　对于严重的骨质疏松症,各种原因引起的关节不稳,骨折未愈合期,关节急性炎症期,组织内有严重的肿胀、感染或肿瘤,血压不稳定以及不能理解和配合治疗的患者,不能实施 PNF 技术。

二、治疗技术

（一）基本操作与程序

1. **手法接触** 强调触觉刺激，治疗师用手接触患者的特定部位，在刺激本体感受器的同时，诱导目的肌肉产生运动应答。治疗师的接触手法常采用蚓状肌抓握，即"夹状手"。正确握持手法：将"夹状手"放于与运动方向相反的位置且掌心空置（图 12-19）。

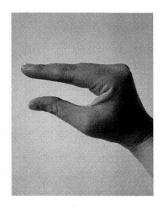

图 12-19　蚓状肌抓握法

2. **阻力** 适当的阻力可以增加对大脑皮质的刺激。治疗师在易化患者相应肌肉的收缩能力时，常给予患者一定的阻力，使其皮肤感受器感受压力的同时，让患者确定运动方向。抗阻运动不仅可以增强机体的本体感觉，还可以引起相邻关节和周围肌肉群的协同肌反应，这种反应可以从近端传到远端，也可以从远端传到近端。治疗师施加给患者的阻力不应过大，防止患者出现全身性扩散或无法完成治疗动作。所以阻力的标准是，患者可以自主完成动作，但不引起疼痛和过度疲劳。

3. **扩散和强化** 扩散是指四肢肌肉组织受到刺激后所产生反应的传播现象。此种反应可以促进肌肉的收缩和放松及动作模式的出现。当刺激强度或时间增加时，反应也相应增加。强化是指通过增加较强肌肉的阻力，使其较弱肌肉受到强化效应的传导而增强。扩散和强化均由适宜的阻力产生，增加阻力的强度可增加肌肉反应的数量和程度，改变阻力的方向或患者的位置，效应也随之发生改变。

4. **牵张** 当肌肉被拉长时会自动引发牵张反射，此反射可促进被拉长的肌肉和同一关节的协同肌以及其他有关的肌肉收缩。该反射还可以从正在收缩的肌肉中引出。主要由两部分组成：第一部分是潜伏期短暂的脊髓反射，仅产生很小的力量，不具有功能性意义；第二部分为功能性牵张反射，潜伏期较长，能产生有力的功能性收缩。为提高治疗效果，牵张手法的实施应与阻力相结合。

5. **牵引和挤压** 牵引可增大关节间的间隙，使关节面分离，激活关节感受器，刺激关节周围肌肉，尤其是屈肌的收缩。挤压使关节间隙变窄，可激活关节周围伸肌，有利于关节伸展，促进关节稳定性、负重和抗重力肌的收缩，促进直立反应。挤压分为快速和慢速两种方式，快速挤压关节用以引发反射性的反应；慢速挤压关节根据患者对诱发动作的反应及耐受力，缓慢地施加压力直至其无法忍受。日常生活动作中对上肢被牵引的情况较多，挤压相对较少见，例如拎重物；下肢则挤压的情况相对较多，例如站立姿势、步行支撑时要承受挤压。

6. **运动时序** 人体正常的运动发育是按照由上到下、由近端到远端的顺序发展，运动控制能力的发育也遵循着灵活性、稳定性、控制性和技巧性的顺序，而治疗也应遵循此顺序。治疗师应根据患者的具体情况，诱发或抑制肢体各部位的活动顺序。一般先由肢体较强部位的活动开始，之后把其产生的效应逐步扩散到弱的部位，使之产生相应的活动。

7. **体位** 在 PNF 技术中，治疗师和患者的肢体位置对治疗起着决定性的作用。当治疗师体位与运动方向一致时，可以获得对运动的有效控制；当治疗师改变位置时，阻力的方向和患者的运动也随之改变。操作时治疗师身体的站位应当与希望获得的运动或力量的方向一致，故治疗师的肩和骨盆必须面对运动的方向，双下肢呈"弓箭步"站立，前脚指向运动的方向，后脚调节身体重心的移动，臂和手的排列也要与运动方向一致。治疗师的身体方向要随运动方向的改变而转换。如果治疗师难以保持适当的身体位置，则手臂也要与运动方向保持成直线。另外，当治疗师的手臂维持相对放松状态时，阻力则来自于治疗师身体的重量，这样会节省治疗师的体力。治疗师通过合理地利用自身重力，能够在避免疲劳的情况下延长抗阻的时间，并感受到患者身体对运动完成的反应情况。

8.视觉引导　视觉跟随可以影响头和身体其他部位的运动,治疗时能够利用视觉反馈帮助患者控制或校正体位和运动。例如,当运动开始时,头伴随注视运动轨迹的眼睛一起运动,而头的运动又将促进躯干的运动。

9.听觉引导　在PNF技术的整个实施过程中,治疗师除了手法接触,更多的是通过言语跟患者互动,患者依靠听觉引导完成指令运动。治疗师发口令告诉患者做什么、怎样做、何时做等重要信息。治疗师要牢记口令是讲给患者的,不是讲给患者身体某一被治疗的部位的。通过治疗师和患者之间的语言沟通,使得治疗的动作更容易、更有效地完成。口令的音量和语调可以影响肌肉的收缩力量,口令一般分为以下3种。

(1)预备口令:告诉患者即将要做的动作。目的是要做好活动前的准备,要患者明确运动的方式、方向和训练目的,取得患者的积极配合。

(2)活动口令:告诉患者开始活动和如何活动。治疗师用词要精简、准确,通常为一个字或一个词,发指令时机要恰当。一般情况下,在激发肌肉兴奋性收缩时应给予音量大、语调高的口令,在放松或缓解疼痛时则应给予平缓而柔和的口令。

(3)校正口令:告诉患者如何纠正自己的错误动作。实际操作中,治疗师对于患者在运动中出现的错误或运动方向发生偏差,应及时给予简短指令以纠正,以便更好、更准确地完成动作。

(二)特殊手法技术

1.节律性启动　是指在预期的活动范围内,重复单方向的节律性运动。

目的是协助启动运动,增强运动的感觉,改善协调能力,使运动的节律趋于正常等。例如,让患者肢体尽可能地保持放松,在现有关节活动范围内做节律性运动。从被动运动逐步过渡到主动抗阻运动,让患者体会运动的感觉,从而改善启动运动的能力。适用于帕金森病、较严重的痉挛、意识低下、位置觉迟钝等难以发起运动的患者。

2.等张收缩组合　是指一组肌肉或肌群(主动肌)在不放松的情况下持续动力性收缩(向心收缩和离心收缩)和稳定性收缩(等长收缩)的组合运动。

目的是控制和协调主动运动,增加主动的关节活动范围,增加肌力,强调离心运动的功能性训练等。例如,指导患者在关节允许的活动范围内做向心收缩,治疗师对其患肢施加阻力,并要求患者在关节活动度的终末端保持稳定(此时为稳定性收缩)。稳定后,治疗师给予患者阻力的大小和方向不变,使患肢缓慢地回到活动起始位,此时肌肉做离心收缩。适用于离心收缩时控制能力下降、关节活动度下降和在关节活动范围内缺乏主动运动的患者。

3.重复牵张　是指通过反复牵拉肌肉,增加肌张力而诱发肌肉的牵张反射。

目的是促进运动的启动,增加主动关节活动度,增加肌力,引导关节运动在规定的方向上完成等。例如,治疗师利用准备口令充分拉长运动模式中的肌肉,以诱发牵张反射,并对被拉长的肌肉施加阻力,同时要求患者主动抗阻收缩,从而诱发反射性、主动性抗阻运动。适用于肌力低下、疲劳、运动知觉降低、由于肌无力或强直导致运动启动困难等患者。禁用于关节不稳定、疼痛、肌肉或肌腱损伤、骨折或严重骨质疏松等患者。

4.动态反转　是指患者在不停顿的关节运动过程中,主动从一个方向(主动肌向心收缩)转换成其相反方向(拮抗肌向心收缩)且不伴有肌肉的放松。目的是增加主动的关节活动范围,增加肌力,增强肢体协调性,预防或减轻肌肉疲劳等。例如,患者在某一方向上做抗阻运动,到达关节活动末端位时,治疗师的远端手迅速转换阻力方向,引导患者出现新的反方向抗阻运动。注意治疗师施加阻力的手变换要敏捷、准确,阻力施加要均匀、持续,不能造成患者运动的停顿。适用于主动关节活动度下降、主动肌肌力下降、拮抗肌协调能力降低、肌肉易疲劳等患者。

5. 节律性稳定　是指用交替的等长收缩抗阻运动。其目的是增加主动和被动关节活动度,增强肌力,增加关节稳定性及平衡协调能力,减轻疼痛等。例如,患者保持某一姿势不动,治疗师在一个方向上施加阻力,患者抗阻等长收缩;当患者完全抗阻时,治疗师另一手在患者同一部位的背面施加新的阻力,同时撤销旧阻力,患者抵抗新的阻力完成等长收缩。治疗师要注意只有患者在感到新的阻力后才能逐渐增加力量。适用于关节活动度受限、疼痛、关节不稳定、平衡能力下降等患者。

6. 收缩-放松　是指活动受限的关节等张抗阻收缩,然后放松。其目的是增加被动关节活动度。例如,先将患者患肢放置在被动关节活动范围末端,治疗师对制约关节活动的拮抗肌施加阻力,让患肢主动抗阻收缩,一般维持 8 ~ 10 s 后充分放松患肢;患者再活动关节到新的范围,重复上述动作,直到关节活动范围不再增加。适用于被动关节活动度受限的患者。

7. 维持-放松　是指肌肉等长抗阻收缩后放松。其目的是增加被动关节活动范围,减轻疼痛。例如,先将患者患肢放置在无痛关节活动范围的末端,治疗师对制约关节活动的拮抗肌施加阻力并缓慢增加,在此过程中治疗师和患者都不能有动作的改变(等长收缩),维持 5 ~ 10 s,治疗师和患者缓慢放松;患者再活动关节到新的无痛范围,重复上述动作,直到关节活动范围不再增加。整个过程不应增加患者的疼痛程度。适用于因疼痛引起关节活动度受限的患者。

三、运动模式

(一)模式命名及特征

1. 模式的命名　PNF 技术是以人体正常的运动模式和运动发展为基础,根据脑整合功能的研究结果表明,随意运动不是单块肌肉收缩的结果,而是由多种运动模式组合形成。运动中枢只能产生和组织这些运动模式,而不能有意识地将某一肌肉从运动模式中分离出来。

PNF 运动模式的命名是以近端关节的运动为基准,主动肌与拮抗肌在模式中相互转化,共同构成了以对角线为运动轨迹的组合运动。对角线运动是屈和伸、内旋和外旋以及内收和外展 3 对拮抗肌相结合的运动,一切对角线运动模式均跨越身体中线。故此,可以促进双侧肢体的协调运动。头颈和躯干的对角线模式为屈曲或伸展伴右旋或左旋。肢体近端关节(如肩和髋关节)均可围绕 3 个轴在 3 个面上运动,包括肢体围绕冠状轴在矢状面上进行的屈曲和伸展;围绕矢状轴在冠状面上进行的外展和内收;围绕垂直轴在水平面上进行的内旋和外旋,因此又称为"螺旋和对角线"运动模式。

2. 模式的特征　在基本模式中,肢体的远端和近端关节是有固定体位的,而中间关节则是可变的,可以在屈曲、伸直或中立位。例如,在肩的"屈曲-外展-外旋"模式中,肩必须屈曲,前臂必须外旋(旋后),肘关节可以屈、伸和处于中立位。对角线的英文为 diagonal,用大写"D"表示;屈曲的英文为 flexion,用大写"F"表示;伸展的英文为 extension,用大写"E"表示。每个关节都有两个相互交叉的对角线为运动方向,所以对四肢来说,每个肢体都有 D1F、D1E、D2F、D2E 4 个运动模式。

(二)基本运动模式

PNF 的运动模式种类繁多,本节只介绍上、下肢基本运动模式。

1. 上肢运动模式

(1)上肢屈曲-内收-外旋(简称上肢 D1F)

动作:如同用梳子梳自己对侧头发。肩胛骨上提、外展、外旋,肩关节屈曲、内收、外旋,肘关节屈或伸,前臂旋后,腕关节屈曲并桡侧偏,手指屈曲、内收。

患者体位:起始位为上肢 D1E 模式的终止位。患者仰卧位,肩胛骨下降、内收、内旋,肩关节伸展、外展、内旋,肘关节屈或伸,前臂旋前,腕关节伸展并向尺侧偏,手指伸展、外展。终止位为上肢 D1F 模式的最终位。

治疗师手法接触(以右上肢为例):治疗师站于患者右侧,面对患者足部,左手呈"夹状手"放于患者右手掌中部,手指在患者的尺侧,拇指在桡侧,给予手指和腕关节屈曲,前臂旋后动作的阻力,不要接触患者的手背部。治疗师的右手握住患者前臂远端。在患者肩关节开始运动后,给予肩关节屈曲、内收、外旋3个方向动作的阻力(图12-20)。

口令:手握拳,向左、向上拉我的手,越过你的鼻子。

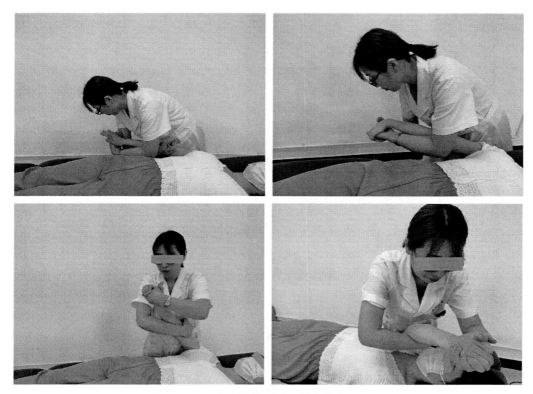

图12-20 上肢屈曲-内收-外旋模式(D1F)

(2)上肢伸展-外展-内旋(简称上肢 D1E)

动作:如同坐在车内开车门。肩胛骨下降、内收、内旋,肩关节伸展、外展、内旋,肘关节屈或伸,前臂旋前,腕关节伸展并尺侧偏,手指伸展、外展。

患者体位:起始位为上肢 D1F 模式的终止位。患者仰卧位,肩胛骨上提、外展、外旋,肩关节屈曲、内收、外旋,肘关节屈或伸,前臂旋后,腕关节屈曲并桡侧偏,手指屈曲、内收。终止位为上肢 D1E 模式的最终位。

治疗师手法接触(以右上肢为例):治疗师站于患者右侧,面对患者头部,右手夹持患者右手背部,给予手指和腕关节伸展、前臂旋后动作的阻力,不要接触患者的手掌,以免诱发手指的内收与屈曲。治疗师的左手放在患者前臂掌侧面远端。在患者肩关节开始运动后,给予肩关节伸展、外展、内旋3个方向动作的阻力(图12-21)。

口令:手张开,手腕伸展,向右、向下推我的手,离开身体。

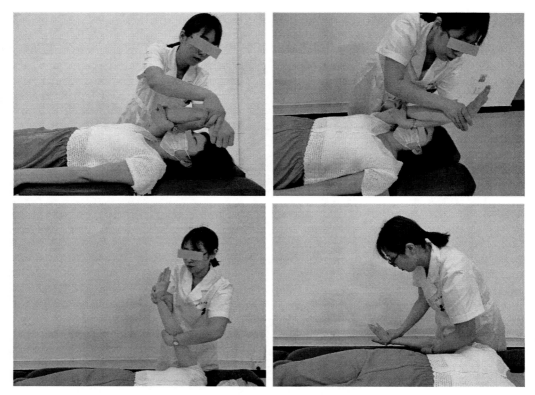

图 12-21　上肢伸展-外展-内旋模式（D1E）

（3）上肢屈曲-外展-外旋（简称上肢 D2F）

动作：如同用梳子梳自己同侧头发。肩胛骨上提、内收、外旋，肩关节屈曲、外展、外旋，肘关节屈或伸，前臂旋后，腕关节伸展并桡侧偏，手指伸展、外展。

患者体位：起始位为上肢 D2E 模式的终止位。患者仰卧位，肩胛骨下降、外展、内旋，肩关节伸展、内收、内旋，肘关节屈或伸，前臂旋前，腕关节屈曲并尺侧偏，手指屈曲、内收。终止位为上肢 D2F 模式的最终位。

治疗师手法接触（以右上肢为例）：治疗师站于患者右侧，面对患者足部，左手呈"夹状手"放于患者的右手背部，四指在患者的桡侧，拇指在尺侧，给予手指和腕关节伸展、前臂旋后的阻力，不要接触患者的手掌，以免诱发手指的内收与屈曲。治疗师的右手握住患者前臂掌侧面远端。在患者腕关节运动结束后，给予肩关节屈曲、外展、外旋 3 个方向动作的阻力（图 12-22）。

口令：手张开，手腕伸展，向右、向上推我的手，离开身体。

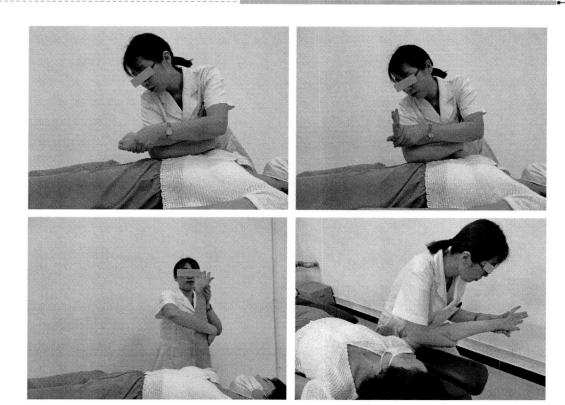

图 12-22　上肢屈曲-外展-外旋模式（D2F）

（4）上肢伸展-内收-内旋（简称上肢 D2E）

动作：如同用手摸身体对侧大腿。肩胛骨下降、外展、内旋，肩关节伸展、内收、内旋，肘关节屈或伸，前臂旋前，腕关节屈曲并尺侧偏，手指屈曲、内收。

患者体位：起始位为上肢 D2F 模式的终止位。患者仰卧位，肩胛骨上提、内收、外旋，肩关节屈曲、外展、外旋，肘关节屈或伸，前臂旋后，腕关节伸展并桡侧偏，手指伸展、外展。终止位为上肢 D2E 模式的最终位。

治疗师手法接触（以右上肢为例）：治疗师站于患者右侧，面对患者头部，治疗师右手夹持患者右手掌中部，四指在患者的桡侧，拇指在尺侧，给予手指和腕关节屈曲，前臂旋前动作的阻力，不要接触患者的手背。治疗师的左手握住患者前臂掌侧面远端，手指接触尺侧，拇指接触桡侧。在患者腕关节运动结束后，给予肩关节伸展、内收、内旋 3 个方向动作的阻力（图 12-23）。

口令：手握拳，向左、向下拉我的手，到身体对侧去。

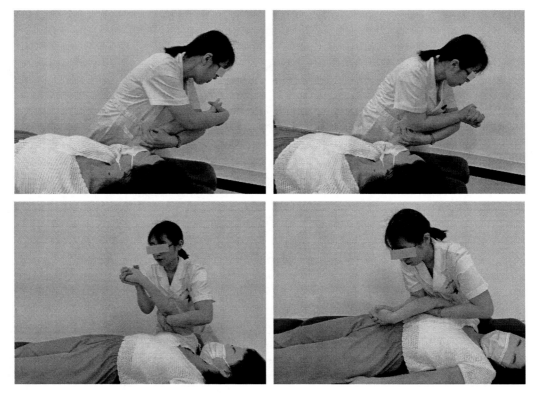

图 12-23　上肢伸展-内收-内旋模式(D2E)

2. 下肢运动模式

(1)下肢屈曲-内收-外旋(简称 D1F)

动作:如同一条腿放在另一条腿上穿鞋或足内侧踢球。髋关节屈曲、内收、外旋,膝关节屈或伸,踝关节背屈并内翻,足趾伸展。

患者体位:起始位为下肢 D1E 模式的终止位。患者仰卧位,髋关节伸展、外展、内旋,膝关节屈或伸,踝关节跖屈并外翻,足趾屈曲。终止位为下肢 D1F 模式的最终位。

治疗师手法接触(以右下肢为例):治疗师站于患者右侧,面对患者头部,右手呈"夹状手"抓握患者的右足背部,四指在患者的足内侧缘,拇指在足外侧缘,给予髋关节屈曲、足背屈与内翻动作的阻力,不要接触患者足底。治疗师的左手放在患者大腿的远端内侧面,接近膝关节处,给予髋关节内收、外旋两个方向动作的阻力(图 12-24)。

口令:向上勾脚,向左、向上拉我的手,到身体对侧去。

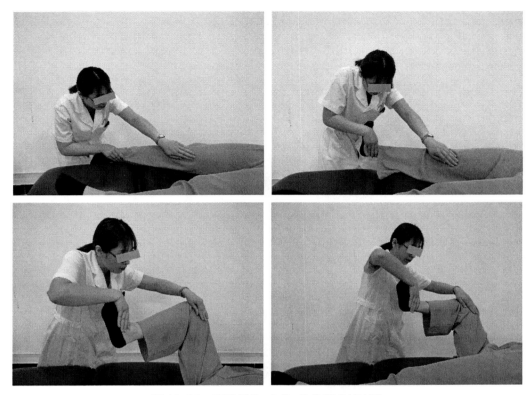

图12-24　下肢屈曲-内收-外旋模式(D1F)

（2）下肢伸展-外展-内旋（简称下肢 D1E）

动作：如同穿裤时将腿伸入裤腿中。髋关节伸展、外展、内旋，膝关节屈或伸，踝关节跖屈并外翻，足趾屈曲。

患者体位：起始位为下肢 D1F 模式的终止位。患者仰卧位，髋关节屈曲、内收、外旋，膝关节屈或伸，踝关节背屈并内翻，足趾伸展。终止位为下肢 D1E 模式的最终位。

治疗师手法接触（以右下肢为例）：治疗师站在患者右侧，面对患者头部，右手呈"夹状手"抓握患者的右底部，拇指在脚趾底部外侧缘，四指在足底内侧缘，给予髋关节伸展、足跖屈与外翻动作的阻力。治疗师的左手掌压在患者大腿后外侧端，给予髋关节外展、内旋两个方向动作的阻力（图12-25）。

口令：向下绷脚尖，向右、向下推我的手，离开身体。

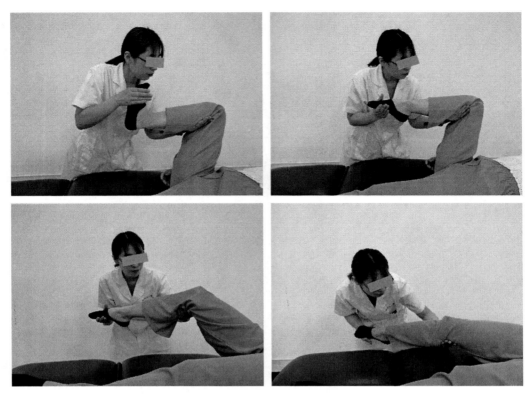

图 12-25 下肢伸展-外展-内旋模式（D1E）

（3）下肢屈曲-外展-内旋（简称下肢 D2F）

动作：如同向后外方功夫踢腿或骑自行车从后面上下车。髋关节屈曲、外展、内旋，膝关节屈或伸，踝关节背屈并外翻，足趾伸展。

患者体位：起始位为下肢 D2E 模式的终止位。患者仰卧位，髋关节伸展、内收、外旋，膝关节屈或伸，踝关节跖屈并内翻，足趾屈曲。终止位为下肢 D2F 模式的最终位。

治疗师手法接触（以右下肢为例）：治疗师站在患者右侧，面对患者足部，右手呈"夹状手"抓握患者的右足背部，四指在患者的外侧缘，拇指在内侧缘，给予髋关节屈曲、足背屈与外翻动作的阻力，不要接触患者足底。治疗师的左手放在患者大腿的远端外侧，接近膝关节，给予髋关节外展、内旋两个方向动作的阻力（图 12-26）。

口令：向上勾脚，向右、向上推我的手，离开身体。

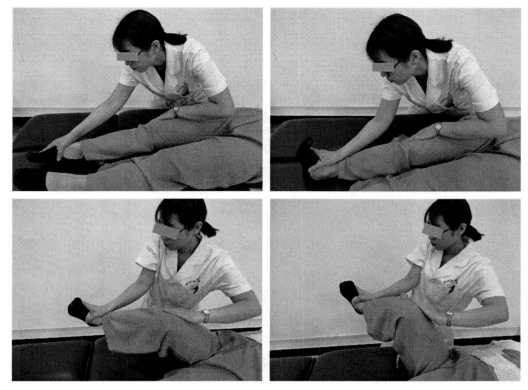

图 12-26　下肢屈曲-外展-内旋模式(D2F)

(4)下肢伸展-内收-外旋(简称下肢 D2E)

动作:如同行走时的推离期。髋关节伸展、内收、外旋,膝关节屈或伸,踝关节跖屈并内翻,足趾屈曲。

患者体位:起始位为下肢 D2F 模式的终止位。患者仰卧位,髋关节屈曲、外展、内旋,膝关节屈或伸,踝关节背屈并外翻,足趾伸展。终止位为下肢 D2E 模式的最终位。

治疗师手法接触(以右下肢为例):治疗师站在患者右侧,面对患者足部,右手空掌置于患者的右足底部,给予髋关节伸展、足跖屈与内翻动作的阻力。治疗师的左手从膝关节下穿过,抵住大腿的远端内侧面,接近膝关节,给予髋关节内收、外旋两个方向动作的阻力(图 12-27)。

指令:向下绷脚尖,向左、向下拉我的手,到身体对侧去。

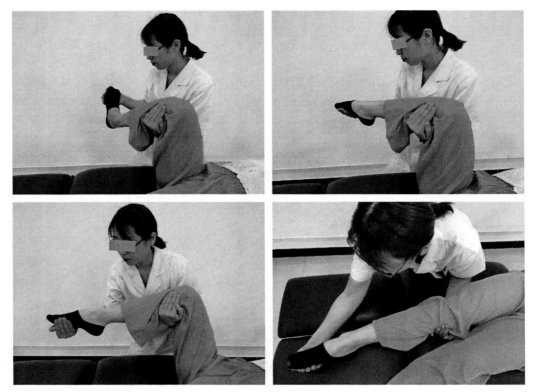

图 12-27　下肢伸展-内收-外旋模式（D2E）

3. 其他运动模式　PNF 技术除了上述介绍的基本模式外,还包括头部、颈部、躯干、单侧模式、双侧对称模式、双侧不对称模式、双侧对称交叉模式和双侧不对称交叉模式等多种手法操作技术。

四、临床应用

PNF 原理意味着治疗师在强化功能训练中,通过对患者的正确评价,不断通过正面的方法最大限度地激发患者的残存功能,帮助每一位患者获得尽可能高的功能水平是 PNF 治疗的最终目的。PNF 在实际操作中的应用是一个复杂、多变的过程,针对不同的功能障碍可以通过不同的模式组合来治疗。

通过下面一些具体问题的治疗步骤、促进技术和运动模式的组合简单地举例说明,以供参考。

1. 疼痛

（1）治疗步骤:①间接治疗,训练健侧,通过扩散效应影响患侧;②应用不引起紧张或疼痛的阻力;③双侧运动;④牵拉;⑤舒适的体位。

（2）技术应用:①节律稳定;②维持—放松;③稳定逆转。

（3）模式组合:①等张组合之后使用维持—放松;②（缓慢）动态逆转之后使用节律稳定。

2. 肌力和主动关节活动度下降

（1）治疗步骤:①适宜的阻力;②强调节律;③牵张;④牵拉或推挤;⑤患者的体位。

（2）技术应用:①起始端重复牵张;②全范围重复牵张;③等张组合;④拮抗肌的（缓慢）动态逆转,通过较强的拮抗肌刺激主动肌,防止或减轻疲劳。

（3）模式组合:①拮抗肌的动态逆转,结合较弱运动模式的全范围重复牵张;②较弱运动模式的全范围重复牵张以后,在活动较强的位置使用节律稳定。

3. 被动关节活动度下降

(1) 治疗步骤：①强调节律；②牵拉；③适宜的阻力。

(2) 技术应用：①收缩—放松或维持—放松；②拮抗肌的稳定逆转；③节律稳定。

(3) 模式组合：①在新的活动范围内应用等张组合之后进行收缩—放松；②在新的活动范围内应用动态逆转之后进行收缩—放松；③拮抗肌的动态逆转之后进行节律稳定或稳定逆转。

4. 协调和控制能力下降

(1) 治疗步骤：①运动模式；②徒手接触（"夹状手"）；③视觉刺激；④适当的语言提示；⑤随着功能的改善逐渐减少促进技术的使用。

(2) 技术应用：①节律启动；②等张组合；③拮抗肌的动态逆转；④稳定逆转。

(3) 模式组合：①节律启动，逐步过渡到等张组合；②节律启动，逐步过渡到拮抗肌逆转；③等张组合结合拮抗肌稳定逆转或动态逆转。

5. 稳定性和平衡能力下降

(1) 治疗步骤：①推挤；②视觉刺激；③徒手接触（"夹状手"）；④适当的口令。

(2) 技术应用：①稳定逆转；②等张组合；③节律启动。

(3) 模式组合：①拮抗肌的动态逆转，逐步过渡到稳定逆转；②动态逆转（离心收缩），逐步过渡到稳定逆转。

6. 耐力下降　所有的治疗都可以增加耐力，变换活动的形式或者调整训练的肌群能够使患者的活动维持的时间更长。需要提醒的是，在治疗过程中呼吸运动或者进行具体的呼吸训练，可以有助于耐力的提高。

(1) 治疗步骤：牵张反射。

(2) 技术应用：拮抗肌逆转。

第四节　Rood 技术

Rood 技术起源于19世纪神经生理学和发育学的理论，由美国物理治疗师、作业治疗师 Margaret Rood 在20世纪50年代创立。Rood 技术是利用正确的感觉输入引出有目的的运动反应，并按照个体发育规律反复训练以治疗运动障碍的方法。Rood 把神经生理学和运动发育的研究成果运用到运动障碍患者的康复治疗中，如用于儿童脑瘫、成人脑卒中、脑外伤后的偏瘫及其他有运动控制障碍的患者的治疗。Rood 一生致力于临床康复治疗工作，还通过临床讲学的方式将自己多年的临床经验和技术进行推广，得到了国际上的认可。

一、基本概念

1. 定义　Rood 技术又称多种感觉刺激技术，在皮肤上特定区域施加机械或温度等刺激，诱发肌肉收缩或关节运动的方法。

2. 核心观点　人体的感觉输入决定运动输出。利用多种感觉刺激方法作用于皮肤、关节、肌肉等感受器，兴奋不同种类的神经纤维，通过感觉反馈环路调节脊髓传出纤维的兴奋性，从而改变靶肌肉的肌张力，诱发或协调肌活动。

3. 特点　Rood 技术强调将有控制的感觉输入运用于各种有运动控制障碍的患者。要求采用恰当的感觉刺激方法进行治疗，如采取快速的擦刷、快速的冰敷或震动等较强的刺激诱发弛缓性瘫痪的肌肉运动；采用轻刷擦、缓慢牵拉等较轻的刺激抑制痉挛性瘫痪肌肉的异常运动。

二、基础理论

(一)通过感觉刺激诱发运动应答

1. **利用多种感觉刺激运动的产生**　正确的感觉输入是产生正确运动反应的必要条件,有控制的感觉输入可以反射性地诱发肌肉活动。只有适当的感觉刺激,才能引起有目的性的运动反应。因此,治疗时在多种感觉刺激方法中选择适当的刺激方法。Rood 曾阐述感觉输入的基本形式如下。

(1)简短的刺激引起同步的运动输出,该刺激用于反射弧完整的患者。

(2)快速的、重复性的感觉输入产生持续的运动反应。刺激激活非特异性的感受器,将冲动沿 C 纤维和 γ 纤维传递给支配肌肉的 α 运动神经元的肌梭运动神经。

(3)持续的感觉输入可以产生持续的运动反应,如肢体的重力对感觉系统就有持续的刺激作用,对稳定姿势有积极的影响。

(4)缓慢、有节律的重复性感觉刺激可降低肌肉和精神的兴奋性。任何持续的低频率刺激都可以激活副交感神经引起全身放松。如缓慢地晃动、轻音乐,对手心、足底及腹部的按压等。

2. **感觉性运动控制的建立**　感觉性运动控制是在运动发育的基础之上建立并逐渐发展起来的。治疗时必须根据个体发育情况,从低级感觉性运动控制向高级的运动控制发展。

3. **动作应答要有目的**　通过有目的的感觉运动反应建立神经肌肉系统的运动模式,使肌群间的相互作用更加协调。由于肢体动作需要所参与的肌肉之间协调运动,即主动肌、拮抗肌、固定肌及协同肌之间的相互协调。因此,应选用适当的刺激方式作用于治疗部位,以反射性地引起有目的的肌肉运动。如训练中通过有选择性地强化肢体主动肌的收缩或抑制拮抗肌,达到使肢体屈曲或伸展的目的。

4. **反复感觉运动的反应**　大脑皮质支配与控制的肌肉并不是单一的,而是通过集中在注意力运动的目的上,反射性地诱发中枢对运动的控制能力。例如,当接到"捡起这本书"的指令时,患者注意力并不在收缩的肌肉上,而是集中在"捡起书"的目的上。因此,治疗时让患者反复感觉、仔细体会刺激后的运动反应,通过反复的感觉刺激或训练来完善和强化运动控制能力。

(二)运动的控制能力遵循个体发育规律

运动控制能力的提高是以运动发育水平为基础的。训练要从患者的实际情况出发,按照发育的顺序从低级阶段逐步过渡到高级阶段。

1. **个体运动控制能力的发育顺序**　先屈曲后伸展,先内收后外展,先尺偏后桡偏,最后是旋转。

2. **个体运动控制发育水平的 4 个节段**

第 1 阶段:关节屈肌与伸肌的重复运动,是通过收缩主动肌同时放松拮抗肌来完成的。是出生后早期的运动模式,如新生儿四肢的活动。

第 2 阶段:大关节周围肌群的协同收缩,是通过主动肌、拮抗肌的协同收缩来完成的。协同收缩是固定近端关节、发展远端关节的技能活动的基础,具有稳定姿势的作用。

第 3 阶段:远端关节固定、近端关节活动。如婴儿学习爬行时,先手脚触地,在姿势稳定的基础上再进行躯干的摆动。

第 4 阶段:近端关节固定、远端关节活动,是技巧性运动。如爬行、行走、手的使用等。

3. **个体发育规律中的 8 个运动模式**

(1)仰卧屈曲(图 12-28):是一种具有保护性的姿势。表现为仰卧位肢体屈曲、双侧对称。运用该模式治疗躯体伸肌张力高的患者。

(2)转体或滚动(图 12-29):表现为转动或滚动躯体时同侧上、下肢屈曲。该模式的活动可激活躯干侧屈肌,用于治疗仰卧位张力性反射占主导的患者。

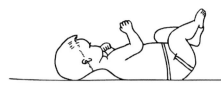

图12-28　仰卧屈曲

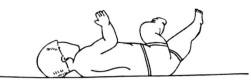

图12-29　转体或滚动

（3）俯卧伸展（图12-30）：是具有稳定性和活动性的姿势。表现为俯卧时头后仰、躯干后伸、肢体呈伸展姿势。该模式可用于屈肌张力高的患者，不可用于伸肌张力高的患者。

（4）颈肌协同收缩（图12-31）：是促进头部控制的模式。表现为俯卧位时能对抗头部重力而抬头，可用于弛缓型脑瘫患儿，以训练头部的控制。

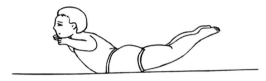

图12-30　俯卧伸展

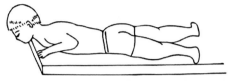

图12-31　颈肌协同收缩

（5）俯卧位屈肘（图12-32）：是脊柱伸展的模式。表现为俯卧位时双上肢可支撑负重，该模式刺激上部躯干肌使肩部和上部躯干的稳定性增加。

（6）手膝位支撑（图12-33）：由双手和双膝支撑躯体的姿势，是爬行的基本姿势。其支撑点会由多变少，支撑面会由大变小。同时，静态支撑会发展为动态支撑，即由手膝位支撑姿势发展为爬行。

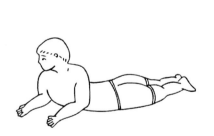

图12-32　俯卧位屈肘

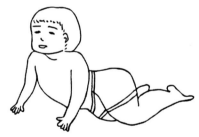

图12-33　手膝位支撑

（7）站立（图12-34）：躯干伸直，先双下肢负重而立，随后会发展至重心转移，最后发展为单腿站立。站立姿势使得上肢彻底解脱负重，从而能够用手从事功能性活动。

（8）行走（图12-35）：直立行走是人类与其他灵长类动物的最大区别之一，是需要全身诸多部位参与的复杂而又有技巧的运动。行走增强了人类的活动性，可利用双上肢携带重物、从事各种劳动。行走要求下肢有良好的负重能力、身体有较高的平衡能力以及重心转移的能力。

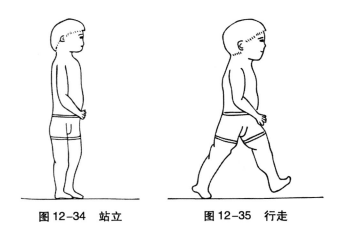

图12-34　站立　　　　　　图12-35　行走

三、治疗原则

从诱发反射性运动的感觉输入开始到产生相应运动应答的治疗过程中,都应遵循以下原则:①由颈部开始,至尾部结束。②由近端开始,向远端扩散。③由反射运动开始,逐渐过渡为随意运动。④先刺激外周感受器,后利用本体感受器。⑤先进行双侧运动,再进行单侧运动,最后进行旋转运动。⑥颈部和躯干先从难度较高的动作开始,然后做难度较低的运动;四肢先从难度较低的运动开始,最后做难度较高的运动。

四、常用治疗用具

1. 刷子　各种不同硬度、不同类型的刷子。

2. 振动器　根据肌纤维的种类选择适当的振动频率（Ⅰa纤维450 Hz以下,Ⅱ纤维250 Hz以下才有反应）,利于诱发神经纤维的应答反应。

3. 冰　诱发时需用−17～−12 ℃的冰,抑制时无特殊限制。

4. 橡胶用品　各种符合诱发肌肉收缩的橡胶。

5. 圆棒　适用于抑制手指、脚趾屈肌紧张。

6. 压舌板　用于抑制舌紧张。

7. 婴儿舔弄的玩具　用于进食训练的初期。

8. 嗅觉刺激　各种诱发嗅觉的气味和物品。

9. 音乐刺激　各类舒缓节奏和激情节奏的音乐。

10. 沙袋　有利于诱导动作引出和固定体位。

11. 球　各种不同材质、不同种类的球。

五、常用治疗技术

Rood技术中诱发肌肉反应的感觉刺激方法主要分为促进技术和抑制技术两种。通过触摸、叩击、牵拉、挤压等方式刺激皮肤、肌肉、肌腱,起到促进和抑制肌肉反应的作用。根据刺激的部位、手法的轻重、速度的快慢、时间的长短等不同,所起的作用也不一样。

（一）促进技术

促进技术又称兴奋技术。用于弛缓性瘫痪的治疗,如脑卒中早期、弛缓型脑瘫等。常用的促进技术包括轻快地触摸或逆毛发生长方向擦刷皮肤、快速冰刺激、快速牵张肌肉、拍打肌肉或肌腱等。

1.触觉刺激　常用的有快速刷擦和轻触摸。

（1）快速刷擦：是根据实际情况治疗师徒手或选择不同硬度的毛刷在患者皮肤表面快速擦刷，分两种方法。①一次刷擦：在相应肌群的脊髓节段皮区刺激，观察肌肉反应，若 30 s 后无反应，可重复 3~5 次擦刷。擦刷最好是自下而上逆毛进行，也可来回擦刷。例如，治疗师徒手刷擦前臂外侧和手背以诱发手指伸展，用软毛刷刷擦足背外侧，引起的踝背屈反应。②连续擦刷：擦刷的部位是主缩肌肌群或关键肌肌腹表面的皮肤区域，连续 3~5 s 的来回擦刷。擦刷小肌肉时，每次擦刷小于 3 s，并要休息 2~3 s 后再进行下一次擦刷，每块肌肉刺激 1 min；擦刷大肌肉时，则无须休息 3 s，擦刷一般由远端向近端进行。

（2）轻触摸：治疗师用手轻快地触摸患侧手指或脚趾间背侧皮肤、手掌或足底部皮肤，使机体诱发手指或脚趾反射性的活动，刺激肢体的回缩，反复刺激可引起交叉性反射性伸肌反应。如用手轻触摸患侧前臂外侧皮肤，可诱发腕关节背伸。

2.温度刺激　冰具有与快速刷擦和轻触摸相同的作用，因此常用冰来刺激，所用的冰是刚从冰箱里取出带白雾的（温度为 -17~-12 ℃）。具体方法分两种。

（1）一次刺激法：用冰一次快速地擦过皮肤。

（2）连续刺激法：将冰按 5 次/（3~5）s 放在局部，然后用毛巾轻轻蘸干，以防止冰化成水。一般 30~40 min 后疗效达到高峰。这种方法可以引起与快速擦刷相同的效应。

瞬间的寒冷刺激可使组织的兴奋性增高，所以使用冰块时只能在局部短时间放置，一般是 3~5 s。例如，在患肢足趾间夹冰块可使其足趾伸展；用冰块刺激患肢足背外侧可诱发下肢的屈曲运动，刺激患者软腭、咽后壁等处可诱发吞咽反射。但冷刺激会引起交感神经的保护性反应使血管收缩，不能用于背部脊神经分布区。

3.本体感觉刺激　即通过刺激肌肉、肌腱、关节等处，引起肌肉的收缩。

（1）牵拉肌肉：快速、轻微地牵拉肌肉可引起瞬时的收缩反应。牵拉内收肌群或屈肌群可兴奋该肌群，从而抑制其拮抗肌群；牵拉手或足的内部肌肉可引起其固定肌群的协同收缩，牵拉腕伸肌可诱发伸腕，牵拉足背屈肌可诱发足背屈。

（2）叩击、拍打肌腱或肌腹：快速地叩击或拍打肌腱、肌腹，会引起与快速牵拉相同的效果。例如，叩击患侧下肢足背外侧可诱发踝关节的背屈和外翻，拍打前臂伸侧部位有利于伸肘和伸腕，拍打臀大肌促进伸髋等。

（3）挤压关节或骨突处：①挤压关节。能引起关节周围肌肉的协同收缩。例如，脑卒中患者的患肢负重、肩胛带的控制训练等。②挤压骨突处。对骨突处施压具有促进和抑制的双向作用。例如，患者取仰卧膝立位，治疗师用虎口挤压踝部，可诱发踝背屈。其中挤压足跟外侧，可促进足背屈肌收缩，产生踝背屈动作；挤压足跟内侧，可促进小腿三头肌收缩，产生踝跖屈动作。

4.特殊感觉刺激　Rood 还运用一些特殊的感觉刺激，包括视觉、听觉和嗅觉的刺激等。使用欢快激昂的音乐、洪亮的声音、有趣的语言及明亮鲜艳的环境等刺激会对中枢神经产生一定的兴奋作用，国内外也早有多年的植物人经过声、光、触觉、温度觉、嗅觉等综合刺激治疗一段时间后被唤醒的报道。但这种特殊感觉刺激法常配合其他治疗方法同时使用。

（二）抑制技术

多用于痉挛性瘫痪，如脑卒中痉挛期、痉挛型脑瘫等。常用的抑制技术包括温热刺激、持续冷刺激、轻挤压、缓慢牵张、缓慢摆动等。此外，还可利用一些特殊感觉刺激，如音乐、光线、色彩等促进或抑制肌肉的运动反应。

1.温度刺激　用温热刺激或持续冷刺激可使肌肉发生暂时性放松、缓解疼痛，常在运动疗法之前使用。

（1）温热刺激：在室温 20～25 ℃，水温 27～30 ℃ 的条件下进行温热刺激，能舒缓肌肉、缓解痉挛。采用中等温度刺激、不感温局部浴、湿热敷等方法，一般 10～20 min 可产生抑制作用。

（2）持续冷刺激：使用持续冷刺激可对局部神经组织产生抑制作用，如使用在肢体局部放置冰块或者将肢体浸入冰水中的办法，一般 30 s 后可以使痉挛的肌肉出现松弛。

2．本体感觉刺激　常用方法有轻度挤压关节、压迫肌腱、持续牵拉等。

（1）挤压：轻柔地挤压关节，可以降低关节周围的肌肉张力，缓解肌肉痉挛。①挤压肩部：可用于缓解因肩周肌肉痉挛引起的肩痛，防治肩关节半脱位。方法：治疗师站在患者的患侧，一手托住肘部使其肘伸直、肩外展，另一手与患者手心相对，使其腕背伸，沿肱骨长轴方向轻轻挤压肩关节。②挤压项背部：通过挤压项背部脊柱两侧部位，可以放松全身肌肉。多用于治疗痉挛型脑瘫或项背部肌紧张的患者。例如，让患儿取俯卧位，治疗师双手交替从颈后部开始自上而下轻轻挤压，直到骶尾部为止。一般挤压 3～5 min 即可使紧张的肌肉得以放松。

（2）压迫肌腱：对肌腱附着处进行加压可放松肌肉，如按压手部屈肌腱，可缓解手部痉挛。

（3）持续牵拉：对肌肉的持续牵拉可延伸肌肉长度（塑性延长）、缓解痉挛。常采用小剂量、长时间的牵拉方式。例如，腕关节屈肌痉挛明显，可通过持续牵拉腕掌屈肌群缓解痉挛，还可借助腕部矫形器将腕部固定于功能位，以保持肌肉的延长位置。

3．其他方法

（1）旋转躯干：协助患者缓慢地旋转躯干，有利于躯干肌肉的放松。治疗时，患者仰卧位，屈髋、屈膝，治疗师可辅助患者肩部或髋部进行旋转。

（2）摆动肢体：通过摆动患者的肢体，打破痉挛模式以缓解痉挛。例如，患者取仰卧位，治疗师对其屈肌痉挛的肘关节进行缓慢地屈伸摆动，可以缓解屈肘肌痉挛。

（三）注意事项

1．选择正确的治疗部位　如实施擦刷或叩击手法时，应选择肌肉兴奋点，以促进肌肉快速应答。

2．选用恰当的刺激方式　根据患者的临床表现和评估结果，选择适合的促进技术或抑制技术。

3．合理掌握治疗的时间　根据运动应答的目的进行时间掌控的调整，一般情况下促进手法时间较短，而抑制手法时间较长。每次所选治疗手法的使用频率不必过多，以 3～5 次为宜。

4．时刻观察患者的状态　治疗中注意休息，避免因患者疲劳而对治疗产生抵触情绪。

5．详细观察和体会治疗反应　治疗师要仔细观察治疗反应，并让患者充分体会治疗反应出现时的感觉。

六、临床应用

Rood 技术的应用要根据患者运动障碍的情况加以选择，并按照个体运动控制能力的发育顺序进行。促进技术适用于需要提高神经肌肉兴奋性的运动障碍，如脑卒中偏瘫的急性期（软瘫期），弛缓型、手足徐动型脑瘫，脑外伤后的弛缓性瘫痪等。而抑制技术则适用于需要降低神经肌肉兴奋性的运动障碍，如脑卒中后偏瘫痉挛期、痉挛型脑瘫、脑外伤后的痉挛性瘫痪等。

（一）弛缓性瘫痪

对于弛缓性瘫痪（软瘫）应采用能诱发肌肉兴奋性的促进技术。以下介绍几种常用方法。

1．快速擦刷　通过对所选择的肌肉或肌群表面的皮肤区域施以快速的逆毛擦刷，促进弛缓的肌肉收缩。如对患者患侧上肢的前臂伸侧皮肤进行擦刷，诱发其腕背屈；对其患侧下肢的小腿远端前外侧皮肤进行擦刷，诱发其踝背屈。

2．轻触摸　用手轻快地触摸手指或脚趾间背侧皮肤、手掌或足底部皮肤，可引起肢体回缩反应。轻触前臂伸侧远端的皮肤及小腿远端前外侧皮肤可引起与快速擦刷相同的效果。

3.冰刺激 在患侧肢体弛缓的肌肉表面,利用冰块进行快速地冰刺激,可促进肌肉收缩。一般放置 3 ~ 5 s 后,就可以诱发肌肉的收缩。如无反应,可重复进行。

4.叩击或拍打肌腱与肌腹 患者取仰卧位,治疗师用手叩击患侧小腿前外侧远端皮肤以诱发踝背屈。同样方法,拍打前臂伸侧部位有利于诱发伸肘和伸腕。

5.远端固定、近端活动 通过固定肢体远端,在近端施加压力或阻力诱发近端肌肉的共同收缩,提高肌肉的活动能力、增加关节的稳定性。

6.整体运动 肢体瘫痪除了影响肢体的运动功能以外,也使机体的整体运动功能受到影响。因此,训练时应通过正常肢体带动瘫痪肢体实现整体的运动功能。反之,肢体的整体运动也可促进瘫痪肢体的运动,当某一肌群瘫痪时通过正常肌群带动肢体的整体运动促进瘫痪肌群的运动。

(二)痉挛性瘫痪

对于痉挛性瘫痪(硬瘫),需采用抑制肌肉兴奋性的抑制技术。常用的有以下几种。

1.缓慢持续地牵拉 能减轻痉挛肌肉的肌张力。常用于腰背肌、四肢肌等。

2.轻挤压 通过轻挤压关节,可以降低关节周围的肌肉张力,缓解肌肉痉挛。如通过外力或利用自身体重挤压偏瘫患者的肩部,有利于缓解肩关节周围肌肉的痉挛;从上向下轻轻挤压脑瘫患儿脊柱两侧,有利于缓解躯干痉挛等。

3.温热刺激 利用 37 ~ 38 ℃ 的温水浴或 39 ~ 42 ℃ 的热水浴,将痉挛的肢体浸没在水中,同时进行被动运动,缓解肌痉挛。治疗时间视患者情况而定,一般为每次 30 min 左右。

4.持续冷刺激 将痉挛的患肢(如痉挛的手或踝)浸没在冷水或冰水中一定的时间,可以促使痉挛肌肉放松。由于冷刺激会影响患肢的血液循环,应尽量少用,并避免长时间使用。

5.抗痉挛的运动模式 依据人体发育规律,选择适合患者的运动模式。对屈肌张力高的患者宜采用伸展运动模式;对伸肌张力高的患者采用屈曲运动模式。针对脑卒中痉挛期患者的上肢屈肌和下肢伸肌张力增高的情况,采用手膝位抗痉挛模式,以降低上肢的屈肌张力和下肢的伸肌张力。

6.旋转躯干 患者取仰卧位,治疗师一手置于患者肩部,另一手置于骨盆位置,帮助患者缓慢地旋转身体至侧卧位,再帮其翻转回来。患者取俯卧位,治疗师帮助其缓慢地旋转身体至仰卧位,再帮其翻转回来。如此反复地旋转身体,有利于缓解躯干肌的痉挛。

(三)吞咽和构音障碍

通过适宜的刺激,诱发或增强肌肉活动来治疗中枢神经损伤引起的吞咽和构音障碍,效果也非常显著。下面介绍几种常用方法。

1.轻擦刷 用软毛刷轻轻擦刷患者的面部、上唇、软腭及咽后壁。应注意避免刺激下颌部及口腔下部。在甲状软骨至下颌下方的皮肤上反复地擦刷,可引起下颌的上下运动和舌部的前后运动,引出吞咽动作。主要用于吞咽运动障碍的患者。

2.冰刺激 用冷冻棉棒轻轻刺激软腭、腭弓、舌根及咽后壁,诱发吞咽反射,强化吞咽动作。如患者出现呕吐反射即应终止刺激;如患者流涎过多,可对患侧颈部唾液腺行冷刺激,直到皮肤稍发红为止。一般每日 3 次,每次 10 min。患者若出现张口困难,可对痉挛肌肉进行冷刺激,放松咬肌。

3.吸吮训练 通过抗阻吸吮,增加口部周围肌肉运动。例如,利用安抚奶嘴、棒棒糖等物品或戴有洁净指套的手指让患者练习吸吮,当患者口部周围肌肉能主动收缩时,让患者用口含住压舌板、冰棒等物,治疗师在拉出含在口中的物品时嘱其抗阻吸吮,试图通过努力收缩口周肌肉,阻止物品被拉出。

（四）促进膈肌运动

应用促进方法对膈肌运动减弱的患者进行膈肌刺激，扩张胸廓下部，改善呼吸功能。具体方法如下。

1. 擦刷　连续擦刷胸锁乳突肌、肋间肌、腹外斜肌、腹内斜肌、腹横肌，可增强胸部及躯干的稳定性。但不要刺激腹直肌，以免限制胸廓的扩张。

2. 冷刺激　在腹直肌以外的部位连续冷刺激。

3. 挤压　①治疗师将两手分别放在患者的胸部两侧或将一手放在剑突下横膈的位置上，在其吸气前进行挤压，吸气时抬起，诱发主动吸气肌（膈肌和肋间肌）的收缩。②在患者呼气初挤压腹肌，以诱发主动呼气肌（腹肌）的收缩。

（五）诱发整体伸展模式

1. 诱发体位　俯卧位，逐步将头及上部躯干悬于床边并保持该姿势。

2. 连续擦刷　①连续擦刷肢体伸侧的皮肤，可诱发肢体的伸展。如擦刷三角肌后部有利于上肢伸展，擦刷前臂及手背皮肤有利于伸腕和伸指。②连续擦刷背部皮肤，可诱发背部的伸展。如擦刷颈项背部，诱发伸颈；擦刷肩背部，诱发菱形肌、背阔肌等收缩，有利于扩展胸部。

3. 叩击　叩击肘后侧上部，诱发肱三头肌收缩，有利于伸肘；叩击臀大肌部位，诱发臀大肌收缩，有利于伸髋。

本章小结

本章详细介绍了神经生理学疗法的几种常用技术，各项促进技术之间的观点也并非完全一致，但是也有其共同点，如：①把神经发育学、神经生理学的基本原理和法则应用到脑损伤后的运动障碍的康复治疗中。②以中枢神经系统作为治疗的重点对象，按照个体发育的正常顺序，通过对外周（躯干和肢体）良性刺激，抑制异常的病理反射和病理性运动模式，引出并促进正常的反射和建立正常的运动模式。③目标都是为了改善神经损伤患者的运动控制能力；方法上都强调感觉（包括运动觉）对完成运动动作的重要性；重复进行对学习的必要性。④均主张把治疗与功能活动特别是日常生活活动（ADL）结合起来，在治疗环境中学习动作，在实际环境中使用已经掌握的动作并进一步发展技巧动作。⑤强调早期治疗、综合治疗以及各种相关专业的全力配合，如生理学疗法（PT）、作业治疗（OT）、言语治疗（ST）、心理治疗及社会工作者等的积极配合，重视患者及其家属的主动参与，这是治疗成功与否的关键问题。

思考题

一、单选题

1. 为了促进翻身活动，Bobath 技术利用的是

　　A. 翻正反应　　　　　　　　B. 非对称性紧张性颈反射　　　　C. 平衡反应

　　D. 上肢保护性伸展反应　　　E. 对称性紧张性颈反射

2. 下列不属于控制关键点操作的是

　　A. 稳定胸椎，促进坐位稳定　　　　　　B. 肩胛前伸，促进上肢伸展

　　C. 拇指外展，抑制手指屈肌痉挛　　　　D. 肘关节屈曲，促进上肢屈曲

　　E. 健侧屈曲，促进患侧伸展

3. Bobath 技术中治疗师通过对身体关键部位的手法操作其作用不包括

　　A. 抑制异常姿势反射　　　　B. 降低肌张力　　　　　　C. 促进平衡

    D. 增加肌力　　　　　　　　　E. 促进姿势反射

4. 下面选项中,严重屈肌痉挛型脑瘫患儿应避免的体位是
    A. 仰卧位　　　　　　　　　B. 俯卧位　　　　　　　　　C. 站立位
    D. W 式坐位　　　　　　　　E. 侧卧位

5. 在指导患者独立完成从坐位到站位时,应避免的成分是
    A. 身体重心向前　　　　　　B. 躯干前倾　　　　　　　　C. 双膝屈曲超过双足
    D. 脊柱伸展　　　　　　　　E. 身体重心向后

6. Brunnstrom 认为脑损伤后运动模式逐渐从共同运动模式中脱离出来是在
    A. 第Ⅰ~Ⅱ阶段　　　　　　B. 第Ⅱ~Ⅲ阶段　　　　　　C. 第Ⅲ~Ⅳ阶段
    D. 第Ⅳ~Ⅴ阶段　　　　　　E. 第Ⅴ~Ⅵ阶段

7. 对于脑卒中患者而言,由于紧张性颈反射的影响,当头转向健侧时,偏瘫侧的上肢屈肌张力增高,如果此时患者想伸展患侧上肢,就需
    A. 将头转向健侧　　　　　　B. 将头转向患侧　　　　　　C. 牵伸患侧上肢
    D. 刺激患侧上肢屈肌群　　　E. 刺激患侧上肢伸肌群

8. 拉弓反射是指
    A. 对称性紧张性颈反射　　　B. 同侧屈伸反射　　　　　　C. 交叉屈伸反射
    D. 紧张性腰反射　　　　　　E. 非对称性紧张性颈反射

9. PNF 技术与其他易化技术的区别是
    A. 遵循人体神经发育的规律　　　　　B. 用于中枢神经系统障碍的康复
    C. 运动模式为螺旋对角交叉　　　　　D. 需要治疗师亲自操作的手法
    E. 手法可为抑制或诱发

10. 对 PNF 技术中最大阻力描述以下错误的是
    A. 强化肌肉产生收缩　　　　　　　　B. 患者所能抵抗的最大阻力
    C. 需完成整个关节的活动范围　　　　D. 治疗师给予的最大阻力
    E. 不能引起患者的疼痛

11. PNF 技术中手法接触的作用不包括
    A. 诱导患者的运动方向　　　　　　　B. 按摩患者的局部肌肉
    C. 感受患者对动作完成的反应　　　　D. 刺激患者皮肤的感受器
    E. 实施操作技术

12. PNF 技术中言语刺激的作用不包括
    A. 加深医患沟通　　　　　　　　　　B. 纠正患者动作中出现的错误
    C. 动作中的口令应详细　　　　　　　D. 让患者明白如何去做动作
    E. 可刺激肌肉产生更强有力的收缩

13. 用于加强主动肌与拮抗肌协同收缩的技术是
    A. 节律性启动　　　　　　　B. 节律性稳定　　　　　　　C. 反复收缩
    D. 保持—放松　　　　　　　E. 动态反转

14. 给患者运动感觉输入的技术是
    A. 节律性稳定　　　　　　　B. 反复收缩　　　　　　　　C. 保持—放松
    D. 节律性启动　　　　　　　E. 动态反转

15. 用于加强关节控制能力的技术是
    A. 节律性稳定　　　　　　　B. 动态反转　　　　　　　　C. 反复收缩
    D. 保持—放松　　　　　　　E. 节律性启动

16. Rood 技术最大的特点是
    A. 有目的的感觉输入　　　B. 快速擦刷　　　　　　C. 拍打
    D. 感觉输入　　　　　　　E. 以上都是

17. 在痉挛的肌肉肌腱附着点持续加压可使这些肌肉的
    A. 肌力增加　　　　　　　B. 张力增加　　　　　　C. 张力降低
    D. 协调性提高　　　　　　E. 以上都不是

18. 通常一次刷擦可重复
    A. 1～3 次　　　　　　　　B. 2～4 次　　　　　　　C. 3～5 次
    D. 4～6 次　　　　　　　　E. 5～7 次

19. Rood 技术产生于 20 世纪
    A. 30 年代　　　　　　　　B. 40 年代　　　　　　　C. 50 年代
    D. 60 年代　　　　　　　　E. 70 年代

二、简答题

1. 简述现代 Bobath 观念的定义及内容。
2. 简述现代 Bobath 技术的注意事项。
3. 简述现代 Bobath 技术的治疗原则。
4. 简述 Brunnstrom 技术对脑损伤后偏瘫的治疗原则。
5. 简述中枢神经系统损伤后运动功能恢复的 6 个阶段各自的特征。
6. 简述 Rood 技术是如何进行有控制的感觉刺激。
7. 上肢 D1F 运动模式是怎样的？
8. PNF 基本技术与程序中对手法接触的表述是什么？

（薛晓菲　刘欢丽）

第十三章 | 运动再学习技术

★**教学目标**
1. 掌握运动再学习的基本概念、实施原则以及运动再学习功能训练的方案设计的步骤。
2. 熟悉基本运动功能训练的内容、正常功能以及基本成分、训练步骤。
3. 了解上运动神经元损伤的综合征表现及功能恢复的机制。
4. 运用运动再学习技术,指导患者进行日常功能训练。

第一节　理论基础

20世纪80年代初澳大利亚物理治疗师 J. H. Carr 和 R. B. Shepherd 教授认为,易化技术的主要不足是结合患者的实际需要训练其日常生活的基本功能不够,分析运动问题不够,理论上仍只从神经生理学考虑,忽视了运动科学、生物力学、行为科学、认知心理学等理论成果,同时在疗效上也不够理想。因此,他们提出将侧重点从易化技术转向运动再学习技术(motor relearning progamme, MRP)(或运动控制模式)的观点,从经验主义转向应用运动科学。

此新模式关于运动控制的主要设想为:①重获运动的能力是一个学习的过程,残疾人和非残疾人具有同样的学习需要;②以预期的和变化的两种形式进行运动控制训练,把姿势调整和患肢运动结合起来;③特殊的运动控制最好通过练习该运动来获得,同时,这样的运动需要在各种环境中练习;④与运动有关的感觉输入有助于动作的调节。

运动再学习技术主要用于脑卒中患者,也可用于其他运动障碍的患者。重点是特殊运动作业训练、可控制的肌肉活动练习和控制作业中的各个运动成分,认为康复应该是对患者有意义的、现实生活活动的再学习,而不只是易化或练习非特异性的活动。

一、基本概念

运动再学习技术(MRP)是把中枢神经系统损伤后恢复运动功能的训练视为一种再学习或重新进行学习的治疗技术。

此法主要是按照运动学习的信息加工整理和现代运动学习的方法,对患者进行再教育,以恢复其运动功能。它主要以生物力学、运动科学、神经科学、行为科学等为理论基础,以任务或功能为导向,在强调患者主观参与和认知重要性的前提下,按照科学的运动学习方法对患者进行教育以恢复其运动功能。

二、基本原理

(一)运动控制机制

过去认为神经系统对运动的控制是自上而下的,即等级理论,这种理论降低了"下"水平的重要性。目前取而代之的是神经网络理论,认为大量神经元之间交互连接组成复杂的网络体系,这种连接的牢固性因反复使用而增强,因失用而减弱。人类学习并获得的运动技能就是在发育过程中,反复实践,通过成功与失败的经验,在中枢神经系统逐渐形成优化的神经网络,对运动进行程序化控制,这种程序化控制包括在某项运动中对参与运动的肌肉进行选择和分工,并设定肌内收缩的顺序、速度和力量等。程序化使得复杂的运动控制变得简单和具有自发性,反复的实践,促使神经网络或运动控制程序不断优化,形成节能而高效的运动模式。神经系统不同的组成部分在网络的形成中起着不同的作用,比如脊髓是主要的传出和传入通路,近年来还发现脊髓中也存在节律性运动的发生源。小脑在运动学习、平衡控制、反馈信息的调整等方面具有重要作用。间脑将来自脊髓、小脑和脑干等许多信息进行处理,然后传送至皮质的其他区域。基底节参与运动的策划和认知功能。大脑皮质将来自不同区域和途径的信息进行整合,并根据所执行任务的目的性和兴趣性发出指令。

运动再学习技术关于运动控制的主要设想为:重新获得行走、伸手和起立等运动作业能力。是包含一个"学习"过程。残疾者和非残疾者一样具有学习需要,也就是说,他们需要实践,得到反馈和理解治疗目标;以预期的和不断发展的两种形式进行运动控制训练,把调整姿势和肢体运动结合起来;特殊运动作业的控制最好通过该作业练习来获得,并需在各种环境条件下进行;与运动作业有关的感觉传入有助于动作的调节。

Fitts 提出运动技能的学习过程可分为以下 3 个阶段。①认知期:此阶段需要注意力高度集中,充分理解或在引导下练习所学项目的要点,经过不断尝试,逐渐掌握选择有效、舍弃无效的方法。②联系期:是进步发展运动技能也是优化运动程序的过程。③自发期:此时注意力已从动作本身转移到了对周围环境的关注上,而动作变成了自发性的反应。任何一项运动技能只有达到了第三阶段才算真正学会并形成了持久的记忆。

(二)脑损伤后功能恢复

脑损伤后功能恢复主要靠脑的可塑性和脑的功能重组性。脑损伤前大脑的质量和脑卒中后患者所处环境的质量也对恢复产生了一定影响力。但重组的主要条件是需要练习特定的活动,反复进行练习,功能重组就会越容易自动恢复。早期练习有关的运动对大脑的可塑性有好处,如缺少有关的练习,可能会发生继发性的神经萎缩或形成异常的神经突触。Carr 等的临床经验认为,如果患者在脑卒中后最初几天内,便应用此特定的运动学习方案,他们会比用传统的物理治疗得到更明显的功能恢复,且过度的异常反射活动会较少出现。这点可能是由于一方面强调对患侧肢体肌肉进行非常早期的、特定的、有序的控制训练,可以预防肌肉挛缩以及保持软组织的初长度;另一方面强调了减少过度使用健侧肢体和减少患侧肢体不必要的肌肉活动,防止代偿以及过度依赖健侧肢体等。

三、上运动神经元损伤综合征

对上运动神经元损伤表现本质的认识是进行康复的重要依据。与上运动神经元损伤有关的失控特点表现为阳性特征或阴性特征。Carr 等根据近年临床研究的进展提出上运动神经元损伤还具有一组适应特征。她们认为神经系统、肌肉和其他软组织的适应性改变和适应性运动行为,很有可能是构成一些临床体征的基础,并提出了相应的临床干预和措施,即康复不仅要早发现、早开始、早治疗,同时也要主动活跃。早期主动活跃的康复,可以使肌肉、骨骼和行为适应性的改变及阴性特征减少到最小的程度。缺乏锻炼或制动会导致软组织的适应性减少和习惯性失用。康复方法的目的主要是针对患者在功能性运动活动中学习运动控制和发展肌肉力量及耐力。

1. 阴性特征　指急性期的"休克",肌肉无力缺乏运动控制、肌肉激活缓慢和丧失灵活性等。主要是由于对脊髓运动神经元的下行传导减少、运动单位募集数量减少激活速度减慢及同步性减弱,再加上制动和失用,导致肌肉对运动控制不能,这是运动功能障碍的主要原因。

2. 阳性特征　指中枢神经系统损伤后所有夸大的释放现象,如过高的腱反射和痉挛、过度的屈肌回缩反射、伸肌和屈肌的痉挛及阳性病理性特征等。制动可引起肌肉、肌腱和结缔组织的物理特性改变,包括肌节的丧失、肌肉横桥连接的改变、水分丧失、胶原沉积和黏滞性改变等,因而造成肌肉挛缩、僵硬和张力过高等,因此,张力过高也属于适应性特征。

3. 适应性特征　适应性行为是指病损后患者没有能力完成某种功能而尝试使用不同于正常的运动模式。上运动神经元损伤后,肌肉和其他软组织的生理学、力学和功能的改变及适应性的运动行为。急性脑损伤后,肌肉和其他软组织的适应性改变是直接由于脑损伤造成的肌肉无力及随后继发的失用。如患侧上肢伸展困难,则使用肩带升肌提高肩带来代偿即较强壮肌肉的过度使用外,软组织的挛缩也限制了关节活动所需的某一特定范围,从而限制了正常运动模式的使用。

四、限制不必要的肌肉运动

脑卒中后肌肉活动恢复时,可发生几种错误的倾向。

(1)通过用力而加重,即可能活动了不应活动的肌肉。

(2)肌肉收缩过强以代偿控制不良。

(3)肌肉间的动力学关系紊乱。

以上这些都提示患者缺乏运动控制和运动技能。因此,运动学习包括激活较多的运动单位和抑制不必要的肌肉活动两方面,最好按运动发生的先后顺序对完成动作的肌肉进行训练。在运动学习过程中,要保持低水平用力,以免兴奋在中枢神经系统中扩散。

五、反馈对运动控制的重要性

反馈的应用贯穿在运动再学习方案的实施中。

(1)鼓励患者应用视觉信息了解运动的表现及结果,提供给患者空间的提示,促进对环境的观察,使其能够预先准备和预测环境的任何变化。

(2)治疗师应用非常具体和准确的语言反馈,使脑卒中后患者能够学会认识、分离和产生精细程度的神经肌肉活动。

(3)当肌肉活动用触觉和视觉不能感知时生物反馈的应用可以给患者提供肌肉活动的视觉和听觉反馈,并监测患者的练习是否正确。

六、调整重心

患者需要学习重心调整才能维持身体的平衡,重心调整训练的原则如下。

1. 重心应在支撑面内　当身体各部位处于正常对线关系时,仅需要极少神经肌肉能量便能维持直立姿势的稳定。因此,平衡训练的重点应在正常的支撑面中纠正身体各部位的对线。

2. 选择特定体位　坐位和站立位的平衡训练需要患者在特定的体位下获得经验。只有在特定体位进行训练,患者才能很好地重新获得特定体位下的平衡控制能力。

3. 与患者保持合适的距离　在训练过程中,应与患者保持一定的距离,也不要抓住患者以至于影响对体位的调整。

七、训练要点

(1)局部训练和整体训练相结合。

(2)练习与日常生活功能相联系的特殊作业,模仿真正的生活条件,有顺序地进行训练。

（3）避免错误的训练，防止代偿的产生。

（4）目标明确，难度合理，及时调整难易度，逐渐增加复杂性。口令简单明确，不同阶段给予不同的指令。

（5）开放性和闭合性技术相结合，为增加患者灵活性，需要用开放性技术在不同环境条件下进行作业训练。

（6）防止患者出现疲劳，可通过适当休息或让其从事其他动作练习来进行消除。

（7）在训练中患者需积极主动参与，集中注意力。鼓励患者采取积极态度，清楚自己的主要问题以及解决问题的对策。

八、创造学习和促进恢复的环境

MRP训练的含义是要组织一个环境，从而尽快改善运动技巧。应为患者提供一个环境，使他们学习如何重获运动控制能力、自理能力和社交技能。它可以尽量刺激大脑的可塑性和重组，可确保训练从特定的康复环境转移并融入日常生活。过去的治疗对提出一个学习环境的重要性认识不足，一些脑卒中患者康复的失败，可能与其所处环境很差、缺乏挑战性有关。良好的恢复和学习环境需要开放性训练环境和闭合性训练环境相结合。

1.开放性训练环境　指在不断变化的环境中进行，比如病房、家庭等，可训练患者肢体的灵活性，治疗人员和家属在训练指导中应具有一致性。

2.闭合性训练环境　指在固定不变的环境中进行训练，这种环境有助于帮助患者对动作要领的尽快掌握，通常是在治疗室内进行训练。运动丧失成分的强化训练应与完整的技能训练相结合，即部分和整体训练密切配合。

第二节　运动再学习方案的设计

运动再学习方案根据患者康复的目的，将脑卒中患者的功能训练分为7个部分，包括日常生活中的基本运动功能，如从仰卧位到床边坐起、站起和坐下、坐位平衡、站立平衡、行走训练、上肢功能训练、口面部功能训练。具体的训练步骤如表13-1所示。

表13-1　运动再学习方案的步骤及意义

步骤		意义
步骤1	分析运动的组成 观察 比较 分析	分析患者运动功能障碍的表现以及丧失成分
步骤2	练习丧失的成分 解释 指示 练习+语言和视觉反馈+手法指导	指导并辅助患者强化训练运动功能障碍中丧失成分

续表 13-1

步骤	意义
步骤3	练习 解释 指示 练习+语言和视觉反馈+手法指导 再评定 鼓励灵活性	将丧失成分融入整体活动训练中,增加灵活性
步骤4	训练的转移 衔接性练习的机会 坚持练习 安排自我监测的练习 创造学习的环境 亲属和工作人员的参与	指导患者主动运动以及家属主动参与,促使运动技能训练向实际生活环境转移,使训练逐渐贴近实际生活中去并长期坚持训练

第三节 运动再学习技术实践

一、从仰卧位到床边坐起

(一)正常功能及基本成分

从仰卧位到床边坐起,一般分两步:先从仰卧位翻身到侧卧位,再从侧卧位到床边坐起。下面以左侧卧位为例。

1. 从仰卧位翻身到左侧卧位的运动要点 ①屈颈并转向左侧。②屈右髋、右膝。③右肩屈曲并肩带前伸。④躯干旋转:右脚可蹬床使身体翻转,同时髋后移以增加稳定性。

2. 从侧卧位到床边坐位的运动要点 ①颈和躯干侧屈。②下方的左手臂保持外展放置床面上。③抬起双腿放于床沿外,并放下完成坐起。

(二)步骤1:从仰卧位到侧卧位的分析

1. 分析患者从仰卧位翻身转向健侧卧位时脑卒中患者常见的问题 ①患侧屈髋屈膝、肩屈曲、肩带前伸困难。②肢体出现代偿活动。③将健侧手与患侧手十指相交叉(防止存在患侧忽略)。

2. 分析患者从侧卧位坐起时脑卒中患者常见的问题 ①颈和躯干侧屈力量差,常出现两个代偿动作:颈部前屈及向患侧旋转。②用健侧腿钩住患侧腿,将双腿移至床沿外,坐起时容易发生重心后移。

(三)步骤2:训练日常生活中丧失的成分

练习颈侧屈:在健侧卧位下,辅助患者颈部侧屈从枕头上抬起头,再让患者将头缓慢放下,以此训练颈侧屈肌群的离心收缩和向心收缩,然后鼓励患者练习侧抬头,避免颈部旋转或前屈困难(图13-1)。

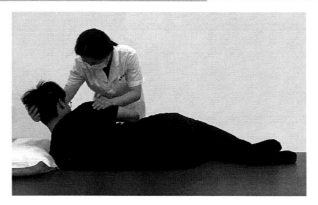

图13-1 练习颈侧屈

（四）步骤3：练习坐起和躺下

1.从仰卧位到健侧卧位 使患者患侧上肢前屈前伸，可用健侧手协助患侧手，同时下肢屈髋、屈膝，必要时治疗师给予患者辅助，同时鼓励患者头部转动，身体转动后帮助调整骨盆和下肢以保持体位的稳定性。

2.从健侧卧位到床边坐起 让患者颈部侧屈，躯干侧屈，用健侧上肢支撑床面坐起，必要时治疗师一手放在患者肩下，另一手放在骨盆处，辅助患者从床边坐起。开始时治疗师可能需要帮助患者将腿移到床边，注意避免牵拉患者手臂，防止肩部损伤，同时提醒患者躯干重心不要后移。

3.从床边坐位到躺下 将患者身体重心移至健侧手臂上，手支撑缓慢把身体放低，然后肘关节屈曲支撑床面，慢慢把头放在枕头上。必要时治疗师给予辅助并帮助患者把双腿放置于床上。

（五）步骤4：将训练转移到日常生活中去

1.早期采取直立位（坐位或者站位） 此种体位对中枢神经系统有刺激作用，可消除抑郁症，使患者能重新控制膀胱和口的功能，提供有关的视觉输入，以及鼓励进行交流。

2.尽早开始活动 患者病情稳定后，进行床上肢体被动和主动运动以保持关节活动范围；帮助患者练习桥式运动（单桥、双桥），以便患者在床上使用便盆。同时防止后遗症的发生（软组织挛缩）以及并发症的产生（静脉血栓、压疮、肺部感染）。

3.避免患侧失用 患者在训练中要避免过度使用健侧，避免健手使用床上吊环，加重患侧肢体的失用。

4.注意良肢位的摆放 患者必须卧床时，需让患者患侧肢体保持在良肢位。

二、站起和坐下

站起和坐下都需要肌群在加速和减速活动之间复杂的相互协调。以保证身体进行支撑面之间进行姿势转换。特别是腓肠肌和比目鱼肌，它们在阻止身体向前运动方面起着至关重要的作用。下肢伸肌力弱的患者在整个站立和坐下过程中均难以保持平衡。

（一）正常功能及基本成分

1.站起 ①踝背屈负重。②躯干前倾。③双膝向前运动使双膝双肩前移过足，伸髋伸膝站起。

2.坐下 ①躯干前倾。②双膝向前运动。③双膝屈曲坐下。

（二）步骤1：分析患者在坐位或站立位时常见的问题

中枢神经系统损伤使脑卒中患者肌肉收缩能力以及控制能力受到影响。分析脑卒中患者常见问题。

1. 重心不能充分前移　表现为肩关节以及膝关节不能前移过足,站起来困难。

2. 异常代偿动作　站起时,患侧下肢无力,导致身体往健侧倾斜,健侧肢体过度负重。

（三）步骤2：练习丧失的成分

1. 训练躯干在髋部前后移动（伴随膝关节前后运动）　坐位,双上肢放在一个接近肩高度的桌子上,躯干和头直立,通过双手滑向桌子的边缘使躯干在髋关节处前屈,然后回到直立位。注意通过双足向下向后推,用足够的力量使双膝前移。

2. 牵伸比目鱼肌和腓肠肌　如坐位保持足后置,即踝背屈位可牵伸比目鱼肌,站立位利用踝关节矫正板牵伸腓肠肌。比目鱼肌的延展性对足的后置和患肢负重来说至关重要,功能训练前短暂的被动牵伸可以降低肌张力（图13-2）。

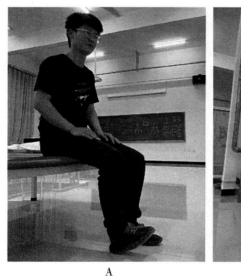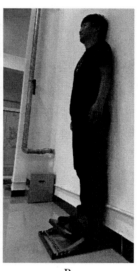

A　　　　　　　　　　　B

图13-2　牵伸比目鱼肌（A）和腓肠肌（B）

3. 激发腘绳肌和胫前肌收缩训练　可进行屈膝及踝背屈主动-辅助训练,治疗师可以用手接触相关肌肉或用肌电监测仪监测肌肉的主动收缩（图13-3）。

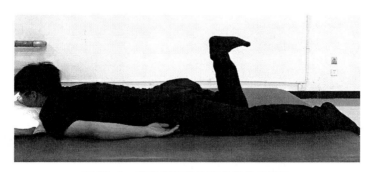

图13-3　激发腘绳肌和胫前肌收缩训练

（四）步骤3：练习站起和坐下

1.站起　站起时，躯干直立，双足后移。然后，患者躯干在髋关节处屈曲前移，当双膝和双肩越过足尖后再伸髋伸膝站起。注意：①确保不出现代偿动作，如双手前伸代替屈髋、躯干前移；②患者站起时不要妨碍膝的前移；③必要时治疗师可以帮助患者双足后置或引导膝水平前移；④对于肌力弱无法站起的患者，治疗师可以从患侧膝部沿小腿向后下方施压以帮助患者稳定患足，辅助患肢负重，这样也可以避免股四头肌收缩时足向前滑动。

2.坐下　坐下时，膝前移启动屈膝，躯干在髋关节处前屈，重心保持在双脚上方，身体逐渐下降关节处前屈，重心保持在双脚上方，身体逐渐下降，接近座位时，后移坐到位子上。注意：必要时可以帮助患者稳定小腿和足以使患腿负重，然后逐渐减少帮助，针对性地训练患腿负重时坐下。

（五）步骤4：将训练转移到日常生活中

当患者能够独立站起和坐下时，及时将训练转移到日常生活中去，并增加训练的难度以强化技能。①各个方向手拿物品进行站起（图13-4）和坐下训练。②在与人交谈中站起和坐下。③变换站起和坐下的速度，要求停住时能停住而且不失去平衡，尤其在臀部离开座位时或接近座位之前立刻停住。④从不同类型及高度的椅子上站起和坐下。

三、坐位平衡

平衡包括运动前预先姿势调整的能力，以及运动中针对具体任务进行不断姿势调整的能力，对于不同的任务和环境特点，姿势的调整具有高度的特异性，即使任务和环境发生细微的变化，肌肉活动也会发生明显改变。因此，针对某一种任务的平衡机制不适用于另一种不同机制的任务。

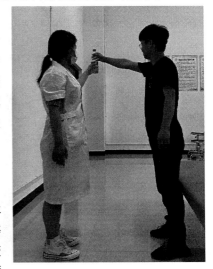

图13-4　站起取物

（一）正确坐位平衡的基本要点

（1）双脚、双膝靠拢或双脚分开与肩同宽。

（2）躯干伸展，双髋屈曲，双肩在双髋的正上方。

（3）头部中立位。

（二）步骤1：坐位平衡的分析

观察患者端坐位时的身体对线，分析调整肢体、躯干、头部的运动能力。偏瘫患者常见的问题有以下几种。

（1）支撑面增宽，表现为双脚分开。

（2）随意运动受限，表现为发僵和屏住呼吸。

（3）患者双脚在地上滑动或用手支撑来代替调整相应的身体部分。

（4）当患者运动时需要体重侧移时，患者因侧屈控制力差，常向前或向后靠。

（三）步骤2和3：练习坐位平衡

患者应坐在不同类型的座位上练习不同的作业。当患者练习来回移动时，治疗师应保证患者做必要的调整，而不是滑动双脚、扩大支撑面而已。训练重心转移的姿势调整有以下几种。

（1）坐位，双手放在大腿上，患者转动头部和躯干看向侧方，回到中立位，再重复另一侧。

（2）坐位，患者患侧前臂支撑在一个或两个枕头上，从这个位置训练躯干坐直。

（3）坐位，患侧上肢伸直位，分别向前、上、下、两侧触碰物体，每次都返回到直立位。必要时，治疗师可对患侧上肢给予帮助。

（四）步骤4：将训练转移到日常生活中去

（1）患者应坐易于站起的椅子（必要时予以帮助）上，经常将重心从臀部一侧移到另一侧。

（2）可给患者列出白天练习要点的清单。

（3）如患者上肢软瘫，应将上肢支持在桌子上。

（五）注意事项

（1）患者的坐位练习应从高位逐渐过渡到低位。

（2）指出坐位的调整应注意躯干和头的控制，而不是滑动双脚、扩大支撑面等代偿动作。

（3）指出患者为达到前移，患者必须屈髋而不是屈曲躯干。

（4）需语言提醒患者健侧放松。

四、站立平衡

虽然站立平衡与坐位平衡有许多相似之处，但姿势的调整及因此产生的肌肉活动是有一定作业特异性的，不同训练促进不同功能，故站立平衡与坐位平衡同样都需要单独训练。一个脑卒中患者如果没有站立的特殊训练，将不可能通过必要的姿势调整来主动重获站立位移动的能力。

（一）正常功能及基本成分

站立位由于支撑面很小，身体的对线要求比坐位更高，而且要具备不断进行姿势调整的能力。站立位的基本要点如下：①双足分开与肩同宽；②双髋位于双踝之上；③双肩位于双踝正上方；④头部平衡于水平的双肩上。

（二）步骤1：站立平衡的分析

要观察患者在静态站立位时的身体对线，分析患者进行不同程度的活动时，躯干以及肢体的姿势调整能力。下面列举脑卒中偏瘫患者站立平衡常见的问题：①在重心轻微偏移时出现代偿动作；②双足分开太大或单双侧髋关节外旋；③患者双足原地踏步或过早地跨步；④双上肢伸展或抓物支持。

（三）步骤2：练习站立平衡训练

1. 取物训练　患者站立位，分别向前方、侧方、后方伸手从桌子上拿取物体及做不同程度的手伸出及指向的作业。确保患者能在踝关节水平移动身体（图13-5）。

2. 迈步训练　双下肢站立位，健侧下肢向前迈一步，恢复原位，然后再向后迈一步。注意迈步时患侧髋关节应保持伸展，骨盆不过分侧移（图13-6）。

3. 踝背屈时控制身体重心后移的训练　患者背靠墙而立，双足离墙10 cm，治疗师握住患者双手使其肘伸展并给予阻力或助力，指导患者将髋关节移离墙面，寻找激发足背屈的位置，诱发主动活动。注意患者应用腿的力量离开墙面，确保患者用双足负重，双膝无屈曲（图13-7）。

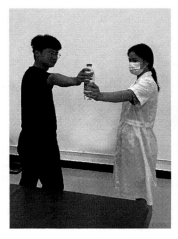
图 13-5　后方取物训练

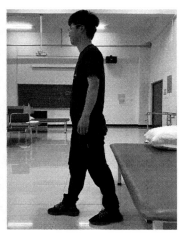
图 13-6　迈步训练

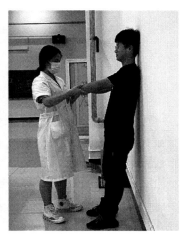
图 13-7　踝背屈时控制身体
重心后移的训练

4.增加复杂性训练(如接球、抛球、拍球等活动)　利用步行训练通过急停、跨越物体、改变方向步行来增加站立平衡能力。

(四)步骤3:将训练转移到日常生活中

如果患者临床状况良好的话,从第一次治疗就应帮助患者站起并开始站立位训练,同时使患者在日常生活中有机会练习。练习中患者应知道以身体各部分正确对线及患腿负重来站立;应了解训练的关键点,如站立时伸髋,患侧负重,前移时注意控制骨盆、双腿和躯干,从而使患者能监督自己的练习。

五、行走训练

脑卒中后神经系统对运动的控制能力减退、肌肉无力、软组织挛缩等是导致行走障碍的主要原因。行走是完成大多数日常生活活动的先决条件。所以,尽早帮助患者建立独立行走功能是康复治疗的目标。

(一)正常步行功能及基本成分

正常步行这种运动需要很少的肌肉活动并且具有节奏性和对称性。根据正常步态参数及运动学、力学特点等进行分析,忽略步行中短暂的双足支撑阶段,将步行分为支撑相和摆动相。

1.平地步行的基本成分

(1)支撑相:开始于足跟着地。①髋关节伸展以带动身体重心向前移动,尤其在支撑相末期,充分伸髋是该侧下肢摆动相运动的基础;②躯干和骨盆水平侧移,正常为4~5 cm;③膝关节在足跟开始着地时屈曲约15°,随后膝关节伸直,在足趾离地前屈曲35°~40°;④踝关节背屈以便脚跟着地,跖屈使足放平,身体重心向前越过脚面之后再背屈,摆动前再次踝跖屈准备,足抬离地面。

(2)摆动相:①膝关节屈曲,从摆动前的35°~40°,增加至60°,以缩短下肢,同时伴髋关节伸展;②在足趾离地时骨盆向摆动侧下降倾斜大约5°;③髋关节屈曲,足离开地面,将下肢提起;④摆动侧骨盆向前转动,围绕纵轴旋转大约4°;⑤在足跟着地前伸膝以及踝背屈。

2.上下楼梯的基本成分　下肢伸肌肌力在上下楼梯中非常关键,因为全身重量基本要靠单腿支撑。与平地行走不同的是,大部分靠膝关节肌肉产生力量。上楼梯时,重心移至前腿,前腿伸肌向心收缩,将身体垂直上提;而下楼梯时,重心保持在后面支撑腿,后腿伸肌离心收缩以对抗重力。

（二）步骤1：行走的分析

脑卒中偏瘫患者常存在的问题包括以下几点。

1. 患腿支撑相　由于下肢髋关节、膝关节、踝关节伸肌肉力量比较弱以及挛缩等原因，可使患者表现为：①踝关节常表现为跖屈状态，踝背屈力量薄弱，常存在踮脚尖状态；②膝关节屈伸肌肉力量薄弱，常存在膝关节屈伸控制障碍；③骨盆向患侧过度侧移，导致骨盆下降；④髋关节伸展不充分。

2. 患腿摆动相　①在摆动和脚趾离地时，膝关节屈曲力量薄弱。②髋关节屈曲力量薄弱。③足跟着地时，膝关节伸膝及踝背屈肌肉力量薄弱。

3. 时间和空间上的适应性改变　包括步行速度降低，步幅以及跨步长度缩短，或者不一致，步宽增加，双足支撑期延长，依靠手支撑等。

（三）步骤2：练习丧失的成分

1. 站立期髋关节伸展训练

（1）健侧腿上下台阶训练：患腿负重，健侧腿放于约8 cm高的台阶上，患侧腿髋关节保持伸展，膝关节保持伸直，但不能出现膝过伸。

（2）健腿迈步训练：患者站立位，患侧下肢伸髋伸膝，踝关节保持背伸状态，健侧腿向前迈一步，在患腿前面。注意：患侧下肢保持伸直位，膝关节不能过伸。

（3）诱发患侧腿伸髋肌群训练：患者仰卧位，患侧小腿放于床沿外（放于阶梯凳上），训练小范围伸髋肌力训练（图13-8）。

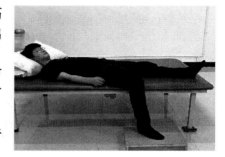

图13-8　髋关节伸展训练

2. 站立期膝关节控制训练

（1）股四头肌诱发训练：患者端坐位膝关节伸直，做股四头肌等长收缩训练，也可应用生物反馈仪诱发股四头肌收缩。

（2）坐位膝关节控制训练：患者坐位膝关节在0°~10°范围进行屈伸练习，使股四头肌进行离心和向心收缩。

（3）健侧膝关节负重控制训练：患者站立位，患腿前后迈步，健腿承受身体重量，使患侧膝关节进行0°~10°范围的屈伸练习。

（4）患侧膝关节负重伸膝控制训练：患者站立位，健侧腿放置于患腿前，选择约8 cm的阶梯凳，将健侧腿放置于阶梯凳上，使患侧腿部分负重。注意：患侧腿髋关节、膝关节保持在伸直位，同时防止膝关节过伸（图13-9）。

3. 膝关节屈曲控制训练　膝关节屈曲主要肌肉是腘绳肌，在进行膝关节控制训练时，针对主要肌肉进行锻炼。方法：①患者站立位，治疗师站在患者的患侧，一手放在患者的腰部，另一手放在膝关节处保持伸直位，然后进行30°范围的屈伸练习；②患者俯卧位，让患者进行伸髋屈膝肌力训练，并给予适当阻力。注意：固定骨盆，防止代偿。

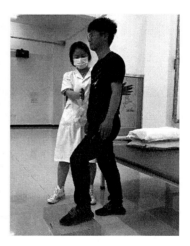

图13-9　膝关节控制训练

4. 踝关节背屈训练　踝关节背屈的主动肌是胫前肌。方法：患者背靠墙而立，双足离墙10 cm，治疗师握住患者双手使其肘伸展并给予适当协助，指导患者将髋关节移离墙面，寻找激发踝背屈的诱发点，使其诱发主动运动。需要注意的是患者应用腿的力量离开墙面，确保患者双足负重，双下肢伸展。

5. 软组织牵伸　保持肌肉初长度,进行被动牵伸和主动牵伸。在每次训练开始前进行肌肉的牵伸,维持其长度,有助于降低肌肉的张力。针对主要肌肉进行牵伸,具体如下。

(1)腓肠肌:患者靠墙站立位进行牵伸。

(2)比目鱼肌:患者坐位,踝关节保持背伸位进行牵伸。

(3)股直肌:患者仰卧位或俯卧位,将患者患侧膝被动屈曲。

(四)步骤3:训练行走

行走训练初期的目的在于使患者要学会行走的节奏,使患者改善对行走的控制和成分的顺序安排,可以用"左-右""迈步-迈步"等指令来帮助患者学会掌握运动的时间节奏。训练时健侧腿先迈步,必要时给予帮助或者利用减重悬吊带。行走训练时需提示患者需要注意的问题有:①患足站立期保持患侧伸髋;②患足站立期保持患侧髋关节不过度侧移;③患足站立初期保证患侧足跟先着地;④患足摆动期骨盆不过度上抬;⑤患足摆动期保证足够的屈髋、屈膝及踝背屈角度。

(五)步骤4:将训练转移到日常生活中

给患者制订训练计划,同时增加复杂性的练习,主要内容包括:①跨过不同高度的物体;②边说话边走,拿着东西走;③加快速度走;④在有行人的地方行走。

六、上肢功能训练

由于脑损伤后导致运动控制能力丧失,优化的运动控制程序出现问题,因此,治疗人员必须通过设计有效的功能性训练,帮助患者根据日常生活的需要重新学习一系列从简单到复杂的上肢活动,尽可能建立最佳的运动控制能力。

(一)正常功能及基本成分

在日常生活中,上肢的运动常常服从于手的活动要求(表13-2)。

表13-2　正常上肢功能及基本成分

上肢基本功能和基本成分			上肢功能分析	
部位	基本功能	基本成分	脑卒中后常见问题	代偿动作
上肢	取物(使手在操作时放在适当的位置)	肩关节外展、前屈、后伸	肩关节外展前屈不能	提高肩带,躯干侧屈,肩关节内旋
		伴随着适当的肩胛带运动和盂肱关节旋转	肩胛运动不能(外旋和牵伸)导致持续的肩带压低	
		肘关节屈曲和伸展	肘伸展不能	过度的肘关节屈曲,前臂旋前

续表 13-2

上肢基本功能和基本成分			上肢功能分析	
手	操作抓握松开	桡侧偏伴伸腕	伸腕抓握困难	抓住物体时前臂有旋前倾向;放开物体时只有屈腕才能放开,且过度伸展拇指及其他手指
		握住物体伸腕和屈腕		
		对掌:拇指腕掌关节外展和旋转	对掌抓握和放开物体困难	
		对指:各指向拇指的屈曲结合旋转	对指困难	
		掌指关节屈伸:在指间关节微屈时各掌指关节屈伸	手指抓住和放开物体困难	
		前臂旋前和旋后:手握物体时前臂旋前、旋后		

（二）步骤 1:分析脑卒中患者上肢常见问题

1. 上肢　脑卒中上肢的常见问题见表 13-2。

2. 手　脑卒中手的常见问题见表 13-2。

3. 疼痛肩　由于脑卒中所导致偏瘫,正常地控制和保护盂肱关节解剖关系的肩关节周围的肌肉组织不能正常活动,盂肱关节处于完全不稳定状态。此时被动关节活动范围训练时用力外展而无外旋的训练、患侧上肢因地心引力作用下垂、拉拽患者上肢去改变患者的体位、肩关节长时间受压迫,这些不恰当的被动运动或体位就可能形成或被迫形成肱骨与肩胛骨之间的一种不正常的关系,因此,会使盂肱关节周围软组织受到挤压、摩擦和牵拉而损伤,这是引起疼痛肩的主要原因之一。如果疼痛是主要问题,可用周围关节松动技术、干扰电或经皮神经电刺激来处理,如果存在慢性炎症,可应用热疗法或超声波治疗。

（三）步骤 2 和步骤 3:练习上肢功能

1. 软组织牵伸　在训练前进行短暂的被动牵伸可降低肌张力,具体方法有:①坐位牵伸,将患侧上肢外展外旋,肘伸直,伸腕伸指平放在身后床上,牵伸屈指长肌群、肩关节屈肌群、内旋肌群（图 13-10）;②主动牵伸,例如握持不同大小的物体时,拇指内收肌和手指得到主动牵伸,物体越大、牵伸越大。

2. 诱发肌肉收缩　对于肌力较弱的患者,使用肌电反馈、电刺激以及诱发主动运动的简单练习可使无力的肌肉提高收缩能力。电刺激同时可配合意向性训练。诱发主动运动的训练包括肩部、前臂及腕部的运动。具体如下。

（1）诱发肩周肌肉收缩

1）肩胛带前伸的训练:患者仰卧位,举起并支持患者的上肢在前屈位,患者尝试朝天花板向上伸,再利用离心收缩缓慢回落。注意避免前臂旋前及盂肱关节内旋（图 13-11）。

2）三角肌和肱三头肌活动的引出:患者仰卧位,举起并支持患者的上肢在前屈位,患者将手向头部移动或将手经头上够到枕头。以及控制在所有方向和在不断增加的范围内移动,治疗师指引其需要活动的轨迹。注意避免前臂旋前及盂肱关节内旋,在返回运动时利用离心肌肉收缩。

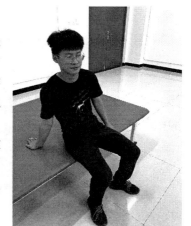

图 13-10　坐位牵伸

265

3）坐位练习肩胛带向前伸及向上伸：当能控制肩关节前屈大于90°时，应于90°以下在较小的活动范围内练习前伸，直到患者手臂能主动前伸，注意防止提高肩胛带以代替肩前屈，避免肘关节屈曲，除非由于物体位置的需要，确保患者前伸时肩关节外旋（图13-12）。

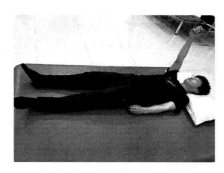
图13-11　肩胛带前伸的训练

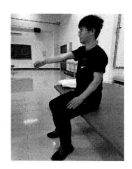
图13-12　坐位练习肩胛带
向前伸及向上伸

（2）腕屈伸训练：方法如下。①坐位，上肢放在桌上，患手越过桌子边缘并握住物体做抬起（伸腕）和放下（屈腕）的动作；②在前臂中立位，腕桡侧偏从桌边缘拿起玻璃杯并通过屈腕和伸腕将它放在左边和右边；③在前臂中立位，通过伸腕推动桌上的水瓶（图13-13）。

（3）前臂旋后训练：方法如下。①用手指环握筒形物体，前臂旋后以使该物体的末端接触桌面（图13-14）；②让患者用手背压胶泥或手掌向上以接纳落下的小物体。注意除非作业需要，否则不允许前臂抬起离开桌面。

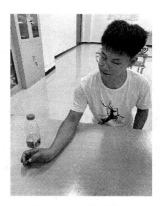
图13-13　伸腕训练

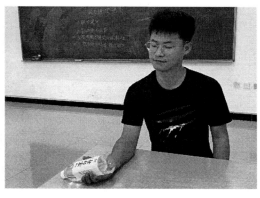
图13-14　前臂旋后训练

（4）手指屈伸训练：患者前臂处于中立位，伸腕，治疗师指导患者尝试抓握物体，引导患者完成拇指伸展、外展以及四指的伸展动作，完成抓握时鼓励柱状抓握。注意不能屈腕或前臂旋前，放开物体时，应是外展拇指而不是由伸展腕掌关节使拇指在物体上方滑动，拇指完成对掌运动时应使用指腹而不是拇指的尺侧缘（图13-15）。

（5）对指训练：前臂旋后，练习拇指和其他手指相碰，特别是第四、五指（图13-16）。

（6）拾物训练：练习用拇指和其他各个手指捡起各种小物体，然后将手旋后放入一个容器中或移动物体，注意患者应完成的是拇指和示指的对捏动作（图13-17）。

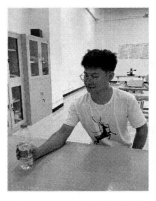
图13-15　手指屈伸训练

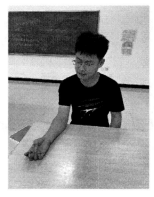
图13-16　对指训练

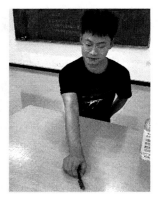
图13-17　拾物训练

（四）步骤4：将训练转移到日常生活中

患者具备一定的运动控制后，尽快转移到日常生活中去，并在训练中注意：①要坚持正确的体位转移和摆放，以避免患者出现继发性的软组织损伤；②不允许或不鼓励患者用健肢来帮助患肢活动或仅用健肢作业，这会容易发展成习惯性弃用患肢；③只要可能，还应反复集中精力练习特定的成分或运动；④如果必须使用夹板，所使用的夹板必须通过把关节放在功能位（一个有利于再学习某种运动成分的位置）而实现使肌肉重获功能的目标。例如，用拇指外展夹板使拇指处于伸展外展位，同时这个夹板要很小不能影响其练习手的运动，这样才能帮助患者重新获得拇指外展、抓握和放开物体的能力。

七、口面部功能训练

口面部功能主要包括吞咽、面部表情、通气和形成语言的发声运动。脑卒中后，这些口面部动作可能受到影响，妨碍患者吃饭、交流和社交等。脑卒中期间的吞咽困难是口面部主要的功能障碍。吞咽是高度复杂的综合性神经肌肉活动。

有效吞咽的前提包括坐位、控制与咽有关的呼吸、正常的反射活动。

（一）口面部功能的基本成分

口面部功能的基本成分包括闭颌、闭唇、抬高舌的侧缘及吞咽，抬高舌后1/3以关闭口腔后部。有效的吞咽需要一定的前提，即坐位、控制与吞咽有关的呼吸、正常的反射活动。

（二）步骤1：分析脑卒中患者口面部常见问题

通过观察舌和双侧面颊在吃饭和喝水时的活动，脑卒中后常出现的问题如下。

1. 吞咽困难　对口面部肌肉控制不良，包括张颌、闭唇功能差，舌体活动不良等，从而导致流涎，食物会存于面颊与牙床之间。

2. 面部运动和表情不协调　患侧面部的下部缺乏运动控制以及健侧面部肌肉过度和无对抗活动的结果。面部1/3肌肉接受双侧神经支配，因此脑卒中后通常不受影响。

3. 缺乏表情控制　脑卒中早期经常看到患者缺乏感情表情的控制，表现为爆发性、无法控制的哭笑，患者自身很难进行调整或停止。

4. 呼吸控制差　表现为深呼吸、屏气和控制延长呼气困难，会产生言语交流困难。

（三）步骤2和步骤3：练习口面部功能

口面部功能的训练如下。

1. 训练吞咽　用棉签或冰刺激咽后壁,诱发吞咽反射。

2. 训练唇闭合　患者闭颌,治疗师用手指指出缺乏活动侧的未闭唇的区域。注意放松健侧的面部肌肉。

3. 训练舌运动　治疗师用示指用力下压舌前1/3以关闭口腔后部,然后帮助患者闭颌。

4. 训练吃和喝　应给患者不同结构的食物和可咀嚼的食物。如果咀嚼困难,治疗师可帮助患者把颌合上,促进咀嚼。

5. 训练面部运动　在患者张口和闭口时,训练降低健侧面部的过度活动。

6. 改善呼吸控制　患者躯干前倾、上肢放在桌子上练习深呼吸,重点在于呼气。呼气时配合发音,如发"啊"音。

7. 改善控制感情爆发　当患者失去感情控制时,使他深吸一口气,然后平静吸气,并帮助闭颌。

(四)步骤4:将训练转移到日常生活中

治疗师要运用上述训练吞咽的技术来帮助患者吃饭,患者应坐到桌子旁吃饭并且安排好吃饭时间,以便他们处在高兴和社交的场合。在所有的训练时间里,当患者致力于各种作业时,治疗师要检测患者的面部姿势,并向护士和家属解释控制面部表情爆发时的训练方法。改善口面部控制,帮助患者重新树立自尊和与人交往的信心。

本章小结

运动再学习技术(MRP)主要以生物力学、运动学、神经学、行为学为基础,强调患者的主观参与以及认知的重要性,是按照科学的运动技能获得方法,对中枢神经系统损伤后产生运动功能障碍的患者进行再教育以恢复其运动功能的一种方法,它将运动功能的恢复视为一种再学习或再训练的过程。通过科学的分析观察,找出患者运动中的丧失部分,进行针对性的练习,让患者从学习的认识阶段转变到学习的自主阶段并逐渐过渡到日常生活中去,完成运动功能的恢复。

思考题

一、单选题

1. 运动再学习技术注意事项不包括

　A. 在运动学习的早期,保持不分散注意力

　B. 运动再学习不是为了增加肌力,而是增加运动的控制能力

　C. 运动再学习不是为了增加运动的控制能力,而是增加肌力

　D. 在患者病情稳定后立即开始,避免给肌肉有学习错误活动的机会

　E. 运动再学习要学习的不是某种运动模式,而是有现实意义的日常工作能力

2. 运动再学习技术治疗原则不包括

　A. 强化训练和训练脑损伤后功能恢复原理

　B. 保存软组织的长度和柔韧性

　C. 强调反馈

　D. 预防失用性肌萎缩

　E. 对严重的肌肉过度活动

3. 运动再学习技术的站立平衡训练不正确的是

　A. 双足分开5~10 cm,双下肢垂直

　B. 双肩正对双髋,双髋于双踝前方。此对线使患者能来回移动和有效工作

C. 双肩正对双髋,双髋于双踝后方。此对线使患者能来回移动和有效工作

D. 髋膝伸展,躯干直立

E. 双肩水平位,头中立位

4. 运动再学习技术治疗原理不包括

A. 脑损伤后功能恢复原理　　B. 限制不必要的肌肉活动　　C. 强调反馈

D. 反射抑制性技术　　　　　E. 调整重心

5. 脑损伤患者功能恢复主要靠

A. 可塑性　　　　　　　　　B. 功能重组性　　　　　　　C. 重生性

D. 可塑性和功能重组性　　　E. 可塑性和重生性

二、简答题

1. 简述运动再学习技术治疗原则。

2. 简述运动再学习方案的设计步骤及意义。

（蒋焕焕）

第十四章 引导式教育

★**教学目标**
1. 掌握引导式教育的概念、基本理念、教育目标和学习理论及应用、动作学习理论。
2. 熟悉引导式教育的构成成分、作用和应用方法。
3. 了解引导式教育的起源。
4. 能运用引导式教育实施方法为患者进行康复训练及指导,同时又能与患者及家属进行沟通,开展康复教育。

第一节 概 述

一、定义

引导式教育是指通过他人的引导、诱发和教育,采用综合的康复手段,调动患者的自主运动等各方面的潜力,以娱乐性和节律性意向来激发患者的兴趣和参与意识。以此来促进功能障碍者的改善。该治疗方法广泛应用于小儿脑瘫的临床及家庭康复治疗,是国际公认最有效的方法之一。

二、发展简史

引导式教育是由匈牙利人 Andrew Peto 创立。通过对运动障碍儿童的观察,他认为运动障碍不只是影响儿童身体的发育,还导致儿童心理的依赖和自尊心的降低。经过许多年的研究,基于脑损伤儿童仍有相当大的潜力的观点,他将神经生理学和神经心理学结合在一起,设计了能够发展儿童人格和促进他们获得适应环境能力的一种新的运动治疗系统,并逐渐被医学专业人士所接受。1950 年,第一所引导式教育机构在布达佩斯成立。Maria Hari 在 1968 年成立了引导员培训学院。20 世纪 60 年代爱丝德·葛顿(Ester Ctton)把引导式教育方法引进英国,到 80 年代初期传入香港。此后又传入中国大陆,目前国内外不少机构采用了这种方法来治疗脑性瘫痪儿童和患有其他运动障碍疾病的成人。

引导式教育(conductive education)通过创造能使他们尽可能获得成功的学习环境(learning environment),如引导员、小组、节律性意向等诱发技巧、习作程序及每日活动课程、普通或特殊的引导式教育材料、家具、设备等,不断鼓励他们在学习过程中积极主动参与,激励儿童和成人让他们掌握应学会的技巧以解决日常生活中的实际问题,获得融入社会所要达到的适应水平,使他们更加主动和独立地生活。

香港明爱医院对引导式教育下的定义是:引导式教育是一种综合及交流性的教育方法,旨在促进患有多种残疾的儿童的性格发展,通过一些仔细策划的活动及有关引导员、小组、节律性意向、习作程序及每日活动课程相辅助,刺激儿童有系统地建立运动功能言语、智能社交及情绪等各方面的发展,并加以紧密联系,让孩子能够主动地去学习日常生活所需的功能,以克服身体的运动功能障碍。

传统的康复模式采用多元化专业队伍制度,由不同的专业人员负责照顾弱能儿童不同方面的康复,至于能否成功地照顾儿童的整体发展,需要视各专业人员的合作程度。但由于时间和地方的限制,以及不同专业人员观点上的分歧,有效沟通是很难达到的。

引导式教育这种神经心理学方法得以发展的原因在于它实践上的有效性和理论上的合理性,最重要的则是弥补了神经生理学方法的不足之处,并在它的基础上进行了发展和提高,使得脑瘫儿童作为一个人,能够得到全方位的发展,并且在较愉快而轻松的环境下接受训练和学习。

我们在讲引导式教育的时候,不应该也不能够去否定另一种治疗训练方法或者综合的治疗方法。引导式教育只是采用了不同的康复途经,其他治疗方法也不会因为引进引导式教育而失去其在康复过程中的重要性和地位。由于一些原因,并不是所有运动残疾的儿童都适合引导式教育。Bobath 的训练方法,对年龄比较小的孩子和程度较重的脑瘫儿童,仍然是较好的治疗手段。如果一个痉挛型的脑瘫孩子,他的痉挛程度非常严重,通过成人的辅助都无法改变他的异常姿势,这时就必须要进行被动的或借助某种器械来达到康复目的。并且,当引导式教育在儿童康复过程中达到某点而不能继续从引导式教育获得益处时,其他治疗仍可继续进行以维持所获得的功能,提供一个及时的帮助。事实上,在许多情况下,在进行引导式教育的同时,也会选择其他治疗方法。

第二节 基本理念

引导式教育的教育体系侧重的是教育理念,就是通过教育的方式来改善或恢复功能障碍者的功能。在学习的过程中既需要障碍者本人的积极努力,也需要他人的帮助,在他人的引导、诱发与教育下,促进功能障碍的改善,这是引导式教育的基本理念。

一、正常功能、功能失效及引导式教育的目的

(一)正常功能

正常功能是指个体能够自主学习并完成一项任务,能最大程度地独立。由于人类潜能意识基于以往的经验情景和已掌握的技巧而不断变化,功能生效也不断改变。如果恰当地利用高度结构化的教学方法和环境,脑瘫患者就可能达到最大的潜能即功能生效。

(二)功能失效

功能失效是指儿童生理、心理、解剖结构及功能的异常,使儿童不能以正常的方式在正常范围内进行活动,并使他的行为与他自己或其所处环境的期望之间不协调。一个脑部损伤的儿童,即使运动功能失调,仍然会不断地积极去尝试在某种环境中要达成某项任务时所涉及的种种问题。

(三)引导式教育的目的

引导式教育体系中所指的康复,既要使功能障碍者的功能得到改善和恢复,又要使人格、个性发生变化,如认知、社交等能力的提高。

(1)通过各种手段诱导出所要达到的目标,引导出功能障碍者学习各种功能动作的机会。

(2)通过其他人的引导、诱发与教育,达到学习、掌握功能动作、主动完成的目的。

(3)通过引导者与功能障碍者之间的整体活动,诱发功能障碍者本身神经系统的功能形成和恢复。引导式教育目的的完成,必须通过神经系统的传入、传出系统,经过中枢神经的调节来实现。

二、性格

(一)定义

性格是指人们对现实稳定的态度和与之相适应的、习惯了的行为方式,是决定一个人独特行为和思想的启动性结构。

性格包含着各个侧面,主要表现为:①对自己自尊或自卑,对工作和学习认真细致或马虎粗心,创新或墨守成规;②对社会、集体和他人的态度,善于交际或行为孤僻;③富有同情心或冷酷无情等。

性格也表现在对自己行为的自觉调节方式和水平上:①行为目的的明确程度,如目的性、盲目性、独立性、易受暗示性;②行为的自觉控制水平,如主动性、被动性、自制力、缺乏自制力等。

(二)性格的发展

人的性格并不是一朝一夕形成的,性格是在实践活动中,在人与客观世界相互作用的过程中形成和发展起来的。既已形成就比较稳定并且贯穿在他的全部行动之中。客观事物的各种影响通过对主体的认识、情感和意志活动在个体的反映机构中保存下来和固定下来,构成一定的态度体系,并以一定的形式表现在个体的行为之中,构成个体所特有的行为方式。

环境对儿童的影响:①儿童遭受挫折越多及被视为需要帮助,便越会向照顾他的人寻求帮助;②儿童若被视为不用靠他人扶助而能达到自己的目标,并且在进行每项活动时得到更多鼓励,他便越不会去寻求帮助。

集体对儿童性格形成具有很大的影响,集体生活和学习使儿童习惯于系统地和有目的地学习,得到克服困难的锻炼,并且品尝到集体生活的乐趣。集体生活有利于培养学生的合群、组织性、纪律性、自制、勇敢、顽强等优秀的性格特征,也有利于克服孤僻、自私等不好的性格特征。教师对儿童的性格发展具有重要的作用,心理学研究证明,学生学习成功的时候,教师对学生的学习成绩给予正确的评价,对其进行及时的表扬、鼓励,这种夸奖的形式能增强学生的意志并提高他们的学习兴趣。实践证明,教师对学生学习成绩的承认,深刻地影响着学生继续学习的信心和兴趣。国外有一种承认理论认为:"承认"导致动力,动力导致更高的成绩。苏联心理学家弗·沙塔洛夫认为,从心理学上讲,只有使学生感到自己在前进、在成长,在不断地往前发展,才能使之产生克服困难的动力。有的研究表明,对学生的学习赞扬优于责备,而责备又比没有评价好。教师要注意为儿童创造成功的环境,随时做出必要的信息反馈。

个体已有的心理发展水平对性格形成的作用,随着年龄增大而日益增强,个体已有的理想信念和世界观等对接受社会影响有决定性的作用。外部的社会要求都需要让儿童接受与领会,逐渐将这一要求转变为对自己的内部要求,才能形成自己的性格。儿童的自我概念影响着其性格的发展,而自我是由其过往的经验累积而成的。以前的经验帮助儿童形成自我的概念。这个自我发展的过程是延续不断的。每个经验都是由个体及他所处的社会和文化环境之间相互影响而形成的。儿童正面的自我概念被视为刺激他继续发展的要素。

环境和个体相互影响。儿童能否学会独立取决于他2岁以前对独立的渴望能得到多大的满足。如果他对独立的渴望遇上的反是父母过分的呵护,他便会变得过分依赖。然而,如果他得到鼓励,享有他能力范围内的独立,他便会变得独立和有主见。

儿童要在一个得到信任和鼓励的环境中生活,才会变得积极;相反,对儿童怜悯、溺爱和过分保护,反而容易令他们建立消极的自我形象。因此,要鼓励儿童靠自己的努力达到目标,使儿童的每一份成就都获得赞扬。

（三）发展良好性格的意义

引导式教育的中心思想是如何使有行动障碍的儿童的性格得以发展,运动功能失调和其他的感知障碍,只是中枢神经系统受损后的表现。整体的功能紊乱,会引起消极、被动的性格,这才是最坏的后果。如果一个人的性格坚强、开朗,能够积极地对待生活、处理一切复杂事务,那么假使他遇到了意外的伤残,失去了某些功能,他也可能会尽快地恢复,使失效的功能重新生效,有可能还会出现奇迹。相反,如果一个人具有自卑、被动消极的性格,那么,即使伤残的程度很轻,他也不能够完全康复或者康复所用的时间会很长久。

所以,引导式教育强调鼓励儿童由被动变得主动,每个成功的努力,不管是大还是小,都应该得到承认和称赞。环境很重要,所确立的目标必须是现实的,是学习者有意愿去达到的,引导员要尽量创造学习者能成功地达到其目标的所有条件,要诱发儿童寻求解决自己问题的个别方法,要让儿童感觉自己是成功的,当儿童在某方面取得成功时,他就会有一种个人的价值感。懂得了相信自己的能力后,儿童会更主动地探索周围的环境。儿童变得主动后,会觉察到自己是个积极的人,这有助于发展他的自信心。这样儿童会对自己和自己的行为有责任感,成为一个目标明确的孩子。虽然这些儿童仍会有运动功能失调的情况,但他会充分利用已拥有的技能来面对社会环境的需要。这就是引导式教育强调需要发展儿童性格的意义。

三、学习理论及其应用

学习理论(learning theory)认为,儿童的运动功能失调,并不是指缺乏适应能力的动作模式本身,而是学习适应环境的过程受到阻挠的结果。

引导式教育以儿童、学习和教育为中心,主张运动功能失调儿童的康复途径,只能依靠教育体系,通过教育的方式来达到。引导式教育认为,有行动障碍的孩子和正常的孩子都是通过同样的方法去学习的,但我们要给他适当的指引或引导。运动功能失调儿童康复的主要目标,是在协助下重建其被阻挠的学习过程。重建过程的成功与否,取决于我们能否恰当地建立目标,广泛地建造学习方式,以使功能失效的脑部能找到满足需求的途径,从而引发新的动机去学习。

（一）学习的连贯性和重复性

当一种能力刚刚出现,而幼儿还不能掌握得很好的时候,幼儿会重复所需的动作直到他感到自己能够充分掌握这个动作。儿童不只是需要学会许多技能,更需要学会在不同场合都能运用这些技能。学习并非局限于特定的时间、环境或情况。

重复练习是孩子学习的重要途径之一,利用日常生活的活动和游戏,可使儿童有更多练习的机会。引导式教育认为,对有障碍的儿童建立新的动作模式需要不断巩固,反复性练习,间歇性的治疗并不能得到很好的治疗效果。在整个治疗过程中,都需要儿童、家长、教师及治疗师4个方面的共同参与和合作,避免由不同人物和在不同地方的教导而产生学习上的分歧,因为这些分歧会严重阻碍儿童的学习。

（二）儿童学习的内容:不可分割性和整体性

通常,人们使用各种各样的评定表来评定儿童各方面的问题,儿童发展的评定常包括体能、智能、言语、社交等。用这种方法来研究儿童的发展,儿童会被看成是一个多种能力独立发展的合成体,而不是个多方面发展都息息相关的整体。

儿童的认知、情感、意志和其他方面与儿童的性格发展相关,对于儿童的所运动和认知方面的教育是不够的,儿童是需要全面的教育和发展的。整体不等于部分的总和,单个有各部分并不足以使事物发挥整体的功能,最重要的是部分和部分之间的关系,因为每一个部分必须有关系才能联合成为一个整体。引导式教育的教育理念是追求个人全面性发展,要达成这种理念就需要把教育和康复治疗相结合,以一个整合性的教学模式去实施。

引导式教育教导的是整个人,而不只是改善不正常的神经性功能问题,应使体能语言和智力活动同步发展,而不是将它们分割或逐一发展。Peto 认为,教育不应只限于知识的传授,还应同时包括儿童成长过程的所有层面,即社交、生理、情绪及认知。这些都相互影响着儿童的个性发展,以及各方面的学习。故他强调不要错误地把中枢神经受损患者简单视为有一系列无关联的功能和能力障碍,而以分割性的补救方法来处理他们的问题。他提出只有通过教育的过程,针对各功能互相影响的关键因素,让他们学习建立协调的整体功能,发展积极、主动的性格,才是帮助他们康复的根本方法。

实际上,日常生活提供了大部分的学习机会,而且幼儿可同时发展多项能力。如进食,幼儿在同一时间里学习几类不同的技巧和行为,最明显的当然是小肌肉的控制。除了需要准确的手眼协调外,还要懂得把几个动作组织成复杂的次序。除此之外,进食和智能有十分密切的关系,其中要求幼儿对时间、空间、因果关系和实物概念等的了解;同时也是一个语言交流的学习机会。引导式教育正是基于这套整合的概念,以孩子的特殊需要和学习为中心,以生活为基础,在日常生活中实施教育及治疗。在同一个学习活动中,注意儿童的多个方面。例如,当孩子在把玩一套组合杯时,他在学习怎样坐好同时也在学习和练习手部的运用技巧。

(三)学习的动力

研究显示,只有个人明白他所进行的动作能到达什么目的时,才能通过预先编好的动作程序提高运动能力。根据学习动力分为目的性、反应性、主动性。

1. 目的性 是指孩子的兴趣既在于实践的过程,随着儿童的发育,也会注意最后的结果。对于儿童来说,如果学得的知识和技能可以满足生活上各方面的需要,增加个人的自主能力,学习就会变得主动和具有明确的目标。想要获得任何技能,必须先确定目标。在运动功能学习中,要强调使学习者必须清楚其学习的目的。

2. 反应性 是指一般来说,孩子拥有极强的感官能力,任何的气味、声音、质地、颜色及味道等,都可以使他兴奋的。孩子在特定的敏感时期,对某种事物或知识会特别容易吸收或学习。在小儿脑瘫中,这些感官能力是会降低的,但部分原因是成人没有给他提供适度的刺激机会。激起兴趣是很重要的,环境应是有刺激性的。引导式教育就是利用儿童这种倾向来引导儿童尽量发挥自己的潜能,激发儿童去完成某种活动,儿童一旦对某种活动发生兴趣,完成该活动的动机便会产生兴趣。在进行引导式教育的时候,引导员应唤起活动、参与和具有情感的情景。他要运用好的才能、幽默感和感召力来营造一种充满活力和趣味的气氛,来吸引儿童的参与。

3. 主动性 即引导式教育非常重视动机在运动功能学习中所发挥的作用,强调要改变意愿而不是当时的操作表现。主动学习,这点也是引导式教育与其他方法不同的地方。只有主动尝试,主动地用他的言语或内在语言来控制活动,他才能学习怎样控制自己更主动地去做,表现才有所改善,进而能做适当的调节,最后达到运动功能学习的成果。被动动作,即成年人替小孩做的动作是不能教导儿童学到任何主动动作的。

因此,儿童即使只有少许的进步也应被注意、被赞赏,这种做法令该儿童及其他成员都得到鼓舞,因而愿意付出更大的努力。引导员与儿童之间的关系并非建立于支配或恐惧上,而是建立在尊重及爱护上。

四、动作学习理论

动作学习理论认为,儿童的运动功能失调,并不是指缺乏适应能力的动作模式本身,而是学习适应环境的过程受到阻挠的结果。

引导式教育认为,有脑损伤的儿童和正常的儿童都是通过同样的方法去学习的,但我们要给他适当的指引或引导。引导式教育以儿童学习和教育为中心,主张运动功能失调儿童的康复途径,只能依靠教育体系,通过教育的方式来达到。运动功能失调儿童康复的主要目标,是在协助下重建其被阻挠的学习过程。重建过程的成功与否,取决于我们能否恰当地建立目标,广泛地建造学习方式,以使功能失效的脑部能找到满足需求的途径,从而引发新的动机去学习。

在以下条件下,学习容易取得成功:①如果学习是有意义的,它能带来积极的改变,并能在学习者的一生继续发生积极的变化;②如果学习以动机引发,能导致成就,又进一步引起动机;③如果学习可用多种方法来巩固学习成果。

（一）意向和言语对动作学习的调节作用

现今的运动功能学习理论越来越强调有意义的目标导向的完整运动行动的重要性,而取代了研究孤立的、简单的动作。

Gentle 指出,要获得任何技能必须先确定目标。在运动功能的学习中必须使学习者清楚其学习目的。只有个体明白他进行的活动能达到什么目标时,才能通过预定的动作程序提高他的技能。

引导式教育认为意向有启发行动的作用。意向即做某件事情的愿望和动机。每执行一项自主动作之前,大脑皮质功能活动加强。因此,动作学习的关键是在于能意识到、渴望到,并认清这种意向。引导式教育否定了单独重复练习动作的概念,强调学习应当在有意义的环境中进行,强调要进行由目标导向的行动,而不是孤立的动作,即不主张以孤立的模式训练脑瘫患儿。

意向是通过言语来表现的,而言语本身也具有调节作用。言语的协调作用,通常是指以运用言语的成分来帮助、控制调和或协调另一种行为的过程,如运动功能活动或记忆力,每当我们要学习一项复杂而崭新的技能时便可观察得到。如学习驾驶,开始时教练的指令和示范是驾驶的主要指南,动作技能逐渐变得较为协调,学车者便多用自己的说话或默语来指导行动,最后驾驶员练习逐渐成熟,行动变得自如。利用言语来指引行动的需要从儿童的发展中也可见到言语调节行动的作用。起初声调常常促进孩子的行动,接着,成人的语令、说话的语义内容便取代声调来诱发儿童的意向。进展下去儿童使用自己的说话来指导自己的行动,便从依赖节律进展到利用语义内容来指导其意向性活动。

Vygotsky 和 Lucia 提出了 4 个阶段的协调作用,其中主要分成两大方面:"由他人协调"或"自我协调"方面的应用,以及利用运动功能或语意作协调方面的应用。所谓"由他人协调"是指一个儿童的行为协调,出于另一人而非那个儿童本身。

在言语协调作用的预备阶段,儿童学习到与成年人紧密合作,儿童可能会听从一些简单的指令,但主要是靠节律和视觉上的信息,会自动伸手去抓握,父母可以利用这个倾向来使他伸手或抓握。儿童在这里主要的协调方式是引用言语运动功能的部分作用作为"由他人协调"的方式。

在言语协调作用的第一阶段,儿童能够遵从成人的指令,同时他们自己言语的节律可能对他们亦有帮助。然而,要儿童边说话、边做动作,实在是很困难,有时甚至是不可能的。儿童会感到要结合两种运动功能活动是很困难的,因此,当他被迫说话时,他有可能会停止该做的动作。由他人协调及言语中的语意部分是第一阶段的重要协调方式。

在第二阶段儿童能运用自己言语的节律帮助其动作,因此运动功能上的自我协调成为这个阶段的主要特征。到达第三阶段时,儿童可运用语意自我协调,并可运用内在言语,来计划和协调运动功能活动。话语有了语意的价值,儿童便能遵循规则,订立自己的规则或重组规则。当儿童面对困难时,他大多数会返回先前的阶段,而第三阶段的儿童,当面对困难的习作时,有时会采用外在语言。

Peto 认为儿童必须不断地说话,或以另一种方式如嘴唇或手指的移动来代替说话。重要的是儿童必须表达活动的意向。引导式教育使用各种形式来创造这种意向作用。例如有趣的学习程序、具体的习作、引导员适时的鼓励和具刺激性的小组气氛等。然而,最重要的诱发意向方式,要算是利用言语来调节动作行为。

言语治疗不是一个独立的任务。动作是复杂的活动的一部分,当它和意念、概念及经验结合起来时,就会相互强化,而后者亦可以反过来引出适当的动作反应。我们可以借助语言把这些细小的步骤串成习作程序。起初,引导员利用语言引导孩子走向正确的方向,孩子逐渐将语言融入自己的思想中,用作自我调整的工具。引导员的外部言语指令逐渐由儿童的内在言语所取代,内在言语比引导员连续用词表达意向更有效。

(二)习作或任务分析

习作是由有目的的活动组成的,如进食、如厕、更衣、梳洗,也包括习作程序。脑瘫儿童因为体能障碍而无法达到某一功能技巧,如进食,引导员就得使用习作分析。习作分析也称任务分析或工作分析,就是将某一复杂的功能活动,如步行、进食、穿衣等习作拆分成许多简单的步骤,并利用特定的诱发技巧(如木条床、固定点),使儿童能主动地进行每一步的学习,最终把这些步骤组合成一连串的次序,加以重复练习,就能完成某一习作,学会自己主动解决问题。事实上,如果任务过于复杂,出现的失败将给学习带来不利的影响。而将一件工作分成一连串的步骤,不但使儿童明白他所要学习及练习的每一个动作,能令他完成那份工作,更能激发他的学习动机。

任何一种习作可分析及分解成不同组成部分,称为习作部分,它们互相联系并构成整个习作,如用手进食活动可分解为以下各部分:①看着食物;②伸手去够食物;③抓住并持续抓着食物;④送到口;⑤咬下食物;⑥咬下最后一片食物。

用勺进食可分解为以下各部分:①伸展手臂接触羹匙;②抓紧匙柄;③把食物从碗中捞起;④把食物送进嘴里;⑤把食物从羹匙里移离;⑥把羹匙放回碗中。

为了巩固疗效,应在有趣的学习环境和情形下做分解步骤和整套步骤的练习。习作分析法跟"节律性意向"的配合是一个十分有用的诱发技巧。获得成功是一种促进因素,每一步获得成功对下一步都是一个促进因素。因此,要善于发现每次的成功,哪怕是很小的成功,也要给予鼓励。

(三)基本动作模式

基本动作模式是由 Dorothy Seglow 和 Ester Cotton 共同提出的。他们认为所有的工作都有一个基本要求,即基本动作模式。这些基本动作模式包括以下几种。

1.抓握及放开手　抓握是学习固定、中线发展及活动的工具。首先要学习用双手去抓握及在任何情况或姿势下保持抓握这一动作,例如在转动头部或突然受声音的干扰时双手保持抓握。当儿童学会了用双手抓握后,他可用手抓握着物件来增强自己的活动能力,如从卧位拉自己坐起来、从坐到站、推着椅子走、扶着家具走动。抓握不过是放手的准备,放手是迈向独立生活的先决条件。我们应教导孩子如何在地面椅子、床上或台上首先放一只手,然后放开双手,直到他能安全地自行平衡自己的身体。

2.伸直手肘　伸直手肘和手的抓、放同样重要,也是许多功能活动的要求,如手指向目标进行操作和保护性上肢伸展反应等。儿童在双手抓握和手肘伸直的情况下,可稳定肩关节及保持头部在中线位置。

3.在中线内活动　包括头部控制及对称(身体左右两边的均衡发展)。保持头部在中线位置,可促进视力发育并集中注视前面的物件,这有助于专注力的发展,也是抑制非对称性颈紧张反射的要求。

4.固定身体的能力　用身体或四肢的某一部分作为固定点。固定是活动的基础。在任何一个协调的动作里,需要固定身体某一部分来活动另一部分。脑瘫儿童经常存在联合运动,缺乏分离活动,即身体一个部位的活动引起另一个部位同时的活动。因此,必须学习固定自己的能力,而不是依赖受绑缚或治疗师的协助来固定。

5.髋关节的活动　在髋关节屈曲时可进行坐凳、坐地下等运动;髋关节伸展时可进行站立、单膝或双膝跪地等动作;髋关节交替训练时可进行上下楼梯、爬行等动作;在运动时固定其身体一部分进行活动,维持身体平衡性以及稳定性。

6.重心控制　保持正中后,身体向前、后、左、右活动。

7.转动　在体位变换和移动过程中都要求有髋关节的活动和重心控制。如从坐到站、任何方式的走动(扶或推着家具或独立行走)。在静态姿势下,需要有重心的控制才能保持稳定,如有些脑瘫儿童不能充分地屈曲髋关节,不能控制身体重心,也就不能端正地坐在椅子上。在许多情况下,还需要转动躯干如翻身或进行身体侧边的活动。

在各种活动中都包含这些基本动作模式。如儿童在不同姿势下脱袜子,就需要有抓握及放手、固定、中线发展、伸直手肘、髋关节活动这几种基本动作模式。脑瘫儿童在基本动作模式上大多存在不同程度的缺陷。因此,我们需要在所有的功能性活动中,注意这些基本动作的训练。

第三节　引导式教育实践

一、评定

康复评定是康复治疗的基础,是用客观的方法有效地和准确地评定残疾者目前的功能和功能障碍的情况,并制订相应的治疗计划。如果对儿童功能障碍缺乏正确的评定,将无法制订出正确的康复治疗计划,也就无法使儿童得到理想的功能恢复。引导式教育评定目的是要明确儿童目前在各方面发展范畴功能活动的能力与存在的问题;根据发育和预测的评定,设定要达到的目标;分析儿童达成这些活动的方法;找出合适的诱发技巧以促进儿童进步学习。

二、应用器具

引导式教育的目标是让他们在日常生活中循序渐进地掌握活动的控制能力,这个积极进取的方针可以调动儿童的学习动机,减少依赖性。

引导式教育采用的器具包括木条台、梯背椅、矮凳、木棒、长板凳、斜板和上下台阶等。

（一）木条台

木条台提供儿童学习抓握和松手的机会,可促使他们能坐直、站起、踏步和自理活动。常用的木条台要有适度的重量,这样可令儿童在使用时足够稳定,同时也便于成人移动(图14-1)。

调节高度以配合儿童在坐位、站位及横行时所需的不同高度。如果给较大的儿童使用或利用木条台来站立时,便需要较高的台面。

木条台面的木条以刨至平滑为准,这样儿童便容易

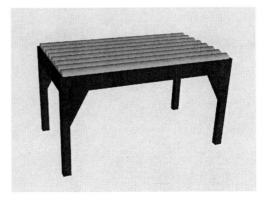

图14-1　木条台

紧握木条。否则锐利的木条边缘会致手和脚受伤。两条木条中间的空隙约 3.33 cm，以仅可容纳一个胶圈穿过为准，这胶圈是帮助儿童更容易学习紧握用的。一张活动的合面可以加放在木条台上，使它变成一张普通台，让能力较好的患儿用来上课、游戏或吃饭等。有一些儿童，他们只会抓紧较细的和圆的横棒，横棒是用来训练儿童在日后能抓紧木条台上的木条，在有横棒的木条台上安装及拆除都十分方便。

（二）梯背椅

梯背椅可用作椅子、小桌子、步行用的辅助器或用于坐、站位时的支持器。理想的梯背椅要有足够的重量令它稳固，又要够顺滑，使脑瘫儿童容易推行，同时亦要有足够的阻力，使他们学习把双手放在前面及保持重心向前。梯背椅要根据儿童的需要选择相应尺寸的横栏。较细小的手很容易在粗的圆管上滑下来，而直径太细的圆管，儿童很难紧握着它。梯背椅两种特性有助于减少垫板和地面的摩擦力，在推动梯背椅时会较为顺畅。对功能较差的儿童，也可用带有扶手的椅子（图 14-2）。

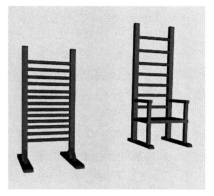

图 14-2　梯背椅

（三）矮凳

矮凳的表面面积要大而且防滑，大的表面是为提供足够的空间给予儿童在自己坐时双手能平放在凳上，以固定身躯坐好。矮凳有助于儿童在需要时抓紧凳边，或加用绑带固定，以增加固定能力。也可用木条床式的木条凳（图 14-3）。

（四）木棒

抓握木棒动作跟抓握固定在木条台上的木棒、抓握梯背椅围栏、牙刷、铅笔等，都是互相联系的（图 14-4）。可以使用不同长度及粗细的木棒，通过一些动作，如双手对称地抓紧木棒举高双手在头上然后放下或学习行走，来改善儿童的功能表现。木棒击在地上所发出的声音，有时引发儿童的惊吓反射，令四肢反射性地抽缩，使他们失去平衡及感觉不安和紧张。为了避免发生这个问题，可在木棒的两端套上胶箍，避免儿童受到惊吓。

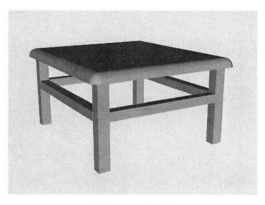

图 14-3　矮凳

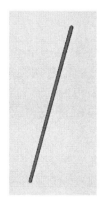

图 14-4　木棒

（五）长板凳

3～6 岁痉挛儿童的教室内需放置一条长板凳。这些长板凳对于他们学习分开双腿尤为重要，长板凳对于手及臂的训练也同样重要。儿童由分开双脚坐在便盆上至分开双脚而行走的过程中，使用长板凳是其中一个重要的过渡。而且，坚持分开双脚的练习，可以避免儿童的髋关节内收等变形,以免导致不良后果,同时增加儿童坐姿的稳定力,发展站立及行路的平衡(图14-5)。

（六）斜板

许多能行走的儿童步态不稳,常出现踝跖屈。斜板有助于增进儿童行走的稳定性,改善步态,增强视觉注意和认知能力(图14-6)。

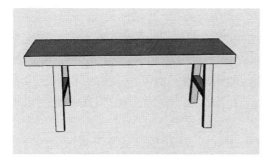

图14-5　长板凳

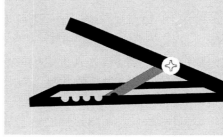

图14-6　斜板

（七）上下台阶

上下台阶可用于儿童上下楼梯的膝关节控制性训练(图14-7)。

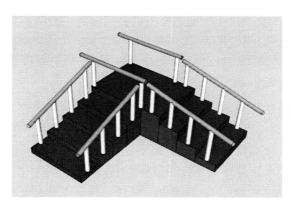

图14-7　上下台阶

引导式教育的目标是让他们在日常生活中循序渐进地掌握活动的控制能力,调动儿童的学习积极性,减少依赖。

三、教育小组

用引导式教育小组形式来进行学习,完成每日的活动。小组提供儿童与同伴、成人交往的机会,有利于发展语言。

儿童在小组中开始关注彼此,学习模仿,因为组内其他人都是这样做。儿童会接受克服困难的挑战,另外由于小组内已有人成功,这会刺激功能较差的儿童模仿他们,希望能跟上其他组员,自然形成竞争的气氛。小组丰富的活动项目使儿童不断得到各种经验,因而小组有利于增加学习的动力,促进集中力和专注力。

小组帮助儿童建立个人与群体的意识,体会归属感和安全感,认识自己的行为是否正确,减少对成人的依赖,共享欢乐,学习等待自己的轮次、机会的到来,帮助儿童发展良好的性格和养成良好的习惯。

小组形式消除了把全部注意力放在个体上的弊端,避免让患儿过分依赖别人,同时兼顾了患儿的个别需要,尽力使每个儿童都会成功。因此,以小组进行的引导式教育是一种节省人力的方法。

可按年龄表现水平、障碍的类别、学习程度、学习的目标、动作的节拍等进行分组。组别的大小须足够产生群体推动力,又能促进成功的经验。小组的气氛是教师与学生之间、学生与学生之间的良好交流。

从 Vygotsky 和 Lucia 提出的言语协调作用的 4 个阶段模式来看,把所有儿童合为一组来学习是不合适的。实际上,在建习作程序的模式时,准备阶段和第一阶段的儿童可归为一组,因为他们有类似的需要他们都极依赖引导员,并且言语中的推动性能引起他们的反应。第二和第三阶段的儿童亦可考虑编为一组,虽然第三阶段的儿童可能采用内在语言,但这两个阶段的儿童都能运用言语做自我协调。

在实际工作中,很难将具有相同弱能类别的儿童合成一组,小组成员各有不同的需要,虽然小组里每个成员都学习同样的课程,但也需考虑个别儿童程度之差异。因此,在设计习作程序时,便需做适当的调整。例如可在个别儿童所需的时间上、在进行功能的方法上、在动作要求的水平上和训练目标上做适当的调整,让每个儿童都能达到自己最高的有效功能。在组内让儿童根据自己的程度来工作是非常重要的。因为这样才能诱发他们的学习动机,激发他们模仿组内其他成员解决问题的方法。例如,凭着观察别人学习步行时的步骤,儿童便可以知道下一步的目标是什么。在这种渴望不断进步的情况下,儿童往往会找到适合他们自己的解决方法。

四、节律性意向

节律性意向是引导式教育采用的一种利用言语来调节行动的诱发技巧之一。它有两个元素:节律和意向。节律就是指动作的节拍。节拍会诱发动作,这一点对那些年幼、语言尚未成熟的患儿是特别重要的;节拍会调节动作或活动的时间,如在一个特定的习作中应用节拍,患儿就能够发展对时间的概念。患儿不单是做动作,同时也是学习完成动作的速度。例如他能否在一首歌唱完之前脱掉袜子。意向是指一个人想要达到某一个目标,当我们把这个意向用话语讲出来时,就建立了语言和动作之间的连贯性,从而促进了学习动作的过程。如在习作程序中,首先由成人向儿童传达意向,再由儿童重复这个意向,并计划和组织动作。因此,意向亦包含了指令。然后,是一些节律性的数数如"1、2、3",或是"上、上、上"的节律,这样通过言语活动的部分,帮助另一个活动行为有节律地进行。因此,节律性意向通过言语来表达意向能帮助推进内部语言的形成,从而协助组织动作行为。

引导式教育相信,使用节律性意向活动能协助受损的脑部再发展。节律性意向活动会增强儿童对声响的感觉,同时,当我们用说话把一个意向讲出来时,会有神经信号反馈到大脑的神经中枢,使它知道计划中的意向和预备去执行这一个任务。这样,大脑便会有充足的时间发出信号去指挥动作神经细胞,即便它发出这些信号时速度比较慢,或者有延迟,它仍然可以调节将要进行的活动。用说话把意向讲出来,就是把将要进行的习作化为口令,这样会促进内在语言的形成,帮助建立这些语言和动作概念的联系。其次,节律性意向可以促进儿童对活动的专注,并主动做出努力。例如,引导员说:"我紧握木条。"然后带领儿童由 1 数至 5(或在幼儿的小组里唱一首短的歌),在数数(或唱歌)的时候,儿童会一直保持用手紧握木条。另外,节律性意向帮助调和整个小组及统筹小组的活动,群体性节律性言语能吸引患儿们对活动的注意。唱歌和念儿歌都会使小组的气氛更愉快。当听到一些熟悉的歌或儿歌时,那些新加入小组的儿童和母亲会感到很舒畅,他们很快就会安顿下来,融入小组里。节律性意向活动在不同年龄及不同病症的组别中,有不同的应用方法,应该把它适当地运用,以免小组活动时过于沉闷。一般较难组成均一的小组,Peto 学院内的儿童小组现在通常是混合的。即使有痉挛型、徐动型和震颤型的患儿在同一组里,引导员也需要在这些混合的组内找出合适的节拍,以便对痉挛型的患儿来说不会太快,对徐动型及震颤型的患儿来说又不会太慢。音乐和儿歌对儿童发展有积极的影响,它们在节律性意向活动中的应用也是非常重要的。

很多时候,引导员可以只讲出很少的指引,例如:上/下,屈/伸或数数,较少讲意向性口令。习作程序通常采用唱歌及念儿歌的方式,常用录音带播放音乐做背景,跟着音乐的节拍做动作。音乐以轻快、爽朗的节奏和缓慢温柔的节奏相间,动作随之变化,常使用两拍子的节拍。若只运用一种方式,使整个习作程序以同一节律从始至终贯穿起来,效果会较佳。三拍子的节律是最常用的,但也有例外。在练习"双脚放下"时,用两拍子的节律,而进行手指游戏时,则用五拍子的节律。

3 岁以下的患儿,多是不能把意向用整句话讲出来的,所以要用唱歌或说儿歌带出节拍,节拍大多数是两拍子,略去数数的做法。无须强迫由患儿讲口令,可由母亲说出来。动作的进行通常带有丰富的想象力。唱的歌曲或念的儿歌内容有时会与动作配合,例如儿童站着踏步时唱一首有关跳舞的歌。有时唱歌或念儿歌只是用来带出节拍,内容与动作没有关联。对 3~6 岁的儿童,仍然利用唱歌和念儿歌来带出节拍,主要是两拍子。儿童通常会和引导员一起出声数数,但未必是讲意向性口令。例如引导员说:"现在请你们转身俯卧,我转身 1、2、3、4、5。"患儿在转身时就跟她一齐数 1~5。

节律性意向口令还有其他的使用方法,重复用动词或空间概念代替了数数,或用数目代替了习作程序中用口令讲出的步骤。例如"1、2"或"上、上"是互通的,并同样地产生两拍子的节律。"上、上、上"及"1、2、3"则产生三拍子的节律。另可利用声音引导出一个动作的方向、姿势、大小以及流畅性;使患儿保持这个位置,缩短这个活动动作,或带出不同的节拍。

五、引导员

患儿所需要的各种训练治疗和教育应由同一个人、在同一个环境中给予,这个人被称为引导员。在布达佩斯学院,一个具备认可资格的引导员必须接受 4 年严格的训练。训练的内容包括人体解剖学、运动生理学、神经生理学、病理学等基础医学知识以及幼儿护理知识、教育理论、幼儿心理学、康复学、音乐知识、游戏理论和动作原理等。这样引导员可将医学、教育、物理治疗和言语治疗及心理学的作用综合起来提供给患儿。

引导员最重要的角色就是一个教育者,利用教育学的原理帮助患儿达到预定的目标,其次是类似于护士的角色,进行轮班制的工作,从而保证了有障碍的患儿一天的活动始终是一个不间断的引导系统。

引导员要对活动小组起整体的协调作用,使小组的步调一致。每个小组应有 3~5 名以上引导员一起工作,以一种和谐的方式进行,创造一个安全、可信又具挑战性的环境,当小组的学习气氛活跃,就能直接刺激组员的学习动机,使组员努力达到一个整体的要求。因此,营造小组的气氛就成为引导员的首要任务,并控制整个习作程序的气氛。他应勇于尝试,因为患儿有个体的差异,绝没有一套方法完全适合某一种儿童。当实施活动时,由主引导员指挥患儿要学习什么,言语应该缓慢清晰,并在整个程序中确保流畅,而其他引导员帮助协调。

引导员需要有激情和耐心,处事客观,有弹性,并且对儿童有积极的期望。他能主动地根据儿童的喜好提供各种刺激去诱发儿童进行活动。引导式教育非常强调小组的作用,全组的学习气氛高涨,就能直接刺激组员的学习动机,而且小组也能营造一种压力,使组员努力达到一个整体的要求。因此,营造小组的气氛便成为引导员的首要任务,他需要控制整个习作程序的气氛。他要有乐于尝试的态度,因为儿童必定有个体差异,没有哪一套方法完全适合某一种儿童。引导员也必须有耐心,因为儿童所要学习的目标可能需要很长的时间才能达到,要坚决贯彻执行目标。

六、诱发技巧

引导式教育重点强调如何使用所有的诱发技巧来达到有意识的学习。通过帮助患儿他们进行主动和有目标的活动,以刺激患儿性格的逐渐成长。诱发方法有多种如工具诱发、情境诱发、目标诱发、力学诱发、重力诱发、语言(节律意向性口令)诱发、自身诱发、教育诱发和小组活动诱发等。

七、每日活动常规

每日活动常规由根据患儿生理的和社会的需求而形成的各个生活方面组成,它考虑儿童的体能、认知、社交、ADL 生活自理等各个方面。内容包括起床、穿衣、梳洗、进餐、步行、交流等。每日常规可使患儿每天的活动更连贯,患儿通过完成这些活动而达到为他设计的目标。

Pete 教授曾说:"一日之中没有某些时间比其他时间更适合学习。"脑瘫患儿学习困难,为患儿提供学习的环境,可以使患儿全天都有最好的机会以实践和复习他所需要学习的技能。这样,患儿有机会将课堂所学用于他的日常活动之中。每日常规正是为脑瘫患儿提供一个适宜的学习环境。例如,一名脑瘫患儿在课堂上学习抓握,那么他在一天活动中将有很多机会在各种情况下练习抓握。如起床时抓住床栏,吃饭时抓住勺子,如厕时抓住把手,走路时抓握梯背椅。所以说任何时间都是患儿学习的时间,任何活动都是患儿学习的机会。通过把基本动作模式运用于脑瘫儿童的日常活动中,每日常规让脑瘫儿童在一天的活动中都有一种固定的正确模式,没有机会去使用异常运动模式。

为脑瘫儿童制订活动计划时,应给予儿童充足的时间去完成每一项活动。例如,正常儿童完成一项活动如上厕所,只需要花 1~2 min 的时间走到厕所,而学习行走的脑瘫儿童做同样的事情可能就需要花 10 min 的时间。所以在计划每日生活常规时,要给予儿童足够的时间。

八、习作程序

引导式教育不是一个运动程序,它把必要的生活技能作为一个习作进行练习。引导员对习作认真分析,把每项习作分解为很多单一动作,每次教给患儿一个动作,最后再把这些动作连在一起构成必要的生活技能。如脱袜子,需要练习以下动作:屈髋、上肢伸展、手指屈曲、手抓握松开、手眼协调、认识袜子。患儿学习这些动作,然后告诉他学习的理由,让每次活动都具有目的性,并把所有动作融入日常生活当中。Hari 曾总结道,单个技能的获得是通过着眼于更为全面的目标的训练达到的,而这一动作目标包括了更大范围内的目标技能。如要求患儿完成前臂内旋、外旋,他可能做不到;如给他一把锤子让他握住,对他说"请把锤头转过来向上",如能做到,则也达到前臂外旋的目的,这样患儿就容易完成。大脑将会把这些与患儿相关的活动组织起来,使大脑进行重组。通过使患儿参与和自己生活方式相关的活动,有利于促通大脑功能的重建,其外在行为同时也能得到改善。

本章小结

引导式教育是一种综合及交流性的教育方法,通过有计划地策划活动帮助功能障碍者主动去学习日常生活所需的各种基本活动。引导式教育发展了运动障碍者的性格,使得他们感到虽然自己有残疾,但也能和正常人一样成为一个各方面"健全"的人。引导式教育让运动障碍者在训练学习之初就明确自己的训练目的和训练目标,在学习和游戏的同时达到训练运动功能的目的,使他们感受到学习的快乐,在家庭化的环境和氛围中进行学习和训练,使他们情绪愉快,没有更多的压力感。引导式教育培养了运动障碍者良好的生活习惯,让他们通过普通的一日活动,无时无刻地接受训练和学习,最终学会如何照料自己。

思考题

一、单选题

1. 脑性瘫痪的主要表现为
　　A. 中枢性运动障碍和姿势异常　　B. 智力低下　　　　　C. 惊厥
　　D. 心理行为异常　　　　　　　　E. 感知觉障碍

2. 不引起先天性运动功能障碍的疾病是
　　A. 脑瘫　　　　　　　　B. 肌营养不良　　　　　C. 遗传性脊肌萎缩症
　　D. 急性脊髓灰质炎　　　E. 髋关节脱位

3. 不属于进行性的运动功能障碍的是
　　A. 遗传性脊髓性脑萎缩　　B. 少年类风湿关节炎　　C. 腹原血管病
　　D. 吉兰-巴雷综合征　　　　E. 肌营养不良

4. 不属于稳定性运动功能障碍的是
　　A. 脊柱裂　　　　　　　B. 肢体残缺　　　　　　C. 肌营养不良
　　D. 脑外伤　　　　　　　E. 脊髓灰质炎

5. 下列说法不正确的是
　　A. 儿童康复实际上是治病而不是毫无意义的康复
　　B. 儿童康复侧重于医疗康复和教育康复
　　C. 儿童康复的最终目标是重返家庭和学校
　　D. 儿童康复的最终目标是重返真正意义的社会
　　E. 儿童运动功能康复中需要借助一些器具,以限制异常活动,维持功能性姿势,预防或矫正畸形

二、简答题

1. 简述小儿脑瘫的定义及分类。
2. 简述引导式教育的目的。

（蒋焕焕）

第十五章 运动治疗新技术

★**教学目标**

1. 掌握:悬吊治疗技术、肌肉能量技术、肌内效贴技术的基本概念,常见骨科疾病及运动损伤贴扎;常见成人神经疾病贴扎;常见儿童疾病贴扎。
2. 熟悉:悬吊治疗技术、肌肉能量技术、肌内效贴技术的治疗原理及常用技术。
3. 了解:悬吊治疗技术、肌肉能量技术、肌内效贴技术的禁忌证与注意事项。
4. 能分析常见临床康复问题的原因,能运用悬吊治疗技术、肌肉能量技术、肌内效贴技术的方法帮助患者获得康复。

第一节 悬吊治疗技术

一、基本概念

悬吊治疗技术(suspension therapy)是利用生物力学与人体功能学原理,整合神经肌肉运动控制理念,采用特定的悬吊设备将患者肢体或躯干悬挂后,针对不同疾病或功能需求,实施系统的评估与治疗的技术体系。

常用的悬吊治疗技术包括简单的肢体悬吊技术和悬吊系统两种。简单的肢体悬吊技术只需要一个挂点、一个滑轮和一根悬吊绳,即可实现基本操作;而悬吊系统由特别设计的多个挂点、不同张力悬吊绳和滑竿等系列配件组成。

悬吊治疗技术在临床康复工作中的应用历史,据文献报道可以追溯到1952年,首篇文献由Hellen发表,记录了使用Linde悬吊绳和泡沫轴的简易治疗设备。1971年起,*Physical Therapy*杂志分4篇文章发表了Johnson和Bonner关于悬吊治疗技术的系列报道。文中分别介绍了悬吊技术作为一项新的适用技术内容,包括定义、设备及其优点,详细介绍了悬吊治疗上肢的方法进展、下肢以及颈与躯干疾病的治疗方法等内容。目前应用最广泛、最经典的悬吊系统,当属1991年挪威物理治疗师创建并推广到全球的NEURAC(Neuromuscular Activation)诊疗系统,其名称也从S-E-T(Sling Exercise Technique)到Redcord转变,经过多年时间,全球多位专家在相关理论体系上,研发出具有一定循证依据、临床治疗效果较显著的诊疗体系(图15-1~图15-3)。现阶段,悬吊治疗技术在临床上应用广泛,其主要适用范围包括:骨关节肌肉系统疾病、神经肌肉系统疾病和心肺系统疾病,在运动训练防伤治伤和优化训练方案及提高运动表现等方面有其独特的优势。鉴于临床应用中有单一的悬吊治疗技术和不同技术体系的悬吊诊疗理念本节重点以挪威NEURAC评估治疗体系为例,向大家介绍其评估和治疗精要。

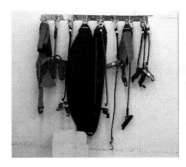

图 15-1　系统配件

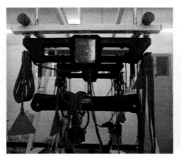

图 15-2　悬吊绳和滑竿

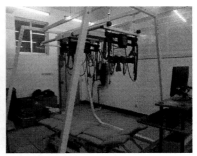

图 15-3　悬吊系统

二、内容

NEURAC 治疗方法的目的就是通过感觉运动刺激和正确的运动模式重建躯体正常功能。NEURAC 这一主动治疗方法包含 4 个主要元素：①利用 Record 悬吊系统提供闭链运动；②在特定的躯体部位给予振动或扰动刺激；③特定的或逐级的运动进阶；④无痛状态下治疗。

悬吊治疗技术包括评估诊断和治疗训练两部分。评估诊断的目的是找出运动过程中运动控制薄弱的环节与肌筋膜的弱链。研究表明，这些运动控制薄弱的环节是引致身体疼痛或者运动功能障碍的来源之一，评估诊断的方法，称为弱链测试。治疗是根据弱链测试结果，通过特定的悬吊训练方案激活相应区域的局部稳定肌和整体稳定肌的神经肌肉控制能力，矫正弱链环节的功能表现，从而实现减痛和提升运动功能表现的目的。

三、评估与测试方法

针对不同部位的悬吊技术的评估诊断程序各不相同。以 NEURAC 测试腰和骨盆为例，共包含 5 个肌筋膜链测试，主要观察在不同起始位时核心肌和肌筋膜链的三维功能状态。

肌筋膜测试主要评估运动质量和功能状态，每个测试有 5 级难度测试。可进行下一级测试的标志就是完成测试时不引起疼痛，3 级意味着该测试者无任何肌肉骨骼不适。要分别对左、右肢体进行测试。

完成测试时需要遵循以下步骤：①使用正确的指令提示受试者完成相应的动作，成功完成第一动作后即可进行下一级测试。②如果受试者失败了，手动引导测试者调整到正确的姿势，然后要求其保持。③让受试者回到起始位，然后在没有手动引导的情况下寻找正确姿势。④成功，到下一级测试。⑤失败，则记录数值并测试对侧。

（一）测试举例一：仰卧骨盆上抬

1. 身体部位　腰、骨盆和髋部。
2. 测试目的　腰、骨盆和髋部的神经肌肉控制与功能性稳定障碍，针对背侧肌筋膜链。
3. 适应证　神经肌肉控制障碍，功能性稳定障碍，疼痛或下降的髋伸展关节活动度，疲劳、僵硬、不适感或疼痛。
4. 原动肌　臀大肌。
5. 其他关键肌肉　腰、骨盆段深层稳定系统肌肉：多裂肌、竖脊肌、腹内侧斜肌、腹外侧斜肌。
6. 测试设备　宽悬吊带，窄悬吊带、长弹力绳和固定绳（图 15-4）。

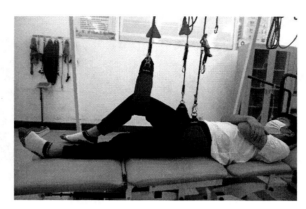

图 15-4　仰卧骨盆上抬测试

7.测试方法

（1）患者采取仰卧位，头放在平衡垫上，双上肢环抱放于胸前。

（2）一侧膝关节屈曲90°并使足底贴于床面。另一侧下肢平放于床面。

（3）悬吊承托点正好在骨盆带上方，使用弹性绳索连接宽的吊带，并使吊带托住骨盆带远离床面。悬吊固定点正好在膝关节上方，使用固定绳索绑定窄的吊带，并使吊带托住腘窝。

8.测试步骤

（1）首先伸展已经屈曲的膝关节，然后抬起另一侧下肢使双下肢平行，最后抬起骨盆使躯干和双下肢在同一条直线上。

（2）弱链测试的阳性体征：骨盆带抬起不足，骨盆旋转，难以维持正常腰椎弧度，身体侧弯或旋转，非测试的下肢晃动，一侧肩胛骨离地，颈部代偿，背侧链疼痛等。

9.注意事项　如果患者能够高质量地完成弱链测试，即没有发现弱链的阳性体征，就可去除骨盆带的宽吊带和弹性绳，再按照原来的方法测试一次；如果也能高质量地完成，则说明患者通过弱链测试，即达到正常人的平均水平。

（二）测试举例二：仰卧膝关节屈曲

1.身体部位　髋膝部。

2.测试目的　核心控制下的髋膝部神经肌肉控制和功能性稳定情况，针对背侧肌筋膜链，特别是腘绳肌。

3.适应证　神经肌肉控制障碍，功能性稳定障碍，疼痛或下降的髋伸展关节活动度，疲劳、僵硬、不适感或疼痛。

4.原动肌　腘绳肌。

5.其他关键肌肉　腰、骨盆段深层稳定系统肌肉：多裂肌、竖脊肌、腹内侧斜肌、腹外侧斜肌、缝匠肌、股薄肌和腓肠肌。

6.测试方法

（1）患者采取仰卧位，头放在平衡垫上，双上肢环抱放于胸前。

（2）悬吊承托点正好在骨盆带上方，使用弹性绳连接宽的吊带，并使吊带托住骨盆带远离床面。悬吊固定点正好在踝关节上方，使用固定绳索绑定足悬吊带（图15-5）。

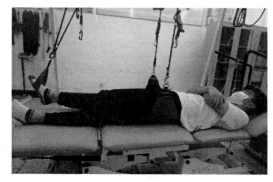

图 15-5　仰卧膝关节屈曲测试

7. 测试设备　宽悬吊带,足悬吊带、长弹力绳和固定绳。

8. 测试步骤

(1)嘱患者抬起对侧腿并使双侧下肢并拢和平行,然后抬起骨盆使躯干和下肢在同一条直线上,最后屈曲双侧膝关节至90°并维持。

(2)观察屈曲双侧膝关节至90°并维持,髋膝踝力线保持情况,骨盆水平,腰骨盆中立位姿势,身体侧弯或旋转,肩胛骨是否离开床面,颈部代偿,背侧肌筋膜链疼痛等。

9. 注意事项　如果患者能够高质量地完成弱链测试,即没有发现弱链测试的阳性体征,就可去除骨盆带的宽吊带和弹性绳索,再按照原来的方法测试一次,如果也能高质量地完成,则说明患者通过弱链测试,即达到正常人的平均水平。

四、治疗方法

悬吊治疗技术的治疗方法要建立在弱链测试的结果上,针对患者存在的弱链测试阳性体征,设计个性化的悬吊训练方案。由于悬吊治疗技术具有一定的特殊性,需要特定的训练设备,其训练方案遵循以下原则:闭链运动模式,超负荷训练,制造不稳定平面,外界扰动(如振动或声音),给予减重支持,个性化治疗方案,无痛训练。遵循 FITT 原则,即频率、强度、时间和类型。

建议治疗进阶如下:①每个动作可维持 30 ~ 120 s,重复 3 ~ 6 次。②每组动作间休息约 30 s。③患者出现疼痛或无法坚持动作时即停止。④注意记录患者出现疲劳或停止动作的时间。⑤训练中若维持时间不断增加,动作过程中无痛并且动作能够正确完成,可重复该动作。也可增加动作的难度。⑥使用手动或机械振动器给予更多的本体感觉刺激。⑦持续治疗 5 ~ 10 min 后再进行测试,与训练前测试结果进行对比。

NEURAC 悬吊治疗是根据其弱链测试的结果而进行的,因此以下常见的治疗方法是基于上述评估诊断的结果而设定,治疗方法有多种选择,以下举例说明悬吊治疗的基本方法与思路。

(一)悬吊治疗示例一:仰卧骨盆上抬训练

1. 目的　改善腰、骨盆和髋部的神经肌肉控制能力与功能稳定,最小化腘绳肌的参与程度,集中在后背侧肌筋膜链,完成 NEURAC 弱链测试的阳性体征。

2. 训练设置　与仰卧骨盆上抬 NEURAC 弱链测试的设置相同,如果患者的身体状况无法完成基本的训练设置,可以采取更简单的设置,例如增加弹性绳的数量和弹性系数。

3. 训练过程　将窄吊带中的膝关节伸直,另一侧腿伸直抬起,保持与被悬吊侧腿部于同一高度平面内,将悬吊侧腿部向下压悬吊带,使骨盆抬高,尽量用鼓励性的言语促进患者完成高质量动作(图 15-6)。

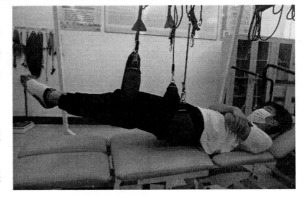

图 15-6　仰卧骨盆上抬训练

4. 训练处方

(1)可采用上述进阶方式,不同病例根据临床推理,遵循个体化训练原则,因人而异。

(2)如果患者第 2 天感到疲劳,可以隔天训练 1 次。

(3)训练中可通过减少弹性绳的辅助、悬吊点的改变、振动器或手动扰动、支持面的不稳定设置来增加动作难度,增加感觉输入,促进本体感觉功能的激活水平。

（二）悬吊治疗示例二：仰卧膝关节屈曲训练

1. 目的　改善弱链测试的阳性体征。

2. 训练设置　与仰卧膝关节屈曲弱链测试的设置相同。

3. 训练过程　①屈曲非测试的髋关节并使双侧下肢并拢且保持平行。②继而抬起骨盆,使躯干和下肢在同一条直线上。③最后,屈曲双侧膝关节至90°并维持。④训练过程中可配合呼吸,缓慢呼气的同时逐渐抬起下肢和屈曲双膝关节,缓慢吸气的同时逐渐恢复至训练设置的初始体位(图15-7)。

4. 训练处方　可采用上述进阶方式,不同病例根据临床推理,遵循个性化训练原则,因人而异。

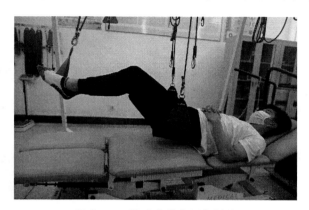

图15-7　仰卧膝关节屈曲训练

第二节　肌肉能量技术

一、基本概念

肌肉能量技术(muscle energy technique,MET)是一种基于软组织实施的手法,是由患者主动进行等长和(或)等张收缩配合精确的方向和控制,实现提升肌肉骨骼功能和减低疼痛的作用。

MET最初是由Ruddy于1961年在骨科疾病处理程序中演化出来,当时有另一个名称"阻力运动"。现存的骨科和物理治疗应用MET治疗的理念与程序,还有本体促进技术(PNF)。不同专家多年临床应用MET技术更加精细,同时也跨了多个学科界限存在。实际上,MET技术的主要目的就是放松高张力的肌肉并随后在其上施加一定的牵伸手法。

二、临床应用

(1)降低张力过高肌肉的张力,延长肌肉中短缩的筋膜。

(2)增加关节周围组织的延展性,降低其敏感性。

(3)增强虚弱的肌肉和肌群。

(4)重建正常的运动模式。

(5)增加活动受限关节的活动范围。

(6)帮助患者进行感觉和运动的整合,恢复患者习惯性紧缩部位的感觉。

(7)通过交互抑制和刺激机械感受器,避免了治疗时的疼痛。

三、治疗原则与常用技术

(一)治疗原则

(1)MET 的治疗原则首先是无痛,出现轻度疼痛就要停止。通过调整力量找到患者感到舒服及能够对抗的阻力。

(2)优先对张力过高或收缩的肌肉使用 MET 技术。

(3)保持肌肉处于中等长度位置,就是肌肉正常状态长度的位置,也是最舒服的位置。

(4)治疗师施加的阻力应该是刚刚不要出现运动,患者只需要20%左右的力量对抗。

(5)急性损伤患者每次需要抵抗治疗师的阻力 3～5 s,重复 3～5 次,慢性损伤患者可以持续长些时间,7～10 s,重复 10 次。

(6)可以适当辅助呼吸,借以提升收缩的效果。

(二)常用技术

MET 的治疗方式可以针对肌肉问题、关节或自我治疗,而常用的 MET 技术如下。

(1)等长收缩,采用交互抑制的方式,在急性期使用,不施加牵伸。

(2)等长收缩,结合等长收缩放松后进行,在急性期使用,不施加牵伸。

(3)等长收缩,结合等长收缩放松后进行,在慢性期使用,施加牵伸。

(4)等长收缩,采用交互抑制的方式,在慢性期使用,施加牵伸。

(5)向心等张收缩,针对肌张力高或康复时使用。

(6)离心等张收缩,减少肌纤维变化,控制微细创伤的形成。

(7)离心等张收缩(慢速进行),增强无力的姿势,稳定肌肉和启动拮抗肌。

(8)等速运动,整合了等张和等长收缩的形式。

四、技术示例

1.收缩—放松(CR)(以肱二头肌张力过高为例)

(1)目的:放松张力过高的肌肉,恢复肌肉的感觉,评估肌肉的虚弱和疼痛。

(2)姿势:治疗师将患者的肘关节置于休息位,即伸屈中立位,或感觉到阻力障碍出现。

(3)动作:治疗师握住患者的前臂并固定住肘关节,告诉患者"不要让我带动你",然后逐渐牵拉肘关节。患者抵抗阻力 5～10 s,确保患者没有屏住呼吸并重复 3～5 次。

2.交互抑制(RI)(以肱二头肌张力过高为例)

(1)目的:用于急性损伤,抑制疼痛,能够巩固收缩—放松取得的松弛效果。

(2)姿势:治疗师伸展患者的肘关节,直到感到阻力障碍或患者感到疼痛之前。

(3)动作:治疗师对患者说"不要让我带动你",推动前臂,试图屈曲肘关节。维持 5～10 s,动作重复 3～5 次。

3.等长收缩后放松(PIR)(以指屈肌张力过高为例)

(1)目的:延长短缩的肌肉和相关筋膜,以及降低触发点。

(2)姿势:患者仰卧位,肘部伸展,前臂旋后,腕部置于床边。

(3)动作:治疗师缓慢、轻柔地将患者的手指伸直,直到引起疼痛之前或治疗师感受到来自肌肉和筋膜的阻力,治疗师此时告诉患者"不要让我带动你",让患者对抗阻力 5～10 s,然后试图让患者的手指过伸。维持几秒,直到患者完全放松。患者完全放松后,治疗师缓慢、轻柔地按压患者手指,直到出现疼痛或者感受到来自肌肉和筋膜的阻力位置。重复 3～5 次。

4. 收缩—放松—拮抗肌收缩(CRAC)(以腓肠肌为例)

(1)目的:牵张粘连,延长结缔组织,降低过高的肌肉张力。

(2)姿势:患者仰卧位。治疗师一只手置于患者的膝关节,另一只手握住足跟,前臂靠着足底。

(3)动作:患者主动地做足背伸活动,治疗师用前臂接触其足底。告诉患者"不要让我带动你"。治疗师将身体重心向患者的头侧倾斜,同时用前臂顶压患者的足底,试图让其进一步背伸,而患者在这个位置上对抗治疗师的动作。保持5 s后放松,然后让患者主动背伸足部,直到感到阻力障碍。重复3~5次。

5. 离心收缩(EC)(以肱二头肌为例)

(1)目的:松解粘连,延长结缔组织。注意仅能用于慢性病例,身体健康状况很差的患者和曾接受关节置换术的患者不能做离心收缩。

(2)姿势:治疗师使患者的肘关节伸展,直到患者引起疼痛或感到来自肌肉和筋膜的阻力。

(3)动作:治疗师伸展患者的肘关节时告诉患者"不要让我带动你"。治疗师可用中度的力量,令患者使出最大力量的50%左右来对抗并保持5~10 s。然后告诉患者"继续抵抗阻力,但让我缓慢地带动你"。治疗师逐渐将患者的肘关节置于过伸位,在此过程中患者始终保持对抗。重复3~5次,每次逐渐加大无痛的活动范围。

五、禁忌证与注意事项

(一)禁忌证

从病理学角度来看,没有明确诊断的疾病,不适宜使用 MET 技术。通常情况下,主要在正确诊断评估的基础上实施 MET,一般不会有明显的副作用。如果治疗后疼痛增加,注意检查原始疾病或施术的细节,避免不良事件的发生。

(二)注意事项

实施 MET 技术应注意以下事项。

1. 患者方面　①患者不要用力过大。②注意肌肉收缩的方向和方式。③肌肉收缩要有一定的时长。④收缩运动后要充分放松。⑤患者启动和完成收缩时不宜太过急促。

2. 操作者方面　①保证准确的关节和肌肉位置控制。②充分的收缩抗阻力量。③抗阻的力量、方向要正确。④上一次收缩后,不要急于移动到另外一个位置上。⑤口令不够充分。⑥操作者和患者的发力与放松要保持一致。⑦操作者要保持好牵伸位置并维持一定的时长(理想时长30 s),保证软组织被充分拉伸。

第三节　肌内效贴技术

一、基本概念

肌内效贴技术是一种将胶布贴于体表以达到保护肌肉骨骼系统、促进运动功能的非侵入性治疗技术。贴扎常用于各类运动损伤的处理,并广泛延伸到神经康复、美容等领域。

(一)软组织贴扎方法和种类

软组织贴扎方法主要包括白贴扎法(white athlete taping)和肌内效贴扎法(kinesio taping)。另外还有配合特殊治疗技术的专项贴扎方法,如功能性筋膜贴扎(functional fascial taping)及麦克康耐尔贴扎(McConnell taping)等。

白贴扎法使用的贴布通常为无弹性的白色运动贴布,固定效果佳,但弹性差。贴扎目的是固定关节位置及限制软组织的活动,使软组织在稳定的状况下进行修复,抑制肌肉收缩及减少关节活动、减少炎症渗出、减轻疼痛。

肌内效贴技术采用的是弹性贴布,最早由日本的加濑建造(Kenso Kase)博士创用,主要是通过肌肉等软组织起效,又称肌能贴等。经过多年发展,肌内效贴的贴布材质、贴扎技术得到不断改进,在运动医学界运用极为普遍。肌内效贴由防水弹力棉布、医用亚克力胶、离型材料(背亲纸)组成。肌内效贴较白贴等传统贴布的主要区别在于其厚度适宜,透气性好,人体的皮肤耐受性好,不易过敏;具有一定的弹性,不仅满足运动时对灵活度与舒适度的需要,还通过贴扎时不同的方向和拉力以及贴布在肢体动作过程中与软组织的交互作用,起到支持、训练、放松软组织的作用。同时还能减轻水肿、改善循环、减少局部炎症反应、减轻疼痛等。

功能性筋膜贴扎采用无弹性的贴布,主要的目的是将筋膜持久地伸展引导,达到减轻疼痛的目的。

麦康耐尔贴扎由澳洲物理治疗 Jenny McConnell 研发,主要为矫正关节力线、减轻炎症组织压力。其材料为两层,包括硬贴布、固定底布。

本教材主要介绍肌内效贴的使用方法。

(二)肌内效贴的主要物理特性

肌内效贴的基本物理特性包括弹力、张力、应力、切力及黏着力等。

1.弹力　为贴布被拉伸后本身具有的弹性回缩力,即向心力。

2.张力　为贴布受到外力作用时,贴布本身具备的延展性,即离心力。

3.应力　为软组织受到贴布的外力作用时所产生的对抗力或软组织单位面积上所受到的来自贴布的垂直力量。

4.切力　为贴布单位面积上的横向力量,可以水平牵动皮肤皱褶走向。

5.黏着力　为贴布的黏胶附着在皮肤的力量。黏胶太黏,会导致过敏性增加,此时缺乏横向力,稳定性较高;黏胶不黏,则不易拉起皮肤,稳定性较差。

肌内效贴的产品有多种颜色,其材质没有本质的区别,在实际运用中也有学者从心理学的角度加以考虑,如以放松为目的的贴扎多采用冷色调的贴布,以兴奋促进为目的的贴扎采用暖色调的贴布,以固定为目的的贴扎则采用黑色贴布。

二、临床应用

肌内效贴起初主要应用于体育界及物理治疗界,治疗关节和肌肉疼痛以使运动员达到良好的运动效果,并促进运动损伤部位早日康复。

一般运动绷带,在材质上不具有伸缩性,贴扎部位不能随意活动,如果包扎过紧还能引起血液循环障碍,更有可能因为流汗使皮肤受到强烈刺激,引起斑疹和发炎现象。而肌内效贴因其弹性、贴扎方向等在运动中达到与人体软组织的力学互动,起到支持、放松、促进等不同作用,不仅能治疗伤痛,还能在损伤未痊愈却需要继续进行练习的情况下,避免病情再次加重。

(一)肌内效贴的治疗原理

肌内效贴技术应用已有很多年,且有广泛的适应证,其治疗原理主要如下。

1.淋巴贴扎　可增加皮肤与肌肉之间的间隙,促进淋巴及血液循环,减少引致疼痛的刺激物质。

2.肌肉贴扎　可依贴布回缩方向的不同,或放松软组织以减轻肌肉的张力或缓解疲劳,或支持软组织,增加肌力,稳定关节功能等。

3.运用贴布的黏性、弹性及方向性　将贴布作为一种感觉输入的手段,把治疗师对患者的口令和手法"贴"到患者身上,获得增加感知觉的输入,尤其是由熟悉解剖及运动生物力学的使用者进行针对性贴扎,可改善运动模式,加强运动控制能力。

因此,正确的软组织贴扎技术,可达到减轻疼痛、消除肿胀、促进肢体功能的康复及增进运动表现等效果。

(二)肌内效贴的临床应用

目前肌内效贴不但广泛用于体育界,其在中枢神经、周围神经伤病中都大有用武之地。越来越多的临床实践表明,肌内效贴除了有消肿止痛、运动支持等作用外,还可以促进感知觉输入及改善运动控制能力。

感知觉的正确、有益并持续地输入,对于改善运动模式,加强运动控制有很好的效果。肌内效贴的应用丰富了临床医师尤其是康复科医生的选择,打开了更多治疗窗口。

1.神经康复　可用肌内效贴矫正脑卒中患者肩关节半脱位、肩手综合征,改善下肢屈肌、下肢伸肌的协同动作模式,放松痉挛肌群,促进无力肌群,帮助加强患者躯干核心肌群的稳定性。

2.脑瘫康复　可改善腹部前突姿势、增进腹肌收缩、缓解上下肢痉挛、改善上下肢无力的动作,并增强肩关节稳定度、促进上臂上举、诱发对掌动作、促进二指抓握表现。

3.儿童发育迟滞　对于发育迟缓儿童,也可促进单腿站立平衡控制、引导正确站立姿势、提供前庭感觉、提供触觉、踝足部本体感觉输入等。

软组织贴扎技术作为一种与人体之间进行力学互动的应用技术,在应用贴扎的过程中,无论是增加皮下组织间隙,还是促进或放松软组织、感觉输入、缓解疼痛、矫正姿势等,均需要使用者运用自己的专业知识,综合考虑患者面临的问题、贴扎的目的以及如何能达到目的等。从这点来讲,学习贴扎的过程也是综合运用康复专业知识、训练临床思维的过程。因此,应提倡"怎样做手法就怎样做贴扎"、通过贴扎"将治疗师的手带回去"。

三、治疗原则与常用技术

(一)肌内效贴的专有名词

肌内效贴在长期临床贴扎实践中形成一些专有名词和术语,如锚、尾、延展方向与收缩方向等概念(图15-8)。

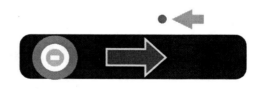

◎表示锚,贴扎起始点;➡表示贴扎延展方向;⬅表示贴扎完毕后贴布回缩方向,即尾向锚回缩的方向。

图15-8　"I"形贴布及专有名词说明

1.锚　指贴扎起端,为最先贴扎端、固定端。

2.尾　指固定端贴妥后,远离固定端向外延伸的一端,或称尾端。

3.延展方向　指锚固定后,尾端继续延展贴扎的方向。

4.回缩方向　指贴布尾向锚弹性回缩的方向。

5. 自然拉力　指对贴布不施加任何外加拉力或仅仅施加小于 10% 的拉力(一般淋巴贴布 0～10%,肌肉贴布 7%～10%)。

6. 中度拉力　指对贴布施加 10%～30% 的拉力(一般筋膜矫正 10%～20%,软组织支持 20%～30%,瘢痕塑形 30%)。

7. 极限拉力　指对贴布施加超过 30% 的拉力(一般可用于关节矫正,但此时不如用白贴)。

软组织贴扎的核心理论是贴扎与人体之间的力学互动,贴扎的方向和施加在贴布上的拉力是技术的关键。

(二)肌内效贴的基本贴扎技术

肌内效贴根据贴扎目的及贴扎位置的解剖特点的不同,选择不同形状的贴布(剪法)。主要形状特征(剪法)及其作用如下(图 15-9)。

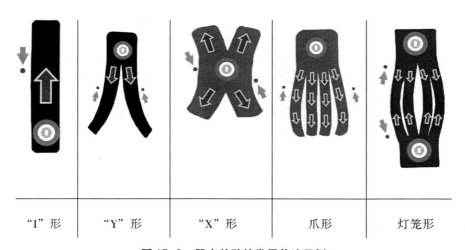

| "I" 形 | "Y" 形 | "X" 形 | 爪形 | 灯笼形 |

图 15-9　肌内效贴的常用剪法示例

1. "I"形　贴布不裁剪,或在脐眼等特殊解剖位置处镂空,依据需求决定宽度及锚的位置。主要特点如下。

(1)给软组织明确的促进动作指令,促进肌肉运动及支持软组织。

(2)针对关节活动面或拉伤的软组织进行不同程度的固定。

2. "Y"形　促进或放松较次要或较小的肌群。可针对特殊形状的肌肉(如放松腓肠肌时)或包绕特殊解剖结构时使用。

3. "X"形　可促进锚所在位置的血液循环及新陈代谢,达到止痛的效果,也就是所谓的"痛点提高贴布"(某些特殊部位如胸部的丰胸贴扎也可采用"X"形)。

4. 爪形(即散形、扇形)　贴布延展方向裁剪分叉。主要特点如下。

(1)消除肿胀,促进淋巴液、血液循环。

(2)爪形贴布需尽量包覆组织液滞留的肢体或血液淤积的区域。

(3)增加感知觉的输入。

5. 灯笼形

(1)贴布两端不裁剪,中段裁剪为多分支,也就是两个爪形结合体。

(2)贴布两端均为固定端,故稳定效果良好。大的关节也可用两个"Y"形贴布实现。

(3)灯笼形贴布兼具爪形贴布的特性。

以上贴布若有重叠多层贴扎,一般是裁剪得越多贴在越里层(即从里到外为爪形/灯笼形/"X"形/"Y"形/"I"形)。但临床上也可以在用"X"形贴布做痛点提高时,将其贴在最里层,而灯笼形在用于稳定时贴在最外层。值得注意的是,在同一解剖部位,不应贴扎层次过多,以免给予软组织的"指令"太杂甚至相互矛盾,或隔离太厚,影响疗效。

(三)肌内效贴的治疗原则

符合运动解剖原理,选择适当的敷贴拉力,保证敷贴方向正确,及时反馈治疗效果并根据效果进行调节。

四、技术示例

(一)常见骨科疾患及运动损伤贴扎

1.颈部姿势不良　长期的弓背坐姿、低头伏案等不良姿势是引起颈部疼痛及肌肉失衡的主要因素。矫正坐姿、改变不良的生活习惯是最重要、最有效的防治手段,颈部疼痛、预部肌肉紧张、预部肌肉无力的患者都需要通过健康教育、使用坐姿矫正辅具等来纠正不良姿势。

(1)贴扎目的:增加感觉输入、引导肌肉并矫正姿势(必要时须结合下腰痛的矫正贴法以达到最佳效果)。

(2)贴扎方法

1)促进预背部肌群、增加感觉输入:采用"Y"形贴布(自然拉力)。

摆位:颈部屈曲、弓背坐姿(图15-10)。

"Y"形贴布:锚定于胸腰椎交界处($T_{12} \sim L_1$ 棘突间)或位置更低,两尾沿脊柱两侧向上分别延展至颈胸椎交界处($C_7 \sim T_1$ 棘突间),如图15-11所示。

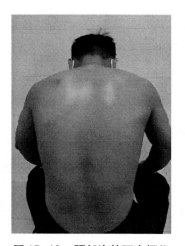
图15-10　颈部姿势不良摆位

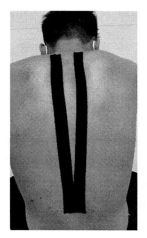
图15-11　"Y"形贴布促进颈背肌群贴法

2)矫正肩胛骨前伸:采用"I"形贴布(中度拉力)。

摆位:双手抱胸、颈部屈曲,弓背坐姿同1)摆位。

I形贴布:两条"I"形贴布,均以贴布中间为锚(约为两格),一条贴布锚固定于两侧肩胛冈连线中点位置,两尾以中度拉力分别向两侧肩胛冈延展。另一条贴布以两侧肩胛下角连线中点为锚。两尾以中度拉力分别延展至两侧肩下角,贴法及最终效果如图15-12所示。

2.腰部肌肉拉伤　肌肉在运动中急剧收缩或过度牵拉易引起肌肉拉伤。长时间的弓背坐姿、弯腰频繁,尤其是弯腰提重物,容易导致腰部软组织过度疲劳、肌肉过度牵拉而损伤,急性期时可冰疗、制动。

缓解期可采取物理治疗、手法治疗、心理治疗、姿势矫正及药物治疗等来改善症状。贴扎可常规、早期介入。

(1)贴扎目的:放松腰部拉伤肌肉、增加感觉输入、减轻疼痛、促进核心稳定。

(2)贴扎方法

1)放松腰方肌:采用"Y"形贴布(自然拉力)。

摆位:坐位,身体前屈,弓背。

"I"形贴布:锚固定于髂骨边缘,一尾贴布以自然拉力沿腰方肌走向延展至12胸椎:身体向对侧旋转。另一尾贴布以自然拉力延展至12肋骨位置。对侧贴法相同,可根据情况选择单侧或双侧贴扎(图15-13)。

2)促进腹外斜肌:采用"I"形贴布(自然拉力)。

摆位:站立位,手臂上举,身体向贴扎侧旋转(图15-14)。

"I"形贴布:锚固定于背部第10~12肋骨,尾沿腹外斜肌走向延展至髂前上棘内侧,对侧贴法相同,应两侧同时贴扎(图15-15)。

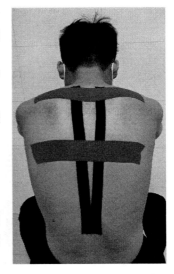

图15-12　"I"形贴布矫正肩胛骨前伸贴法

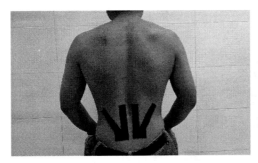

图15-13　"Y"形贴布放松腰方肌贴法

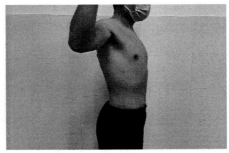

图15-14　促进腹外斜肌摆位

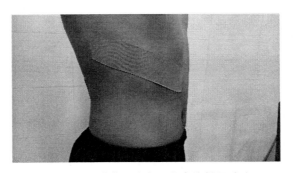

图15-15　"I"形贴布促进腹外斜肌贴法

3.肱骨外上髁炎　肱骨外上髁炎俗称"网球肘",多因肘关节反复伸直和旋后,累及前臂伸肌群所致,常表现为肘关节外侧疼痛,腕背屈和旋后或拎重物时可加重。一般采取保守治疗,早期主要以休息制动为主,避免患肢过于劳累。同时可行物理治疗以消炎、镇痛。疼痛缓解后应加强前臂及上臂肌肉力量训练,防止反复发作。贴扎可早期介入以缓解疼痛,增加肘关节的稳定性。

(1)贴扎目的:减轻疼痛、放松肌肉、固定肘关节。

(2)贴扎方法

1)减轻疼痛:采用"X"形贴布(自然拉力)。

摆位:患肢前臂旋前,腕关节掌屈(图15-16)。

"X"形贴布:中间为锚,固定于肘关节外侧痛点,尾向两端延展贴上(图15-17)。

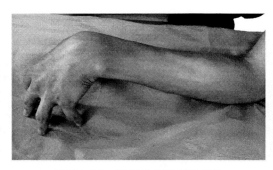
图15-16 肱骨外上髁炎的摆位

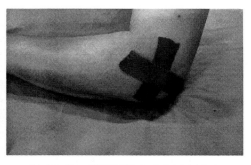
图15-17 "X"形贴布痛点提高贴法

2)放松肌肉:采用"Y"形贴布(自然拉力)。

摆位:如图15-16所示。

"Y"形贴布:锚固定于背侧掌指关节处,两尾分别沿桡侧腕伸肌和尺侧腕伸肌走向延展止于肱骨外上髁(图15-18)。

3)固定肘关节:采用"I"形贴布(中度拉力)。必要时可辅以"I"形贴布固定贴法。摆位同上,包绕固定肘关节,中间为锚,固定肱骨外上髁,尾沿肘关节延展贴上(图15-19)。

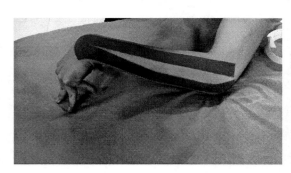
图15-18 "Y"形贴布伸腕肌群放松贴法

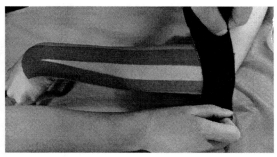
图15-19 "I"形贴布固定贴法

4. 肩袖损伤(冈上肌损伤为例) 肩袖损伤多为冈上肌肌腱损伤,主要表现为肩峰下压痛和肩关节外展时疼痛。早期治疗包括休息、制动,同时局部施以物理治疗以消除肿胀及缓解疼痛,在不影响损伤修复的前提下开始肩关节功能训练,恢复或保持肩关节活动度和肌肉力量。严重患者常需要手术治疗。损伤早期贴扎有助于缓解局部症状,增加盂肱关节的动态稳定。

(1)贴扎目的:减轻疼痛、放松冈上肌、稳定肩关节及改善局部循环。

(2)贴扎方法

1)减轻疼痛:采用"X"形贴布(自然拉力)。

摆位:站立位,患肩自然下垂,内旋位,屈肘90°,前臂旋前,用健手托住患手,如图15-20所示。

"X"形贴布:中部锚固定于肩部疼痛点,尾向两端延展(图15-21)。

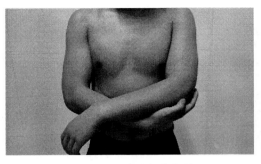

图 15-20　肩袖损伤摆位

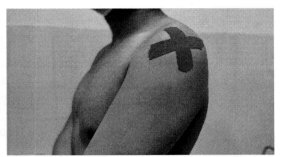

图 15-21　"X"形贴布痛点提高贴法

2）放松冈上肌：采用"I"形贴布。

摆位：如图 15-22 所示。

"I"形贴布：锚定肱骨大结节上部，尾沿冈上肌延展止肩胛骨冈上窝（图 15-22）。

3）稳定肩关节、改善局部循环：采用灯笼形贴布（中度拉力）。

摆位：如图 15-23 所示。

灯笼形贴布：一条贴布中部（裁剪成 4 条的部分）沿上臂纵轴固定包覆盂肱关节，两端分别固定于锁骨中段和三角肌粗隆下方；另一条贴布与第一条贴布垂直方向，中部（裁成两条的部分）包覆肩峰周围，两端分别固定于胸背部（图 15-23）。

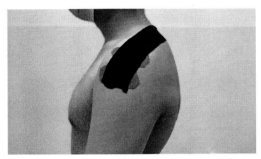

图 15-22　"I"形贴布放松冈上肌贴法

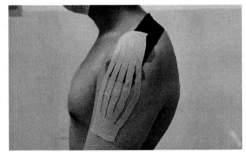

图 15-23　灯笼形贴布稳定肩关节贴法

5.髌骨软骨软化症　髌骨软骨软化症是常见的髌骨关节病，常因持续半蹲位时膝关节反复屈伸扭转，髌骨遭摩擦、撞击而劳损所致，症状表现为膝痛、膝软，以屈膝痛最多见。该症以保守治疗为主，患者应避免患肢剧烈运动以减轻症状，同时须加强股四头肌（尤其是股内侧肌）的力量训练。贴扎可全程介入治疗。

（1）贴扎目的：促进肌肉、改善感觉输入、纠正力线、支持髌骨。

（2）贴扎方法

1）促进肌肉：采用"Y"形贴布（自然拉力）。

摆位：膝伸直位或稍屈曲。

"Y"形贴布：锚固定于股骨干上中段，于髌骨上缘分出两尾，包绕髌骨两侧汇合于胫骨粗隆上方，如图 15-24。

2）纠正力线、支持髌骨：采用"Y"形贴布（中度拉力）。

摆位：如图 15-25。

"Y"形贴布：针对髌骨外移为主。锚固定于膝关节内侧缘，尾以中度拉力沿髌骨上下延展。贴法及最终效果如图 15-26。

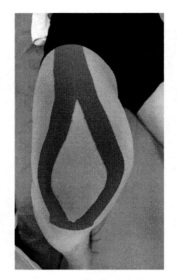

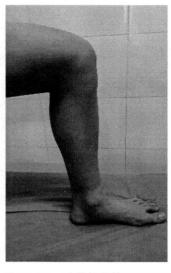

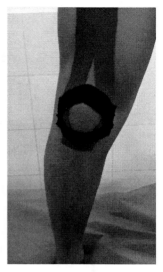

图 15-24　"Y"形贴布股四
头肌促进贴法

图 15-25　髌骨软骨软化症摆位

图 15-26　支持髌骨"Y"形贴布

6. 踝关节扭伤　踝关节扭伤后急性期的加压冷疗、制动处理为治疗共识。急性期后应加强踝关节周围肌肉力量、韧带柔韧性及本体感觉等训练。

贴扎在急、慢性期均可介入,但贴扎目的略有不同。

（1）贴扎目的:急性期减轻局部疼痛、消除肿胀、稳定踝关节;慢性期促进感觉输入,促进肌肉平衡,加强踝关节稳定。

（2）贴扎方法

1）急性期减轻疼痛:采用"X"形贴布（自然拉力）。

摆位:患者舒适体位。

"X"形贴布:中间锚定于踝关节痛点,尾向各端延展（图 15-27）。

2）急性期消除肿胀:采用爪形贴布（自然拉力）。

摆位:患足跖屈位（或患足踩至水平面,足跟向前滑动）,可略内偏（图 15-28）。

爪形贴布:一条贴布,锚固定于外踝上方,多尾向远端患足肿胀处延展（图 15-29）;另一条贴布,锚固定于内踝上方,多尾向远端患足肿胀处延展。两条贴布如双手交叉状包覆于肿胀处（图 15-30）。

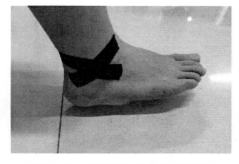

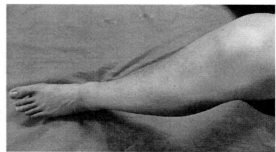

图 15-27　"X"形贴布痛点提高贴法

图 15-28　消除肿胀贴扎摆位

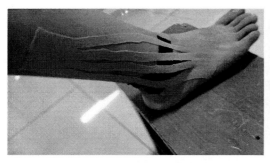

图 15-29　第一条爪形贴布消肿贴法

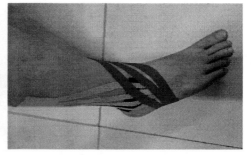

图 15-30　第二条爪形贴布消肿贴法

3）急性期稳定踝关节：采用"I"形贴布（自然拉力及中度拉力）。

摆位：踝足中立位。

"I"形贴扎：以足外踝内翻扭伤的患者为例，锚固定于外踝直上，用自然拉力垂直向下延展，绕过足底后用中度拉力，止于内踝直上处（图 15-31）。

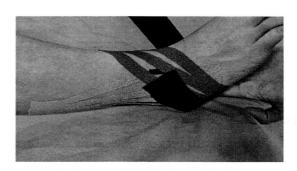

图 15-31　"I"形贴布矫正固定贴法

4）慢性期促进感觉输入：采用爪形贴布（自然拉力）。

爪形贴布的摆位及贴法：摆位参见图 15-28 所示，踝周及足底的感觉输入贴扎方法参见图 15-29、图 15-30、图 15-32。

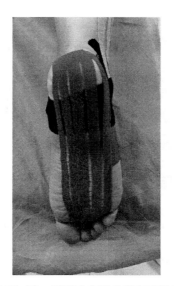

图 15-32　爪形贴布踝关节多爪贴法

5)慢性期促进肌肉平衡:以反复足外踝内翻损伤为例,可采用"I"形贴布腓骨长、短肌促进(自然拉力)。

摆位:踝足中立位。

"I"形贴布:锚靠近腓骨小头或略下,尾沿腓骨长、短肌肌腹向外踝上方延展(图15-33)。

"I"形贴布改良贴法:锚靠近腓骨小头或略下,尾沿着腓骨长短肌肌腹,在外踝上转向,经足背延展至第一腓骨头,后在足底绕行至足背内侧上缘(图15-34)。

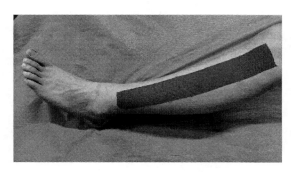

图15-33 "I"形贴布腓骨长、短肌促进贴法

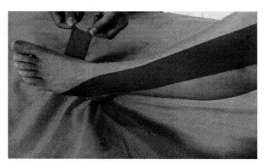

图15-34 "I"形贴布腓骨长、短肌促进改良贴法

(二)常见成人神经疾患贴扎

1. 肩关节半脱位 脑卒中患者因患侧肩部肌肉肌张力降低,上肢受重力作用,可导致肩关节半脱位,防治肩关节半脱位的措施主要包括发病早期肢位的摆放、神经肌肉电刺激等促进肩部肌肉张力恢复的处理方法,避免牵拉患肢。在坐位或立位时可采用肩带支持。

(1)贴扎目的:促进肩部肌肉收缩,支持肩关节。

(2)贴扎方法

1)促进肩部肌肉收缩:采用"I"形贴布(自然拉力)。

摆位:坐位,肩关节外展45°,患肢屈肘约为肩胛下角水平(图15-35)。

"I"形贴布:锚在肩胛上角内侧,尾沿着冈上窝经肱骨大结节延展至三角肌粗隆(图15-36)。

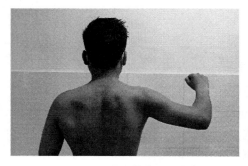

图15-35 肩关节半脱位摆位

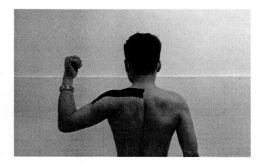

图15-36 "I"形贴布促进肩部肌肉收缩贴法

2)引导肩关节上提、外旋,增加感觉输入:采用"I"形贴布(自然拉力)。

摆位:同1)。

"I"形贴布:锚部分重叠于上一贴布,尾从肩胛上角内侧沿肩峰上方,向前包绕肩关节,并螺旋向患肢远端环绕,延展于上臂中下段(如图15-37、图15-38)。

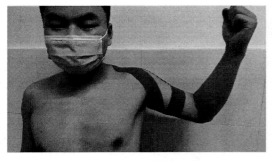
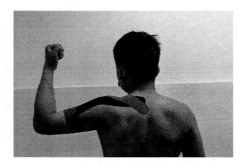

图15-37　"I"形贴布螺旋贴扎促进法　　图15-38　肩关节半脱位贴扎最终效果

2.肩手综合征　预防优先原则,避免肩、手的二次损伤;可运用物理治疗进行止痛、消肿,以促进交感神经对血管舒缩调节功能的恢复。

(1)贴扎目的:缓解疼痛,减轻水肿。

(2)贴扎方法

1)缓解肩部疼痛:采用"X"形贴布(自然拉力)。

摆位:自然坐位或仰卧位。

"X"形贴布:痛点贴扎,参见图15-21所示。

2)减轻手部水肿,促进腕伸肌群收缩:采用爪形贴布(自然拉力)。

摆位:坐位或仰卧位,手臂旋前平放于治疗床,手腕悬于床缘,腕自然屈曲位(图15-39)。

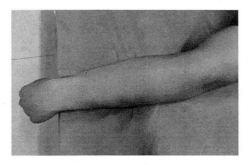

图15-39　摆位

爪形贴布:锚在肱骨外上髁,沿腕伸直肌群延展,尾从手背延展绕过指间(图15-40、图15-41)。

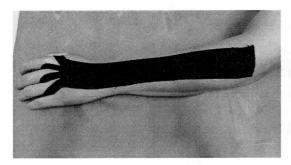
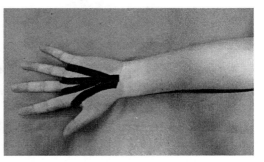

图15-40　爪形贴布背侧观　　　　图15-41　爪形贴布掌侧观

3. 改善足下垂、足内翻

(1)贴扎目的:放松小腿三头肌,促进腓骨长短肌、胫前肌收缩,增强足底本体感觉输入。

(2)贴扎方法及图解

1)放松小腿三头肌,增强足底本体感觉输入:采用"I"形或"Y"形贴布(自然拉力)。

摆位:俯卧位,足前部垂出床缘,治疗师辅助患足略背屈。

"I"形贴布或"Y"形贴布:放松小腿后侧肌群。如图 15-42、图 15-43 所示。

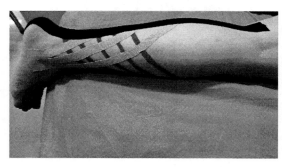
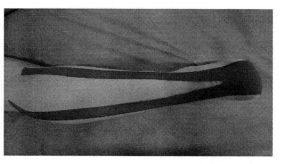

图 15-42　"I"形贴布放松小腿三头肌贴法　　图 15-43　"Y"形贴布放松小腿三头肌贴法

2)促进腓骨长肌收缩:采用"I"形贴布(自然拉力)。

摆位:同上。

"I"形贴布:锚在腓骨小头下方,尾向外踝前、足底外侧延展至足底内侧,如足下垂明显,尾延展至第 5 跖骨外缘即可(图 15-44)。

3)促进胫前肌收缩:采用"I"形贴布(自然拉力)。

摆位:仰卧位,踝中立位。

"I"形贴布:锚在胫骨外侧上 1/3,尾沿小腿前外侧向足背延展,止于足背处(因要适度避免胫前肌的足内翻作用,故尾并不完全在止点)。改良贴法如图 15-45 所示。

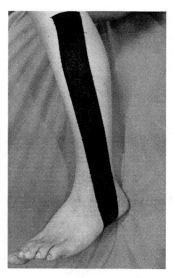
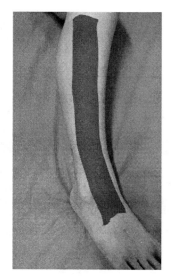

图 15-44　"I"形贴布促进腓骨长肌收缩贴法　　图 15-45　"I"形贴布促进胫前肌收缩改良贴法

（三）常见儿童疾患贴扎

1. 剪刀步

（1）贴扎目的：放松髋内收肌群，缓解内收肌痉挛。

（2）贴扎方法

采用"I"形或"Y"形贴布（自然拉力）。

摆位：仰卧位，髋关节外展。

"Y"形贴布：锚固定于股骨内侧髁的上方，尾分别沿髋内收肌群延展至腹股沟下方（图15-46）。

2. 膝关节过伸

（1）贴扎目的：稳定膝关节，纠正膝过伸（反张）。

（2）贴扎方法

1）促进腘绳肌收缩贴法："Y"形贴布（自然拉力）。

摆位：俯卧位，膝关节屈曲90°。

"Y"形贴布：锚定于大腿后坐骨结节下，尾沿着大腿后方向下延展至腘窝两侧（图15-47）。

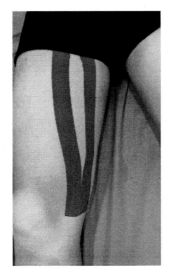

图15-46　"Y"形贴布髋
内收肌群放松
贴法

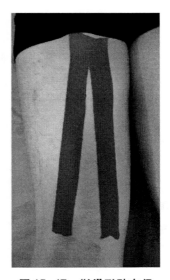

图15-47　"Y"形贴布促
进腘绳肌收缩
贴法

2）放松小腿三头肌贴法："Y"形贴布（自然拉力）。

摆位：俯卧位，踝关节充分背屈。

"Y"形贴布：锚固定于足跟部，尾沿腓肠肌两侧肌腹向上延展至腘窝下（图15-43）。

3）支持膝关节贴法："I"形贴布（中度拉力）。

摆位：俯卧位，膝关节屈曲至腘窝角约为135°。

"I"形贴布：两端固定于小腿近端及大腿远端，使贴布中段悬空（图15-48），再将膝关节充分伸展。展平贴布，最终效果如图15-49所示。

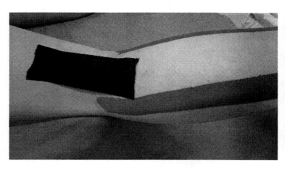

图 15-48 "I"形贴布膝关节支持贴法步骤一

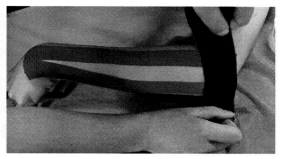

图 15-49 "I"形贴布膝关节支持贴法步骤二

五、禁忌证与注意事项

(一)禁忌证

(1)皮肤对胶布过敏者。

(2)皮肤有损伤或炎症者。

(3)肢体有血液循环障碍者,如静脉曲张、慢性溃疡、血管硬化及栓塞等。

(二)注意事项

1. 摆位　摆位是指贴扎部位在贴扎时所摆放的体位。肌内效贴起效的主要机制与其力学效应相关,如要想放松软组织时,应使该肌肉处在拉长的状态,贴布回缩的方向应与肌肉收缩的方向相反。贴扎时肢体的摆位,可有多种方案,常用的有:①在拉伸软组织的状态下贴扎;②在软组织的自然状态下贴扎;③在缩短软组织的状态下贴扎。

贴扎时患者的摆位是影响疗效的极其重要的因素,是贴扎技巧极为重要的一环。

2. 贴扎时间　单次贴扎最长,可达 5 d,一般持续贴扎 1~3 d。过久贴扎,贴布弹性下降会导致作用减退。在夏季、大量出汗、对材料过敏或贴于暴露在外面的部位时,也应适当缩短更换的周期。有时出于特殊的需要,贴扎时间可更短。如在竞技运动中,当场使用促进贴法,在运动后随即更换成放松贴法。

3. 洗澡与出汗　贴布有较好的防水性,洗澡时若水温不高、使用淋浴且时间较短,浴后可用毛巾、纸巾吸干表面的水分,无碍贴布的正常使用。但出汗属于内生水,加上温度上升。容易导致凝胶变性和脱胶,故大量出汗后应及时更换贴布。不建议在使用贴布时进行泡澡或高温沐浴过久。

4. 贴布过敏性　贴布的过敏性与个体体质有关,也与贴扎部位、方法、贴扎时间与贴布的凝胶种类有关。如为过敏体质,建议贴扎层次不宜过密,单次贴扎以 24 h 为限,且使用低敏系列的贴布。如发生明显过敏现象则暂停,待皮肤修复后再酌情使用。

5. 毛发过多　原则上在有毛发处贴贴布时,应剃除毛发后再进行贴扎,否则会影响贴布的附着。

6. 贴布脱落　若贴布尾端掀起,可将掀起部分剪掉,并将尾端裁剪成圆形重新与皮肤贴合。若是贴布的锚(固定端)掀起,贴布失去力学的固定点,力学作用会被破坏,应重新贴扎。

7. 影响贴扎疗效共性问题

(1)影响贴扎疗效的主要因素:包括以下几点。①贴扎者对患者的评估;②局部的解剖结构与生物力学因素分析;③贴布的裁剪形状;④患者的摆位;⑤贴扎时的贴布延展的方向;⑥贴布的尾向锚回缩的方向;⑦施加在贴布上的拉力;⑧贴扎的次序。

(2)影响贴扎疗效的一般因素:包括以下几点。①皮肤的状态;②皮下脂肪的厚度;③贴扎环境;④贴扎后的活动。

因此,贴扎前须做好皮肤清洁,若用酒精处理皮肤后,建议等其挥发后再行贴扎;避免锐物、出汗等影响到贴布的凝胶面;某些运动损伤贴扎后,若保持适度的主、被动活动(非过度负重、爆发性活动),会因为贴布与软组织间的有益的交互作用而提高疗效。

8.良好贴扎的标准

(1)症状改善,除某些慢性疾病外,单纯的肌腱炎或肌肉酸痛在贴扎后,症状应会逐渐或立即减轻。

(2)局部无不适感。

(3)贴扎完成后,贴布的孔眼一致。若贴扎时拉力不均匀,会造成孔眼大小不一,导致拉力不均而使效果打折。

本章小结

悬吊治疗技术、肌肉能量技术及软组织贴扎是21世纪新兴的三大运动治疗技术,并广泛应用于临床工作中。学习与应用这些技术,除了需熟知这些技术的治疗原则及操作要领,还需熟知相关肌肉及关节解剖、生物力学、生理学及病理学等基本知识,切记把握好适应证及禁忌证,必须在严格的评估后再使用这些技术。

思考题

一、单选题

1.固定端贴妥后,远离固定端向外延伸的一端,称为肌内效贴的

 A.锚   B.尾   C.延展方向

 D.回缩方向   E.自然拉力

2.下列不属于肌内效贴的基本物理特性的是

 A.弹力   B.张力   C.切力

 D.复位力   E.黏着力

3.肌内效贴主要形状特征不包括

 A.“I”形   B.“Y”形   C.“X”形

 D.爪形   E.“O”形

4.影响贴扎疗效的一般因素不包括

 A.皮肤的状态   B.皮下脂肪的厚度   C.年龄

 D.贴扎环境   E.贴扎后的活动

5.贴布的过敏性与个体体质有关,也与贴扎部位、方法、贴扎时间与贴布的凝胶种类有关。如为过敏体质,建议单次贴扎以多久为限

 A.2 h   B.12 h   C.24 h

 D.48 h   E.72 h

6.下列不属于NEURAC这一主动治疗方法包含的主要元素的是

 A.利用Record悬吊系统提供闭链运动

 B.在特定的躯体部位给予振动或扰动刺激

 C.特定的或逐级的运动进阶

 D.无痛状态下治疗

 E.训练动作以等长收缩为主

二、简答题

1. 影响贴扎疗效的主要因素有哪些?

2. 良好贴扎的标准有哪些?

3. 悬吊治疗技术是什么?

4. 肌肉能量技术的治疗原则是什么?

（彭晓松）

运动治疗技术导论实训指导

实训一　常用实训仪器与设备介绍

【目的要求】

1.掌握运动治疗的基础仪器和设备的操作方法、治疗作用及适应证。

2.熟悉运动治疗的其他常用仪器和设备的操作方法及适应证。

3.了解其他康复仪器和设备的应用,如作业疗法器材、言语与康复心理器材、理疗设备及康复工程器材等。

4.能合理选用运动治疗的仪器设备帮助患者进行康复训练,培养学生良好的人文关爱精神及团队合作精神。

【实训内容】

1.上肢运动治疗器械的介绍和使用。

2.下肢运动治疗器械的介绍和使用。

3.全身运动器械的介绍和使用。

4.牵引器械的介绍和使用。

5.辅助步行器械的介绍和使用。

【实训器材】

物理治疗床(PT床)、垫子、肋木、肩梯、悬吊架、肩关节练习器、前臂内外旋运动器、腕关节屈伸运动器、体操棒、磨砂台、分指板、重锤手指练习器、股四头肌训练器、踝关节屈伸训练器、踝关节矫正板、上肢CPM仪器、下肢CPM仪器等。

【实训步骤】

1.教师讲解各种实训仪器和设备的操作步骤、治疗作用、治疗人群及注意事项,强调操作重点。

2.学生分小组操作练习,教师轮流指导和纠错。

3.小组讨论,教师小结和讲评。

【考核评价】

考核包括学生自我评价和教师技能考核两部分,满分为100分,其中学生自我评价占总成绩的40%,教师技能考核占总成绩的60%。

1.学生自我评价:上交完整的实训报告,满分为40分(包括记录实训过程和操作步骤,指出存在问题,提出建议和体会及课后复习计划等内容)。

2.教师技能考核:学生随机抽选出备考试题,演示某台实训仪器和设备的操作步骤并能说明治疗作用、治疗人群及注意事项。按照操作流程进行考核,满分为60分。

(1)治疗前:检查仪器连接情况,是否通电。(10分)

(2)治疗中:观察患者在治疗中的反应,及时调节输出量。(40分)

(3)治疗后:询问患者治疗后的反应,并给予相应解释、处理及指导。(10分)

实训二　关节活动技术

【目的要求】

1. 掌握上、下肢各主要关节主动运动、助力运动及被动运动等关节活动技术。
2. 熟悉躯干主要关节主动运动、助力运动及被动运动等关节活动技术。
3. 学习常用训练关节活动度仪器设备的使用方法,并能熟练操作。
4. 能运用关节活动技术帮助患者进行康复训练,培养学生良好的人文关爱精神及团队合作精神。

【实训内容】

上肢、下肢及躯干主要主动运动、助力运动及被动运动。

【实训器材】

物理治疗床(PT床)、垫子、肋木、肩梯、悬吊架、肩关节练习器、前臂内外旋运动器、腕关节屈伸运动器、体操棒、磨砂台、分指板、重锤手指练习器、股四头肌训练器、踝关节屈伸训练器、踝关节矫正板、上肢CPM仪器、下肢CPM仪器等。

【实训步骤】

1. 教师讲解实训的目的及要求,示范操作步骤,强调操作重点。
2. 根据课时安排,重点实训内容为全身主要关节被动运动和主动运动技术、助力运动及有关仪器设备的运用。
3. 学生分小组操作练习,教师轮流指导和纠错。
4. 小组讨论,教师小结和讲评。

【考核评价】

考核包括学生自我评价和教师技能考核两部分,满分为100分,其中学生自我评价占总成绩的40%,教师技能考核占总成绩的60%。

1. 学生自我评价:上交完整的实训报告,满分为40分(包括记录实训过程和操作步骤,指出存在问题,提出建议和体会及课后复习计划等内容)。
2. 教师技能考核:学生随机抽选出备考试题某一关节的被动运动、助力运动及主动运动技术,按照操作流程进行考核,满分为60分。

(1)治疗前:确定患者体位→确定治疗师体位→操作前交流→治疗前评估→交代注意事项。(10分)

(2)治疗中:上、下肢及躯干各关节被动运动和主动运动方法,助力运动的方法和相关仪器设备的运用。(40分)

(3)治疗后:询问患者治疗后的反应,并给予相应解释、处理及指导。(10分)

实训三　关节松动技术

【目的要求】

1. 掌握关节松动技术的适应证、禁忌证、手法分级及应用;上肢、下肢大关节及脊柱各主要关节的关节松动操作方法。

2.熟悉关节松动技术的治疗作用。

3.能运用关节松动技术帮助患者进行康复训练,培养学生良好的临床思维及团队合作精神。

【实训内容】

1.肩部关节临床常用操作:①分离牵引;②长轴牵引;③上下滑动;④前屈向足侧滑动;⑤外展向足侧滑动;⑥前向后滑动;⑦后向前滑动;⑧侧方滑动;⑨外展摆动;⑩水平内收摆动;⑪内旋摆动;⑫外旋摆动;⑬肩胛胸壁关节松动手法。

2.肘部关节临床常用操作

(1)肱尺关节:①分离牵引;②长轴牵引;③侧方滑动;④屈肘摆动;⑤伸肘摆动。

(2)肱桡关节:①分离牵引;②长轴牵引;③侧方滑动。

(3)桡尺近端关节:①长轴牵引;②前向后滑动;③后向前滑动。

3.腕部临床常用操作

(1)桡尺远端关节:①前向后滑动;②后向前滑动。

(2)桡腕关节:①分离牵引;②前向后滑动;③后向前滑动;④尺侧滑动;⑤桡侧滑动;⑥旋转摆动。

(3)腕骨间关节:①前向后滑动;②后向前滑动。

4.手部关节的临床常用操作

(1)腕掌关节:长轴牵引。

(2)掌骨间关节:前向后或后向前滑动。

(3)掌指关节:①分离牵引;②长轴牵引;③前向后或后向前滑动;④侧方滑动;⑤旋转摆动。

5.髋部临床常用操作:①分离牵引;②长轴牵引;③前向后滑动;④后向前滑动;⑤屈曲摆动;⑥旋转摆动;⑦内收内旋摆动;⑧外展外旋摆动。

6.膝部关节临床常用操作

(1)股胫关节:①长轴牵引;②前向后滑动;③后向前滑动;④侧方滑动;⑤伸膝摆动;⑥旋转摆动。

(2)髌骨关节:①分离牵引;②侧方滑动;③上下滑动。

(3)上胫腓关节:①前向后滑动;②后向前滑动。

7.踝部及足部关节常用临床操作

(1)下胫腓关节:前向后或后向前滑动。

(2)胫距关节:①分离牵引;②前向后滑动;③后向前滑动;④内侧滑动;⑤向外侧滑动;⑥屈伸摆动;⑦翻转摆动。

(3)跖骨间关节:上下滑动。

(4)跖趾关节:上下滑动。

8.脊柱常用临床操作

(1)颈椎:①分离牵引;②垂直按压棘突;③垂直按压横突;④垂直松动椎间关节;⑤屈伸摆动;⑥侧屈摆动;⑦旋转摆动。

(2)胸椎:①垂直按压棘突;②侧方按压棘突;③垂直按压横突;④旋转摆动。

(3)腰椎:①垂直按压棘突;②侧方推棘突;③垂直按压横突;④旋转摆动。

【实训器材】

PT床、PT凳、毛巾、关节松动带(必要时)等。

【实训步骤】

1. 教师讲解实训的目的及要求,示范操作步骤,强调操作重点。

2. 根据课时安排,重点实训内容为上肢关节、下肢关节、脊柱的主要关节的关节松动技术。

3. 学生分小组操作练习,教师轮流指导和纠错。

4. 小组讨论,教师小结和讲评。

【考核评价】

考核包括学生自我评价和教师技能考核两部分,满分为 100 分,其中学生自我评价占总成绩的 40%,教师技能考核占总成绩的 60%。

1. 学生自我评价:上交完整的实训报告,满分为 40 分(包括记录实训过程和操作步骤,指出存在问题,提出建议和体会及课后复习计划等内容)。

2. 教师技能考核:学生随机抽选出备考试题某一关节的关节松动操作,按照操作流程进行考核,满分为 60 分。

(1)治疗前:确定患者起始体位→确定治疗师体位→操作前交流→治疗前评估→交代注意事项。(10 分)

(2)治疗中:上肢关节、下肢关节、脊柱的主要关节的关节松动技术。(40 分)

(3)治疗后:询问患者治疗后的反应,并给予相应解释、处理及指导。(10 分)

实训四　肌力和肌肉耐力的增强技术

【目的要求】

1. 掌握肌力和肌肉耐力增强技术的训练方法和临床应用。

2. 熟悉肌肉收缩的形式。

3. 要求能够运用现有的条件开展肌力耐力增强技术在康复治疗中的应用。

4. 培养学生良好的职业道德和团队合作精神。

【实训内容】

1. 垫上肌力增强的训练方法。

2. 轮椅上肌力增强的训练方法。

3. 平行杠内肌力增强的训练方法。

4. 徒手增强肌力的训练方法。

【实训器材】

轮椅、体操垫、平行杠、哑铃、沙袋、治疗床、治疗凳。

【实训步骤】

1. 教师讲解实训的目的及要求。

2. 根据课时和教学条件,选择性安排垫上肌力增强的训练方法、轮椅上肌力增强的训练方法、平行杠内肌力增强的训练方法、徒手增强肌力的训练方法。

3. 学生分小组操作练习,教师轮流指导和纠错。

4. 教师小结和点评。

【注意事项】

1. 防止重物损伤,注意安全。

2. 爱护实训设备。

【考核评价】

考核包括学生自我评价和教师技能考核两部分,满分为100分,其中学生自我评价占总成绩的40%,教师技能考核占总成绩的60%。

1. 学生自我评价:上交完整的实训报告,满分为40分(包括记录实训过程和操作步骤,指出存在问题,提出建议和体会等内容)。

2. 教师技能考核:学生随机抽选出备考试题,按照操作流程进行考核,满分为60分。

实训五　牵引技术

【目的要求】

1. 熟练掌握牵引技术操作体位、方法和注意事项。

2. 要求能够运用现有的器材或工具进行自我牵引。

3. 培养学生良好的职业道德和团队合作精神。

【实训内容】

1. 颈椎和腰椎牵引技术的操作方法。

2. 四肢关节牵引技术的操作方法。

【实训器材】

颈椎牵引设备、腰椎牵引设备、四肢关节牵引器具。

【实训步骤】

1. 教师讲解实训的目的及要求。根据课时和教学条件,选择性安排颈椎牵引技术、腰椎牵引技术和四肢关节牵引技术。

2. 学生分小组操作练习,教师轮流指导和纠错。

3. 教师小结和点评。

【注意事项】

1. 防止重物损伤,注意安全。

2. 爱护实训设备。

【考核评价】

考核包括学生自我评价和教师技能考核两部分,满分为100分,其中学生自我评价占总成绩的40%,教师技能考核占总成绩的60%。

1. 学生自我评价:上交完整的实训报告,满分为40分(包括记录实训过程和操作步骤,指出存在问题,提出建议和体会等内容)。

2. 教师技能考核:学生随机抽选出备考试题,按照操作流程进行考核,满分为60分。

实训六　牵伸技术

【目的要求】

1. 熟练掌握手法牵伸技术操作体位、方法和注意事项。

2.要求能够运用现有的器材或工具进行自我牵伸。

3.培养学生良好的职业道德和团队合作精神。

【实训内容】

1.上下肢肌肉牵伸技术。

2.颈腰椎肌肉牵伸技术。

【实训器材】

肋木、肩梯、肩轮、治疗床、治疗凳。

【实训步骤】

1.教师讲解实训的目的及要求。根据课时和教学条件,选择性安排上肢肌肉牵伸技术、下肢肌肉牵伸技术和颈腰椎牵伸技术。

2.学生分小组操作练习,教师轮流指导和纠错。

3.教师小结和点评。

【注意事项】

1.防止重物损伤,注意安全。

2.爱护实训设备。

【考核评价】

考核包括学生自我评价和教师技能考核两部分,满分为100分,其中学生自我评价占总成绩的40%,教师技能考核占总成绩的60%。

1.学生自我评价:上交完整的实训报告,满分为40分(包括记录实训过程和操作步骤,指出存在问题,提出建议和体会等内容)。

2.教师技能考核:学生随机抽选出备考试题,按照操作流程进行考核,满分为60分。

实训七　平衡与协调技术

【目的要求】

1.掌握平衡和协调的定义、分类、训练原则和方法。

2.熟悉平衡功能训练和协调训练的注意点。

3.了解平衡和协调维持机制。

4.要求能够熟练运用平衡和(或)协调功能障碍训练方法对患者实施康复医疗服务。

5.培养学生良好的职业道德和团队合作精神。

【实训内容】

1.平衡功能训练方法。

2.协调训练方法。

【实训器材】

治疗床、平衡板、训练球、平衡仪、镜子、作业治疗桌、套圈板、木插板等。

【实训步骤】

1.教师讲解实训的目的及要求,并示范操作步骤,强调操作要点。

2.根据课时安排重点实训平衡功能训练(各种体位下的平衡训练、前庭功能训练、本体感觉训

练)和协调训练(上肢协调训练、下肢协调训练)

3.学生分小组操作练习,教师轮流指导和纠错。

4.教师小结和讲评。

【考核评价】

考核包括学生自我评价和教师技能考核两部分,满分为100分,其中学生自我评价占总成绩的40%,教师技能考核占总成绩的60%。

1.学生自我评价:上交完整的实训报告,满分为0分(包括记录实训过程和操作步骤,指出存在问题,提出建议和体会等内容)。

2.教师技能考核:学生随机抽选出备考试题(颈椎牵引技术或腰椎牵引技术),按照操作流程进行考核,满分为60分。

(1)治疗前:确定患者体位→确定治疗师体位及手放置的部位→操作前交流→治疗前评估→交代注意事项。(10分)

(2)治疗中:平衡训练和协调训练操作程序。(40分)

(3)治疗后:询问患者牵伸后反应,并给予相应解释和处理。(10分)

实训八　心肺功能增强技术

【目的要求】

1.掌握心肺功能增强技术常用的训练技术和方法。

2.掌握呼吸康复常用的训练技术和方法。

3.掌握心功能康复训练和呼吸康复训练的适应证和禁忌证。

4.熟悉心血管系统疾病和呼吸系统疾病的康复特点。

5.了解影响心功能、呼吸功能的相关因素,心理康复宣教。

【实训内容】

1.复习理论知识。

2.介绍心脏康复和呼吸康复常用的训练技术和方法,以及具体的手法操作。

【实训器材】

治疗床、重量不等的沙袋若干、蜡烛、血压计、心电监护仪、氧气袋、急救箱等。

【实训步骤】

1.心脏康复训练:操作方法如下。

(1)心功能分级标准。

Ⅰ级:体力活动不受限制。一般体力活动不引起过度疲劳、心悸、呼吸困难或心绞痛。

Ⅱ级:体力活动轻度受限。休息无症状,一般体力活动即引起上述症状。

Ⅲ级:体力活动明显受限。休息无症状,轻微活动即引起上述症状。

Ⅳ级:体力活动能力完全丧失。休息亦有症状,活动时加重。

(2)根据美国纽约心脏病协会(NYHA)提出心功能分级方案制定患者的心功能训练方案。

Ⅰ级:可做代谢当量≥7 METs的运动。能进行的生活活动有以9.7 km/h的速度慢跑、拖地、能从事以体力为主的职业活动、跳绳、快速游泳等。运动类型仍以等张运动为主。间断用心电图监测,如功能容量>9 METs且无异常者不需要心电图监测。

Ⅱ级:可做代谢当量 5~7 METs 的运动,每周运动锻炼 3~5 次,每次 10~25 min。能进行的生活活动有 6.5~8.0 km/h 的速度步行、中速骑车、擦地(跪姿)、劈木、一般性的职业活动、打羽毛球、有氧舞蹈、打网球等。对患者和家属提供教育。

Ⅲ级:可做代谢当量 2~5 METs 的运动,每周运动 5~6 次,每次 5~10 min,渐增至每次 40 min。能进行的生活活动有床上用便盆、坐厕、关节活动和伸展体操、穿脱衣、站立热水淋浴、铺床、扫地、以 2.4~5.0 km/h 的速度步行、慢速骑车、擦窗、焊接工、轻的木工活、油漆、开车、弹钢琴、拉小提琴和手风琴、击鼓、慢速交谊舞、慢速游泳等。

Ⅳ级:心脏病患者不能从事任何体力活动。休息状态下也出现心力衰竭的症状,体力活动后加重。可做代谢当量<2 METs 的运动,在监护下能进行的生活活动有清醒时做踝和跖关节的屈伸活动、上下床、弯腰坐于床边、应用坐椅、自己进食、穿衣、修面、洗手、织毛衣、坐位的写作、坐位的缝纫等手工活动、打牌、吹长笛等。

2.呼吸康复训练:操作方法如下。

(1)膈肌呼吸训练,重建腹式呼吸模式。

(2)呼气训练。

(3)胸腔松动练习。

(4)诱发咳嗽练习。

(5)体位引流。

【注意事项】

1.心脏康复训练

(1)出现以下症状者须立即停止目前运动训练:①运动产生的头痛、晕厥、呼吸困难。②血压过度升高,收缩压>240 mmHg,舒张压>120 mmHg。

(2)如果患者在训练过程中没有不良反应,心率增加超过 20 次/min,或出现任何不良反应,则应该退回到前一阶段运动,甚至暂时停止运动训练。

2.呼吸康复训练

(1)训练方案应个体化。训练过程应循序渐进,持之以恒,终身锻炼。

(2)环境适宜,避免在风沙、粉尘、寒冷、炎热、嘈杂的环境中锻炼。呼吸时最好经鼻,以增加空气温度和湿润度,减少粉尘和异物的刺激。

(3)锻炼时不应该有任何症状,锻炼次日晨起时应该感觉正常。如果出现疲劳、乏力、头晕等,应该及时就诊。

(4)临床病情变化时务必及时调整方案,避免治疗过程诱发呼吸性酸中毒和呼吸衰竭。

(5)训练适度,避免过度换气综合征或呼吸困难。

(6)酌情适当吸氧。严重的患者可以边吸氧边活动,以增强活动信心。

【考核评价】

考核包括学生自我评价和教师技能考核两部分,满分为 100 分,其中学生自我评价占总成绩的 40%,教师技能考核占总成绩的 60%。

1.学生自我评价:上交完整的实训报告,满分为 40 分(包括记录实训过程和操作步骤,指出存在问题,提出建议和体会等内容)。

2.教师技能考核:学生随机抽选出备考试题(胸腔松动练习、体位引流、心功能各级功能训练方案),按照操作流程进行考核,满分为 60 分。

实训九　步行功能改善技术

【目的要求】

1. 掌握步行功能改善技术常用的训练方法和内容。

2. 熟悉步行功能改善技术对人体的作用。

3. 了解步行功能改善技术的设施、环境和安全问题。

4. 要求能够运用现有的条件开展步行功能改善技术,开拓步行功能改善技术在康复治疗中的应用。

5. 培养学生良好的职业道德和团队合作精神。

【实训内容】

1. 根据当地条件参观各类步行功能改善场地和设施。

2. 步行分解训练。

【实训器材】

平行杠、矫正镜、站立架、肋木。

【实训步骤】

1. 选择康复治疗大厅或实训室,教师带学生参观步行训练设施,包括平行杠、矫正镜、站立架、肋木等。

2. 教师讲解实训的目的及要求。

3. 根据课时和教学条件,安排学生完成以下项目。

(1)单腿负重:负重是指体能够承受身体的重量而受力的状态,当患者的下肢关节、骨骼及肌肉足以承受身体的重量时,即可进行负重训练。

负重程度分为:①零负重,即患肢不承受任何身体的重量,呈完全不受力状态。②部分负重,即患肢仅承受身体部分的重量呈部分受力状态,通常遵医嘱确定体重的百分比加诸患肢。③全负重,是指肢体能完全承受身体全部的重量,此为行走训练必备的功能状态。

单腿主要是提高下肢的支撑能力,促进机体平衡稳定。方法:令患者立于肋木前,一腿置于肋木上,另一腿站立负重,并根据患者情况,选择负重程度。一般单腿站立可从持续 1 min 开始,逐渐延长单腿站立的时间,且站立时最好不要用手扶持。

(2)靠墙伸髋→离墙站立:主要是提高伸髋肌力,促进髋部和躯干控制,打破下肢步行时的连带运动,建立随意控制的步行模式。方法:令患者背靠墙站立,脚跟离开墙 20 cm 以上,然后向前挺髋,使背及臀部离开墙,仅以头肩撑墙,保持 10 s,最后头肩用力向前,使身体全部离开墙而站稳。一般重复 10 次。

(3)患腿上、下台阶:主要目的是强化下肢肌力,促进下肢拮抗肌协调收缩,利于摆动相顺利完成屈髋、屈膝、迈步。方法:肌力较差的腿先上楼梯,另一腿先下楼梯或将肌力较差的腿直接置于台阶上,让另一腿连续上、下台阶,最好在靠墙伸髋的条件下练习患腿上、下台阶。一般 10～20 次/组,重复 3～5 组。

(4)患腿支撑伸髋站立,健腿跨越障碍:主要目的是强化髋部和膝部控制,提高下肢支撑能力,抑制痉挛,打破协同运动模式,促进正确的步行模式的建立。方法:背靠墙站立,脚跟离墙 20 cm,使髋向前挺出,同时健腿跨越障碍。一般 10～20 次/组,重复 3～5 组。注意健腿跨越障碍时,患髋必须保持充分伸展状态,不可后缩。

(5)靠墙伸髋踏步:主要目的是在强化髋部控制的基础上,强化双下肢的协调运动,促进下肢精细运动的分离,提高步行能力。方法:背靠墙站立,脚跟离墙20 cm,向前挺髋,同时做交替踏步的动作。

(6)侧方迈步、原地迈步:目的是使患者学会正确的重心转换,建立正常的步行模式,为独立步行做好准备。方法:选择在平行杠内或靠墙进行训练,其一端放置一面矫正镜,使患者能够看到自己的姿势、步态,以便及时矫正。现以左侧步行训练为例:令患者背靠墙或肋木,先将身体重心移至右腿,左脚提起向左侧方迈一步,再将身体重心移至左腿,右脚跟上放置于左脚内侧,如此往复,左右侧向交替进行移重心和迈步训练。当患者能够顺利完成左右重心转移后,即可进行前后原地迈步训练。

4.学生分小组操作练习,教师轮流指导和纠错。

5.教师小结和点评。

【注意事项】

1.了解步态分析的方法。

2.结合其他训练进行,如平衡、协调、站立等能力的训练。

【考核评价】

考核包括学生自我评价和教师技能考核两部分,满分为100分,其中学生自我评价占总成绩的40%,教师技能考核占总成绩的60%。

1.学生自我评价:上交完整的实训报告,满分为40分(包括记录实训过程和操作步骤,指出存在问题,提出建议和体会等内容)。

2.教师技能考核:学生随机抽选出备考试题(单腿负重;靠墙伸髋;患腿上、下台阶;患腿支撑伸髋站立,健腿跨越障碍;靠墙伸髋踏步;侧方迈步、原地迈步),按照操作流程进行考核,满分为60分。

(1)训练目的:应当目的清楚。(20分)

(2)训练方法:正确完成单腿负重;靠墙伸髋;患腿上、下台阶;患腿支撑伸髋站立,健腿跨越障碍;靠墙伸髋踏步;侧方迈步、原地迈步。(30分)

(3)训练后:询问训练者步行功能改善技术后生理和心理反应,有无不良反应并给予相应解释和处理。(10分)

实训十　医疗体操

【目的要求】

1.掌握医疗体操技术的基本功能训练。

2.熟悉医疗体操的原理、基本原则以及训练方法。

3.了解医疗体操的基本概念。

4.要求能够熟练运医疗体操对患者实施康复医疗服务。

5.培养学生良好的职业道德和团队合作精神。

【实训内容】

1.脊柱矫正体操训练。

2.肌肉放松训练。

【实训器材】

治疗床治疗凳、PT 凳、枕头、脚凳等。

【实训步骤】

1.教师讲解实训的目的及要求并示范操作步骤,强调操作要点。

2.根据课时合理安排实训内容。

3.学生分小组操作练习,教师轮流指导和纠错。

4.教师小结和讲评。

【注意事项】

1.在操作的过程中,防止出现代偿。

2.在不加重病情、疼痛的情况下,进行运动。

3.在训练的过程中,避免牵拉患侧上肢,造成损伤。

【考核评价】

考核包括学生平时考勤和教师技能考核两部分,满分为 100 分,其中学生考勤占总成绩的 30%,教师技能考核占总成绩的 70%。

1.学生满勤,满分为 30 分(包括记录实训课上学生是否旷课、早退、迟到)。

2.学生平时考勤:教师技能考核:学生随机抽选出备考试题,按照操作流程进行考核,满分 70 分。

(1)治疗前:确定患者体位→确定治疗师体位→操作前交流→治疗前分析。(20 分)

(2)治疗中:进行医疗体操指导练习,指出需进行成分练习或者作业练习,指令到位,辅助适宜。(40 分)

(3)治疗后:判断患者理解及行动效果,询问患者反应,并给予相应解释和处理。(10 分)

实训十一　Bobath 技术

【目的要求】

1.掌握 Bobath 技术的基本概念、基本技术及操作方法。

2.熟悉 Bobath 技术的基本理论。

3.了解身体图示和姿势控制的重建。

4.培养学生良好的职业道德和团队合作精神。

【实训内容】

1.Bobath 基本技术

(1)关键点的控制技术:对头部、胸椎、肩胛及上肢关键点的手法操作技术。

(2)促进姿势反射技术:促进翻正反应、上肢保护性伸展反应、促进平衡反应。

(3)刺激固有感受器和体表感受器:关节负重、位置反应、保持反应、拍打。

2.Bobath 技术的临床应用(以偏瘫为例)。

【实训器材】

治疗床、Bobath 球、平衡板等。

【实训步骤】

1. 关键点的控制技术

患者体位：卧位（仰卧位和俯卧位）、四点跪位、坐位、立位等。

控制关键点：治疗师通过对患者身体关键部位的控制。如中心控制点头部、躯干、胸骨中下段，近端控制点肩峰、髂前上棘，远端控制点拇指、拇趾的手法操作来抑制异常的姿势反射和降低肌张力，引出或促进正常的肌张力、姿势反射和平衡反应。

手法操作：从躯干和近端开始，向远端移行，并随之减少操作点和控制的量以逐渐诱导出随意运动，常与反射性抑制联合应用。

2. 促进姿势反射的技术

（1）促进调正反应

发自颈部，作用于躯干：患者取仰卧位，治疗师将患者的头部转向一侧，由于颈部受刺激而出现胸、腰、下肢转动，训练翻身活动。

发自迷路，作用于头部：坐位，治疗师向左、右倾斜患者躯干以训练头部控制。

发自躯干，作用于颈部：仰卧，治疗师将患者的肩胛带或骨盆扭转，带动躯干转动，以训练翻身活动。

发自眼睛，作用于头部：坐位，治疗师将患者的躯干位置倾斜时，由于来自眼部的刺激，而将头部保持正确位置。

（2）利用上肢保护性伸展反应：患者取坐位，治疗师通过突然向前方、侧位推动患者或在俯卧下让患侧上肢支持体重，以诱发和促进上肢保护性地伸展和身体平衡能力。

（3）促进平衡反应：患者取坐位和立位，治疗师从前方、后方、侧方或对角线方向突然推拉患者，还可配合使用大球、滚筒、平衡板等辅助训练器具进行，使之保持身体平衡，不致跌倒，训练维持平衡的能力。

3. 刺激固有感受器和体表感受器

（1）加压或负重：治疗师通过对患者关节施加压力或支持体重来增加姿势性张力与减少不自主运动。

（2）放置及保持：①定位放置训练，治疗师将患侧肢体按训练要求放在一定的位置上，当肢体能控制后，嘱患者由此位置向上和向下活动，再返回原位；②保持训练，指肢体在无帮助情况下，停留在某一位置并保持一段时间的等长收缩训练。

（3）轻推技巧：①压迫性轻推，治疗师通过挤压关节的手法操作，用来增加肌张力；②抑制性轻推，治疗师诱发由于拮抗肌痉挛产生交互抑制的肌肉无力的收缩；③交替性轻推，治疗师用方向相反的手法轻推患者，如从前向后与从后向前，从左向右与由右向左轻推患者，以引出平衡反应。

【注意事项】

1. 熟悉人体的关键点，包括中部关键点如头部、躯干、胸骨中下段；近端关键点如上肢的肩峰、下肢的髂前上棘；远端关键点如上肢的拇指、下肢的拇趾。

2. 在应用反射性抑制模式时，用力不可过度，达到松弛痉挛即可；治疗不要同时在各处进行，也不应在痉挛最明显处开始；应逐渐让患者自行学会应用如上方法；充分运用头、肩胛、骨盆等关键部位；抑制痉挛后，应开展主动活动和日常生活活动。

3. 促进平衡反应时，要从前、后、侧方或对角线方向推、拉患者，使其达到或接近失衡点；密切监控，让患者有安全感，但又不能使患者过分依赖。

4. 治疗虽应遵循运动发育顺序的规律，但并非一成不变，可以根据患者的具体情况和对动作的控制能力，因人而异。

【考核评价】

考核包括学生自我评价和教师技能考核两部分,满分为100分,其中学生自我评价占总成绩的40%,教师技能考核占总成绩的60%。

1.学生自我评价:上交完整的实训报告,满分为40分(包括记录实训过程和操作步骤,指出存在问题,提出建议和体会等内容)。

2.教师技能考核:学生随机抽选出备考试题,按照操作流程进行考核,满分为60分。

实训十二　Brunnstrom 技术

【目的要求】

1.掌握 Brunnstrom 偏瘫运动功能分期;床上姿势、卧位训练、坐位训练和注意事项。

2.熟悉上肢训练、下肢训练的方法及注意事项。

3.了解手功能训练及注意事项。

【实训内容】

1.床上姿势与卧位训练。

2.坐位的躯干、颈、四肢训练。

3.Ⅰ～Ⅲ阶段的上肢训练。

4.Ⅳ～Ⅴ阶段的上肢训练。

5.下肢训练。

【实训器材】

PT床、PT凳、背靠椅、毛巾、小枕头等。

【实训步骤】

1.床上姿势与卧位训练

(1)床上姿势摆放:①患者处于弛缓阶段时,注意避免肱骨上部过度外展,防止肩关节半脱位,可在肩关节下方垫一小枕头。②膝关节下方垫一毛巾卷,以维持髋关节、膝关节轻微屈曲。③在下肢外侧放置毛巾卷、沙袋等支持物,防止髋关节外展、外旋。④患足上方避免放置重物,以免踝关节出现跖屈、内翻。足底放置一方垫,防止足下垂。

(2)床上被动运动、辅助主动运动训练:弛缓阶段时,为防止关节挛缩,全身各个关节均需要进行被动运动,每日2次,每个运动方向做3~5次全关节活动范围的运动。待活动能力改善后可进行辅助主动运动训练。

(3)从仰卧位向侧卧位的翻身训练:①从仰卧位向患侧翻身时,利用健侧上、下肢的运动很容易完成。②从仰卧位向健侧翻身时,由于患侧肢体控制能力下降,完成动作有一定难度。训练时,先用健手握住患手腕部,保持肩关节前屈90°举起上肢,患侧下肢微屈,翻身时利用健侧上肢带动患侧上肢左右摆动的惯性作用,将患膝与躯干交叉,顺势完成躯干上部、骨盆、下肢的旋转,从而完成翻身动作。若完成动作有困难时,可由治疗师予以辅助。

(4)缓解上肢屈肌痉挛的体位训练:将上肢屈肌痉挛的患者呈俯卧位置于治疗台边沿,患侧上肢悬空于治疗台外,令患者将头转向患侧,患侧肘关节屈曲和肩关节外展,完成上肢水平上举;随后肩关节内旋、腕关节放松,手向后滑动至臀部上方。如此屈肌紧张会明显缓解。然后上肢外旋完成上肢伸展动作。

2. 坐位的躯干、颈、四肢训练

（1）坐位平衡反应诱发训练：①患者坐位，让患者用健手托住患侧肘部，患侧前臂搭在健侧前臂上，这种姿势可以保护患肩和防止肩手抓握椅子。②治疗师向前、后、左、右各个方向轻推患者肩部，破坏患者平衡。以诱发患者自动的平衡反应。

（2）躯干屈曲训练：①患者垂直坐在椅子上，双上肢保持健手托住患侧肘部的姿势。②治疗师坐在患者对面，扶持患者双肘，诱导躯干屈曲、上肢肩肱关节和肩胛骨的运动。③患者躯干平衡较差时，治疗师可以借助自己的膝关节控制患者下肢外展，有助于患肢稳定。④患者向前方屈曲时可由治疗师加以诱导，但返回端坐位时要由患者独立完成。

（3）躯干的旋转训练：①患者坐位，健手托住患肘，治疗师站在患者身后，一手置于患肩，另一手置于健侧躯干，协助躯干旋转并逐步加大躯干旋转的角度。②开始训练时，让患者目视前方，仅完成躯干与骨盆的旋转；逐渐过渡到完成头、颈部与躯干的旋转。③最后完成在躯干向一侧旋转时，头向另一侧做最大限度的旋转；一侧上肢外展，另一侧上肢内收。

（4）肩胛带运动诱发训练：①患侧前臂和手掌放置于治疗台上，呈肩外展、肘屈曲位。②治疗师一只手扶持于患者的肩锁关节处，另一只手抵住患者头部侧面。③治疗师用手固定患者头部，同时令患者头向患肩方向侧用，诱发出颈部肌肉等长收缩。④此时出现肩上抬，治疗师对肩予以固定便可易化提肩胛肌的收缩，诱发出肩上抬的随意动作。

（5）髋关节屈肌群对称性收缩训练：患者坐位，双足离地，躯干后倾、双髋关节屈曲。躯干后倾时可以刺激屈髋肌群和腹肌收缩，提高躯干的平衡能力。

3. Ⅰ～Ⅲ阶段上肢训练

（1）上肢屈曲运动训练：①当患者不能完成肩胛带上举的随意运动时，治疗师用前臂支撑患者的肘关节，用手控制患手腕关节成背伸位，使患者在肘关节屈曲状态下完成肩关节的外展运动。②肩关节活动范围逐渐得到改善后，上肢的运动应该在屈曲与伸展的中间位置、前臂旋后与肩关节外旋的模式下进行。③当上肢上举超过水平位置时，可要求患侧上肢上举过头，肘关节伸展，头向健侧旋转。

（2）上肢伸展运动训练：①患者取坐位或卧位，双侧肩关节屈曲并水平外展约45°，双上肢克服治疗师双手的阻力向中线做内收运动，诱发胸大肌随意性收缩动作。②患者坐位，患肢沿着伸肌共同运动的运动轨迹伸展肘关节。治疗师坐在患者对面，控制患侧腕关节呈背伸位，同时向患侧手掌近端施加抵抗，让患者对抗外力完成肘伸展的动作。

4. Ⅳ～Ⅴ阶段上肢训练

（1）上肢屈曲运动训练。

1）患侧肘关节紧贴躯干，在抑制肩外展同时进行肘关节屈曲，做患手触摸嘴的动作和患手触摸健侧肩关节的动作。

2）使患手分别在被动运动、辅助主动运动、主动运动时完成：①摸嘴；②摸患侧耳朵；③摸健侧耳朵；④摸健侧肘关节；⑤摸健侧肩关节；⑥摸前额；⑦摸头顶；⑧摸后头部。

3）当以上运动可以完成时，应该尽早地向应用性动作转化，使动作具有明确的目的性。

（2）上肢伸展运动训练：①患者坐位，患侧手后伸摸脊柱。②肘关节伸展、肩关节屈曲，向前方上举。③肘关节屈曲，前臂旋前、旋后。④肘关节伸展，肩关节外展。⑤肘关节伸展，上肢向头上方上举。⑥肘关节伸展，肩关节屈曲，手掌向上、向下旋转。

5. 下肢运动模式矫正训练

（1）踝背屈诱发训练：①Bechterev反射法，患者仰卧，治疗师手握患足的足趾，足趾被动屈曲的同时令患者踝关节背屈。②患者仰卧或端坐，治疗时在患侧膝关节上方加压，使髋屈肌与胫前肌进行等长收缩，诱发踝关节背屈运动。③患者背靠墙壁站立，完成足背屈动作，治疗时可以适当施加局部刺激以诱发该运动。④用冰块、毛刷、振动器或治疗师手指叩击等方法刺激足背外侧(跖趾关节至足跟连线的外侧区),诱发踝关节外翻运动。

(2)髋关节外展的诱发训练:①患者仰卧,伸髋伸膝,治疗师对健侧下肢施加阻力时令其外展下肢,利用 Raimiste 现象诱发髋外展肌的反射性收缩。②患者健侧卧位,稍屈髋屈膝,治疗师一只手持患肢呈轻度外展位,另一只手握拳利用腕关节的运动叩打患侧臀中肌,叩打后治疗师迅速下移用以保持患肢外展位置的手,让患者保持原位。该法用于提高髋外展肌反射性肌紧张。③患者站立,令患者先做健侧下肢负重、患侧下肢向外展位摆动;然后再做患侧下肢负重,健侧下肢向外展位摆动的动作。注意当负重侧下肢髋外展肌收缩时,可将骨盆从外侧予以固定。该训练可以同时训练双侧髋外展肌。④患者站立,健侧下肢抬起,指示患者健侧骨盆上抬。该动作可以提高患者髋外展肌的控制能力。

(3)膝关节屈肌与伸肌的交互反应训练:①患者仰卧,刺激股二头肌腱或大腿后部软组织以缓解股四头肌痉挛,痉挛缓解后令患者足不离开床面做膝关节屈曲和伸展的交替运动。②患者坐位,用健手托住患侧肘关节,足跟着地,患足前伸使膝关节稍呈伸展位,做向椅子下方后撤的动作直至膝关节屈曲呈锐角,注意动作全程要求全脚掌着地。训练前可以先让患者健侧下肢做该动作,正确理解动作要领后再由患侧下肢完成。③患者立位,上半身趴在桌子上,治疗师叩打患者患侧大腿后方肌群的肌腹刺激屈膝肌群,同时令患侧下肢屈膝。

6.手的功能训练

(1)诱发抓握动作:①治疗师一只手抵抗患侧上肢近端屈肌收缩,另一只手固定患侧腕关节于伸展位。②嘱患者用力做握拳动作。在反射和随意运动刺激的相互作用下,部分患者可以完成手指的屈曲动作。

(2)诱发手指的联合伸展:①治疗师用四指紧握患手大鱼际肌并加压,将其拇指外展。②治疗师另一只手固定患侧腕关节,将前臂旋后,停留数秒,痉挛的手指可以自动伸展。

(3)诱发拇指伸展:①治疗师站在患者患侧身后,固定患侧前臂近端,使上肢上举超过头顶。②将前臂旋后,即利用紧张性拇指伸展反射诱发出拇指伸展运动。

(4)诱发拇指分离运动:①充分缓解患手痉挛,将患手放在膝关节上,尺侧在下方。②治疗师对患侧腕关节的拇长展肌和拇短伸肌肌腱做轻叩和刷擦手法。③患者双手拇指相对,用健侧拇指辅助患手拇指旋转。

【注意事项】

1.坐位的躯干、颈、四肢训练

(1)治疗师用力要适度,随患者的用力缓慢柔和地加以对抗,防止肌肉拉伤。

(2)根据患者具体情况设计训练环境,加强保护措施,消除患者恐惧心理。

2.Ⅰ~Ⅲ阶段上肢训练

(1)训练时治疗师动作要柔和、缓慢,防止粗暴手法。

(2)完成患侧上肢上举动作时,头向健侧旋转使胸大肌得到松弛。

(3)完成患侧上肢上举动作时,治疗师要辅助控制患侧腕关节成背伸位。

(4)诱发上肢伸展运动是非常重要的训练项目,并非力量性训练,治疗师施加的阻力不宜太大。

3.Ⅳ~Ⅴ阶段上肢训练

(1)训练的目的是诱发分离运动抑制共同运动,克服肘关节屈曲时的肩关节外展、外旋。

(2)训练初期可由治疗师辅助完成上述动作,从被动运动开始逐渐诱导,直至成为患者独立完成的随意运动。

(3)患侧上肢肌肉要充分放松。

4. 下肢运动模式矫正训练

（1）采用手法刺激时注意力度,避免指甲刺伤患者或引起疼痛。

（2）局部刺激方法应在达到目的后逐渐减量直至撤销。

（3）训练时重点是提高髋外展肌的控制能力而不是提高肌力,目的是加强骨盆控制能力。

（4）坐位训练时利用了下肢屈肌共同运动和代偿动作,不宜过分强化。

（5）局部刺激手法和施加阻力时应该尽量避免强化痉挛和联合反应。

5. 下肢运动模式矫正训练

（1）手法要柔中带刚,防止粗暴手法及引起疼痛刺激。

（2）仅用被动手法只可使痉挛得到一定缓解,并不能从根本上解决。

（3）当手出现联合屈曲,有了运动感觉后,应尽早终止训练,以免加重痉挛、强化联合反应与代偿动作。

【考核评价】

考核包括学生自我评价和教师技能考核两部分,满分为 100 分,其中学生自我评价占总成绩的 40%,教师技能考核占总成绩的 60%。

1. 学生自我评价:上交完整的实训报告,满分为 40 分(包括记录实训过程和操作步骤,指出存在问题,提出建议和体会等内容)。

2. 教师技能考核:学生随机抽选出备考试题,按照操作流程进行考核,满分为 60 分。

实训十三 本体促进技术

【目的要求】

1. 掌握本体促进技术(PNF)的基本技术、主要运动模式、临床应用。

2. 熟悉 PNF 技术的治疗原则。

3. 了解 PNF 技术的基本概念及神经生理学原理。

4. 要求能够运用 PNF 技术为患者实施康复医疗服务。

5. 能与患者及家属进行良好沟通,开展健康教育;能与康复医师及相关医务人员进行专业交流。

【实训内容】

1. 基本技术包括主动肌定向技术、拮抗肌反转技术、放松技术等。

2. 主要运动模式包括对角线模式、上肢模式、下肢模式等练习。

3. 临床常见的实例练习。

【实训器材】

PT 床、PT 凳、垫子、肋木、悬吊架、肩关节练习器、前臂内外旋运动器、腕关节屈伸运动器、体操棒、磨砂台、分指板、重锤手指练习器、股四头肌训练器、踝关节屈伸训练器、踝关节矫正板、下肢 CPM 仪器等。

【实训步骤】

1. 教师讲解实训的目的及要求,并示范操作步骤,强调操作要点。

2. 根据课时安排,重点实训主要运动模式(对角线模式的练习、上肢基本运动模式、下肢基本运动模式)和基本技术的练习(主动肌定向技术、拮抗肌反转技术、放松技术)。

3. 学生分小组操作练习,教师轮流指导和纠错。

4.小组讨论,教师小结和讲评。

【考核评价】

考核包括学生自我评价和教师技能考核两部分,满分为100分,其中学生自我评价占总成绩的40%;教师技能考核占总成绩的60%。

1.学生自我评价:上交完整的实训报告,满分为40分(包括记录实训过程和操作步骤,指出存在问题,提出建议和体会等内容)。

2.教师技能考核:学生随机抽选出备考试题(对角线模式或上肢基本运动模式、下肢基本运动模式、特殊技术),按照操作流程进行考核,满分为60分。

(1)治疗前:确定患者体位→确定治疗师体位→操作前交流→治疗前评估→交代注意事项。(10分)

(2)治疗中:进行对角线模式或上肢基本运动模式、下肢基本运动模式操作步骤。(40分)

(3)治疗后:询问患者治疗后反应,并给予相应解释和处理。(10分)

实训十四　Rood 技术

【目的要求】

1.掌握 Rood 技术的促进技术和抑制技术。

2.熟悉 Rood 技术常用的刺激部位和肌肉以及注意事项。

3.了解 Rood 技术中常用刺激工具的使用。

4.要求能够熟练运用 Rood 技术的促进技术和抑制技术为患者实施康复医疗服务。

5.培养学生良好的职业道德和团队合作精神。

【实训内容】

1.Rood 技术的促进技术。

2.Rood 技术的抑制技术。

3.Rood 技术中常用刺激工具的使用。

【实训器材】

治疗床、治疗凳、PT凳、刷子、沙袋、大小不等的球、冰棒、圆棒、橡胶棒、压舌板、手膝位支撑器、振动器、垫子、肋木等。

【实训步骤】

1.教师讲解实训的目的及要求,并示范操作步骤,强调操作要点。

2.根据课时安排,重点实训 Rood 技术的促进技术和抑制技术。

3.学生分小组操作练习,教师轮流指导和纠错。

4.小组讨论,教师小结和讲评。

【考核评价】

考核包括学生自我评价和教师技能考核两部分,满分为100分,其中学生自我评价占总成绩的40%,教师技能考核占总成绩的60%。

1.学生自我评价:上交完整的实训报告,满分为40分(包括记录实训过程,操作步骤和注意事项,指出存在问题,提出建议和体会等内容)。

2.教师技能考核:学生随机抽选出备考试题(Rood 技术的促进技术和抑制技术),按照操作流程进行考核,满分为60分。

(1)治疗前:确定患者体位→确定治疗师体位→操作前交流→治疗前评估→交代注意事项。(10分)

(2)治疗中:进行 Rood 技术的促进技术和抑制技术的徒手操作步骤和注意事项。(40分)

(3)治疗后:询问患者治疗后反应,并给予相应解释和处理。(10分)

实训十五　软组织贴扎技术

【目的要求】

1.掌握常见骨科疾病及运动损伤贴扎;常见成人神经疾病贴扎;常见儿童疾病贴扎。

2.熟悉肌内效贴的治疗原理及贴扎技术。

3.了解软组织贴扎方法种类;肌内效贴的主要物理特性;肌内效贴的专有名词。

4.能分析常见临床康复问题的原因,能运用肌内效贴的方法帮助患者获得康复。

5.培养学生良好的职业道德和团队合作精神。

【实训内容】

1.熟悉肌内效贴的主要物理特性;肌内效贴的专有名词。

2.以踝关节扭伤为例练习肌内效贴的使用方法。

【实训器材】

肌内效贴、剪刀、PT 床、PT 凳。

【实训步骤】

1.教师讲解实训的目的及要求。

2.以踝关节扭伤为例,练习肌内效贴的使用方法。

(1)急性期减轻疼痛:采用"X"形贴布(自然拉力)。

摆位:患者舒适体位。

"X"形贴布:中间锚定于踝关节痛点,尾向各端延展。

(2)急性期消除肿胀:采用爪形贴布(自然拉力)

摆位:患足跖屈位(或患足踩至水平面,足跟向前滑动),可略内偏。

爪形贴布:一条贴布,锚固定于外踝上方,多尾向远端患足肿胀处延展;另一条贴布,锚固定于内踝上方,多尾向远端患足肿胀处延展。两条贴布如双手交叉状包覆于肿胀处。

(3)急性期稳定踝关节:采用"Z"形贴布(自然拉力及中度拉力)。

摆位:踝足中立位。

"I"形贴扎:以足外踝内翻扭伤的患者为例,锚固定于外踝直上,用自然拉力垂直向下延展,绕过足底后用中度拉力,止于内踝直上处。

(4)慢性期促进感觉输入:采用爪形贴布(自然拉力)。

(5)慢性期促进肌肉平衡:以反复足外踝内翻损伤为例,可采用"I"形贴布腓骨长、短肌促进(自然拉力)。

摆位:踝足中立位。

I 形贴布:锚靠近腓骨小头或略下,尾沿腓骨长、短肌肌腹向外踝上方延展。

I 形贴布改良贴法:锚靠近腓骨小头或略下,尾沿着腓骨长短肌肌腹,在外踝上转向,经足背延展至第一腓骨头,后在足底绕行至足背内侧上缘。

3.学生分小组操作练习,教师轮流指导和纠错。

4.教师总结和点评。

【注意事项】

1.摆位准确合理。

2.贴布修剪整齐美观。

3.注意贴布的锚、尾、延展方向、回缩方向和拉力正确。

【考核评价】

考核包括学生自我评价和教师技能考核两部分,满分为 100 分,其中学生自我评价占总成绩的 40%,教师技能考核占总成绩的 60%。

1.学生自我评价:上交完整的实训报告,满分为 40 分(包括记录实训过程和操作步骤,指出存在问题,提出建议和体会等内容)。

2.教师技能考核:学生随机抽选出备考试题(急性期"X"形贴布、急性期爪形贴布、急性期"Y"形贴布、慢性期爪形贴布、慢性期"I"形贴布),按照操作流程进行考核,满分为 60 分。

(1)贴扎目的:应当目的清楚。(20 分)

(2)贴扎方法:正确完成急性期"X"形贴布、急性期爪形贴布、急性期"Y"形贴布、慢性期爪形贴布、慢性期"I"形贴布。(30 分)

(3)贴扎后:询问患者贴扎后反应,有无不良反应并给予相应解释和处理。(10 分)

思考题 单项选择题 参考答案

第一章　绪论

1. A　　2. B　　3. C　　4. D　　5. D　　6. C　　7. B

第二章　关节活动技术

1. D　　2. E　　3. A　　4. B　　5. D　　6. D　　7. E　　8. D　　9. C　　10. E

第三章　关节松动技术

1. C　　2. D　　3. C　　4. A　　5. D　　6. D　　7. D　　8. B　　9. B　　10. A

第四章　肌力和肌肉耐力增强技术

1. E　　2. C　　3. D　　4. A　　5. C　　6. B　　7. D　　8. E

第五章　牵引技术

1. A　　2. E　　3. E　　4. C

第六章　牵伸技术

1. A　　2. E　　3. A　　4. B　　5. B

第七章　平衡与协调技术

1. E　　2. C　　3. B　　4. B　　5. A　　6. A　　7. A　　8. C　　9. D　　10. E

第八章　心肺功能增强技术

1. C　　2. D　　3. E　　4. D　　5. E

第九章　步行功能改善技术

1. E　　2. D　　3. E　　4. C　　5. B　　6. A

第十章　水中运动

1. E　　2. C　　3. E　　4. D　　5. E

第十一章　医疗体操

1. C　　2. C　　3. D　　4. C　　5. A

第十二章　神经生理学疗法

1. A　　2. E　　3. D　　4. D　　5. E　　6. C　　7. B　　8. E　　9. C　　10. D
11. B　　12. C　　13. E　　14. D　　15. A　　16. A　　17. C　　18. C　　19. B

第十三章　运动再学习技术

1. C　　2. C　　3. C　　4. D　　5. D

第十四章　引导式教育

1. A　　2. D　　3. D　　4. C　　5. D

第十五章　运动治疗新技术

1. B　　2. D　　3. E　　4. C　　5. C　　6. E

参考文献

[1]燕铁斌.物理治疗学[M].2版.北京:人民卫生出版社,2013.

[2]纪树荣.运动疗法技术学[M].2版.北京:华夏出版社,2012.

[3]章稼,王于领.运动治疗技术[M].3版.北京:人民卫生出版社,2020.

[4]励建安.物理治疗与作业治疗教学指南[M].北京:人民卫生出版社,2013.

[5]张绍岚.物理治疗学[M].上海:复旦大学出版社,2014.

[6]桑德春,吴卫红,刘建华.物理疗法与作业疗法概论[M].北京:华夏出版社,2013.

[7]金荣疆,张宏.物理治疗学[M].北京:人民卫生出版社,2012.

[8]肖品圆,郭辉.运动治疗技术[M].长沙:中南大学出版社,2019.

[9]王雪强.关节松动术[M].北京:科学出版社,2019.

[10]徐国栋,袁琼嘉.运动解剖学[M].北京:人民体育出版社,2012.

[11]全国卫生专业技术资格考试用书编写专家委员会.康复医学与治疗技术[M].北京:人民体育出版社,2020.

[12]蓝巍,马萍.运动学基础[M].北京:人民卫生出版社,2020.

[13]曲绵域,于长隆.实用运动医学[M].北京:北京大学医学出版社,2003.

[14]李晓捷.实用小儿脑性瘫痪康复治疗技术[M].北京:人民卫生出版社,2016.

[15]吴军,物理治疗学实训指导[M].2版.北京:人民卫生出版社,2019.

[16]陈文华.软组织贴扎技术临床应用精要:"肌内效贴"即学即用图谱[M].上海:上海浦江教育出版社,2012.

[17]黄杰,公维军.康复治疗师临床工作指南运动治疗技术[M].北京:人民卫生出版社,2019.